普通高等学校"十三五"省级规划教材

医药高等数学

（第3版）

主　编　秦　侠　魏　杰

副主编　刘国旗　赵　妍

编　者　（以姓氏笔画为序）

朱文婕　任丽丽　刘国旗　孙　侠

吴学森　宋国强　陈　涛　周　睿

赵　妍　秦　侠　高　健　夏皖宁

魏　杰

中国科学技术大学出版社

内 容 简 介

本书是在安徽省高等学校"十二五"省级规划教材的基础上修订而成的,内容包括函数、极限与连续,一元函数微分学,一元函数积分学,多元函数微积分学,无穷级数,常微分方程,概率论基础,线性代数基础和 MATLAB 数学实验.每章后附有适量的习题,供学生练习.全书既注意了数学学科本身的科学性与系统性,同时又注意了数学在医药学科里的应用.为便于学生学习,增强教材的实用性,还配套编写了《医药高等数学学习指导与数学实验》.

本书可作为高等医学院校基础医学、临床医学、药理、预防医学及其他各专业本科生和七年制学生的教材,也可供研究生学习使用.

图书在版编目(CIP)数据

医药高等数学/秦侠,魏杰主编. —3 版. —合肥:中国科学技术大学出版社,2020.6(2023.12 重印)

安徽省高等学校一流教材

普通高等学校"十三五"省级规划教材

ISBN 978-7-312-04930-9

Ⅰ.医… Ⅱ.①秦… ②魏… Ⅲ.医用数学—高等数学—医学院校—教材 Ⅳ.①R311 ②O13

中国版本图书馆 CIP 数据核字(2020)第 067862 号

出版	中国科学技术大学出版社
	安徽省合肥市金寨路 96 号,230026
	http://press.ustc.edu.cn
	https://zgkxjsdxcbs.tmall.com
印刷	安徽国文彩印有限公司
发行	中国科学技术大学出版社
经销	全国新华书店
开本	710 mm×1000 mm 1/16
印张	21.5
字数	445 千
版次	2008 年 8 月第 1 版 2020 年 6 月第 3 版
印次	2023 年 12 月第 18 次印刷
定价	43.00 元

前　　言

"医药高等数学"是高等医学院校本科生一门必修的基础课,它不仅是学习物理、卫生统计学、药物动力学等课程的必要基础,而且是提高学生素质、促进学生智力发展和培养具有创新能力的医药卫生人才的重要保证.

本教材是在安徽省高等学校"十二五"省级规划教材的基础上修订而成的,在 2017 年被评为安徽省高等学校"十三五"省级规划教材,在 2020 年又获批为安徽省一流教材.为了能更好地适应医学院校大多数专业的需要,本次修订在内容上进行了如下调整:一是根据高校使用第 2 版教材进行教学所反馈的教学实际需要,增加了第 9 章"MATLAB 数学实验",还增加了其他细节,如参数方程与反三角函数的表述等;二是考虑到与中学数学的衔接,淡化了中学阶段已学过的知识点,减少了相关例题和习题.在选材上更注重数学向医药科学领域的渗透,用简单的实例说明数学基础知识在医学、药学中的应用.在写作上,保留了第 2 版教材结构简明、逻辑清晰和深入浅出等优点,同时更加注意前后知识点的衔接,语言通俗易懂且叙述详细.三是增加了通过扫描二维码观看的课件、动画以及阅读材料(科学家故事和小知识),提高了学生的学习兴趣和学习效果,使得教材的内容更加生动直观.本书可作为高等医学院校基础医学、临床医学、药学、预防医学及其他各专业的本科生和七年制学生的教材,也可供相关专业硕士研究生学习使用.

为便于学生学习,增强教材的实用性,我们配套编写了《医药高等数学学习指导与数学实验》,其各章内容包括:目的与要求,重点与难点,典型例题,习题参考答案,补充习题及参考答案,总分为 100 分的自测题及参考答案.其中,典型例题和补充习题在难度上有所提高,题型灵活,解法多样,可满足部分学生考研的需要.

　　本书编写分工如下:第 1 章由孙侠编写,第 2 章由朱文婕和任丽丽编写,第 3 章由陈涛编写,第 4 章由刘国旗编写,第 5 章由宋国强编写,第 6 章由周睿和秦侠编写,第 7 章由吴学森与夏皖宁编写,第 8 章由赵妍编写,第 9 章由高健编写.添加的二维码内容由魏杰汇总并制作。

　　本书在编写时参考了其他学者的成果,在此向他们致以谢意.新版教材中可能存在不足和错误,欢迎同行和读者继续给予批评指正.

　　本书在修订过程中,得到了中国科学技术大学出版社和安徽医科大学的大力支持,在此表示衷心的感谢.

秦　侠

2020 年 3 月

目　　录

第1章 函数、极限与连续

阅读材料

函数概念是高等数学中重要的概念之一,微积分的主要研究对象就是函数;极限概念是研究函数的理论基础,极限方法是微积分学的基本分析方法,掌握极限方法是学好高等数学的关键;连续则是函数的一种性态,函数的连续性可以用极限来描述.本章将介绍函数、极限和连续的基本概念及基本方法,为后续章节的学习奠定基础.

1.1 函　　数

课件

函数是微积分的主要研究对象,本节将在中学代数关于函数知识的基础上进一步讨论函数.由于函数是描述变量间相互依赖关系的,而微积分研究的函数主要是在实数集上定义的函数,因此,本节首先复习与函数概念密切相关的基本概念,如实数、区间、常量和变量,然后在此基础上介绍函数的概念.

1.1.1 实数、区间与邻域

在中学代数里介绍过,实数由有理数和无理数两部分组成,全体实数构成的集合称为实数集.实数可以用数轴上点的坐标来表示,每一个实数必是数轴上某一点的坐标;反之,数轴上每一点的坐标必是一个实数.这就是说,实数集与数轴上的全体点形成一一对应关系.为了简单起见,常常将实数和数轴上与它对应的点不加区别,用相同的符号表示,如点 x 和实数 x 是相同的意思.有时也把实数 x 称为有限数,与之对应的用"∞"(称为无穷大)表示无限数,"∞"分为"$+\infty$"(称为正无穷)和"$-\infty$"(称为负无穷).

在实数集中,今后用得较多的是各种各样的区间.所谓区间是指介于某两个数之间的全体实数,而这两个数叫作区间的端点.区间可以分成以下几类:

设 a,b 为两个实数,且 $a<b$,满足不等式 $a<x<b$ 的一切实数 x 的全体叫作开区间,用记号 (a,b) 表示;满足不等式 $a\leqslant x\leqslant b$ 的一切实数 x 的全体叫作闭区间,用记号 $[a,b]$ 表示;满足不等式 $a<x\leqslant b$ 或 $a\leqslant x<b$ 的一切实数 x 的全体叫作半开半闭区间,用记号 $(a,b]$ 或 $[a,b)$ 表示.

在数轴上,区间是介于某两个点之间的一条线段上点的全体,这两个点就是区间的端点,两点间的距离也就是线段的长度,称为区间的长度.例如,上述各个区间的端点是点 a 和点 b,区间的长度都是 $b-a$.

在以上区间中,由于 a,b 是两个实数(有限数),因此上述区间都称为有限区间.如果区间的两个端点中至少有一个是 ∞(无限数),则称该区间为无限区间.例如 $[a,+\infty)=\{x|x\geqslant a\}$,$(a,+\infty)=\{x|x>a\}$,$(-\infty,b)=\{x|x<b\}$ 和 $(-\infty,b]=\{x|x\leqslant b\}$ 都是无限区间.全体实数构成的集合 $\mathbf{R}$ 可记作 $(-\infty,+\infty)$,也是无限区间.

在后面的章节中经常会用到一种特殊的开区间,称之为邻域.把以点 x_0 为中心,某一很小的正数 δ 为半径的开区间 $(x_0-\delta,x_0+\delta)$ 称为 x_0 的 δ 邻域,记为 $U(x_0,\delta)$,即

$$U(x_0,\delta)=(x_0-\delta,x_0+\delta)$$

其中点 x_0 称为该邻域的中心,正数 δ 称为该邻域的半径.邻域 $U(x_0,\delta)$ 表示与点 x_0 距离小于 δ 的一切点 x 的全体,即 $U(x_0,\delta)=\{x||x-x_0|<\delta\}$.

将点 x_0 的 δ 邻域中去掉中心点 x_0 所得到的实数全体,称为点 x_0 的去心 δ 邻域,记为 $\mathring{U}(x_0,\delta)$,即

$$\mathring{U}(x_0,\delta)=\{x|0<|x-x_0|<\delta\}=(x_0-\delta,x_0)\bigcup(x_0,x_0+\delta)$$

其中 $(x_0-\delta,x_0)$ 称为 x_0 的左 δ 邻域,$(x_0,x_0+\delta)$ 称为 x_0 的右 δ 邻域.

1.1.2 常量与变量

在医药学中,常会遇到各种不同的量,例如身高、体重、药量、感染人数、出生率、死亡率、患病率和发病率等.而在观察某种自然现象或某个研究的过程中,发现不同的量有着不同的状态.其中有的量在某一现象或过程中始终保持同一数值不变,这种量称为**常量**(constant quantity);而另外一些量在某一现象或过程中有变化,可以取不同的数值,这种量称为**变量**(variable).例如,生物学中,在一定容积的培养基中成批培养细胞,在培养过程中,容积是常量,细胞的数目、培养基中的营养物质等是变量.

仔细分析上述常量和变量的概念可以看出,一个量是常量还是变量不是绝对的,而是要依赖于研究这个现象所在的场合,同一个量,在某一现象或过程中可以认为是常量,而在另一现象或过程中就可能是变量.例如,在研究少儿生长发育的过程中身高视为变量,而在研究成年人的生理状况时身高视为常量.

在同一现象或过程中,往往同时出现好几个变量,而这些变量又往往是相互联系、相互依赖的,并遵循着一定的规律在变化.函数反映的就是变量之间的这种依赖关系.下面先讨论两个变量的依赖关系,多于两个变量的情形将在第 4 章讨论.

1.1.3　函数的定义

两个变量之间可能有各种各样的关系,如"大于"关系、"小于"关系等.那么什么是两个变量之间的函数关系呢? 下面用集合的语言给出函数关系的定义.

1. 函数的定义

定义 1.1　设有两个变量 x 和 y,D 是一个非空的数集,如果变量 x 在 D 内任取一个值,按照一定的对应法则 f,变量 y 总有确定的数值与之相对应,则称变量 y 与变量 x 满足函数关系,并称 y 是 x 的**函数**(function),记作 $y = f(x)$,$x \in D$.其中 x 称为**自变量**(independent variable),y 称为**因变量**(dependant variable),D 称为**定义域**(domain of definition).当自变量 x 取一定值 x_0 时,因变量 y 的相应值 y_0 称为函数值,即 $y_0 = f(x_0)$,所有函数值的全体 $W = \{y \mid y = f(x), x \in D\}$ 称为函数的**值域**(domain of functional value).

在定义 1.1 中,如果自变量 x 在 D 内任取一个值,对应的函数值 y 总是唯一的,这样的函数又称为单值函数,否则称为多值函数.例如在方程 $x^2 + y^2 = 4$ 中,对于每一个 $x \in (-2, 2)$,都有两个 y 值与之对应,因此,方程 $x^2 + y^2 = 4$ 确定了一个以 x 为自变量,y 为因变量的多值函数.如果附加一些条件,将多值函数化为单值函数,这样得到的单值函数称为原来多值函数的单值分支.例如限定 $y \geqslant 0$,则由方程 $x^2 + y^2 = 4$ 确定的单值函数 $y = \sqrt{4 - x^2}$,是原来多值函数的一个单值分支;同样,$y = -\sqrt{4 - x^2}$ 是另一个单值分支.本书中,若无特别说明,所称的函数都是指单值函数.

由定义 1.1 可知,定义域和对应法则是确定一个函数的两大要素.如果两个函数的定义域和对应法则都相同,那它们是相同的函数,否则就是不同的函数.下面讨论函数定义域的确定和对应法则的表达方式.

(1) 函数定义域的确定.

函数的定义域 D 通常按以下两种情形来确定:① 当函数用抽象的算式(解析式)表达时,其定义域是使算式有意义的一切实数构成的集合.例如函数 $y = \sqrt{1 - x^2}$ 的定义域是闭区间 $[-1, 1]$.② 当函数在实际中应用时,其定义域不仅要使函数的表达式有意义,还要参考实际意义才能确定.例如某细胞繁殖的生长率函数为 $r = 36t - t^2$,其定义域是 $[0, +\infty)$.

(2) 函数对应法则的表达形式.

在实际中,函数的对应法则 f 的表达方法通常有三种:解析法、图形法和列表法.由于中学里已介绍过,这里不再一一举例.在后面的学习中,函数的表达主要用解析法.下面列举几个用解析法表达的函数.

例 1.1　自由落体运动中,设物体下落的时间为 t,下落的距离为 s,如果开始

下落的时刻记为 $t=0$,落地时刻是 $t=T$,那么 s 与 t 的函数关系为

$$s = \frac{1}{2}gt^2, \quad t \in [0,T] \tag{1.1}$$

例 1.2   假设 16 岁以上的成年人每天服用某药物的剂量 Q 是 2 mg,而 16 岁以下的未成年人每天服用该药物的剂量 Q 与年龄 t 成正比,比例系数为 0.125 mg/岁,则剂量 Q 与年龄 t 的函数关系为

$$Q = \begin{cases} 0.125t, & 0 < t < 16 \\ 2, & t \geqslant 16 \end{cases} \tag{1.2}$$

该函数的定义域是 $0 < t < +\infty$,但在定义域的不同区间上,函数关系是用两个解析式表示的.

2. 隐函数

由定义 1.1 可知,函数表示的是两个变量 y 与 x 之间的对应关系,这种对应关系可以有不同的表达形式.如果因变量 y 是用自变量 x 的明显表达式表示出来的,称这种方式表达的函数为显函数.例如 $s = \frac{1}{2}gt^2$,$y = \sqrt{4-x^2}$,$y = \frac{1}{x}$ 都是显函数.而有些函数的表达方式却不是这样,它的因变量与自变量的对应关系是由一个方程 $F(x,y)=0$ 确定的,函数关系隐含在这个方程中,这样的函数称为隐函数.例如,方程 $x^2+y^2=4$,$x+y^3-1=0$ 都分别确定了一个隐函数.

一般地,如果变量 y 与 x 满足一个方程 $F(x,y)=0$,在一定条件下,当变量 x 取某区间内的任一值时,相应地总有满足此方程的 y 值与之对应,那么就说方程 $F(x,y)=0$ 在该区间内确定了以 x 为自变量、y 为因变量的隐函数.

有些隐函数可以化成显函数.例如从方程 $x+y^3-1=0$ 解出 $y = \sqrt[3]{1-x}$,这样就把隐函数化成了显函数,简称为隐函数的显化.隐函数的显化有时是很困难的,甚至是不可能的.例如由方程 $e^y+xy-e=0$ 确定了 y 是 x 的隐函数,要将这个隐函数化为显函数非常困难.

3. 参变量函数

在表示变量 x 和 y 的函数关系时,可以引入中间变量(例如 t),通过建立 x 与 t 和 y 与 t 的函数关系 $x=\varphi(t)$ 和 $y=\psi(t)$ 来表示 y 与 x 的函数关系,这类函数称为参变量函数,即

$$\begin{cases} x = \varphi(t) \\ y = \psi(t) \end{cases}, \quad t \in I$$

例如圆 $(x-x_0)^2+(y-y_0)^2=R^2$ 的参数方程是 $\begin{cases} x=x_0+R\cos t \\ y=y_0+R\sin t \end{cases}, t \in [0,2\pi]$.

1.1.4　反函数

在函数定义中的两个变量,一个叫作自变量,一个叫作因变量. 但在实际问题中,哪个是自变量、哪个是因变量并不是绝对的,要根据所研究的具体问题而定. 在例 1.1 中,如果已知时间 t,求路程 s,则 t 是自变量,s 是因变量,它们之间的关系如式(1.1)所示. 反过来,如果已知路程 s,求时间 t,则应由式(1.1)解出 t,即

$$t = \sqrt{\frac{2s}{g}} \tag{1.3}$$

这时 s 是自变量,t 是因变量. 这表明在一定的条件下,函数的自变量与因变量可以互相转化,转化后得到的新函数,叫作原来函数的反函数. 例如式(1.3)是式(1.1)的反函数.

反函数的一般定义如下:

定义 1.2　设 $y = f(x)$ 是定义在 D 上的一个函数,值域为 W. 如果对每一个 $y \in W$ 都有唯一的且满足关系式 $y = f(x)$ 的 x 与之对应,则确定了一个定义在 W 上,以 y 为自变量、x 为因变量的新函数,称为 $y = f(x)$ 的反函数,记为 $x = f^{-1}(y)$. 而原来的函数 $y = f(x)$ 称为直接函数,或称它们互为反函数.

通常,习惯上用 x 表示自变量,y 表示因变量,因此,可以把 $x = f^{-1}(y)$ 改写为 $y = f^{-1}(x)$,$x \in W$. 这时称 $y = f^{-1}(x)$ 是 $y = f(x)$ 的反函数.

值得注意的是,$y = f(x)$ 和 $x = f^{-1}(y)$ 表示变量 y 和 x 的同一种函数关系,它们的图形是同一条曲线;而 $y = f^{-1}(x)$ 是将 $x = f^{-1}(y)$ 中的 y 和 x 对调得到的,因此 $x = f^{-1}(y)$ 和 $y = f^{-1}(x)$ 的图形关系自然也相当于把 x 轴和 y 轴对调一下. 也就是说,把 $y = f(x)$ 的图形以 $y = x$ 为轴翻转 $180°$,就得到 $y = f^{-1}(x)$ 的图形. 即 $y = f(x)$ 的图形和 $y = f^{-1}(x)$ 的图形关于 $y = x$ 对称,如图 1.1 所示.

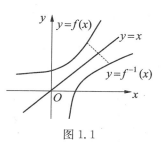

图 1.1

例 1.3　求下列函数的反函数.

(1) $y = 5x + 6$；　　(2) $y = x^3$.

解　(1) 由 $y = 5x + 6$,解得 $x = \dfrac{y-6}{5}$,改换变量的记号,即得到反函数为 $y = \dfrac{x-6}{5}$.

(2) 由 $y = x^3$,解得 $x = \sqrt[3]{y}$,改换变量的记号,即得到 $y = x^3$ 的反函数为 $y = \sqrt[3]{x}$.

注意　(1) 并不是任何函数 $y = f(x)$ 都有反函数,因为对于 y 的某些值,满足

$y=f(x)$这一条件的x的值可能不止一个.例如函数$y=x^2$在$(-\infty,+\infty)$内不存在反函数,因为对于值域$W=[0,+\infty)$中的每一个值y,通过关系式$y=x^2$确定的x不唯一.不过在许多情形下,当限定x的取值范围时,仍有可能存在反函数.例如对函数$y=x^2$,如果限定$x\geqslant0$,则存在反函数$y=\sqrt{x}$.

一般地,若函数$y=f(x)$是定义在数集D上的严格单调函数,则一定存在反函数.

(2)有些函数的反函数虽然存在,但不一定能够用一个显函数表示出来,即由$y=f(x)$可能解不出$x=g(y)$,但反函数存在,这时$y=f(x)$的反函数表示为隐函数形式.

1.1.5　初等函数

动画

1. 基本初等函数

基本初等函数(basic elementary function)包括 6 种函数:常函数、幂函数(power function)、指数函数(exponential function)、对数函数(logarithmic function)、三角函数(trigonometric function)和反三角函数(anti-trigonometric function).在中学数学课程中已经介绍过这些函数,这里只简单复习一下.

(1)常函数 $y=c$(c为常数).

常函数的定义域为$(-\infty,+\infty)$,值域为$\{c\}$,它的图形是一条水平直线,如图1.2所示.

(2)幂函数 $y=x^\mu$($\mu\neq0$).

幂函数的定义域根据μ值的不同而不同.下面给出$y=x^2$,$y=x$,$y=\sqrt{x}$和$y=\dfrac{1}{x}$的图形以用于了解它们的性质,如图1.3所示.

(3)指数函数 $y=a^x$($a>0$且$a\neq1$).

指数函数的定义域为$(-\infty,+\infty)$,值域为$(0,+\infty)$.当$a>1$时函数单调增加,当$0<a<1$时函数单调减少,如图1.4所示.

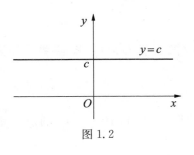

图1.2

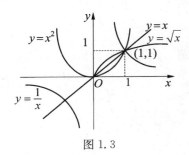

图1.3

（4）对数函数 $y=\log_a x\,(a>0\ \text{且}\ a\neq1)$.

对数函数和指数函数互为反函数,因此由指数函数的性质知,对数函数的定义域为 $(0,+\infty)$,值域为 $(-\infty,+\infty)$.不论 a 取何值,函数的图形都经过点 $(1,0)$.当 $a>1$ 时函数单调增加,当 $0<a<1$ 时函数单调减少,如图1.5所示.

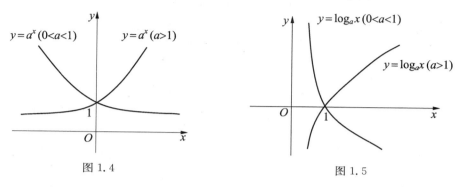

图1.4　　　　　　　　　　　图1.5

（5）三角函数.

常用的三角函数有以下四个:

① 正弦函数 $y=\sin x$,定义域为 $(-\infty,+\infty)$,值域为 $[-1,1]$.它是奇函数,又是周期函数,周期为 2π,其图形如图1.6所示.

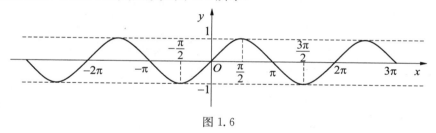

图1.6

② 余弦函数 $y=\cos x$,定义域为 $(-\infty,+\infty)$,值域为 $[-1,1]$.它是偶函数,又是周期函数,周期为 2π,其图形如图1.7所示.

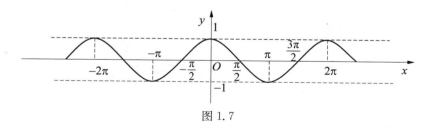

图1.7

③ 正切函数 $y=\tan x$,定义域为 $\left\{x\,\middle|\,x\neq k\pi+\dfrac{\pi}{2},k\in\mathbf{Z}\right\}$,值域为 $(-\infty,+\infty)$.它是奇函数,又是周期函数,周期为 π,其图形如图1.8所示.

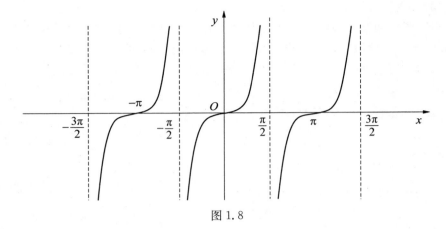

图 1.8

④ 余切函数 $y = \cot x$，定义域为 $\{x \mid x \neq k\pi, k \in \mathbf{Z}\}$，值域为 $(-\infty, +\infty)$．它是奇函数，又是周期函数，周期为 π，其图形如图 1.9 所示．

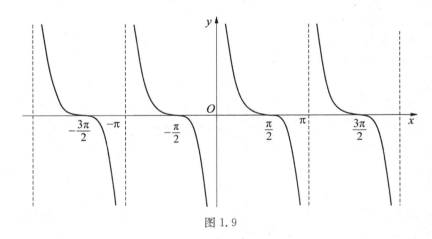

图 1.9

(6) 反三角函数．

由于三角函数都是周期函数，对于值域中的每个 y 值，与之对应的 x 值有无穷多个，因此，在三角函数的整个定义域上，其反函数是不存在的，必须将它的定义域限定在某一个单调区间内，这样得到的函数就存在反函数，称为反三角函数．下面分别在它们的一个单值分支上讨论反三角函数．

① 反正弦函数．

正弦函数 $y = \sin x$ 在区间 $\left[-\dfrac{\pi}{2}, \dfrac{\pi}{2}\right]$ 上单调，在此区间上反函数存在，称此反函数为反正弦函数，记为 $y = \arcsin x$，它的定义域为 $[-1, 1]$，值域为 $\left[-\dfrac{\pi}{2}, \dfrac{\pi}{2}\right]$．它是奇函数，且是单调增的函数，它的图形如图 1.10 所示．

② 反余弦函数.

余弦函数 $y=\cos x$ 在区间 $[0,\pi]$ 上单调,在此区间上反函数存在,称此反函数为反余弦函数,记为 $y=\arccos x$,它的定义域为 $[-1,1]$,值域为 $[0,\pi]$,它是单调减函数,它的图形如图 1.11 所示.

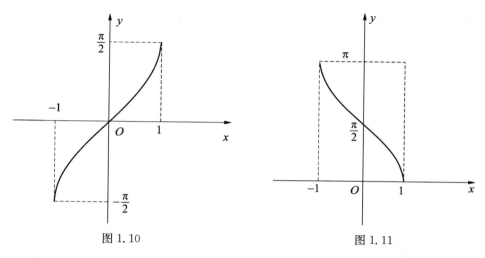

图 1.10　　　　　　　　　　　　　　　图 1.11

③ 反正切函数.

正切函数 $y=\tan x$ 在区间 $\left(-\dfrac{\pi}{2},\dfrac{\pi}{2}\right)$ 上单调,在此区间上反函数存在,称此反函数为反正切函数,记为 $y=\arctan x$,它的定义域为 $(-\infty,+\infty)$,值域为 $\left(-\dfrac{\pi}{2},\dfrac{\pi}{2}\right)$.它是奇函数,且是单调增函数,它的图形如图 1.12 所示.

④ 反余切函数.

余切函数 $y=\cot x$ 在区间 $(0,\pi)$ 上单调,在此区间上反函数存在,称此反函数为反余切函数,记为 $y=\operatorname{arccot} x$,它的定义域为 $(-\infty,+\infty)$,值域为 $(0,\pi)$.它是单调减函数,它的图形如图 1.13 所示.

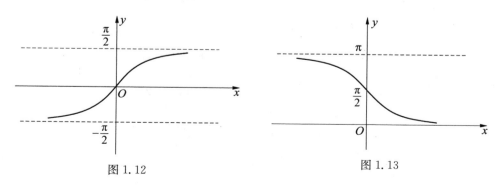

图 1.12　　　　　　　　　　　　　　　图 1.13

上述各反三角函数中 y 所在区间称为主值区间. 反正弦和反正切函数在主值区间内单调增加且是奇函数, 反余弦和反余切函数在主值区间内单调减少.

例如 $\sin\left(\arcsin\dfrac{1}{2}\right)=\dfrac{1}{2}$, $\arctan\left(\tan\dfrac{\pi}{3}\right)=\dfrac{\pi}{3}$, $\cos(\arcsin x)=\sqrt{1-\sin^2(\arcsin x)}=\sqrt{1-x^2}$.

下面不加证明地给出以后学习中经常会用到的一些等式和不等式:

(1) 当 $x\in\left(0,\dfrac{\pi}{2}\right)$ 时, 有 $\sin x < x < \tan x$.

(2) 均值不等式: 对任意 n 个正数 $a_1,a_2,\cdots,a_n$, 有 $\sqrt[n]{a_1a_2\cdots a_n}\leqslant\dfrac{a_1+a_2+\cdots+a_n}{n}$, 其中等式成立当且仅当 $a_1=a_2=\cdots=a_n$ 时.

(3) 三角函数的有关倍角公式

$$\sin 2x = 2\sin x\cos x$$
$$\sin^2 x = \frac{1-\cos 2x}{2}$$
$$\cos^2 x = \frac{1+\cos 2x}{2}$$
$$\sin^2 x + \cos^2 x = 1$$
$$1 + \tan^2 x = \sec^2 x$$
$$1 + \cot^2 x = \csc^2 x$$

(4) 三角函数的和差化积公式

$$\sin x + \sin y = 2\sin\frac{x+y}{2}\cos\frac{x-y}{2}$$
$$\sin x - \sin y = 2\cos\frac{x+y}{2}\sin\frac{x-y}{2}$$
$$\cos x + \cos y = 2\cos\frac{x+y}{2}\cos\frac{x-y}{2}$$
$$\cos x - \cos y = -2\sin\frac{x+y}{2}\sin\frac{x-y}{2}$$

(5) 三角函数的积化和差公式

$$\sin x\cos y = \frac{1}{2}[\sin(x+y)+\sin(x-y)]$$
$$\cos x\sin y = \frac{1}{2}[\sin(x+y)-\sin(x-y)]$$
$$\cos x\cos y = \frac{1}{2}[\cos(x+y)+\cos(x-y)]$$
$$\sin x\sin y = -\frac{1}{2}[\cos(x+y)-\cos(x-y)]$$

（6）反三角函数的有关等式

$$\arcsin x + \arccos x = \frac{\pi}{2}, \quad -1 \leqslant x \leqslant 1$$

$$\arctan x + \operatorname{arccot} x = \frac{\pi}{2}, \quad -\infty < x < +\infty$$

2. 复合函数

定义 1.3　设函数 $y = f(u)(u \in D)$，函数 $u = g(x)(x \in E)$．若函数 $u = g(x)$ 的值域 W 与函数 $y = f(u)$ 的定义域 D 的交集非空，即 $W \cap D \neq \varnothing$，则称函数 $y = f[g(x)]$ 是 x 的**复合函数**（compound function），其中 x 称为自变量，y 称为因变量，u 称为**中间变量**（intermediate variable）．

例 1.4　求由下列函数复合得到的复合函数．

（1）函数 $y = \ln u$ 和 $u = x^2 + 1$；

（2）函数 $y = e^u$，$u = \sin v$，$v = \sqrt{x}$．

解　（1）$y = \ln u$ 和 $u = x^2 + 1$ 可以复合成函数 $y = \ln(x^2 + 1)$，其定义域是 $(-\infty, +\infty)$；

（2）$y = e^u$，$u = \sin v$，$v = \sqrt{x}$ 可以复合成函数 $y = e^{\sin \sqrt{x}}$，其定义域是 $[0, +\infty)$．

注意　并不是任意两个函数都可以复合成一个函数，如函数 $y = \arcsin u$ 和 $u = x^2 + 2$ 就不能复合成 $y = \arcsin(x^2 + 2)$，因为函数 $u = x^2 + 2$ 的值域是 $[2, +\infty)$，$y = \arcsin u$ 的定义域是 $[-1, 1]$，而 $[2, +\infty) \cap [-1, 1] = \varnothing$，不满足复合函数的定义，所以 $y = \arcsin(x^2 + 2)$ 没有意义．

把一个复合函数分解成几个简单的函数也很重要，在第 2 章计算导数和微分时会经常用到．分解的关键是分解出来的简单函数都是基本初等函数或是由基本初等函数经过四则运算得到的函数．

为此，以下把基本初等函数和由基本初等函数经过四则运算得到的函数称为简单函数．例如 $y = \sin x + 2x$ 是简单函数．

例 1.5　将下列复合函数分解成简单函数．

（1）$y = \sin x^2$；　　（2）$y = (\cos x)^3$；　　（3）$y = \sqrt[3]{(\sin x)^2 + 1}$．

解　（1）函数 $y = \sin x^2$ 是由函数 $y = \sin u$ 和 $u = x^2$ 复合而成的；

（2）函数 $y = (\cos x)^3$ 是由函数 $y = u^3$ 和 $u = \cos x$ 复合而成的；

（3）函数 $y = \sqrt[3]{(\sin x)^2 + 1}$ 是由函数 $y = \sqrt[3]{u}$，$u = v^2 + 1$ 和 $v = \sin x$ 复合而成的．

3. 初等函数

由基本初等函数经过有限次的四则运算或有限次的复合所构成的且仅用一个解析式表示的函数称为**初等函数**（elementary function）．

如函数 $y=\mathrm{e}^{\sin\sqrt{x}}$，$y=\ln(x^2+1)$，双曲正弦函数 $y=\mathrm{sh}x=\dfrac{\mathrm{e}^x-\mathrm{e}^{-x}}{2}$，双曲余弦函数 $y=\mathrm{ch}x=\dfrac{\mathrm{e}^x+\mathrm{e}^{-x}}{2}$，多项式函数 $P_n(x)=a_0+a_1x+\cdots+a_nx^n$ 都是初等函数. 本书中讨论的函数基本上都是初等函数.

1.1.6 分段函数

在定义域内根据自变量 x 的不同取值范围，函数 $f(x)$ 有不同解析表达式的函数称为**分段函数**(piecewise function). 如例 1.2 中的式(1.2)就是一个分段函数.

又如有人根据在一项生理学研究中测得的血液中的胰岛素浓度 $c(t)$(mL)随时间 t(min)变化的数据，建立了如下的经验公式：

$$c(t)=\begin{cases} t(10-t), & 0\leqslant t\leqslant 5 \\ 25\mathrm{e}^{-k(t-5)}, & t>5 \end{cases}$$

其中 k 为常数. 这个公式揭示了胰岛素浓度 $c(t)$ 随时间 t 的变化关系，根据函数的定义可知，胰岛素浓度 $c(t)$ 是时间 t 的分段函数. 但由于 $c(t)$ 不能用一个解析式表示，所以 $c(t)$ 不是初等函数，而是一个分段函数.

分段函数一般不是初等函数. 但如果分段函数可以用一个解析式表示，则这个分段函数是初等函数. 例如**符号函数**

$$y=\begin{cases} 1, & x>0 \\ 0, & x=0 \\ -1, & x<0 \end{cases}$$

是一个分段函数，不是初等函数. 但下面的**绝对值函数**

$$y=\begin{cases} x, & x\geqslant 0 \\ -x, & x<0 \end{cases}$$

可以用一个解析式 $y=\sqrt{x^2}$ 表示，显然是初等函数.

1.1.7 函数的简单性质

1. 单调性

若函数 $f(x)$ 在区间 (a,b) 内随着 x 增大而增大(或减少)，即对于 (a,b) 内任意两点 x_1 和 x_2，且 $x_1<x_2$，有 $f(x_1)<f(x_2)$(或 $f(x_1)>f(x_2)$)，则称函数 $f(x)$ 在 (a,b) 内是单调增加(或减少)的. 如函数 $y=a^x(a>1)$ 在区间 $(-\infty,+\infty)$ 上是单调增加的，函数 $y=a^x(0<a<1)$ 在区间 $(-\infty,+\infty)$ 上是单调减少的，如图 1.4 所示. 值得注意的是，研究函数 $f(x)$ 单调增加(或单调减少)时，必须指明所讨论的区间. 单调增加和单调减少的函数统称为**单调函数**(monotone function).

2. 奇偶性

设函数 $f(x)$ 的定义域 D 关于原点对称(即若 $x\in D$,则 $-x\in D$). 对于任意 $x\in D$, 若有 $f(-x)=-f(x)$,则称 $f(x)$ 是**奇函数**(odd function);若 $f(-x)=f(x)$,则称 $f(x)$ 是**偶函数**(even function). 例如 $y=\sin x, y=x^3$ 都是奇函数,$y=x^2, y=\cos x$ 都是偶函数,$y=\mathrm{e}^x$ 既不是奇函数,也不是偶函数. 奇函数的图形关于原点对称,偶函数的图形关于 y 轴对称.

3. 周期性

设函数 $f(x)$ 的定义域为 D,如果存在非零常数 T,对任意 $x\in D$,有 $x+T\in D$, 且 $f(x+T)=f(x)$,则称 $f(x)$ 是**周期函数**(periodic function),T 称为函数的周期. 显然,若 T 是函数 $f(x)$ 的**周期**,则 $2T, 3T,\cdots$ 也是函数 $f(x)$ 的周期. 通常函数的周期指的是它的最小正周期. 例如 $y=\sin x$ 是周期函数,周期是 2π.

4. 有界性

设函数 $f(x)$ 的定义域为 D,如果存在一个正数 M,对于 D 内任意 x,都有 $|f(x)|\leqslant M$,则称函数 $f(x)$ 在 D 上有界,也称 $f(x)$ 是 D 上的**有界函数**(bounded function),否则称 $f(x)$ 是 D 上的**无界函数**(unbounded function). 如函数 $y=\sin x$ 在定义域 $(-\infty, +\infty)$ 上是有界的,函数 $y=\ln x$ 在定义域 $(0, +\infty)$ 上是无界的. 说一个函数有界还是无界,必须指明讨论的区间. 如函数 $y=\dfrac{1}{x}$ 在区间 $(0,1)$ 内无界, 但在区间 $[1,2]$ 内却是有界的.

1.2　极　　　限

课件

极限是研究函数各变量之间关系的基本工具之一,它是研究函数连续性、可导性和可积性的理论基础,是贯穿微积分的一条主线. 本节将介绍数列的极限、函数的极限及其运算等内容.

1.2.1　数列的极限

动画

我国三国时期的数学家刘徽(公元前 3 世纪)为计算圆的面积,采用了"无限逼近"的思想,发明了"割圆术". 他依次计算圆的内接正六边形、正十二边形、正二十四边形、正四十八边形……的面积,得到一个面积值的数列 $A_1, A_2, A_3, A_4,\cdots$, $A_n,\cdots$,当边数 n 越来越大时,内接正 n 边形的面积就越来越接近圆的面积 πr^2. "割圆术"里蕴含了数列极限的思想.

在介绍极限概念之前,先说明数列的概念.称按照一定法则排列的无穷多个实数 $x_1,x_2,\cdots,x_n,\cdots$ 为**数列**(sequence of numbers),简记为 $\{x_n\}$.数列中的每一个数称为数列的**项**,第 n 项 x_n 称为数列的**一般项**或**通项**.数列可以看作是以正整数集为定义域的一种特殊的函数.例如数列:

(1) $\left\{\dfrac{1}{n}\right\}:1,\dfrac{1}{2},\dfrac{1}{3},\cdots,\dfrac{1}{n},\cdots;$

(2) $\{n^2\}:1,4,9,\cdots,n^2,\cdots;$

(3) $\left\{1+\dfrac{(-1)^n}{n}\right\}:0,\dfrac{3}{2},\dfrac{2}{3},\cdots,1+\dfrac{(-1)^n}{n},\cdots;$

(4) $\{(-1)^n\}:-1,1,-1,\cdots,(-1)^n,\cdots.$

考察数列的极限,就是判断当自变量 n 越来越大时,数列 $\{x_n\}$ 的变化趋势.可以通过在数轴上描点,直观地判断以上数列的变化趋势.当 $n\to\infty$ 时,数列(1)的项无限接近于常数 0;数列(3)的项无限接近于常数 1,只不过是摆动地接近于 1;数列(2)的项无限增大;数列(4)的项以跳跃的方式取 -1 和 1 两个值.经观察分析可知,数列(1)和数列(3)的项当 $n\to\infty$ 时,分别无限接近于一个确定的常数 0 和 1,而数列(2)和数列(4)的项当 $n\to\infty$ 时,不无限接近于任何一个确定的常数.为此,引入数列极限的描述性定义.

定义 1.4 给定数列 $\{x_n\}$,如果当 n 无限增大时,x_n 无限趋近于某一个确定的常数 A,则称 A 为数列 $\{x_n\}$ 的**极限**(limit),也称数列 $\{x_n\}$ 收敛于 A,记为 $\lim\limits_{n\to\infty}x_n=A$ 或 $x_n\to A(n\to\infty)$.如果当 n 无限增大时,x_n 不趋近于任何一个确定的常数,则称数列 $\{x_n\}$ 的极限不存在,也称数列 $\{x_n\}$ **发散**(divergence).[①]

在上面的例子中

$$\lim_{n\to\infty}\frac{1}{n}=0$$

$$\lim_{n\to\infty}\left[1+\frac{(-1)^n}{n}\right]=1$$

而数列 $\{n^2\}$ 和 $\{(-1)^n\}$ 的极限不存在,是发散的.但对于数列 $\{n^2\}$,也可记为

$$\lim_{n\to\infty}n^2=+\infty$$

1.2.2 函数的极限

数列可视为定义在正整数集上的函数,其自变量的变化是"离散的",而自然界中很多量的变化是"连续的",如温度、时间等.因此要研究这类"连续型"变量的变

---

① 数列极限严格的数学定义:如果对于任意 $\varepsilon>0$,总存在 $N>0$,使得当 $n>N$ 时恒有 $|x_n-A|<\varepsilon$,则称 A 为数列 $\{x_n\}$ 的极限,记为 $\lim\limits_{n\to\infty}x_n=A$.

化过程,这就是下面要介绍的函数的极限.函数的极限根据自变量的变化过程分为两类:

(1) 自变量 x 的绝对值无限增大,即 $x \to \infty$ 时,函数 $f(x)$ 的极限;

(2) 自变量 x 无限趋近于定点 x_0,即 $x \to x_0$ 时,函数 $f(x)$ 的极限.

下面给出这两类极限的描述性定义.

定义 1.5　若自变量 x 的绝对值无限增大,函数 $f(x)$ 无限趋近于某一个确定的常数 A,则称 A 为函数 $f(x)$ 当 $x \to \infty$ 时的极限,记为 $\lim\limits_{x \to \infty} f(x) = A$ 或 $f(x) \to A(x \to \infty)$.①

例如函数 $y = \dfrac{1}{x}$,从图形上看,无论 x 取正值无限增大 $(x \to +\infty)$,还是取负值且其绝对值无限增大 $(x \to -\infty)$,函数都无限趋近于常数 0,则称 0 是函数 $y = \dfrac{1}{x}$ 当 $x \to \infty$ 时的极限,即 $\lim\limits_{x \to \infty} \dfrac{1}{x} = 0$.

又如函数 $y = \sin x$,当 $x \to \infty$ 时,函数值在 -1 和 $+1$ 之间来回振荡,不趋近于任何确定的常数,所以极限 $\lim\limits_{x \to \infty} \sin x$ 不存在.

有时需要分别考虑 $x \to -\infty$ 和 $x \to +\infty$ 的情况,那么可以类似地定义 $\lim\limits_{x \to -\infty} f(x) = A$ 和 $\lim\limits_{x \to +\infty} f(x) = A$. 极限 $\lim\limits_{x \to -\infty} f(x) = A$ 和 $\lim\limits_{x \to +\infty} f(x) = A$ 称为**单侧极限**. 可以证明:$\lim\limits_{x \to \infty} f(x) = A$ 的充要条件是 $\lim\limits_{x \to -\infty} f(x) = \lim\limits_{x \to +\infty} f(x) = A$.

例如,从图 1.12 和图 1.4 可以看出:

$\lim\limits_{x \to -\infty} \arctan x = -\dfrac{\pi}{2}$, $\lim\limits_{x \to +\infty} \arctan x = \dfrac{\pi}{2}$,故 $\lim\limits_{x \to \infty} \arctan x$ 不存在;

$\lim\limits_{x \to -\infty} a^x = 0(a > 1)$, $\lim\limits_{x \to +\infty} a^x = +\infty(a > 1)$,故 $\lim\limits_{x \to \infty} a^x$ 不存在.

定义 1.6　设函数 $y = f(x)$ 在点 x_0 的附近有定义(在点 x_0 处函数 $f(x)$ 可以没有定义),如果当 $x(x \neq x_0)$ 以任意方式趋近于 x_0 时,相应的函数 $f(x)$ 都无限趋近于常数 A,则称 A 为 $f(x)$ 当 $x \to x_0$ 时的极限,记为 $\lim\limits_{x \to x_0} f(x) = A$ 或 $f(x) \to A(x \to x_0)$.②

例如函数 $y = \cos x$,从图 1.7 上看,无论 x 从 0 的左边趋于 0,还是从 0 的右边趋于 0,函数都无限趋近于常数 1,则称 1 是函数 $y = \cos x$ 当 $x \to 0$ 时的极限,即 $\lim\limits_{x \to 0} \cos x = 1$.

研究函数 $y = f(x)$ 当 $x \to x_0$ 时的极限,主要研究的是 $f(x)$ 在 x_0 附近的变化

---

① 函数极限 $(x \to \infty)$ 严格的数学定义:如果对于任意 $\varepsilon > 0$,总存在 $M > 0$,使得当 $|x| > M$ 时恒有 $|f(x) - A| < \varepsilon$,则称 A 为函数 $f(x)$ 当 $x \to \infty$ 时的极限,记为 $\lim\limits_{x \to \infty} f(x) = A$.

② 函数极限 $(x \to x_0)$ 严格的数学定义:如果对于任意 $\varepsilon > 0$,总存在 $\delta > 0$,使得当 $0 < |x - x_0| < \delta$ 时恒有 $|f(x) - A| < \varepsilon$,则称 A 为 $f(x)$ 当 $x \to x_0$ 时的极限,记为 $\lim\limits_{x \to x_0} f(x) = A$.

趋势，所以极限 $\lim\limits_{x \to x_0} f(x)$ 是否存在与 $f(x)$ 在点 x_0 是否有定义以及有定义时 $f(x_0)$ 为何值无关. 另外，$x \to x_0$ 的方式是任意的，可以从点 x_0 的左侧趋于 x_0，也可以从点 x_0 的右侧趋于 x_0. 如果仅从 x_0 的左侧趋于 x_0，相应的函数值 $f(x)$ 无限趋近于常数 A，则称 A 为 $f(x)$ 在点 x_0 的**左极限**(left limit)，记为 $\lim\limits_{x \to x_0^-} f(x) = A$ 或 $f(x_0^-) = A$. 类似可定义 $f(x)$ 在点 x_0 的**右极限**(right limit)，记为 $\lim\limits_{x \to x_0^+} f(x) = A$ 或 $f(x_0^+) = A$.

函数的左、右极限统称为**单侧极限**(one sided limit).

容易证明，$\lim\limits_{x \to x_0} f(x) = A$ 的充要条件是 $\lim\limits_{x \to x_0^+} f(x) = \lim\limits_{x \to x_0^-} f(x) = A$.

例 1.6　设函数 $f(x) = \begin{cases} x^2 + 2, & x < 1 \\ 3x, & x > 1 \end{cases}$，讨论当 $x \to 1$ 时函数 $f(x)$ 的极限.

解　因为
$$\lim_{x \to 1^-} f(x) = \lim_{x \to 1^-} (x^2 + 2) = 3, \quad \lim_{x \to 1^+} f(x) = \lim_{x \to 1^+} 3x = 3$$
左、右极限相等，所以当 $x \to 1$ 时函数 $f(x)$ 的极限存在，且
$$\lim_{x \to 1} f(x) = 3$$
在例 1.6 中，函数在点 $x = 1$ 处没有定义，但并不影响函数在该点的极限存在.

1.2.3　无穷小与无穷大

在研究函数极限时还经常用到无穷小和无穷大的概念，下面来介绍这两个概念.

定义 1.7　如果当 $x \to x_0$(或 $x \to \infty$)时，函数 $f(x)$ 的极限等于零，则称 $f(x)$ 是当 $x \to x_0$(或 $x \to \infty$)时的**无穷小量**(infinitesimal)，简称**无穷小**.

例如当 $x \to 0$ 时，$x, x^2, \sin x$ 都是无穷小；当 $x \to 1$ 时，$x - 1, x^2 - 1$ 都是无穷小；当 $x \to +\infty$ 时，$\dfrac{1}{x}, e^{-x}$ 都是无穷小.

无穷小是指在 x 的某种变化过程下以零为极限的函数，而且无穷小这个函数与自变量 x 的变化过程有关. 例如当 $x \to 0$ 时，x^2 是无穷小，但是当 $x \to 1$ 时，x^2 就不是无穷小了. 另外，无穷小是以零为极限的函数(变量)，任何一个非零常数，无论它的绝对值多么小，都不是无穷小，但是常数 0 可以看作无穷小.

定理 1.1　$\lim\limits_{x \to x_0} f(x) = A$ 的充要条件是 $\lim\limits_{x \to x_0} [f(x) - A] = 0$.

定理 1.1 揭示了无穷小与函数极限的关系，所以又称无穷小定理. 依据该定理，当 $\lim\limits_{x \to x_0} f(x) = A$ 时，有
$$f(x) = A + \alpha(x)$$
其中 $\lim\limits_{x \to x_0} \alpha(x) = 0$.

以上无穷小的结论,对于 $x\to\infty$ 等其他情形也成立.

例 1.7　考虑函数 $f(x)=x+2$ 当 $x\to 0$ 时的极限.

解　因为当 $x\to 0$ 时, $|f(x)-2|=|x+2-2|=|x|$ 无限趋近于 0,所以 $\lim\limits_{x\to 0}(x+2)=2$.

根据无穷小的定义,可以得到它的一些运算性质:

性质 1.1　有限个无穷小的和、差、积仍是无穷小.

例如,当 $x\to 0$ 时, $x,x^2,\sin x$ 都是无穷小,那么 $x^2+\sin x,x\sin x,x+x^2-\sin x$ 都是无穷小.

性质 1.2　有界函数与无穷小的乘积仍是无穷小.

例如,当 $x\to\infty$ 时, $\dfrac{1}{x}$ 是无穷小, $\sin x$ 是有界变量,那么 $\dfrac{1}{x}\sin x$ 就是当 $x\to\infty$ 时的无穷小.

推论　常数与无穷小的乘积仍是无穷小.

例如,当 $x\to 0$ 时, $x^2,\sin x$ 都是无穷小,由性质 1.1 和推论可知, $2x^2+\sin x$ 也是无穷小.

在同一个极限过程下的无穷小都是以零为极限的,但它们趋近于零的快慢程度可能不一样. 例如,当 $x\to 0$ 时, $x,x^2,2x$ 都是无穷小,但它们趋于零的快慢程度却不同. 为了比较两个无穷小趋于零的速度的快慢,引入无穷小的阶的概念. 在以下的内容中,为了简化讨论的过程,用没有标注自变量变化过程的记号"lim",表示对 $x\to x_0$ 和 $x\to\infty$ 以及单侧极限的各种情况均成立时的情形.

定义 1.8　设 $\alpha=\alpha(x)$ 和 $\beta=\beta(x)$ 都是在自变量 x 的同一个变化过程下的无穷小,且 $\beta\neq 0$,在此过程中,如果:

(1) $\lim\dfrac{\alpha}{\beta}=0$,则称 α 是比 β **高阶的无穷小**,或称 β 是比 α **低阶的无穷小**,记为 $\alpha=o(\beta)$;

(2) $\lim\dfrac{\alpha}{\beta}=C(C\neq 0)$,则称 α 和 β 是**同阶无穷小**,特别地,当 $C=1$ 时,称 α 和 β 是**等价无穷小**,记为 $\alpha\sim\beta$.

例如,当 $x\to 0$ 时, x^2 是 x 的高阶无穷小, x 和 $2x$ 是同阶无穷小, $\sin x$ 和 x 是等价无穷小(见 1.2.5 小节"两个重要极限").

定义 1.9　如果当 $x\to x_0$(或 $x\to\infty$)时, $|f(x)|$ 无限增大,即 $\lim\limits_{x\to x_0}f(x)=\infty$(或 $\lim\limits_{x\to\infty}f(x)=\infty$),则称 $f(x)$ 是当 $x\to x_0$(或 $x\to\infty$)时的**无穷大量**(infinity),简称无穷大.

例如,当 $x\to 0$ 时, $\dfrac{1}{x^2},\dfrac{1}{\sin x}$ 都是无穷大;当 $x\to+\infty$ 时, x,e^x 都是无穷大.

如果当 $x\to x_0$(或 $x\to\infty$)时, $f(x)$ 取正值且无限增大,则称 $f(x)$ 为当 $x\to x_0$(或 $x\to\infty$)时的正无穷大. 同样的,如果 $f(x)$ 取负值且绝对值无限增大,则称 $f(x)$

为当 $x \to x_0$(或 $x \to \infty$)时的负无穷大.

无穷小与无穷大有下面的关系:在自变量 x 的同一个变化过程下,如果函数 $f(x)$ 是无穷大,则 $\dfrac{1}{f(x)}$ 是无穷小;在自变量 x 的同一个变化过程下,如果函数 $f(x)$ 是无穷小,且 $f(x) \neq 0$,则 $\dfrac{1}{f(x)}$ 是无穷大.

1.2.4　极限的运算法则

计算函数的极限时,经常会用到极限的四则运算法则,运用这个基本法则可以帮助处理较为复杂的函数极限问题.

定理 1.2　设在自变量 x 的某一个变化过程中,函数 $f(x)$ 和 $g(x)$ 的极限都存在,分别为 A 和 B,即 $\lim f(x) = A, \lim g(x) = B$,则

(1) $\lim[f(x) + g(x)] = A + B = \lim f(x) + \lim g(x)$;

(2) $\lim[f(x) - g(x)] = A - B = \lim f(x) - \lim g(x)$;

(3) $\lim[f(x) \cdot g(x)] = A \cdot B = \lim f(x) \cdot \lim g(x)$;

(4) $\lim[f(x)/g(x)] = A/B = \lim f(x) / \lim g(x)\ (B \neq 0)$.

下面仅以(1)为例加以证明,其余极限式的证明类似.

证明　由定理 1.1,可设
$$f(x) = A + \alpha(x), \quad g(x) = B + \beta(x)$$
其中 $\lim \alpha(x) = 0, \lim \beta(x) = 0$. 因为
$$[f(x) + g(x)] - (A + B) = [A + \alpha(x) + B + \beta(x)] - A - B$$
$$= \alpha(x) + \beta(x)$$
而 $\lim[\alpha(x) + \beta(x)] = 0$,故 $\lim[f(x) + g(x)] - (A + B) = 0$. 根据定理1.1,有
$$\lim[f(x) + g(x)] = A + B$$

推论 1　设 $\lim f(x)$ 存在,k 为常数,则 $\lim[kf(x)] = k\lim f(x)$.

推论 2　设 $\lim f(x)$ 存在,n 为正整数,则 $\lim[f(x)]^n = [\lim f(x)]^n$.

以上的定理和推论,对自变量 x 的变化过程 $x \to x_0, x \to \infty$ 以及单侧极限过程 $x \to x_0^-, x \to x_0^+, x \to -\infty, x \to +\infty$ 都是成立的. 但是在同一个定理或推论中,诸极限的自变量 x 的变化过程必须是完全相同的. 另外,定理 1.2 的结论(1)、(2)、(3)可以推广到有限个函数的情形.

例 1.8　计算极限 $\lim\limits_{x \to 1}(x^2 + 2x + 2)$.

解　$\lim\limits_{x \to 1}(x^2 + 2x + 2) = (\lim\limits_{x \to 1} x)^2 + 2\lim\limits_{x \to 1} x + 2 = 1 + 2 + 2 = 5.$

例 1.9　计算极限 $\lim\limits_{x \to 0} \dfrac{x^2 + 2x + 2}{x - 1}$.

解　由于分子、分母的极限都存在,而且分母的极限不为零,所以可以直接利用定理 1.2 的结论(4):

$$\lim_{x\to 0}\frac{x^2+2x+2}{x-1}=\frac{\lim\limits_{x\to 0}(x^2+2x+2)}{\lim\limits_{x\to 0}(x-1)}=\frac{2}{-1}=-2$$

例 1.10　计算极限 $\lim\limits_{x\to 1}\dfrac{x^2+2x+2}{x-1}$.

解　考虑到分母的极限为零,故不能直接利用定理 1.2 中的结论(4),注意到分子的极限不为零,可以利用无穷小与无穷大的关系来计算.

因为

$$\lim_{x\to 1}\frac{x-1}{x^2+2x+2}=\frac{\lim\limits_{x\to 1}(x-1)}{\lim\limits_{x\to 1}(x^2+2x+2)}=\frac{0}{5}=0$$

根据无穷小与无穷大的关系,有

$$\lim_{x\to 1}\frac{x^2+2x+2}{x-1}=\infty$$

例 1.11　计算极限 $\lim\limits_{x\to 1}\dfrac{x^2-2x+1}{x^2+x-2}$.

解　当 $x\to 1$ 时,分子和分母的极限都为零,进一步分析可知,分子、分母有公因子 $(x-1)$,而 $x\to 1$ 时 $x\neq 1$,可以先约去这个不为零的无穷小公因子,再求极限.

$$\lim_{x\to 1}\frac{x^2-2x+1}{x^2+x-2}=\lim_{x\to 1}\frac{(x-1)^2}{(x-1)(x+2)}=\lim_{x\to 1}\frac{x-1}{x+2}=\frac{0}{3}=0$$

本例中,在自变量的某种变化过程中,分子、分母的极限都是 0,称这种极限问题为 $\dfrac{\mathbf{0}}{\mathbf{0}}$ 型未定式的极限问题.除了这种 $\dfrac{0}{0}$ 型未定式的极限问题外,以后还会遇到其他类型未定式的极限问题(详见 2.3.2 小节).

例 1.12　计算下列极限:

(1) $\lim\limits_{x\to\infty}\dfrac{x^2-x+2}{2x^2+1}$;　　　(2) $\lim\limits_{x\to\infty}\dfrac{x^2-x+2}{2x^3+1}$;　　　(3) $\lim\limits_{x\to\infty}\dfrac{x^4-x+2}{2x^2+1}$.

解　(1) $\lim\limits_{x\to\infty}\dfrac{x^2-x+2}{2x^2+1}=\lim\limits_{x\to\infty}\dfrac{1-\dfrac{1}{x}+\dfrac{2}{x^2}}{2+\dfrac{1}{x^2}}=\dfrac{1}{2}$;

(2) $\lim\limits_{x\to\infty}\dfrac{x^2-x+2}{2x^3+1}=\lim\limits_{x\to\infty}\dfrac{\dfrac{1}{x}-\dfrac{1}{x^2}+\dfrac{2}{x^3}}{2+\dfrac{1}{x^3}}=\dfrac{0}{2}=0$;

(3) $\lim\limits_{x\to\infty}\dfrac{2x^2+1}{x^4-x+2}=\lim\limits_{x\to\infty}\dfrac{\dfrac{2}{x^2}+\dfrac{1}{x^4}}{1-\dfrac{1}{x^3}+\dfrac{2}{x^4}}=0$,则 $\lim\limits_{x\to\infty}\dfrac{x^4-x+2}{2x^2+1}=\infty$.

一般地,有如下结论:设 $a_n\neq 0$,$b_m\neq 0$(m,n 为非负整数),则

$$\lim_{x \to \infty} \frac{a_n x^n + a_{n-1} x^{n-1} + \cdots + a_0}{b_m x^m + b_{m-1} x^{m-1} + \cdots + b_0} = \begin{cases} \infty, & n > m \\ \dfrac{a_n}{b_m}, & n = m \\ 0, & n < m \end{cases}$$

1.2.5 两个重要极限

1. 极限存在定理

定理 1.3(夹逼定理) 设在自变量 x 的同一个极限过程下,$f(x)$,$g(x)$ 和 $h(x)$ 满足以下条件:

(1) $g(x) \leqslant f(x) \leqslant h(x)$;

(2) $\lim g(x) = A$,$\lim h(x) = A$.

则 $\lim f(x) = A$.

定理 1.3 对于数列极限同样成立.

例 1.13 证明 $\lim\limits_{x \to 0} \cos x = 1$.

证明 当 $0 < |x| < \dfrac{\pi}{2}$ 时,$0 < 1 - \cos x = 2\sin^2 \dfrac{x}{2} < 2\left(\dfrac{x}{2}\right)^2 = \dfrac{x^2}{2}$,即

$$0 < 1 - \cos x < \frac{x^2}{2}$$

当 $x \to 0$ 时,$\dfrac{x^2}{2} \to 0$,由定理 1.3 知,$\lim\limits_{x \to 0}(1 - \cos x) = 0$,所以

$$\lim_{x \to 0} \cos x = 1$$

定理 1.4(单调有界定理) 单调有界的数列必收敛. 即给定数列 $\{x_n\}$,若有 $x_1 \leqslant x_2 \leqslant \cdots \leqslant x_n \leqslant \cdots$(单调增加)或者 $x_1 \geqslant x_2 \geqslant \cdots \geqslant x_n \geqslant \cdots$(单调减少),且对一切 n,有 $|x_n| \leqslant M$(有界),则数列 $\{x_n\}$ 的极限必存在.

利用定理 1.3 和定理 1.4,可以证明下面的两个重要极限.

2. 两个重要极限

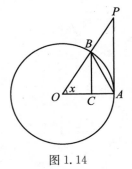

图 1.14

(1) $\lim\limits_{x \to 0} \dfrac{\sin x}{x} = 1$.

证明 作单位圆如图 1.14 所示,设 $\angle AOB = x$(弧度),过 A 作圆的切线与 OB 的延长线交于 P,过 B 作 OA 的垂线交 OA 于 C,从图 1.14 容易看出,$\triangle OAB$ 的面积 $<$ 扇形 OAB 的面积 $<$ $\triangle OAP$ 的面积,而 $\triangle OAB$ 的面积 $= \dfrac{\sin x}{2}$,扇形 OAB 的面积 $= \dfrac{x}{2}$,$\triangle OAP$ 的面积 $= \dfrac{\tan x}{2}$,故有

$$\frac{\sin x}{2} < \frac{x}{2} < \frac{\tan x}{2}$$

当 $0 < x < \frac{\pi}{2}$ 时，上式各项同除以 $\frac{\sin x}{2}$，有

$$1 < \frac{x}{\sin x} < \frac{1}{\cos x}$$

即

$$\cos x < \frac{\sin x}{x} < 1 \tag{1.4}$$

当 $-\frac{\pi}{2} < x < 0$ 时，由于 $\cos(-x) = \cos x$，$\frac{\sin(-x)}{-x} = \frac{\sin x}{x}$，式(1.4)也成立.

因此，由 $\lim\limits_{x \to 0} \cos x = 1$ 和夹逼定理，有

$$\lim_{x \to 0} \frac{\sin x}{x} = 1$$

例 1.14　计算极限 $\lim\limits_{x \to 0} \dfrac{\sin kx}{x}(k \neq 0)$.

解　$\lim\limits_{x \to 0} \dfrac{\sin kx}{x} = \lim\limits_{x \to 0} \dfrac{\sin kx}{kx} \cdot k$. 令 $t = kx$，则当 $x \to 0$ 时，$t \to 0$，所以

$$\lim_{x \to 0} \frac{\sin kx}{x} = \lim_{x \to 0} \frac{\sin kx}{kx} \cdot k = k \lim_{t \to 0} \frac{\sin t}{t} = k$$

例 1.15　计算极限 $\lim\limits_{x \to 0} \dfrac{\tan x}{x}$.

解　$\lim\limits_{x \to 0} \dfrac{\tan x}{x} = \lim\limits_{x \to 0} \left(\dfrac{\sin x}{x} \cdot \dfrac{1}{\cos x} \right) = \lim\limits_{x \to 0} \dfrac{\sin x}{x} \cdot \lim\limits_{x \to 0} \dfrac{1}{\cos x} = 1$.

例 1.16　计算极限 $\lim\limits_{x \to 0} \dfrac{1 - \cos x}{\frac{1}{2}x^2}$.

解　$\lim\limits_{x \to 0} \dfrac{1 - \cos x}{\frac{1}{2}x^2} = \lim\limits_{x \to 0} \dfrac{2\sin^2\left(\frac{x}{2}\right)}{\frac{1}{2}x^2} = \lim\limits_{x \to 0} \left(\dfrac{\sin\frac{x}{2}}{\frac{x}{2}} \right)^2$. 令 $t = \dfrac{x}{2}$，则当 $x \to 0$ 时，

$t \to 0$，所以

$$\lim_{x \to 0} \frac{1 - \cos x}{\frac{1}{2}x^2} = \lim_{x \to 0} \left(\frac{\sin\frac{x}{2}}{\frac{x}{2}} \right)^2 = \lim_{t \to 0} \left(\frac{\sin t}{t} \right)^2 = 1$$

(2) $\lim\limits_{x \to \infty} \left(1 + \dfrac{1}{x} \right)^x = \mathrm{e}$ 或 $\lim\limits_{x \to 0} (1 + x)^{\frac{1}{x}} = \mathrm{e}$.

这里 e 是个无理数，近似到小数点后 5 位 e$\approx$2.718 28. 这个重要极限可以用定理 1.3 和定理 1.4 证明(证明略).

例 1.17　计算极限 $\lim\limits_{x \to 0} (1 + 3x)^{\frac{1}{x}}$.

解 令 $t = 3x$,则当 $x \to 0$ 时,$t \to 0$,所以

$$\lim_{x \to 0} (1 + 3x)^{\frac{1}{x}} = \lim_{t \to 0} (1+t)^{\frac{1}{t} \cdot 3} = \lim_{t \to 0} \left[(1+t)^{\frac{1}{t}} \right]^3 = e^3$$

例 1.18 计算极限 $\lim\limits_{x \to +\infty} \left(\dfrac{x}{x+1} \right)^x$.

解 $\lim\limits_{x \to +\infty} \left(\dfrac{x}{x+1} \right)^x = \lim\limits_{x \to +\infty} \dfrac{1}{\left(1 + \dfrac{1}{x}\right)^x} = \dfrac{1}{\lim\limits_{x \to +\infty} \left(1 + \dfrac{1}{x}\right)^x} = \dfrac{1}{e}$.

例 1.19 计算极限 $\lim\limits_{x \to \infty} \left(1 - \dfrac{2}{x}\right)^{3x}$.

解 令 $t = -\dfrac{x}{2}$,当 $x \to \infty$ 时,$t \to \infty$,则

$$\lim_{x \to \infty} \left(1 - \frac{2}{x}\right)^{3x} = \lim_{t \to \infty} \left[\left(1 + \frac{1}{t}\right)^t \right]^{-6} = \frac{1}{\lim\limits_{t \to \infty} \left[\left(1 + \frac{1}{t}\right)^t \right]^6} = \frac{1}{e^6} = e^{-6}$$

在利用两个重要极限时,为了简化求极限的计算过程,可以把两个重要极限视为如下形式:

设 $\alpha(x)$ 是自变量某变化过程中的无穷小,不妨设 $\lim\limits_{x \to x_0} \alpha(x) = 0$(也可把 $x \to x_0$ 换成 $x \to \infty$ 以及单侧极限过程 $x \to x_0^-$,$x \to x_0^+$,$x \to -\infty$,$x \to +\infty$),则

$$\lim_{x \to x_0} \frac{\sin \alpha(x)}{\alpha(x)} = 1$$

$$\lim_{x \to x_0} [1 + \alpha(x)]^{\frac{1}{\alpha(x)}} = e$$

利用这两个变形公式,在求极限的过程中,可以省去变量代换,从而使求极限的过程简化.

例 1.20 计算极限 $\lim\limits_{x \to 1} \dfrac{\sin(x^2 - 1)}{x - 1}$.

解

$$\lim_{x \to 1} \frac{\sin(x^2 - 1)}{x - 1} = \lim_{x \to 1} \frac{\sin(x^2 - 1)}{x^2 - 1} (x + 1)$$

$$= \lim_{x \to 1} \left[\frac{\sin(x^2 - 1)}{x^2 - 1} \right] \times \lim_{x \to 1} (x + 1)$$

$$= 1 \times 2 = 2$$

例 1.21 计算极限 $\lim\limits_{x \to \infty} \left(\dfrac{3+x}{2+x} \right)^{2x}$.

解

$$\lim_{x \to \infty} \left(\frac{3+x}{2+x} \right)^{2x} = \lim_{x \to \infty} \left(1 + \frac{1}{x+2}\right)^{2x} = \lim_{x \to \infty} \left(1 + \frac{1}{x+2}\right)^{2(x+2)-4}$$

$$= \lim_{x \to \infty} \left[\left(1 + \frac{1}{x+2}\right)^{x+2} \right]^2 \lim_{x \to \infty} \left(1 + \frac{1}{x+2}\right)^{-4} = e^2 \cdot 1 = e^2$$

1.3 函数的连续性

课件

在客观世界里,广泛存在着一种连续变化的现象,如生物体的连续生长,血液的连续流动,气温的连续变化等. 它们的特点是当时间变化很小时,以上这些有关量的变化也很小. 这些特点反映在数学上,就是所谓的连续性.

1.3.1 连续性的概念

如果函数 $y=f(x)$ 的变化是连续的,那么它的图形是一条连续而不间断的曲线. 为了分析连续的概念,先介绍增量的概念.

如果变量 u 从初值 u_1 变到终值 u_2,称 u_2-u_1 为 u 的**增量**(increment),记作 Δu,即 $\Delta u=u_2-u_1$,Δu 可正、可负,也可以为 0.

对于函数来说,如果函数 $y=f(x)$ 在点 x_0 及其附近有定义,当自变量 x 有一个增量 Δx,即自变量 x 从 x_0 变到 $x_0+\Delta x$ 时,相应的函数值 y 从 $f(x_0)$ 变到 $f(x_0+\Delta x)$,则称 $f(x_0+\Delta x)-f(x_0)$ 为函数 $f(x)$ 在点 x_0 处的增量,记作 $\Delta y=f(x_0+\Delta x)-f(x_0)$,如图 1.15 所示.

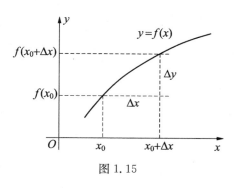

图 1.15

定义 1.10 设函数 $y=f(x)$ 在点 x_0 及其附近有定义,如果当自变量 x 的增量 Δx 趋近于零时,相应的函数增量 Δy 也趋于零,即 $\lim\limits_{\Delta x \to 0} \Delta y = \lim\limits_{\Delta x \to 0} [f(x_0+\Delta x)-f(x_0)]=0$,则称函数 $f(x)$ 在点 x_0 处**连续**(continuity),点 x_0 称为函数的**连续点**(continuous point). 如果函数 $f(x)$ 在点 x_0 处不连续,则称点 x_0 为函数的**间断点**(discontinuous point).

在定义 1.10 中,如果令 $x=x_0+\Delta x$,则函数增量 $\Delta y=f(x)-f(x_0)$. 当 Δx 趋近于零时,x 趋于 x_0;当 Δy 趋于零时,函数 $f(x)$ 趋于 $f(x_0)$,那么函数 $f(x)$ 在点 x_0 处连续有下面的等价定义:

定义 1.11 设函数 $y=f(x)$ 在点 x_0 及其附近有定义,如果当自变量 x 趋于 x_0 时,相应的函数 $f(x)$ 趋于 $f(x_0)$,即 $\lim\limits_{x \to x_0} f(x)=f(x_0)$,则称函数 $f(x)$ 在点 x_0 处连续,点 x_0 称为函数的连续点.

易知函数 $f(x)=x+2$ 在点 $x=0$ 处连续,因为 $\lim\limits_{x \to 0}(x+2)=2=f(0)$.

将上述定义 1.11 中的极限换成左(右)极限,就得到左(右)连续的定义,即如

果 $\lim\limits_{x \to x_0^-} f(x) = f(x_0)$(或 $\lim\limits_{x \to x_0^+} f(x) = f(x_0)$),则称函数 $f(x)$ 在点 x_0 处左(右)连续.

显然,函数 $f(x)$ 在点 x_0 处连续的充分必要条件为函数 $f(x)$ 在点 x_0 处左连续而且右连续.

如果函数 $f(x)$ 在开区间 (a,b) 内每一点都连续,则称 $f(x)$ 在区间 (a,b) 内连续,也称 $f(x)$ 是区间 (a,b) 上的连续函数. 如果函数 $f(x)$ 在开区间 (a,b) 内每一点都连续,且在 a 点右连续,在 b 点左连续,则称 $f(x)$ 在区间 $[a,b]$ 上连续.

例 1.22　证明函数 $y = \sin x$ 在 $(-\infty, +\infty)$ 内处处连续.

解　任取 $x_0 \in (-\infty, +\infty)$,当 x 有增量 Δx 时,相应的函数增量

$$|\Delta y| = |\sin(x_0 + \Delta x) - \sin(x_0)| = \left| 2\sin \frac{\Delta x}{2} \cos\left(x_0 + \frac{\Delta x}{2}\right) \right|$$

$$\leqslant 2 \left| \sin \frac{\Delta x}{2} \right| \leqslant 2 \left| \frac{\Delta x}{2} \right| = |\Delta x|$$

当 $\Delta x \to 0$ 时,由定理 1.3 知 $\Delta y \to 0$. 所以,$\sin x$ 在 x_0 处连续,由 x_0 的任意性知,$y = \sin x$ 在 $(-\infty, +\infty)$ 内处处连续.

同理可证 $y = \cos x$ 在 $(-\infty, +\infty)$ 内也是处处连续的.

1.3.2　函数的间断点

从定义 1.11 可知,$f(x)$ 在点 x_0 处连续必须同时满足以下三个条件:

(1) 函数 $f(x)$ 在点 x_0 处有定义,即 $f(x_0)$ 存在;

(2) 函数 $f(x)$ 在点 x_0 处有极限,即 $\lim\limits_{x \to x_0} f(x)$ 存在;

(3) 函数 $f(x)$ 在点 x_0 处的极限值等于在点 x_0 处的函数值,即 $\lim\limits_{x \to x_0} f(x) = f(x_0)$.

所以,只要 $f(x)$ 不具备上面三个条件中的任何一个,点 x_0 就是 $f(x)$ 的间断点.

通常根据 $f(x)$ 在间断点 x_0 处的左极限和右极限的存在性,将间断点分为第一类间断点和第二类间断点.

如果点 x_0 是 $f(x)$ 的间断点,但 $f(x)$ 在点 x_0 处的左极限和右极限都存在,则称点 x_0 是 $f(x)$ 的第一类间断点. 第一类间断点又可分为以下两种情形.

(1) 可去间断点:$\lim\limits_{x \to x_0^-} f(x) = \lim\limits_{x \to x_0^+} f(x)$,但 $f(x_0)$ 不存在;或者 $\lim\limits_{x \to x_0^-} f(x) = \lim\limits_{x \to x_0^+} f(x) \neq f(x_0)$.

(2) 跳跃间断点:$\lim\limits_{x \to x_0^-} f(x) \neq \lim\limits_{x \to x_0^+} f(x)$.

如果 $\lim\limits_{x \to x_0^-} f(x)$ 和 $\lim\limits_{x \to x_0^+} f(x)$ 至少有一个不存在,则称点 x_0 是 $f(x)$ 的第二类间断点.

例 1. 23　讨论函数 $f(x) = \dfrac{x^2-1}{x-1}$ 在 $x=1$ 处的连续性.

解　因为函数在 $x=1$ 处没有定义,所以点 $x=1$ 是函数的间断点. 并且 $\lim\limits_{x\to 1^-} \dfrac{x^2-1}{x-1} = \lim\limits_{x\to 1^-}(x+1) = 2$, $\lim\limits_{x\to 1^+} \dfrac{x^2-1}{x-1} = \lim\limits_{x\to 1^+}(x+1) = 2$,所以点 $x=1$ 是函数的可去间断点. 如果补充定义 $f(1) = 2$,则 $f(x)$ 在 $x=1$ 处连续.

例 1. 24　讨论函数 $f(x) = \begin{cases} \dfrac{\sin x}{x}, & x \neq 0 \\ 3, & x = 0 \end{cases}$ 在点 $x=0$ 处的连续性.

解　虽然 $f(x)$ 在点 $x=0$ 处有定义, $f(0) = 3$,而且极限 $\lim\limits_{x\to 0} \dfrac{\sin x}{x} = 1$,但是 $\lim\limits_{x\to 0} \dfrac{\sin x}{x} = 1 \neq f(0)$,所以 $f(x)$ 在点 $x=0$ 处不连续, $x=0$ 是函数的间断点,且是可去间断点. 如果将函数在 $x=0$ 处的函数值修改为 $f(0) = 1$,即

$$f(x) = \begin{cases} \dfrac{\sin x}{x}, & x \neq 0 \\ 1, & x = 0 \end{cases}$$

那么该函数 $f(x)$ 在点 $x=0$ 处连续.

例 1. 25　讨论函数 $f(x) = \begin{cases} x+2, & x < 0 \\ 0, & x = 0 \\ x, & x > 0 \end{cases}$ 在点 $x=0$ 处的连续性.

解　虽然 $f(x)$ 在点 $x=0$ 处有定义,但是左极限 $\lim\limits_{x\to 0^-} f(x) = \lim\limits_{x\to 0^-}(x+2) = 2$, 右极限 $\lim\limits_{x\to 0^+} f(x) = \lim\limits_{x\to 0^+} x = 0$,左极限和右极限不相等,所以 $f(x)$ 在点 $x=0$ 处没有极限,因此, $f(x)$ 在点 $x=0$ 处不连续, $x=0$ 是函数的间断点,且是跳跃间断点.

例 1. 26　讨论正切函数 $y = \tan x$ 在点 $x = \dfrac{\pi}{2}$ 处的连续性.

解　因为 $y = \tan x$ 在点 $x = \dfrac{\pi}{2}$ 处没有定义,所以点 $x = \dfrac{\pi}{2}$ 是函数的间断点. 因 $\lim\limits_{x\to \frac{\pi}{2}} \tan x = \infty$,所以,点 $x = \dfrac{\pi}{2}$ 是函数的第二类间断点,又称为无穷间断点.

1. 3. 3　连续函数的运算与初等函数的连续性

下面不加证明地给出连续函数的有关运算和初等函数连续性的几个结论.

1. 连续函数的运算

定理 1. 5　若函数 $f(x)$, $g(x)$ 在点 x_0 处连续,则 $f(x) + g(x)$, $f(x) - g(x)$,

$f(x)g(x)$ 及 $\dfrac{f(x)}{g(x)}(g(x_0)\neq0)$ 都在点 x_0 处连续.

定理 1. 6　若 $u=g(x)$ 在点 x_0 处连续,$u_0=g(x_0)$,且函数 $y=f(u)$ 在点 u_0 处连续,则复合函数 $y=f[g(x)]$ 在点 x_0 处连续.

定理 1. 7　若 $\lim\limits_{x\to x_0}g(x)=u_0$,且函数 $y=f(u)$ 在点 u_0 处连续,则有

$$\lim\limits_{x\to x_0}f[g(x)] = f[\lim\limits_{x\to x_0}g(x)] = f(u_0)$$

2. 初等函数的连续性

定理 1. 8　基本初等函数在其定义域内都是连续的.

定理 1. 9　初等函数在其定义区间内都是连续的.

这里的定义区间是指包含在定义域内的区间. 例如 $y=\sqrt{x^2(x-1)^3}$,其定义域 $D=\{x\,|\,x=0$ 或 $x\geqslant1\}$,其中定义区间是 $[1,+\infty)$. 初等函数仅在其定义区间内连续,在其定义域内不一定连续.

根据初等函数连续性可知,如果点 x_0 是初等函数 $f(x)$ 定义区间内点,则 $f(x)$ 在点 x_0 处连续,那么

$$\lim\limits_{x\to x_0}f(x) = f(x_0) = f(\lim\limits_{x\to x_0}x)$$

利用以上初等函数连续性的结论,可以简化求初等函数 $f(x)$ 在其定义区间内点 x_0 处的极限. 即:如果 $f(x)$ 是初等函数,且 x_0 是 $f(x)$ 的定义区间内的点,那么求 $f(x)$ 当 $x\to x_0$ 的极限时,只要求 $f(x)$ 在点 x_0 的函数值即可.

例 1. 27　计算极限 $\lim\limits_{x\to1}\sin(x+1)$.

解　函数 $y=\sin(x+1)$ 是初等函数,定义区间为 $(-\infty,+\infty)$,因为 $x=1$ 是定义区间内的一点,由定理 1. 9 可知,函数 $y=\sin(x+1)$ 在点 $x=1$ 处连续,所以

$$\lim\limits_{x\to1}\sin(x+1) = \sin(1+1) = \sin2$$

例 1. 28　计算极限 $\lim\limits_{x\to0}\dfrac{\sqrt{1+x}-1}{x}$.

解　当 $x\to0$ 时,分子、分母的极限都是 0,这是 $\dfrac{0}{0}$ 型未定式的极限问题,将分子有理化,得

$$\frac{\sqrt{1+x}-1}{x} = \frac{(\sqrt{1+x}-1)(\sqrt{1+x}+1)}{x(\sqrt{1+x}+1)} = \frac{1}{\sqrt{1+x}+1}$$

由定理 1. 9 可知,初等函数 $y=\dfrac{1}{\sqrt{1+x}+1}$ 在点 $x=0$ 处连续,所以

$$\lim\limits_{x\to0}\frac{\sqrt{1+x}-1}{x} = \lim\limits_{x\to0}\frac{1}{\sqrt{1+x}+1} = \frac{1}{\sqrt{1+0}+1} = \frac{1}{2}$$

例 1. 29　计算极限 $\lim\limits_{x\to1}x^{\cos x}$.

解　首先把函数 $y=x^{\cos x}$ 化为初等函数,即 $y=\mathrm{e}^{\cos x\ln x}$,由定理 1.9 可知,函数 $y=\mathrm{e}^{\cos x\ln x}$ 在点 $x=1$ 处连续,所以

$$\lim_{x\to 1}x^{\cos x}=\lim_{x\to 1}\mathrm{e}^{\cos x\ln x}=\mathrm{e}^{\cos 1\cdot\ln 1}=1$$

例 1.30　计算极限 $\displaystyle\lim_{x\to 0}\frac{\ln(1+x)}{x}$.

解　$\dfrac{\ln(1+x)}{x}=\ln\big[(1+x)^{\frac{1}{x}}\big]$ 在 $x=0$ 处不连续,但 $\displaystyle\lim_{x\to 0}(1+x)^{\frac{1}{x}}=\mathrm{e}$,$\ln u$ 在 $u=\mathrm{e}$ 处连续,由定理 1.7 可得

$$\lim_{x\to 0}\frac{\ln(1+x)}{x}=\lim_{x\to 0}\ln\big[(1+x)^{\frac{1}{x}}\big]=\ln\big[\lim_{x\to 0}(1+x)^{\frac{1}{x}}\big]=\ln \mathrm{e}=1$$

1.3.4　闭区间上连续函数的性质

闭区间上的连续函数有一些重要的性质,它们的几何意义非常明显,以下只从图形上直观地加以理解,不做严格的证明.

定理 1.10(最值定理)　设函数 $f(x)$ 在闭区间 $[a,b]$ 上连续,则 $f(x)$ 在该区间上必能取到最大值和最小值.

定理 1.10 的几何解释如图 1.16 所示,一条闭区间 $[a,b]$ 上的连续曲线 $y=f(x)$ 必有最高点 M 和最低点 m.

定理 1.10 对于开区间 (a,b) 上的连续函数及闭区间 $[a,b]$ 上的不连续函数都是不成立的. 例如

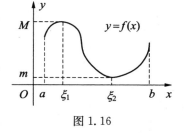

图 1.16

函数 $y=x^2$ 在 $(-1,1)$ 上连续,只有最小值 0,没有最大值;正切函数 $y=\tan x$ 在开区间 $\left(-\dfrac{\pi}{2},\dfrac{\pi}{2}\right)$ 内是连续的,但它在 $\left(-\dfrac{\pi}{2},\dfrac{\pi}{2}\right)$ 内是无界的,既无最大值又无最小值;函数 $f(x)=\begin{cases}\dfrac{1}{x}, & -1\leqslant x\leqslant 1\ \text{且}\ x\neq 0\\ 0, & x=0\end{cases}$ 在 $x=0$ 处不连续,该函数在 $[-1,1]$ 上没有最值.

定理 1.11(介值定理)　设函数 $f(x)$ 在闭区间 $[a,b]$ 上连续,且 $f(a)\neq f(b)$,c 是介于 $f(a)$ 和 $f(b)$ 之间的常数,则在开区间 (a,b) 内至少存在一点 ξ,使得 $f(\xi)=c$.

定理 1.11 的几何解释如图 1.17 所示,闭区间 $[a,b]$ 上的连续曲线 $y=f(x)$ 与水平直线 $y=c$ 至少有一个交点.

推论(零点定理)　设函数 $f(x)$ 在闭区间 $[a,b]$ 上连续,且 $f(a)f(b)<0$,则在开区间 (a,b) 内至少存在一点 ξ,使得 $f(\xi)=0$.

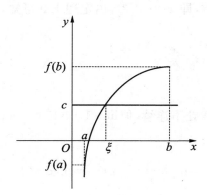 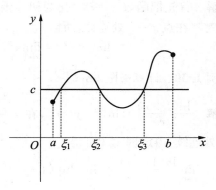

图 1.17

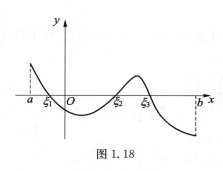

图 1.18

这个推论的几何解释如图 1.18 所示,若连续曲线 $y=f(x)$ 从 x 轴的上方延伸到 x 轴的下方(或从 x 轴的下方延伸到 x 轴的上方),则曲线与 x 轴至少有一个交点,亦即方程 $f(x)=0$ 在开区间 (a,b) 内至少有一个根.

例 1.31 证明方程 $x^5-3x-1=0$ 至少有一个根介于 1 和 2 之间.

证明 设 $f(x)=x^5-3x-1$,显然 $f(x)$ 在区间 $[1,2]$ 上连续,且 $f(1)f(2)=-75<0$,则由零点定理可知,在区间 $(1,2)$ 内至少存在一点 ξ,使得 $f(\xi)=0$,即方程 $x^5-3x-1=0$ 至少有一个根介于 1 和 2 之间.

习 题 1

1. 求下列函数的定义域.

(1) $f(x)=\ln(x-2)$;

(2) $f(x)=\sqrt{\dfrac{1+x}{1-x}}$;

(3) $f(x)=\arcsin\dfrac{2x}{1+x}$;

(4) $g(t)=\dfrac{1}{t}+\sqrt{1-t^2}$.

2. 设函数 $f(u)$ 的定义域是 $0<u\leqslant 1$,求下列函数的定义域.

(1) $f(x^2)$;

(2) $f(\sin x)$.

3. 下列各对函数是否为同一个函数? 为什么?

(1) $f(x)=\dfrac{x^2-1}{x-1}$,$g(x)=x+1$;

(2) $f(x)=\sqrt{x^2}$,$g(x)=x$;

(3) $f(x)=\sin^2 x+\cos^2 x$,$g(x)=1$.

4. 讨论下列函数的奇偶性.

(1) $f(x) = x^2 - 2x^4 + 3x^6$;

(2) $f(x) = xe^{-x^2}$;

(3) $f(x) = \ln(x + \sqrt{1+x^2})$;

(4) $g(x) = x + \cos x$.

5. 若 $f(x) = \begin{cases} x, & x < 0 \\ x^2, & x \geqslant 0 \end{cases}$,求 $f[f(x)]$.

6. 将下列复合函数分解为几个简单函数.

(1) $y = e^{x+2}$;

(2) $y = \ln \sin \sqrt{x}$;

(3) $y = \arccos^2(2x+1)$;

(4) $y = \sqrt{\tan(x+1)}$.

7. 求下列函数的极限.

(1) $\lim\limits_{x\to 1} \dfrac{x^2+2x+1}{x+1}$;

(2) $\lim\limits_{x\to 2} \dfrac{x^2-x-2}{x-2}$;

(3) $\lim\limits_{x\to\infty} \dfrac{2x^2-x}{x}$;

(4) $\lim\limits_{x\to\infty} \dfrac{2x^2-x}{x^2}$;

(5) $\lim\limits_{x\to\infty} \dfrac{x^2+x}{x^3}$;

(6) $\lim\limits_{x\to\infty} \dfrac{(2x+1)^{20}(x-3)^{10}}{(3x+2)^{30}}$;

(7) $\lim\limits_{x\to 1}\left(\dfrac{1}{1-x} - \dfrac{2}{1-x^2}\right)$;

(8) $\lim\limits_{x\to 0} \dfrac{\sqrt{1-x^2}-1}{x}$;

(9) $\lim\limits_{x\to 16} \dfrac{\sqrt[4]{x}-2}{\sqrt{x}-4}$;

(10) $\lim\limits_{x\to +\infty}\left(\sqrt{x^2-x} - \sqrt{x^2+x}\right)$.

8. 指出下列函数在指定的趋势下,哪个是无穷小,哪个是无穷大.

(1) 当 $x \to 0$ 时 $f(x) = x^2$;

(2) 当 $x \to 1$ 时 $f(x) = \dfrac{x^2}{x-1}$;

(3) 当 $x \to \infty$ 时 $f(x) = x^2 + \dfrac{1}{x}$;

(4) 当 $x \to 0$ 时 $f(x) = x\cos\dfrac{1}{x}$.

9. 若 $\lim\limits_{x\to 3} \dfrac{x^2-2x+k}{x-3} = 4$,求 k 的值.

10. 求下列函数的极限.

(1) $\lim\limits_{x\to 0} \dfrac{\sin 2x}{3x}$;

(2) $\lim\limits_{x\to 0} \dfrac{\tan 2x}{5x}$;

(3) $\lim\limits_{x\to 0} \dfrac{\sin x}{\ln(1+3x)}$;

(4) $\lim\limits_{x\to 0} \dfrac{x\sin 2x}{1-\cos 3x}$;

(5) $\lim\limits_{x\to 0}(1+2x)^{\frac{1}{x}}$;

(6) $\lim\limits_{x\to 0}(1+\sin x)^{\frac{2}{x}}$;

(7) $\lim\limits_{x\to\infty}\left(\dfrac{2x}{1+2x}\right)^{x}$;

(8) $\lim\limits_{x\to\infty}\left(1-\dfrac{2}{x}\right)^{3x}$.

11. 讨论符号函数 $\operatorname{sgn} x = \begin{cases} 1, & x > 0 \\ 0, & x = 0 \\ -1, & x < 0 \end{cases}$ 当 $x \to 0$ 时的极限.

12. 若函数 $f(x) = \begin{cases} a+bx^2, & x \leqslant 0 \\ \dfrac{\sin bx}{x}, & x > 0 \end{cases}$ 在 $x=0$ 处连续,问 a 与 b 应满足什么关系?

13. 确定 a 与 b 的值,使得函数 $f(x) = \begin{cases} e^x, & x < 0 \\ a, & x = 0 \\ x+b, & x > 0 \end{cases}$ 处处连续.

14. 讨论下列函数的连续性.

(1) $f(x) = \begin{cases} 2x+1, & x \leqslant 1 \\ 2+x, & x > 1 \end{cases}$;

(2) $f(x) = \begin{cases} 2x, & x \leqslant -1 \\ x^2, & x > -1 \end{cases}$;

(3) $f(x) = \begin{cases} x+3, & x < 0 \\ 0, & x = 0 \\ 3-x, & x > 0 \end{cases}$.

15. 指出下列函数的间断点.

(1) $f(x) = \dfrac{x+1}{x^2-1}$;

(2) $f(x) = \dfrac{1}{1-e^{\frac{x}{1-x}}}$.

16. 证明 $x^5 - 2x^2 + x + 1 = 0$ 在 $(-1,1)$ 内至少有一个实根.

17. 设 $f(x)$ 在 $[a,b]$ 上连续,且 $f(a) < a, f(b) > b$,试证:方程 $f(x) = x$ 在 (a,b) 内至少有一个实根.

18. 已知 n 次静脉注射某药时,血液中药物浓度的最高水平和最低水平分别是

$$C_n(0) = \frac{a(1-r^n)}{1-r}, \quad C_n(T) = \frac{ar(1-r^n)}{1-r}$$

其中 $0 < r = e^{-kT} < 1, a, k, T$ 均为正常数.

(1) 试求当 $n \to +\infty$ 时 $C_n(0)$ 和 $C_n(T)$ 的极限;

(2) 若临床要求血液浓度达到稳定状态(即达到极限浓度)时,最高血液浓度为 α,最低血液浓度为 β,问 a 和 T 应取什么值?

第 2 章　一元函数微分学

阅读材料

在高等数学中,研究导数与微分及其应用的科学,称为微分学;研究不定积分与定积分及其应用的科学,称为积分学. 微分学和积分学构成微积分学,其中微分学是研究积分学的基础. 微分学又分为一元函数微分学和多元函数微分学,本章介绍一元函数微分学,多元函数微分学将在第 4 章中介绍.

一元函数微分学主要包括导数与微分两部分内容,有了导数和微分作为工具,可以更深层次地研究函数的特征. 本章将在第 1 章的基础上,应用极限方法推出导数和微分的概念,并利用本章建立的微分学理论解决生物、医学等方面的相关问题.

2.1　导数的概念

课件

人们在解决实际问题时,除了需要了解变量之间的函数关系之外,还需要研究变量与变量之间变化的快慢程度. 例如物体运动的速度、细胞增殖的速度、人口增长的速度、国民经济发展的速度、劳动生产率等只有在引进导数概念以后,才能更好地说明这些量的变化情况,下面先从两个实例入手,然后抽象出导数的概念.

2.1.1　两个实例

1. 变速直线运动的瞬时速度问题

设做变速直线运动的物体 M 的运动方程为 $s = s(t)$,其中 t 表示时间,s 表示路程. 当时刻 t 为 t_0 时,物体 M 在 $s = s(t_0)$ 处,问:物体在 t_0 时刻的瞬时速度是多少?

分析　由于物体在 t_0 时刻的瞬时速度与物体在 t_0 时刻附近很短一段时间内的平均速度很接近,因此,首先求物体在 t_0 时刻附近很短一段时间内的平均速度. 为此,取 t_0 邻近的时刻 t,$t > t_0$(也可取 $t < t_0$),在由 t_0 到 t 这一段时间内,物体的平均速度为

$$\bar{v} = \frac{s(t) - s(t_0)}{t - t_0} = \frac{\Delta s}{\Delta t}$$

显然当 t 与 t_0 越接近,用 $\dfrac{s(t)-s(t_0)}{t-t_0}$ 代替 t_0 时刻瞬时速度的效果越佳. 特别地,当 $t \to t_0$ 时, $\dfrac{s(t)-s(t_0)}{t-t_0} \to$ 某常值 $v(t_0)$, $v(t_0)$ 应为 t_0 时刻的瞬时速度,即

$$v(t_0) = \lim_{t \to t_0} \frac{\Delta s}{\Delta t} = \lim_{t \to t_0} \frac{s(t)-s(t_0)}{t-t_0}$$

2. 细胞的瞬时增殖速度问题

设细胞的增殖函数为 $N = N(t)$,其中 t 为时间, N 为细胞总数. 求细胞在某 t 时刻的增殖速度.

分析 先考虑细胞在时刻 t 邻近的一段时间 Δt 内的平均增殖速度. 当时间由 t 时刻变到 $t + \Delta t$ 时刻时,细胞总数由 $N(t)$ 变到 $N(t + \Delta t)$,从而,细胞在 Δt 时间内的平均增殖速度为

$$\overline{V} = \frac{N(t + \Delta t) - N(t)}{(t + \Delta t) - t} = \frac{\Delta N(t)}{\Delta t}$$

显然当 $\Delta t \to 0$ 时,平均增殖速度的极限应是细胞在 t 时刻的瞬时增殖速度,即

$$V(t) = \lim_{\Delta t \to 0} \frac{\Delta N(t)}{\Delta t} = \lim_{\Delta t \to 0} \frac{N(t + \Delta t) - N(t)}{\Delta t}$$

上面两个实例,虽然实际意义不同,但从抽象的数量关系来看,它们处理问题的数学方法是一致的,都归结为:(1) 求某函数的增量与自变量增量的比值;(2) 求该比值在自变量增量趋于 0 时的极限. 这种特殊的极限就是下面要介绍的函数的导数.

2.1.2 导数的定义

1. 函数在一点处的导数

定义 2.1 设 $y = f(x)$ 在点 x_0 处的某邻域内有定义,且当自变量在点 x_0 处有增量 $\Delta x(x_0 + \Delta x$ 仍在该邻域中)时,函数相应地有增量 $\Delta y = f(x_0 + \Delta x) - f(x_0)$,如果当 $\Delta x \to 0$ 时,极限

$$\lim_{\Delta x \to 0} \frac{\Delta y}{\Delta x} = \lim_{\Delta x \to 0} \frac{f(x_0 + \Delta x) - f(x_0)}{\Delta x}$$

存在,则称函数 $y = f(x)$ 在点 $x = x_0$ 处可导,此极限值称为函数 $y = f(x)$ 在点 $x = x_0$ 处的**导数**(derivation),记为 $f'(x_0)$, $y' \big|_{x=x_0}$, $\dfrac{\mathrm{d}y}{\mathrm{d}x} \big|_{x=x_0}$ 或 $\dfrac{\mathrm{d}f(x)}{\mathrm{d}x} \big|_{x=x_0}$.

如果当 $\Delta x \to 0$ 时,极限

$$\lim_{\Delta x \to 0} \frac{\Delta y}{\Delta x} = \lim_{\Delta x \to 0} \frac{f(x_0 + \Delta x) - f(x_0)}{\Delta x}$$

不存在,则称函数 $y=f(x)$ 在点 x_0 处**不可导**,称点 x_0 为函数 $y=f(x)$ 的**不可导点**. 特别地,当极限为无穷大时,也记为 $f'(x_0)=\infty$.

根据导数的定义可知,做变速直线运动的物体 M,在 t_0 时刻的瞬时速度 $v(t_0)$ 是路程函数 $s=s(t)$ 在 t_0 时刻的导数,即 $v(t_0)=s'(t_0)$.

细胞在 t 时刻的瞬时增殖速度 $V(t)$ 是细胞总数 $N(t)$ 在 t 时刻的导数,即 $V(t)=N'(t)$.

分析导数的定义可知,函数在一点处的导数的实质是:在该点处相应函数的增量与自变量增量的比值,在自变量增量趋于 0 时的极限. 因此, 如果 $\lim\limits_{h\to 0}\dfrac{f(x_0+h)-f(x_0)}{h}$ 存在,或 $\lim\limits_{h\to 0}\dfrac{f(x_0)-f(x_0-h)}{h}$ 存在,则它们都是 $f(x)$ 在点 x_0 处的导数. 即

$$f'(x_0)=\lim_{h\to 0}\frac{f(x_0+h)-f(x_0)}{h}$$

$$f'(x_0)=\lim_{h\to 0}\frac{f(x_0)-f(x_0-h)}{h}$$

都是导数的表达形式.

此外,如果令 $x=x_0+\Delta x$,则有

$$f'(x_0)=\lim_{x\to x_0}\frac{f(x)-f(x_0)}{x-x_0}$$

这也是常见的导数表达形式.

在导数的定义中,$\dfrac{\Delta y}{\Delta x}$ 反映的是函数在 $[x_0,x_0+\Delta x]$ 或 $[x_0+\Delta x,x_0]$ 上的平均变化率;而 $f'(x)=\dfrac{\mathrm{d}y}{\mathrm{d}x}\Big|_{x=x_0}$ 是函数在点 x_0 处的变化率,它反映了函数 $y=f(x)$ 随 $x\to x_0$ 变化的快慢程度.

2. 导函数

若 $y=f(x)$ 在开区间 (a,b) 内的每一点均可导,则称 $y=f(x)$ 在 (a,b) 内可导.

当 $y=f(x)$ 在 (a,b) 内可导时,对每一点 $x\in(a,b)$,均有对应的导数值 $f'(x)$ 与 x 对应,即

$$f'(x)=\lim_{\Delta x\to 0}\frac{f(x+\Delta x)-f(x)}{\Delta x}$$

根据函数的定义,$f'(x)$ 也是 x 的函数,由此形成的新函数 $f'(x)$ 被称为 $f(x)$ 在 (a,b) 内的**导函数**(derived function),记为 $f'(x)$,y',$\dfrac{\mathrm{d}y}{\mathrm{d}x}$ 或 $\dfrac{\mathrm{d}f(x)}{\mathrm{d}x}$ 等.

函数 $y=f(x)$ 在点 $x=x_0$ 处的导数 $f'(x_0)$ 就是导函数 $y=f'(x)$ 在点 $x=x_0$ 处的值,即

$$f'(x_0) = f'(x)\Big|_{x=x_0}$$

为方便起见,导函数也简称为**导数**.

利用导数的定义,求函数 $y=f(x)$ 的导数有以下三个步骤:

(1) 求函数的增量 Δy;

(2) 求两增量的比值 $\dfrac{\Delta y}{\Delta x}$;

(3) 求极限 $f'(x) = \lim\limits_{\Delta x \to 0} \dfrac{\Delta y}{\Delta x}$.

例 2.1 求函数 $f(x) = C$(C 为常数)的导数.

解 在 $f(x)=C$ 中,不论 x 取何值,其函数值总为 C,所以,对应于自变量的增量 Δx,有 $\Delta y \equiv 0$,即 $\dfrac{\Delta y}{\Delta x} = 0$,从而 $\lim\limits_{\Delta x \to 0} \dfrac{\Delta y}{\Delta x} = 0$,即 $(C)' = 0$.

注意 这里是指 $f(x)=C$ 在任一点的导数均为 0,即导函数为 0.

例 2.2 求 $f(x) = \sqrt{x}$ 在点 $x=1$ 处的导数.

解 因为 $\Delta y = f(1+\Delta x) - f(1) = \sqrt{1+\Delta x} - 1$,则

$$\frac{\Delta y}{\Delta x} = \frac{\sqrt{1+\Delta x} - 1}{\Delta x} = \frac{(\sqrt{1+\Delta x} - 1)(\sqrt{1+\Delta x} + 1)}{\Delta x(\sqrt{1+\Delta x} + 1)} = \frac{1}{\sqrt{1+\Delta x} + 1}$$

所以

$$f'(1) = \lim_{\Delta x \to 0} \frac{\Delta y}{\Delta x} = \lim_{\Delta x \to 0} \frac{1}{\sqrt{1+\Delta x} + 1} = \frac{1}{2}$$

3. 单侧导数

在导数定义 2.1 中,若增量 Δx 只从大于 0 的方向趋于 0(记为 $\Delta x \to 0^+$),极限

$$\lim_{\Delta x \to 0^+} \frac{f(x_0 + \Delta x) - f(x_0)}{\Delta x}$$

存在,则称该极限值为函数 $f(x)$ 在点 x_0 处的右导数,记为 $f'_+(x_0)$. 即

$$f'_+(x_0) = \lim_{\Delta x \to 0^+} \frac{f(x_0 + \Delta x) - f(x_0)}{\Delta x} = \lim_{x \to x_0^+} \frac{f(x) - f(x_0)}{x - x_0}$$

类似地,可定义函数 $f(x)$ 在点 $x=x_0$ 处的左导数:

$$f'_-(x_0) = \lim_{\Delta x \to 0^-} \frac{f(x_0 + \Delta x) - f(x_0)}{\Delta x} = \lim_{x \to x_0^-} \frac{f(x) - f(x_0)}{x - x_0}$$

左导数和右导数统称为**单侧导数**.

如果函数 $f(x)$ 在开区间 (a,b) 内可导,且 $f'_+(a)$ 及 $f'_-(b)$ 都存在,则称 $f(x)$ 在闭区间 $[a,b]$ 上可导. 类似地可以给出 $f(x)$ 在 $[a,b)$ 及 $[a,+\infty)$ 等区间上可导的定义.

　　函数 $f(x)$ 在点 x_0 处可导的充分必要条件是 $f(x)$ 在点 x_0 处的左导数和右导数均存在且相等,即

$$f'(x_0) = A \Leftrightarrow f'_-(x_0) = f'_+(x_0) = A$$

　　例 2.3　函数 $f(x) = |x|$ 在 $x = 0$ 处连续,但不可导.

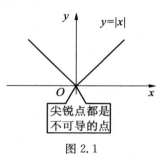

图 2.1

　　解　因为 $\dfrac{f(0+h) - f(0)}{h} = \dfrac{|h|}{h}$,

$$\lim_{h \to 0^+} \frac{f(0+h) - f(0)}{h} = \lim_{h \to 0^+} \frac{h}{h} = 1$$

$$\lim_{h \to 0^-} \frac{f(0+h) - f(0)}{h} = \lim_{h \to 0^-} \frac{-h}{h} = -1$$

即左右导数都存在但 $f'_+(0) \neq f'_-(0)$,

　　所以函数 $y = f(x)$ 在点 $x = 0$ 处不可导. 见图 2.1.

动画

2.1.3　导数的几何意义

　　设曲线 $y = f(x)$ 的图形如图 2.2 所示. 点 $P(x_0, y_0)$ 为曲线上一定点,求曲线 $y = f(x)$ 在点 $P(x_0, y_0)$ 处的切线方程.

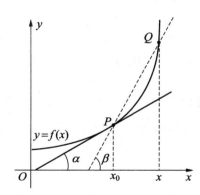

图 2.2　曲线与其上 P 点切线的关系

　　分析　求曲线在已知点 P 的切线方程,只需求出 P 点切线的斜率 k 即可. 由高中解析几何知识可知,由直线上的两点坐标,可以写出直线的斜率. 为此,在曲线上的已知点 $P(x_0, y_0)$ 的邻近,再取一点 $Q(x, y)$,过点 P 和点 Q 作曲线 $y = f(x)$ 的割线,其倾斜角为 β,则该割线的斜率为

$$\tan \beta = \frac{f(x) - f(x_0)}{x - x_0}$$

　　易知,当 $x \to x_0$ 时,Q 点沿曲线逐渐向 P 点靠近,同时割线 PQ 绕 P 点转动,逐渐趋向于一个极限位置,该极限位置就是 P 点的切线. 显然,此时割线的倾斜角 β 趋向于切线的倾斜角 α,即切线的斜率为

$$k = \tan \alpha = \lim_{x \to x_0} \frac{f(x) - f(x_0)}{x - x_0} = f'(x_0)$$

　　由以上分析可知,函数 $y = f(x)$ 在点 x_0 处的导数 $f'(x_0)$ 就是曲线 $y = f(x)$ 在点 $P(x_0, y_0)$ 处的切线斜率,即导数是切线的斜率,此即导数的几何意义.

　　因此,曲线 $y = f(x)$ 在点 $P(x_0, y_0)$ 处的切线方程可写为

$$y - y_0 = f'(x_0)(x - x_0)$$

如果 $f'(x_0)=\infty$，则 $\alpha=\dfrac{\pi}{2}$ 或 $-\dfrac{\pi}{2}$，此时切线方程为 $x=x_0$.

过切点 $P(x_0,y_0)$ 且与点 P 的切线垂直的直线称为 $y=f(x)$ 在点 P_0 的法线. 如果 $f'(x_0)\neq0$，法线的斜率为 $-\dfrac{1}{f'(x_0)}$，则曲线 $y=f(x)$ 在点 $P(x_0,y_0)$ 处的法线方程可写为

$$y-y_0=-\frac{1}{f'(x_0)}(x-x_0)$$

如果 $f'(x_0)=0$，则此时法线方程为 $x=x_0$.

例 2.4　求曲线 $y=\sqrt{x}$ 在点 $P(1,1)$ 处的切线方程与法线方程.

解　由例 2.2 知，$f'(1)=\dfrac{1}{2}$，所以 $y=\sqrt{x}$ 在 $P(1,1)$ 处的切线方程为

$$y-1=\frac{1}{2}(x-1),\quad 即\ y=\frac{1}{2}x+\frac{1}{2}$$

法线方程为

$$y-1=-2(x-1),\quad 即\ y=-2x+3$$

2.1.4　函数的可导性与连续性之间的关系

在第 1 章中给出了函数的连续性定义，分析函数在一点处的连续性定义 1.10 和函数在一点处的可导定义 2.1 可知，它们存在一些共性，两者的定义都是用极限来描述的. 虽然在导数定义 2.1 中，并没有假定函数 $y=f(x)$ 在点 x_0 处连续，但这是导数存在的必然结果.

定理 2.1　如果函数 $y=f(x)$ 在点 x_0 处可导，则 $y=f(x)$ 在点 x_0 处必连续.

证明　由条件知 $\lim\limits_{\Delta x\to0}\dfrac{\Delta y}{\Delta x}=f'(x_0)$ 存在，由极限和无穷小的关系（定理 1.1）知，

$\dfrac{\Delta y}{\Delta x}=f'(x_0)+\alpha(\lim\limits_{\Delta x\to0}\alpha=0)$，即

$$\Delta y=f'(x_0)\Delta x+\alpha\Delta x$$

显然当 $\Delta x\to0$ 时，有 $\Delta y\to0$，由连续性定义知，函数 $y=f(x)$ 在点 x_0 处连续.

但定理 2.1 的逆定理不成立，即函数连续未必可导. 如 $y=|x|$ 在点 $x=0$ 处连续，但在点 $x=0$ 处不可导.

2.2　初等函数的导数与求导法则

在本章的 2.1 节中，给出了利用导数的定义求导数的步骤，但利用导数定义求导数的方法非常繁琐，有时甚至是不可行的. 能否找到简便的求导方法呢？本节将

介绍一些基本初等函数的求导公式和求导的一般法则,借助于这些公式和法则,可以比较方便地求出常见的初等函数的导数.

2.2.1　几个基本初等函数的导数

课件

1. 幂函数 $f(x) = x^n (n$ 为自然数$)$**的导数**

由导数定义:

$$f'(x) = \lim_{\Delta x \to 0} \frac{f(x + \Delta x) - f(x)}{\Delta x} = \lim_{\Delta x \to 0} \frac{(x + \Delta x)^n - x^n}{\Delta x}$$

$$= \lim_{\Delta x \to 0} \left(nx^{n-1} + \frac{n(n-1)}{2!} \Delta x \cdot x^{n-2} + \cdots + \Delta x^{n-1} \right) = nx^{n-1}$$

即

$$(x^n)' = nx^{n-1}$$

对 $f(x) = x^\mu (\mu$ 为实数$)$的情形,用后面复合函数的求导法则,可以得到类似的结果,即

$$(x^\mu)' = \mu x^{\mu-1}, \quad \mu \text{ 为实数}$$

例如:

$$(\sqrt{x})' = (x^{\frac{1}{2}})' = \frac{1}{2} x^{-\frac{1}{2}} = \frac{1}{2\sqrt{x}}, \quad x \neq 0$$

$$\left(\frac{1}{x} \right)' = (x^{-1})' = -x^{-2} = -\frac{1}{x^2}$$

2. 正弦函数 $f(x) = \sin x$ **的导数**

由导数定义:

$$f'(x) = \lim_{\Delta x \to 0} \frac{\sin(x + \Delta x) - \sin x}{\Delta x} = \lim_{\Delta x \to 0} \frac{2\cos\left(x + \frac{\Delta x}{2}\right) \sin \frac{\Delta x}{2}}{\Delta x}$$

$$= \lim_{\Delta x \to 0} \frac{\sin \frac{\Delta x}{2}}{\frac{\Delta x}{2}} \cos\left(x + \frac{\Delta x}{2}\right) = \cos x$$

即

$$(\sin x)' = \cos x$$

同理可得

$$(\cos x)' = -\sin x$$

3. 对数函数 $f(x) = \log_a x (a > 0, a \neq 1)$**的导数**

由导数定义:

$$f'(x) = \lim_{h \to 0} \frac{f(x+h) - f(x)}{h} = \lim_{h \to 0} \frac{\log_a(x+h) - \log_a x}{h} = \lim_{h \to 0} \frac{\log_a\left(1 + \dfrac{h}{x}\right)}{h}$$

$$= \lim_{h \to 0} \frac{1}{x} \cdot \log_a\left(1 + \frac{h}{x}\right)^{\frac{x}{h}} = \frac{1}{x} \cdot \log_a \lim_{h \to 0}\left(1 + \frac{h}{x}\right)^{\frac{x}{h}} = \frac{1}{x}\log_a e = \frac{1}{x\ln a}$$

即

$$(\log_a x)' = \frac{1}{x\ln a}, \quad a > 0 \text{ 且 } a \neq 1$$

特别地，$(\ln x)' = \dfrac{1}{x}$.

2.2.2　函数四则运算的求导法则

定理 2.2　若函数 $u(x)$ 和 $v(x)$ 在点 x 处都可导，则 $u(x) \pm v(x)$ 在点 x 处也可导，且有

$$[u(x) \pm v(x)]' = u'(x) \pm v'(x)$$

证　由导数定义：

$$[u(x) \pm v(x)]' = \lim_{\Delta x \to 0} \frac{[u(x + \Delta x) \pm v(x + \Delta x)] - [u(x) \pm v(x)]}{\Delta x}$$

$$= \lim_{\Delta x \to 0} \frac{u(x + \Delta x) - u(x)}{\Delta x} \pm \lim_{\Delta x \to 0} \frac{v(x + \Delta x) - v(x)}{\Delta x}$$

$$= u'(x) \pm v'(x)$$

所以

$$[u(x) \pm v(x)]' = u'(x) \pm v'(x)$$

可简记为 $(u \pm v)' = u' \pm v'$，定理 2.2 的结论还可推广到有限多个可导函数：

$$(u \pm v \pm \cdots \pm w)' = u' \pm v' \pm \cdots \pm w'$$

定理 2.3　若 $u(x)$ 和 $v(x)$ 可导，则 $u(x)v(x)$ 在点 x 处也可导，且有

$$[u(x)v(x)]' = u'(x)v(x) + u(x)v'(x)$$

证明略.

若取 $v(x) \equiv C$ 为常数，则有 $(Cu)' = Cu'$.

定理 2.3 可推广到有限个可导函数的乘积，例如：

$$(uvws)' = u'vws + uv'ws + uvw's + uvws'$$

定理 2.4　若 $u(x)$，$v(x)$ 在点 x 处都可导，且 $v(x) \neq 0$，则 $\dfrac{u(x)}{v(x)}$ 在点 x 处也可导，且

$$\left[\frac{u(x)}{v(x)}\right]' = \frac{u'(x)v(x) - u(x)v'(x)}{v^2(x)}$$

证明略.

例 2.5 设 $f(x) = x + 2\sqrt{x} - \dfrac{2}{\sqrt{x}}$,求 $f'(x)$.

解 $f'(x) = \left(x + 2\sqrt{x} - \dfrac{2}{\sqrt{x}}\right)' = (x)' + (2\sqrt{x})' - \left(\dfrac{2}{\sqrt{x}}\right)'$

$$= 1 + \dfrac{2}{2} \cdot \dfrac{1}{\sqrt{x}} - 2\left(-\dfrac{1}{2}\right) \cdot \dfrac{1}{\sqrt{x^3}}$$

$$= 1 + \dfrac{1}{\sqrt{x}} + \dfrac{1}{\sqrt{x^3}}.$$

例 2.6 设 $f(x) = \tan x$,求 $f'(x)$.

解 $(\tan x)' = \left(\dfrac{\sin x}{\cos x}\right)' = \dfrac{(\sin x)' \cos x - \sin x (\cos x)'}{\cos^2 x}$

$$= \dfrac{\cos^2 x + \sin^2 x}{\cos^2 x} = \dfrac{1}{\cos^2 x} = \sec^2 x.$$

同理可得

$$(\cot x)' = -\dfrac{1}{\sin^2 x} = -\csc^2 x$$

$$(\sec x)' = \sec x \cdot \tan x$$

$$(\csc x)' = -\csc x \cdot \cot x$$

2.2.3 反函数的求导法则

定理 2.5 如果 $y = f(x)$ 为 $x = \varphi(y)$ 的反函数,若 $\varphi(y)$ 在区间 I_y 上单调、可导,且 $\varphi'(y) \neq 0$,则 $f(x)$ 在相对应的区间 I_x 上也可导,且 $f'(x) = \dfrac{1}{\varphi'(y)}$.

例 2.7 求 $y = \arcsin x$ 的导数.

解 由于 $y = \arcsin x$ 是 $x = \sin y$ 的反函数,$x \in [-1,1]$,$y \in \left[-\dfrac{\pi}{2}, \dfrac{\pi}{2}\right]$,由定理 2.5 得

$$(\arcsin x)' = \dfrac{1}{(\sin y)'} = \dfrac{1}{\cos y} = \dfrac{1}{\sqrt{1 - \sin^2 y}} = \dfrac{1}{\sqrt{1 - x^2}}$$

同理可得

$$(\arccos x)' = -\dfrac{1}{\sqrt{1 - x^2}}$$

$$(\arctan x)' = \dfrac{1}{1 + x^2}$$

$$(\text{arccot } x)' = -\dfrac{1}{1 + x^2}$$

例 2.8 求 $y = a^x$ 的导数 $(a > 0, a \neq 1)$.

解 对数函数的反函数是指数函数,由定理 2.5 可得

$$(a^x)' = \frac{1}{(\log_a y)'} = y\ln a = a^x \ln a$$

当 $a=\mathrm{e}$ 时,有 $(\mathrm{e}^x)' = \mathrm{e}^x$.

2.2.4 复合函数的求导法则

定理 2.6(复合函数求导法则) 如果 $u=\varphi(x)$ 在 x 点可导,且 $y=f(u)$ 在点 $u=\varphi(x)$ 处也可导,则复合函数 $y=f[\varphi(x)]$ 在点 x 处可导,且

$$y'(x) = f'(u)\varphi'(x) \quad \text{或} \quad \frac{\mathrm{d}y}{\mathrm{d}x} = \frac{\mathrm{d}y}{\mathrm{d}u} \cdot \frac{\mathrm{d}u}{\mathrm{d}x}$$

证明略.

复合函数求导可推广到有限个函数复合的复合函数上,如

$$\frac{\mathrm{d}y}{\mathrm{d}x} = \frac{\mathrm{d}y}{\mathrm{d}u} \cdot \frac{\mathrm{d}u}{\mathrm{d}v} \cdot \frac{\mathrm{d}v}{\mathrm{d}x}$$

例 2.9 求 $y=\ln\sin x^2$ 的导数.

解 令 $y=\ln u, u=\sin v, v=x^2$,则有

$$y' = \frac{\mathrm{d}y}{\mathrm{d}u}\frac{\mathrm{d}u}{\mathrm{d}v}\frac{\mathrm{d}v}{\mathrm{d}x} = (\ln u)'(\sin v)'(x^2)'$$

$$= \frac{1}{u}(\cos v)(2x) = 2x\frac{\cos x^2}{\sin x^2} = 2x\cot x^2$$

例 2.10 求 $y=\arctan\dfrac{1}{x}$ 的导数.

解 $y=\arctan\dfrac{1}{x}$ 可看成是由 $\arctan u$ 与 $u=\dfrac{1}{x}$ 复合而成的,而

$$(\arctan u)' = \frac{1}{1+u^2}, \quad \left(\frac{1}{x}\right)' = -\frac{1}{x^2}$$

则

$$y' = \frac{1}{1+\left(\dfrac{1}{x}\right)^2} \cdot \left(-\frac{1}{x^2}\right) = -\frac{1}{1+x^2}$$

由此可见,复合函数的求导必须熟悉:(1) 基本初等函数的求导公式;(2) 复合函数的分解. 解题时,如果对复合函数的分解很熟悉,可不必写出中间变量,而直接写出结果.

例 2.11 $y = \sqrt{1-x^2}$,求 y'.

解 $y' = (\sqrt{1-x^2})' = [(1-x^2)^{\frac{1}{2}}]' = \frac{1}{2} \cdot \frac{1}{\sqrt{1-x^2}} \cdot (1-x^2)' = -\frac{x}{\sqrt{1-x^2}}$.

例 2.12 $y = \mathrm{e}^{\sqrt{1-\sin x}}$,求 y'.

解　$y' = (\mathrm{e}^{\sqrt{1-\sin x}})' = \mathrm{e}^{\sqrt{1-\sin x}} \cdot (\sqrt{1-\sin x})' = \mathrm{e}^{\sqrt{1-\sin x}} \cdot \dfrac{1}{2} \cdot \dfrac{(1-\sin x)'}{\sqrt{1-\sin x}}$

$= \dfrac{1}{2}\mathrm{e}^{\sqrt{1-\sin x}} \cdot \dfrac{-\cos x}{\sqrt{1-\sin x}} = -\dfrac{1}{2}\dfrac{\cos x}{\sqrt{1-\sin x}}\mathrm{e}^{\sqrt{1-\sin x}}.$

例 2.13　$y = \arcsin[2\cos(x^2-1)]$，求 y'.

解　$y' = \{\arcsin[2\cos(x^2-1)]\}' = \dfrac{1}{\sqrt{1-[2\cos(x^2-1)]^2}}[2\cos(x^2-1)]'$

$= \dfrac{1}{\sqrt{1-4\cos^2(x^2-1)}} \cdot 2[-\sin(x^2-1)] \cdot (x^2-1)'$

$= \dfrac{-2\sin(x^2-1)}{\sqrt{1-4\cos^2(x^2-1)}} \cdot 2x = -\dfrac{4x\sin(x^2-1)}{\sqrt{1-4\cos^2(x^2-1)}}.$

例 2.14　$y = \ln(x+\sqrt{1+x^2})$，求 y'.

解　$y' = [\ln(x+\sqrt{1+x^2})]' = \dfrac{1}{x+\sqrt{1+x^2}} \cdot (x+\sqrt{1+x^2})'$

$= \dfrac{1}{x+\sqrt{1+x^2}}\left[1+\dfrac{1}{2}\dfrac{1}{\sqrt{1+x^2}}(1+x^2)'\right]$

$= \dfrac{1}{x+\sqrt{1+x^2}}\left(1+\dfrac{1}{2}\dfrac{2x}{\sqrt{1+x^2}}\right) = \dfrac{1}{\sqrt{1+x^2}}.$

同理可得

$$[\ln(x+\sqrt{x^2-1})]' = \dfrac{1}{\sqrt{x^2-1}}$$

2.2.5　基本初等函数的求导公式

(1) $(c)' = 0$;　　　　　　　　　　　　(2) $(x^\mu)' = \mu x^{\mu-1}$;

(3) $(\sin x)' = \cos x$;　　　　　　　　(4) $(\cos x)' = -\sin x$;

(5) $(\tan x)' = \sec^2 x$;　　　　　　　(6) $(\cot x)' = -\csc^2 x$;

(7) $(\sec x)' = \sec x \cdot \tan x$;　　　(8) $(\csc x)' = -\csc x \cdot \cot x$;

(9) $(a^x)' = a^x \ln a \ (a>0, a\neq 1)$;　(10) $(\mathrm{e}^x)' = \mathrm{e}^x$;

(11) $(\log_a x)' = \dfrac{1}{x\ln a} \ (a>0, a\neq 1)$;　(12) $(\ln x)' = \dfrac{1}{x}$;

(13) $(\arcsin x)' = \dfrac{1}{\sqrt{1-x^2}}$;　(14) $(\arccos x)' = -\dfrac{1}{\sqrt{1-x^2}}$;

(15) $(\arctan x)' = \dfrac{1}{1+x^2}$;　　(16) $(\text{arccot } x)' = -\dfrac{1}{1+x^2}$.

2.2.6 隐函数的导数

前面介绍的求导法则和求导公式都是针对显函数的,而实际中,常会遇到求隐函数的导数问题. 当然,可以考虑先把隐函数化为显函数,但在很多情况下,隐函数不易显化或不能显化,这时必须用隐函数求导法.

设由方程 $F(x, y)=0$ 所确定的函数为 $y=y(x)$,把它代入方程 $F(x, y)=0$ 中,则

$$F[x, y(x)] = 0$$

利用复合函数求导法则,在上式中两端分别对 x 求导,再解出所求的导数即可.

例 2.15 $e^y + x - 2y = 0$,求 y'.

解 方程 $e^y + x - 2y = 0$ 两端分别对 x 求导:

$$e^y y' + 1 - 2y' = 0$$

解得

$$y' = \frac{1}{2 - e^y}$$

例 2.16 $y = \tan(x+y)$,求 y'.

解 方程 $y = \tan(x+y)$ 两端分别对 x 求导:

$$y' = \sec^2(x+y)(1+y')$$

解得

$$y' = \frac{\sec^2(x+y)}{1 - \sec^2(x+y)} = \frac{1}{\cos^2(x+y) - 1} = -\frac{1}{\sin^2(x+y)} = -\csc^2(x+y)$$

2.2.7 对数求导法

对某些函数直接求导有时比较繁琐,如

$$y = u(x)^{v(x)}, \qquad y = \sqrt[n]{\frac{f_1(x) f_2(x) \cdots f_l(x)}{g_1(x) g_2(x) \cdots g_m(x)}}$$

等. 若将其函数表达式两边取自然对数,然后再求 y 的导数,可能会很简单,这种方法称为对数求导法.

例 2.17 求 $y = x^x$ 的导数.

解 可以先对等式两边取对数,得

$$\ln y = x \ln x$$

这是一个隐函数,利用隐函数的求导法,在上式的两边对 x 求导数:

$$\frac{1}{y} \frac{\mathrm{d}y}{\mathrm{d}x} = (x)' \ln x + x (\ln x)'$$

解得

$$\frac{\mathrm{d}y}{\mathrm{d}x} = y(\ln x + 1) = x^x(\ln x + 1)$$

例 2.18 求 $y = \sqrt{\dfrac{(x-1)(x-2)}{(x-3)(x-4)}}$ 的导数.

解 等式两边取对数:

$$\ln y = \frac{1}{2}\big[\ln(x-1) + \ln(x-2) - \ln(x-3) - \ln(x-4)\big]$$

利用隐函数求导法则,在上式的两边对 x 求导:

$$\frac{1}{y} \cdot \frac{\mathrm{d}y}{\mathrm{d}x} = \frac{1}{2}\left(\frac{1}{x-1} + \frac{1}{x-2} - \frac{1}{x-3} - \frac{1}{x-4}\right)$$

解得

$$\frac{\mathrm{d}y}{\mathrm{d}x} = \frac{1}{2}\left(\frac{1}{x-1} + \frac{1}{x-2} - \frac{1}{x-3} - \frac{1}{x-4}\right)\sqrt{\frac{(x-1)(x-2)}{(x-3)(x-4)}}$$

2.2.8 高阶导数

根据前面的引例可知,如果物体的运动方程为 $s = s(t)$,则物体的运动速度为 $v(t) = s'(t)$,而速度 $v(t)$ 对时间 t 的变化率就是加速度 $a(t)$,即 $a(t)$ 是速度 $v(t)$ 对时间 t 的导数:

$$a = a(t) = \frac{\mathrm{d}v}{\mathrm{d}t} \quad \text{或} \quad a = v'(t) = \big[s'(t)\big]'$$

由上可见,加速度 $a(t)$ 是 $s(t)$ 的导函数的导数,这样就产生了高阶导数.

定义 2.2 若函数 $y = f(x)$ 的导函数 $f'(x)$ 在点 x 处仍然可导,即

$$\big[f'(x)\big]' = \lim_{\Delta x \to 0} \frac{f'(x + \Delta x) - f'(x)}{\Delta x}$$

存在,则称 $f'(x)$ 的导数为函数 $y = f(x)$ 的**二阶导数**(second derivative),记为

$$f''(x), \quad y'', \quad \frac{\mathrm{d}^2 y}{\mathrm{d}x^2} \quad \text{或} \quad \frac{\mathrm{d}^2 f}{\mathrm{d}x^2}$$

类推,由二阶导数 $f''(x)$ 可定义 $y = f(x)$ 的三阶导数 $f'''(x)$,由三阶导数 $f'''(x)$ 可定义 $y = f(x)$ 的四阶导数等. 一般地,可由 $y = f(x)$ 的 $n-1$ 阶导数定义 $y = f(x)$ 的 n **阶导数**(n-order derivative). 把二阶以上的导数称为**高阶导数**. $y = f(x)$ 在点 x_0 处的高阶导数与在点 x 处的高阶导数分别记为

$$f^{(n)}(x_0), \quad y^{(n)}(x_0), \quad \frac{\mathrm{d}^n y}{\mathrm{d}x^n}\bigg|_{x=x_0} \quad \text{或} \quad \frac{\mathrm{d}^n f(x)}{\mathrm{d}x^n}\bigg|_{x=x_0}$$

$$f^{(n)}(x), \quad y^{(n)}, \quad \frac{\mathrm{d}^n y}{\mathrm{d}x^n} \quad \text{或} \quad \frac{\mathrm{d}^n f(x)}{\mathrm{d}x^n}$$

例 2.19 求函数 $y = \ln(1 + x)$ 的二阶导数.

解　$y'=\dfrac{1}{1+x},y''=-\dfrac{1}{(1+x)^2}.$

例 2.20　设函数 $y=ax^2+bx+c$,求 $y'',y''',y^{(4)}.$

解　$y'=2ax+b,y''=(2ax+b)'=2a,y'''=(2a)'=0,y^{(4)}=0.$

例 2.21　求函数 $y=e^x$ 的各阶导数.

解　$y'=e^x,y''=e^x,y'''=e^x,y^{(4)}=e^x$,显然,对任何 n,有 $y^{(n)}=e^x$,即

$$(e^x)^{(n)}=e^x$$

例 2.22　求函数 $y=\sin x$ 的各阶导数.

解　$y=\sin x,$

$$y'=\cos x=\sin\left(x+\frac{\pi}{2}\right),$$

$$y''=\left[\sin\left(x+\frac{\pi}{2}\right)\right]'=\cos\left(x+\frac{\pi}{2}\right)\left(x+\frac{\pi}{2}\right)'=\cos\left(x+\frac{\pi}{2}\right)$$

$$=\sin\left(x+\frac{\pi}{2}+\frac{\pi}{2}\right)=\sin\left(x+2\cdot\frac{\pi}{2}\right),$$

$$y'''=\left[\sin\left(x+2\cdot\frac{\pi}{2}\right)\right]'=\cos\left(x+2\cdot\frac{\pi}{2}\right)=\sin\left(x+3\cdot\frac{\pi}{2}\right),$$

$$y^{(4)}=\left[\sin\left(x+3\cdot\frac{\pi}{2}\right)\right]'=\cos\left(x+3\cdot\frac{\pi}{2}\right)=\sin\left(x+4\cdot\frac{\pi}{2}\right),$$

$$\cdots$$

一般地,有 $y^{(n)}=\sin\left(x+n\dfrac{\pi}{2}\right)$,即

$$(\sin x)^{(n)}=\sin\left(x+n\cdot\frac{\pi}{2}\right)$$

同理可得

$$(\cos x)^{(n)}=\cos\left(x+n\cdot\frac{\pi}{2}\right)$$

2.3　中值定理与导数的应用

2.3.1　拉格朗日中值定理

课件　　　动画

　　在前面两节中,从分析实际问题出发,引入了导数的概念,并讨论了导数的计算方法.本节将运用导数来研究函数及其曲线的某些形态,并利用这些知识去解决一些实际问题.为此,需要先介绍微分学中的两个基本定理,这些定理是研究函数在区间上整体性质的工具,是导数应用的理论基础.

　　定理 2.7(罗尔定理)　如果函数 $f(x)$ 在闭区间 $[a,b]$ 上连续,在开区间 (a,b) 内可导,且在区间端点的函数值相等,即 $f(a)=f(b)$,那么在 (a,b) 内至少存在一

点 $\xi(a<\xi<b)$，使得函数 $f(x)$ 在该点的导数等于零，即 $f'(\xi)=0$.

罗尔(Rolle)定理的几何意义：如图 2.3 所示，设曲线弧 $\overset{\frown}{AB}$ 的方程为 $y=f(x)(a\leqslant x\leqslant b)$. $\overset{\frown}{AB}$ 是一条连续的曲线弧，除端点外处处具有不垂直于 x 轴的切线，且两个端点的纵坐标相等. 则在曲线弧上至少有一点 C，在该点处曲线的切线平行于 x 轴.

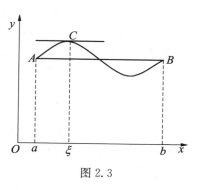

图 2.3

罗尔定理中的三个条件缺一不可，否则结论不一定成立. 其中，条件 $f(a)=f(b)$ 较为特殊，它使罗尔定理的应用受到限制. 如果把 $f(a)=f(b)$ 这个条件取消，但仍保留其余两个条件，并相应地改变结论，那么就得到微分学中十分重要的拉格朗日(Lagrange)中值定理.

定理 2.8(拉格朗日中值定理)　如果函数 $f(x)$ 在闭区间 $[a,b]$ 上连续，在开区间 (a,b) 内可导，则在 (a,b) 内至少存在一点 ξ，使得

$$f(b)-f(a)=f'(\xi)(b-a) \tag{2.1}$$

成立.

可以把式(2.1)改写成

$$\frac{f(b)-f(a)}{b-a}=f'(\xi)$$

由图 2.4 可以看出，$\dfrac{f(b)-f(a)}{b-a}$ 为弦 AB（连接两端点的直线段）的斜率，而 $f'(\xi)$ 为曲线在点 C 处切线的斜率. 因此拉格朗日中值定理的几何意义是：如果连续曲线 $y=f(x)$ 的弧 $\overset{\frown}{AB}$ 上除端点外处处具有不垂直于 x 轴的切线，那么这段弧上至少有一点 C，使曲线在 C 点处的切线平行于弦 AB.

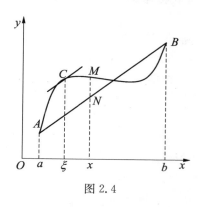

图 2.4

在罗尔定理中，由于 $f(a)=f(b)$，弦 AB 是平行于 x 轴的，因此点 C 处的切线实际上也平行于弦 AB. 由此可见，罗尔定理是拉格朗日中值定理的特殊情形，而拉格朗日中值定理是罗尔中值定理的推广. 若 $a>b$，定理中的条件相应地改为：$f(x)$ 在 $[b,a]$ 上连续，在 (b,a) 内可导，则结论为

$$f(a)-f(b)=f'(\xi)(a-b)$$

也可写成

$$f(b)-f(a)=f'(\xi)(b-a)$$

可见,不论 a,b 哪个大,式(2.1)总是成立的.

由定理 2.8 还可得到下列推论.

推论 1   如果 $y=f(x)$ 在区间 I 上的导数恒为 0,则 $f(x)$ 在 I 上是一个常数.

证明   在区间 I 上任取两点 $x_1,x_2(x_1<x_2)$,应用式(2.1)可得

$$f(x_2)-f(x_1)=f'(\xi)(x_2-x_1),\quad x_1<\xi<x_2$$

由于假定 $f'(\xi)=0$,所以 $f(x_2)-f(x_1)=0$,即

$$f(x_2)=f(x_1)$$

因为 x_1,x_2 是 I 上任意两点,所以上面的等式表明 $f(x)$ 在 I 上的函数值总是相等的,也就是说,$f(x)$ 在区间 I 上是一个常数.

推论 2   如果函数 $f(x)$ 与 $g(x)$ 在区间 (a,b) 内满足条件 $f'(x)=g'(x)$,则这两个函数至多相差一个常数,即 $f(x)=g(x)+c$.

2.3.2 洛必达法则

中值定理的一个重要应用就是计算函数的极限. 如果当 $x\to x_0$ 或 $x\to\infty$ 时,两个函数 $f(x)$ 和 $g(x)$ 同时趋于 0,或同时趋于 ∞,则极限 $\lim\limits_{x\to x_0}\dfrac{f(x)}{g(x)}$ 或 $\lim\limits_{x\to\infty}\dfrac{f(x)}{g(x)}$ 可能存在,也可能不存在,通常把这种极限称为**不定式**(或**未定式**),并简记为 $\dfrac{0}{0}$ 或 $\dfrac{\infty}{\infty}$. 如第 1 章中讨论过的重要极限 $\lim\limits_{x\to 0}\dfrac{\sin x}{x}$ 就是 $\dfrac{0}{0}$ 型的一个例子. 这种未定式的极限是不能直接用商的极限法则来计算的,以往是经过适当的变形,转化为可利用极限的运算法则或两个重要极限进行计算的形式,但这种变形没有一般方法,需要根据具体的函数而定. 本节将以导数为工具,给出计算未定式极限的一般方法,即洛必达(L'Hospital)法则.

定理 2.9(洛必达法则)   若函数 $f(x)$ 与 $g(x)$ 满足下列条件:

(1) 当 $x\to x_0$ 时,函数 $f(x)$ 与 $g(x)$ 都趋于 0 或都趋于无穷大;

(2) 在点 x_0 的某去心邻域内,$f'(x)$ 与 $g'(x)$ 都存在,且 $g'(x)\neq 0$;

(3) $\lim\limits_{x\to x_0}\dfrac{f'(x)}{g'(x)}$ 存在或为无穷大.

则

$$\lim_{x\to x_0}\frac{f(x)}{g(x)}=\lim_{x\to x_0}\frac{f'(x)}{g'(x)}$$

若 $\lim\limits_{x\to x_0}\dfrac{f'(x)}{g'(x)}$ 仍为 $\dfrac{0}{0}$ 或 $\dfrac{\infty}{\infty}$ 型不定式,且 $f'(x)$ 与 $g'(x)$ 能满足定理 2.9 中 $f(x)$ 与 $g(x)$ 应满足的条件,则可再使用洛必达法则,即

$$\lim_{x\to x_0}\frac{f(x)}{g(x)}=\lim_{x\to x_0}\frac{f'(x)}{g'(x)}=\lim_{x\to x_0}\frac{f''(x)}{g''(x)}$$

且可依次类推,直到极限不是不定式或不满足定理 2.9 中的 3 个条件为止. 如果无法断定 $\dfrac{f'(x)}{g'(x)}$ 的极限状态,或断定 $\dfrac{f'(x)}{g'(x)}$ 的极限不存在(极限是无穷大除外),则洛必达法则失效,此时需要用其他方法判定不定式 $\dfrac{f(x)}{g(x)}$ 的极限.

在定理 2.9 中若把 $x \to x_0$ 换成 $x \to x_0^+$ 或 $x \to x_0^-$,结论仍成立;若把 $x \to x_0$ 换成 $x \to \infty, x \to +\infty$ 或 $x \to -\infty$,只需对条件(2)做相应的修改,结论也仍然成立.

例 2.23　求 $\lim\limits_{x \to \pi} \dfrac{1+\cos x}{\tan^2 x}$.

解　$\lim\limits_{x \to \pi} \dfrac{1+\cos x}{\tan^2 x} = \lim\limits_{x \to \pi} \dfrac{-\sin x}{2\tan x \sec^2 x} = \lim\limits_{x \to \pi}\left(-\dfrac{\cos^3 x}{2}\right) = \dfrac{1}{2}$.

例 2.24　求 $\lim\limits_{x \to 1} \dfrac{x^3-5x+4}{x^3+2x^2-2x-1}$.

解　$\lim\limits_{x \to 1} \dfrac{x^3-5x+4}{x^3+2x^2-2x-1} = \lim\limits_{x \to 1} \dfrac{3x^2-5}{3x^2+4x-2} = -\dfrac{2}{5}$.

例 2.25　求 $\lim\limits_{x \to \frac{\pi}{2}} \dfrac{\tan x}{\tan 3x}$.

解　$\lim\limits_{x \to \frac{\pi}{2}} \dfrac{\tan x}{\tan 3x} = \lim\limits_{x \to \frac{\pi}{2}} \dfrac{\sec^2 x}{3\sec^2 3x} = \dfrac{1}{3}\lim\limits_{x \to \frac{\pi}{2}} \dfrac{\cos^2 3x}{\cos^2 x} = \dfrac{1}{3}\lim\limits_{x \to \frac{\pi}{2}} \dfrac{-6\cos 3x \sin 3x}{-2\cos x \sin x}$

$\qquad\qquad = \lim\limits_{x \to \frac{\pi}{2}} \dfrac{\sin 6x}{\sin 2x} = \lim\limits_{x \to \frac{\pi}{2}} \dfrac{6\cos 6x}{2\cos 2x} = 3$.

例 2.26　求 $\lim\limits_{x \to +\infty} \dfrac{x^n}{\ln x}$ $(n>0)$.

解　$\lim\limits_{x \to +\infty} \dfrac{x^n}{\ln x} = \lim\limits_{x \to +\infty} \dfrac{nx^{n-1}}{\dfrac{1}{x}} = \lim\limits_{x \to +\infty} nx^n = +\infty$.

例 2.27　问:$\lim\limits_{x \to +\infty} \dfrac{x+\sin x}{x}$ 能否用洛必达法则?

解　这是 $\dfrac{\infty}{\infty}$ 型的不定式,若用洛必达法则,分子分母分别求导后得到 $\lim\limits_{x \to +\infty} \dfrac{1+\cos x}{1}$,此式无极限,故洛必达法则不能使用. 但原极限是存在的,可用下面方法求得:

$$\lim_{x \to +\infty} \dfrac{x+\sin x}{x} = \lim_{x \to +\infty}\left(1+\dfrac{1}{x}\sin x\right) = 1+0 = 1$$

通过以上的例题可知,洛必达法则的 3 个条件缺一不可,使用时一定要注意判断. 如例 2.24 中,$\dfrac{3x^2-5}{3x^2+4x-2}$ 已不是未定式;而例 2.27 不满足定理的第 3 个条件,所以均不能使用洛必达法则求解.

洛必达法则不仅可以用来解决 $\frac{0}{0}$ 型或 $\frac{\infty}{\infty}$ 型不定式的极限问题,还可以解决 $0 \cdot \infty, \infty - \infty, 1^{\infty}, 0^{0}, \infty^{0}$ 等型的不定式的极限问题. 方法是将它们进行适当的变形化为 $\frac{0}{0}$ 型或 $\frac{\infty}{\infty}$ 型不定式,然后再使用洛必达法则. 下面分别举例说明.

1. $0 \cdot \infty$ 型不定式

对于 $0 \cdot \infty$ 型不定式,可将乘积化为除的形式,即转化为 $\frac{0}{0}$ 型或 $\frac{\infty}{\infty}$ 型不定式.

例 2.28　求 $\lim\limits_{x \to +\infty} x\left(\dfrac{\pi}{2} - \arctan x\right)$.

解　这是 $0 \cdot \infty$ 型不定式,可将乘积化为除的形式:

$$x\left(\frac{\pi}{2} - \arctan x\right) = \frac{\dfrac{\pi}{2} - \arctan x}{\dfrac{1}{x}}$$

这是 $\frac{0}{0}$ 型不定式,再使用洛必达法则,得

$$\lim_{x \to +\infty} x\left(\frac{\pi}{2} - \arctan x\right) = \lim_{x \to +\infty} \frac{\dfrac{\pi}{2} - \arctan x}{\dfrac{1}{x}} = \lim_{x \to +\infty} \frac{-\dfrac{1}{1+x^2}}{-\dfrac{1}{x^2}} = \lim_{x \to +\infty} \frac{x^2}{1+x^2} = 1$$

2. $\infty - \infty$ 型不定式

对于 $\infty - \infty$ 型不定式,可经过通分化为除的形式,即转化为 $\frac{0}{0}$ 型或 $\frac{\infty}{\infty}$ 型不定式.

例 2.29　求 $\lim\limits_{x \to \frac{\pi}{2}}(\sec x - \tan x)$.

解　这是 $\infty - \infty$ 型不定式,通分化为除的形式:

$$\sec x - \tan x = \frac{1 - \sin x}{\cos x}$$

上式右端当 $x \to \dfrac{\pi}{2}$ 时是 $\frac{0}{0}$ 型不定式,使用洛必达法则,得

$$\lim_{x \to \frac{\pi}{2}}(\sec x - \tan x) = \lim_{x \to \frac{\pi}{2}} \frac{1 - \sin x}{\cos x} = \lim_{x \to \frac{\pi}{2}} \frac{-\cos x}{-\sin x} = 0$$

3. $1^{\infty}, 0^{0}, \infty^{0}$ 型不定式

对于 $1^{\infty}, 0^{0}, \infty^{0}$ 型不定式,先将其化为指数形式,并利用指数函数的连续性,转化为求指数部分 $0 \cdot \infty$ 型不定式的极限,最后再把 $0 \cdot \infty$ 型不定式化为 $\frac{0}{0}$ 型或 $\frac{\infty}{\infty}$

型不定式.

例 2.30　求 $\lim\limits_{x\to 0^+} x^{2x}$.

解　这是 0^0 型不定式. 将 x^{2x} 化为指数形式: $x^{2x}=\mathrm{e}^{2x\ln x}$, 其中 $2x\ln x$ 是当 $x\to 0^+$ 时的 $0\cdot\infty$ 型不定式, 再转化为 $\dfrac{\infty}{\infty}$ 型不定式, 然后使用洛必达法则, 得

$$\lim_{x\to 0^+} x^{2x} = \lim_{x\to 0^+}\mathrm{e}^{2x\ln x} = \mathrm{e}^{\lim\limits_{x\to 0^+}2x\ln x} = \mathrm{e}^{2\lim\limits_{x\to 0^+}\frac{\ln x}{\frac{1}{x}}} = \mathrm{e}^0 = 1$$

例 2.31　求 $\lim\limits_{x\to +\infty}\left(\dfrac{2}{\pi}\arctan x\right)^x$.

解　这是 1^∞ 型不定式, 将 $\left(\dfrac{2}{\pi}\arctan x\right)^x$ 化为指数形式:

$$\left(\frac{2}{\pi}\arctan x\right)^x = \mathrm{e}^{x\ln\left(\frac{2}{\pi}\arctan x\right)}$$

而

$$\lim_{x\to +\infty} x\ln\left(\frac{2}{\pi}\arctan x\right) = \lim_{x\to +\infty}\frac{\ln\dfrac{2}{\pi}+\ln\arctan x}{\dfrac{1}{x}} = \lim_{x\to +\infty}\frac{\dfrac{1}{\arctan x}\cdot\dfrac{1}{1+x^2}}{-\dfrac{1}{x^2}}$$

$$= -\lim_{x\to +\infty}\frac{1}{\arctan x}\cdot\frac{x^2}{1+x^2} = -\frac{2}{\pi}$$

所以

$$\lim_{x\to +\infty}\left(\frac{2}{\pi}\arctan x\right)^x = \mathrm{e}^{\lim\limits_{x\to +\infty} x\ln\left(\frac{2}{\pi}\arctan x\right)} = \mathrm{e}^{-\frac{2}{\pi}}$$

例 2.32　求 $\lim\limits_{x\to 0^+}(\cot x)^{\frac{1}{\ln x}}$.

解　这是 ∞^0 型不定式, 化为指数形式:

$$(\cot x)^{\frac{1}{\ln x}} = \mathrm{e}^{\frac{\ln\cot x}{\ln x}}$$

而

$$\lim_{x\to 0^+}\frac{\ln\cot x}{\ln x} = \lim_{x\to 0^+}\frac{\tan x\cdot(-\csc^2 x)}{\dfrac{1}{x}} = \lim_{x\to 0^+}\frac{-x}{\cos x\cdot\sin x}$$

$$= \lim_{x\to 0^+}\frac{-1}{\cos x\cdot\dfrac{\sin x}{x}} = -1$$

所以

$$\lim_{x\to 0^+}(\cot x)^{\frac{1}{\ln x}} = \lim_{x\to 0^+}\mathrm{e}^{\frac{\ln\cot x}{\ln x}} = \mathrm{e}^{\lim\limits_{x\to 0^+}\frac{\ln\cot x}{\ln x}} = \mathrm{e}^{-1} = \frac{1}{\mathrm{e}}$$

2.3.3　函数的单调性和极值

单调性是函数的一个重要特性, 在第 1 章的 1.1.7 小节中已经介绍了函数在

区间上单调的概念,下面介绍利用函数的导数判定函数单调性的方法.

1. 函数的单调性

如图 2.5 和图 2.6 所示,单调增加(减少)的函数是一条沿 x 轴正向上升(下降)的曲线,曲线上各点切线斜率都是非负(非正)的,即 $y'=f'(x)\geqslant 0(y'=f'(x)\leqslant 0)$. 由此可见,函数的单调性与其导数的符号有着密切的联系. 反过来,利用导数的正负符号也可以判定函数的单调性.

定理 2.10(函数单调性的判定法)　设函数 $y=f(x)$ 在 $[a,b]$ 上连续,在 (a,b) 内可导.

(1) 如果在 (a,b) 内,$f'(x)>0$,则函数 $y=f(x)$ 在 $[a,b]$ 上单调增加;

(2) 如果在 (a,b) 内,$f'(x)<0$,则函数 $y=f(x)$ 在 $[a,b]$ 上单调减少.

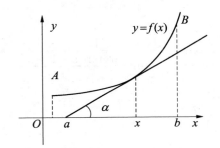

图 2.5　函数图形单调上升时,斜率为正　　　图 2.6　函数图形单调下降时,斜率为负

证明　在 (a,b) 上任取两点 $x_1,x_2(x_1<x_2)$,应用拉格朗日中值定理,得到

$$f(x_2)-f(x_1)=f'(\xi)(x_2-x_1),\quad x_1<\xi<x_2 \tag{2.2}$$

由于在式(2.2)中,$x_2-x_1>0$,因此

(1) 如果在 (a,b) 内导数 $f'(x)$ 保持正号,即 $f'(x)>0$,那么也有 $f'(\xi)>0$. 于是

$$f(x_2)-f(x_1)=f'(\xi)(x_2-x_1)>0$$

即

$$f(x_1)<f(x_2)$$

所以,函数 $y=f(x)$ 在 $[a,b]$ 上单调增加.

(2) 如果在 (a,b) 内导数 $f'(x)$ 保持负号,即 $f'(x)<0$,则 $f'(\xi)<0$,于是

$$f(x_2)-f(x_1)=f'(\xi)(x_2-x_1)<0$$

即

$$f(x_2)<f(x_1)$$

所以,函数 $y=f(x)$ 在 $[a,b]$ 上单调减少.

如果把这个判定法中的闭区间换成其他各种形式区间(包括无穷区间),结论也成立.

如果函数在其定义域的某个区间上是单调的,则该区间称为函数的单调区间.

例 2.33 讨论函数 $y=\sqrt[3]{x^2}$ 的单调性.

解 函数 $y=\sqrt[3]{x^2}$ 的定义域为 $(-\infty,+\infty)$,当 $x\neq0$ 时,函数的导数为

$$y'=\frac{2}{3\sqrt[3]{x}}$$

当 $x=0$ 时,函数的导数不存在.在 $(-\infty,0)$ 内,$y'<0$,因此函数 $y=\sqrt[3]{x^2}$ 在 $(-\infty,0]$ 上单调减少.在 $(0,+\infty)$ 内,$y'>0$,因此函数 $y=\sqrt[3]{x^2}$ 在 $[0,+\infty)$ 上单调增加.函数的图形如图 2.7 所示.

可以看出,点 $x=0$ 是函数 $y=\sqrt[3]{x^2}$ 的单调减少区间 $(-\infty,0]$ 与单调增加区间 $[0,+\infty)$ 的分界点,而在该点处导数不存在.

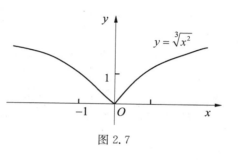

图 2.7

一般地,函数 $f(x)$ 在整个定义域内未必单调,但一些分点能把定义域分为若干个区间,使得 $f(x)$ 在各个部分区间上单调,这样的分点通常有两类:(1) 方程 $f'(x)=0$ 的根;(2) $f'(x)$ 不存在的点.

例 2.34 确定函数 $f(x)=3x-x^3$ 的单调区间.

解 函数 $f(x)$ 的定义域为 $(-\infty,+\infty)$,求其导数可得
$$f'(x)=3-3x^2=3(1-x)(1+x)$$
解方程 $f'(x)=0$,即解
$$3(x+1)(1-x)=0$$
得出它在定义域内的两个根 $x_1=-1,x_2=1$.这两个根把 $(-\infty,+\infty)$ 分成三个区间:$(-\infty,-1),[-1,1]$ 和 $(1,+\infty)$.

在区间 $(-\infty,-1)$ 内,$f'(x)<0$,所以函数 $f(x)$ 在 $(-\infty,-1)$ 上单调减少;

在区间 $[-1,1]$ 上,$f'(x)>0$,所以函数 $f(x)$ 在 $[-1,1]$ 上单调增加;

在区间 $(1,+\infty)$ 内,$f'(x)<0$,所以函数 $f(x)$ 在 $(1,+\infty)$ 上单调减少.

例 2.35 证明:当 $x>0$ 时,$x>\ln(1+x)$.

证明 令 $f(x)=x-\ln(1+x)(x>0)$.则
$$f'(x)=1-\frac{1}{1+x}=\frac{x}{1+x}$$
函数 $f(x)$ 在 $[0,+\infty)$ 上连续,在 $(0,+\infty)$ 内 $f'(x)>0$,因此在 $(0,+\infty)$ 内 $f(x)$ 单调增加,从而当 $x>0$ 时,$f(x)>f(0)$.

由于 $f(0)=0-\ln(1+0)=0$,即
$$x-\ln(1+x)>0$$
故 $x>\ln(1+x)$.

2. 函数的极值

在本节例 2.34 中,点 $x=-1$ 和 $x=1$ 是函数 $f(x)=3x-x^3$ 的单调区间的分界点. 在这两点的左右两侧的邻近处,函数 $f(x)$ 恰有相反的单调(增减)性. 具有这种性质的点,在应用上有着重要的意义,为此需要对其进行一般性的讨论.

定义 2.3 设函数 $f(x)$ 在点 x_0 的某邻域内有定义,若 $f(x)$ 在邻域内有

$$f(x) < f(x_0) \quad \text{或} \quad f(x) > f(x_0), \quad x \neq x_0$$

则称 $f(x_0)$ 是函数 $f(x)$ 的一个极大值(或极小值). 函数的极大值与极小值统称为函数的极值,使函数取得极值的点 x_0 称为极值点.

如例 2.34 中,点 $x=-1$ 和 $x=1$ 是函数 $f(x)$ 的极值点,极大值为 $f(1)=2$,极小值为 $f(-1)=-2$.

函数的极大值和极小值是局部性的,如果 $f(x_0)$ 是函数 $f(x)$ 的一个极大值,只是在 x_0 附近的一个局部范围内是一个最大值,就整个定义域而言,极大值 $f(x_0)$ 未必是最大值. 同样,极小值未必是最小值. 如图 2.8 所示,函数 $f(x)$ 有两个极大值: $f(x_1)$,$f(x_4)$,两个极小值:$f(x_2)$,$f(x_5)$. 其中极大值 $f(x_1)$ 比极小值 $f(x_5)$ 还小.

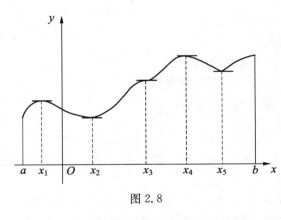

图 2.8

从图 2.8 中还可以看到,在函数取得极值处,曲线上的切线是水平的,但曲线上有水平切线的地方,函数不一定取得极值. 例如图中 $x=x_3$ 处 $f(x_3)$ 不是极值.

下面讨论函数取极值的必要条件和充分条件.

定理 2.11(必要条件) 若函数 $f(x)$ 在 x_0 处可导,且在 x_0 处取得极值,那么函数在 x_0 处的导数为零,即 $f'(x_0)=0$.

满足 $f'(x)=0$ 的点,称为**驻点**(stable point). 显然,可导函数的极值点必是驻点. 但反之,函数的驻点未必是极值点,如函数 $f(x)=x^3$ 在其驻点 $x=0$ 处未取得极值. 另外,对导数不存在的点,函数也可能取得极值. 例如函数 $f(x)=|x|$,在 $x=0$ 点处的导数不存在,但在该点处为极小值. 那么如何判别驻点是否为极值点呢?

定理 2.12(充分条件)(判别法则一) 设函数 $f(x)$ 在点 x_0 的一个邻域内可导,且 $f'(x_0)=0$.

(1) 如果当 $x < x_0$ 时,$f'(x) > 0$;$x > x_0$ 时,$f'(x) < 0$,则 $f(x)$ 在点 x_0 取极大值.

(2) 如果当 $x < x_0$ 时,$f'(x) < 0$;$x > x_0$ 时,$f'(x) > 0$,则 $f(x)$ 在点 x_0 取极小值.

（3）若当 x 在 x_0 的左右两侧时，$f'(x)$ 的符号不变，则 $f(x)$ 在点 x_0 不取极值.

需要说明的是，若函数 $f(x)$ 仅在点 x_0 处的导数不存在，其他条件不变，这时定理 2.12 中的 3 条法则仍然适用.

根据定理 2.12，可采用如下步骤求函数的极值点与极值：

（1）求函数 $f(x)$ 的定义域及导数 $f'(x)$；

（2）求出 $y=f(x)$ 在定义域内的全部驻点及导数不存在的点；

（3）由定理 2.12 中的 3 条法则分别判别这些点是否为极值点，若是，求出极值.

例 2.36　求函数 $f(x)=\dfrac{2}{3}x-\sqrt[3]{x^2}$ 的极值.

解　函数 $f(x)$ 的定义域为 $(-\infty,+\infty)$，其导数

$$f'(x)=\frac{2}{3}-\frac{2}{3}x^{-\frac{1}{3}}=\frac{2}{3}\left(1-\frac{1}{\sqrt[3]{x}}\right)=\frac{2}{3}\cdot\frac{\sqrt[3]{x}-1}{\sqrt[3]{x}}$$

令 $f'(x)=0$ 得驻点 $x=1$ 和导数不存在的点 $x=0$. 当 $x<0$ 时，$f'(x)>0$，当 $0<x<1$ 时，$f'(x)<0$，故在点 $x=0$ 处，函数取得极大值 $f(0)=0$；当 $0<x<1$ 时，$f'(x)<0$，当 $x>1$ 时，$f'(x)>0$，故在点 $x=1$ 处，函数取极小值 $f(1)=-\dfrac{1}{3}$.

当函数 $f(x)$ 在驻点处的二阶导数存在且不为零时，也可以利用定理 2.13 来判定 $f(x)$ 在驻点处取极大值还是极小值.

定理 2.13（判别法则二）　设函数 $f(x)$ 在点 x_0 处具有二阶导数且 $f'(x_0)=0$，则

（1）当 $f''(x_0)<0$ 时，函数 $f(x)$ 在点 x_0 处取得极大值；

（2）当 $f''(x_0)>0$ 时，函数 $f(x)$ 在点 x_0 处取得极小值；

（3）当 $f''(x_0)=0$ 时，无法判定函数 $f(x)$ 在点 x_0 处是否取得极值.

定理 2.13 表明，如果函数 $f(x)$ 在驻点 x_0 处的二阶导数 $f''(x_0)\neq0$，则该驻点 x_0 一定是极值点，并且可以按二阶导数 $f''(x_0)$ 的符号来判定 $f(x_0)$ 是极大值还是极小值. 但如果函数 $f(x)$ 在点 x_0 处，$f''(x_0)=0$ 或者 $f''(x_0)$ 不存在，则需用一阶导数在该点左右的符号来判别.

例 2.37　求函数 $f(x)=(x-2)^{\frac{2}{3}}(2x+1)$ 的极值.

解　$f'(x)=\dfrac{10(x-1)}{3\sqrt[3]{x-2}}$，令 $f'(x_0)=0$，求得驻点 $x=1$；而 $x=2$ 是一阶导数不存在的点. 因为

$$f''(x)=\frac{10}{9}\cdot\frac{2x-5}{\sqrt[3]{(x-2)^4}}$$

且

$$f''(1)=\frac{10}{9}\cdot\frac{-3}{1}=-\frac{10}{3}<0$$

所以 $f(x)$ 在 $x=1$ 处取极大值，且极大值为 $f(1)=3$.

又 $f(x)$ 在 $x=2$ 处不可导,但对充分小的 $\sigma>0$,当 $x\in(2-\sigma,2)$ 时,$f'(x)<0$;当 $x\in(2,2+\sigma)$ 时,$f'(x)>0$.由判别法则一知 $f(x)$ 在点 $x=2$ 处取极小值,且极小值为 $f(2)=0$.所以 $f(x)$ 在 $x=1$ 处取极大值3,在 $x=2$ 处取极小值0.

2.3.4　函数的最大值与最小值

在医药学中,常常会遇到这样一类问题:在使用一定剂量的某种药物后,患者血药浓度何时达到最大值? 在一定条件下,如何使用药的成本最小、疗效最佳、毒副作用最小等,诸如此类问题在数学上可归结为求某一函数的最大值或最小值问题.

下面分两种情况讨论.

1. 闭区间上连续函数的最值

设函数 $f(x)$ 在闭区间 $[a,b]$ 上连续,在开区间 (a,b) 内可导,且至多在有限个点处导数为零.则在此假设成立的前提下,由闭区间上连续函数的性质可知,函数 $f(x)$ 在闭区间 $[a,b]$ 上一定存在最大值和最小值. 其次,如果最大值(或最小值)$f(x_0)$ 在开区间 (a,b) 内的点 x_0 处取得,那么,按 $f(x)$ 在开区间内可导且至多有有限个驻点的假设,可知 $f(x_0)$ 一定也是 $f(x)$ 的极大值(或极小值),从而 x_0 一定是 $f(x)$ 的驻点. 又 $f(x)$ 的最大值和最小值也可能在区间的端点处取得. 因此可用如下方法求函数 $f(x)$ 在 $[a,b]$ 上的最大值和最小值:

(1) 求出 $f(x)$ 在 (a,b) 内的所有驻点,设为 $x_1,x_2,\cdots,x_n$;

(2) 计算驻点和区间端点的函数值,并比较 $f(a),f(x_1),\cdots,f(x_n),f(b)$ 的大小,其中最大的便是 $f(x)$ 在 $[a,b]$ 上的最大值,最小的便是 $f(x)$ 在 $[a,b]$ 上的最小值.

例 2.38　求 $f(x)=x^4-2x^2+3$ 在区间 $[-3,2]$ 上的最大值和最小值.

解　因为 $f(x)$ 在 $[-3,2]$ 上连续,所以最大值、最小值一定存在.

首先求驻点:解方程 $f'(x)=4x^3-4x=0$,得驻点 $x_1=-1,x_2=0,x_3=1$.

其次计算驻点和区间端点的函数值:

$$f(0)=3,\quad f(1)=2,\quad f(-1)=2,\quad f(-3)=66,\quad f(2)=11$$

比较可得,$f(x)$ 在 $x=-3$ 处取得最大值,最大值是 $f(-3)=66$;$f(x)$ 在 $x=\pm1$ 处取得最小值,最小值是 $f(1)=f(-1)=2$.

2. 非闭区间上连续函数的最值

非闭区间(有限开区间和无限区间)上连续函数的最值可能存在,也可能不存在. 其最值的判定与求法要根据具体情况而定.

例 2.39　肌肉注射或皮下注射某药物后,血中的药物浓度可以表示为

$$C=\frac{A}{\sigma_2-\sigma_1}(\mathrm{e}^{-\sigma_1 t}-\mathrm{e}^{-\sigma_2 t})$$

其中 A, σ_1, σ_2 是大于零的常数,且 $\sigma_1 < \sigma_2$,问时间 t 为何值时,药物浓度最大? 最大浓度是多少?

解　$C' = \dfrac{A}{\sigma_2 - \sigma_1} (\sigma_2 e^{-\sigma_2 t} - \sigma_1 e^{-\sigma_1 t})$.

令 $C' = 0$,可得

$$t = \frac{\ln \sigma_2 - \ln \sigma_1}{\sigma_2 - \sigma_1}$$

求二阶导数,得

$$C'' = \frac{A}{\sigma_2 - \sigma_1} (\sigma_1^2 e^{-\sigma_1 t} - \sigma_2^2 e^{-\sigma_2 t}) = \frac{A}{\sigma_2 - \sigma_1} \sigma_1^2 e^{-\sigma_1 t} \left[1 - \frac{\sigma_2^2}{\sigma_1^2} e^{(\sigma_1 - \sigma_2) t} \right]$$

$$C'' \left(\frac{\ln \sigma_2 - \ln \sigma_1}{\sigma_2 - \sigma_1} \right) = -A \sigma_1 e^{-\frac{\sigma_1 (\ln \sigma_2 - \ln \sigma_1)}{\sigma_2 - \sigma_1}} < 0$$

故在 $t = \dfrac{\ln \sigma_2 - \ln \sigma_1}{\sigma_2 - \sigma_1}$ 处,C 取极大值,即

$$C \left(\frac{\ln \sigma_2 - \ln \sigma_1}{\sigma_2 - \sigma_1} \right) = \frac{A}{\sigma_2} \left(\frac{\sigma_1}{\sigma_2} \right)^{\frac{\sigma_1}{\sigma_2 - \sigma_1}}$$

由于 C 在 $[0, +\infty)$ 上只有一个极大值点,且 $t \to +\infty$ 时,$C \to 0$. 所以 $t = \dfrac{\ln \sigma_2 - \ln \sigma_1}{\sigma_2 - \sigma_1}$ 时,C 达到最大值 $C_{\max} = \dfrac{A}{\sigma_2} \left(\dfrac{\sigma_1}{\sigma_2} \right)^{\frac{\sigma_1}{\sigma_2 - \sigma_1}}$. 即当时间 $t = \dfrac{\ln \sigma_2 - \ln \sigma_1}{\sigma_2 - \sigma_1}$ 时,血药浓度最大,其最大浓度为 $\dfrac{A}{\sigma_2} \left(\dfrac{\sigma_1}{\sigma_2} \right)^{\frac{\sigma_1}{\sigma_2 - \sigma_1}}$.

需要指出的是,若函数 $f(x)$ 在一个区间(有限或无限,开或闭)内可导且只有一个驻点 x_0,并且这个驻点 x_0 是函数 $f(x)$ 的极值点,那么,当 $f(x_0)$ 是极大值时,$f(x_0)$ 就是 $f(x)$ 在该区间上的最大值;当 $f(x_0)$ 是极小值时,$f(x_0)$ 就是 $f(x)$ 在该区间上的最小值(图 2.9).

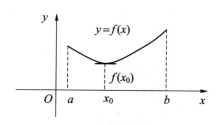 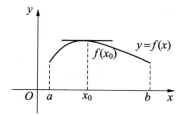

图 2.9

在实际问题中,往往根据问题的性质就可以断定可导函数是否有最大值或最小值存在,且一定在所考虑的定义区间内部取得. 此时,若在该区间内部只有一个驻点,那么不必再做讨论,就可断定 $f(x_0)$ 就是所求的最大值或最小值.

2.3.5　函数曲线的凹凸性与拐点

为了较准确地描绘出函数的图形,仅仅知道函数的单调区间和极值是不够的.

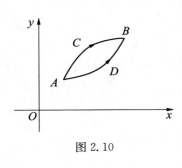

图 2.10

例如,图 2.10 中有两条曲线弧,虽然它们都是上升的,但图形却有显著的不同. $\overset{\frown}{ACB}$ 是向上凸的曲线弧,而 $\overset{\frown}{ADB}$ 是向下凹的曲线弧.曲线具有的这种凸和凹的性质,称为**凹凸性**.下面研究曲线凹凸性的判别法.

从几何意义上看,向上凸的曲线弧(简称凸弧),具有的特点是:从中任取两点,连接此两点的弦总在曲线的下方,如图 2.11(a)所示,即若在 (a,b) 中任意取两个点,则函数在这两点处的函数值的平均值小于这两点的中点处的函数值.凹弧则相反,如图 2.11(b)所示.

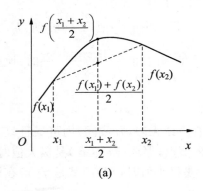

(a)

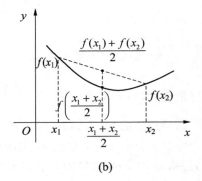

(b)

图 2.11

定义 2.4　设 $f(x)$ 在区间 I 上连续,如果对 I 上任意两点 x_1,x_2,恒有

$$f\left(\frac{x_1+x_2}{2}\right) < \frac{f(x_1)+f(x_2)}{2}$$

则称 $f(x)$ 在区间 I 上的图形是(向下)**凹的**(concave);如果恒有

$$f\left(\frac{x_1+x_2}{2}\right) > \frac{f(x_1)+f(x_2)}{2}$$

则称 $f(x)$ 在区间 I 上的图形是(向上)**凸的**(convex).如果函数图形在其定义域的某个区间上是凹的或凸的,则该区间称为凹区间或凸区间,统称为凹凸区间.

如果函数 $f(x)$ 在区间 I 内具有二阶导数,可以利用二阶导数的正负符号来判定曲线的凹凸性.下面以闭区间进行讨论,对于非闭区间,结论也成立.

定理 2.14　设 $f(x)$ 在 $[a,b]$ 上连续,在 (a,b) 内具有一阶和二阶导数,则

(1) 若在 (a,b) 内,$f''(x) > 0$,则 $f(x)$ 在 $[a,b]$ 上的图形是凹的;

（2）若在(a,b)内，$f''(x)<0$，则$f(x)$在$[a,b]$上的图形是凸的.

证明略.

例 2.40　判别曲线$y=\arctan x$的凹凸性.

解　因

$$y'=\frac{1}{1+x^2}，\quad y''=\frac{-2x}{(1+x^2)^2}$$

显然，在$(-\infty,0)$上，$y''>0$，曲线在$(-\infty,0)$上是凹的；在$(0,+\infty)$上，$y''<0$，曲线在$(0,+\infty)$上是凸的.

本例中，点$(0,0)$是曲线由凹变凸的分界点，称为曲线的**拐点**（inflection point）. 一般地，把连续曲线$y=f(x)$上凹弧与凸弧的分界点称为曲线的拐点.

由定理 2.14 可知，由$f''(x)$的符号可以判定曲线的凹凸性. 如果$f''(x)$在x_0的左右两侧异号，则点$(x_0,f(x_0))$就是曲线的一个拐点. 因此，求函数的拐点，只要找出$f''(x)$符号发生变化的分界点即可. 而$f''(x)$符号发生变化的分界点必定是$f''(x_0)=0$或$f''(x)$不存在的点.

综上所述，求函数曲线的凹凸区间和拐点的一般步骤如下：

（1）求函数的二阶导数$f''(x)$；

（2）求出所有使二阶导数等于 0 的点和所有使二阶导数不存在的点；

（3）对每一个二阶导数等于 0 的点和二阶导数不存在的点，检查其邻近左右两侧$f''(x)$的符号，据此确定曲线的凹凸区间和拐点.

例 2.41　求函数曲线$y=3x^4-4x^3+1$的凹凸区间及拐点.

解　函数$y=3x^4-4x^3+1$的定义域为$(-\infty,+\infty)$，且

$$y'=12x^3-12x^2，\quad y''=36x^2-24x=36x\left(x-\frac{2}{3}\right)$$

解方程$y''=0$，得$x_1=0,x_2=\frac{2}{3}$.

列表 2.1 讨论.

表 2.1

x	$(-\infty,0)$	0	$\left(0,\dfrac{2}{3}\right)$	$\dfrac{2}{3}$	$\left(\dfrac{2}{3},+\infty\right)$
y''	$+$	0	$-$	0	$+$
y	凹的	拐点$(0,1)$	凸的	拐点$\left(\dfrac{2}{3},\dfrac{11}{27}\right)$	凹的

所以，曲线的凹区间为$(-\infty,0]$和$\left[\dfrac{2}{3},+\infty\right)$，凸区间为$\left[0,\dfrac{2}{3}\right]$，曲线的拐点为$(0,1)$和$\left(\dfrac{2}{3},\dfrac{11}{27}\right)$.

例 2.42　求曲线$y=\sqrt[3]{x}$的拐点.

解　函数 $y=\sqrt[3]{x}$ 的定义域为 $(-\infty,+\infty)$，当 $x\neq0$ 时，有

$$y'=\frac{1}{3}\;\frac{1}{\sqrt[3]{x^2}},\quad y''=-\frac{2}{9x\cdot\sqrt[3]{x^2}}$$

当 $x=0$ 时，$y=0$，y' 和 y'' 不存在. 但由于在 $(-\infty,0)$ 内，$y''>0$，曲线是凹的；在 $(0,+\infty)$ 内，$y''<0$，曲线是凸的. 所以，点 $(0,0)$ 是曲线的拐点.

通过以上的内容可知，借助于函数的一阶导数和二阶导数，可以判定函数曲线的升降、凹凸、极值和拐点. 而知道了函数曲线的升降、凹凸、极值和拐点，也就可以掌握函数的形态，并能够较为准确地把函数图形画出来. 下面将介绍利用导数描绘函数的图形，为此，需要先介绍曲线渐近线的概念和求法，它可以帮助我们较准确地画出趋于无穷远处曲线的趋势.

2.3.6　函数曲线的渐近线

在平面上，当曲线伸向无穷远处时，一般很难把曲线画准确. 但是，如果曲线伸向无穷远处，它能无限靠近一条直线，那么就可以既快又好地画出趋于无穷远处这条曲线的走向趋势. 如双曲线 $\dfrac{x^2}{a^2}-\dfrac{y^2}{b^2}=1$ 和直线 $y=\dfrac{b}{a}x,y=-\dfrac{b}{a}x$.

定义 2.5　如果曲线上的动点沿曲线趋于无穷远时，此点与某一直线的距离趋于零，则称此直线为曲线的**渐近线**(asymptote).

如果给定曲线的方程为 $y=f(x)$，如何确定该曲线是否有渐近线呢？如果 $y=f(x)$ 有渐近线，又怎样把渐近线求出来呢？下面根据渐近线的三种类型：水平渐近线、垂直渐近线和斜渐近线分别进行讨论.

1. 水平渐近线

如果曲线 $y=f(x)$ 的定义域是无穷区间，且 $\lim\limits_{x\to+\infty}f(x)=A$ 或 $\lim\limits_{x\to-\infty}f(x)=A$，则直线 $y=A$ 为曲线 $y=f(x)$ 的水平渐近线.

2. 垂直渐近线

如果曲线 $y=f(x)$ 在点 x_0 处间断，且 $\lim\limits_{x\to x_0^+}f(x)=\infty$ 或 $\lim\limits_{x\to x_0^-}f(x)=\infty$，则称直线 $x=x_0$ 是曲线 $y=f(x)$ 的垂直渐近线.

例 2.43　求曲线 $y=\dfrac{3}{x-2}$ 的渐近线.

解　因为

$$\lim\limits_{x\to\infty}\frac{3}{x-2}=0,\quad \lim\limits_{x\to2}\frac{3}{x-2}=\infty$$

所以 $y=0$ 是曲线 $y=\dfrac{3}{x-2}$ 的水平渐近线，$x=2$ 是曲线 $y=\dfrac{3}{x-2}$ 的垂直渐近线（图 2.12）.

3. 斜渐近线

设曲线 $y=f(x)$，若 $\lim\limits_{x\to\infty}\dfrac{f(x)}{x}=a$，$\lim\limits_{x\to\infty}[f(x)-ax]=b$，则直线 $y=ax+b$ 为曲线 $y=f(x)$ 的斜渐近线.

如果 $\lim\limits_{x\to\infty}\dfrac{f(x)}{x}$ 不存在，或虽然 $\lim\limits_{x\to\infty}\dfrac{f(x)}{x}$ 存在，但 $\lim\limits_{x\to\infty}[f(x)-ax]$ 不存在，则可以断定 $y=f(x)$ 不存在斜渐近线.

例 2.44 求曲线 $y=\dfrac{x^2}{1+x}$ 的渐近线.

解 因为 $\lim\limits_{x\to-1}\dfrac{x^2}{1+x}=\infty$，所以 $x=-1$ 为曲线的垂直渐近线. 又因为

$$a=\lim_{x\to\infty}\frac{f(x)}{x}=\lim_{x\to\infty}\frac{x}{1+x}=1$$

$$b=\lim_{x\to\infty}[f(x)-ax]=\lim_{x\to\infty}\left(\frac{x^2}{1+x}-x\right)=\lim_{x\to\infty}\frac{-x}{1+x}=-1$$

所以直线 $y=x-1$ 是曲线的斜渐近线（图 2.13）.

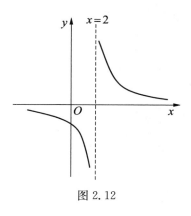

图 2.12

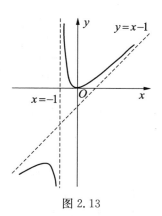

图 2.13

2.3.7 函数图形的描绘

对于用解析式表示的函数，如果能作出其图形，就能从图形上直观了解该函数的性态，看出因变量与自变量之间的相互依赖关系. 在中学阶段，学习过描点作图，但由于没有掌握函数的单调性、凹凸性、极值和拐点，作出的图形难以准确地把函数的性态显示出来. 本节将利用导数确定函数的性态，并在此基础上描绘函数的图形.

利用导数描绘函数图形的一般步骤如下：

(1) 确定函数 $y=f(x)$ 的定义域,讨论函数的有界性、奇偶性和周期性等.

(2) 求出函数的一阶导数 $y=f'(x)$ 和二阶导数 $y=f''(x)$；并求出方程 $f'(x)=0$ 和 $f''(x)=0$ 在函数定义域内的全部实根、间断点以及导数不存在的点,以这些根和点作为分点,把函数的定义域划分成几个子区间.

(3) 确定在这些子区间上 $f'(x)$ 和 $f''(x)$ 的符号,并且由此确定函数图形的单调性、凹凸性、极值点和拐点.

(4) 确定函数图形的水平渐近线、垂直渐近线以及斜渐近线.

(5) 算出方程 $f'(x)=0$ 和 $f''(x)=0$ 的根所对应的函数值,定出图形上的相应点. 有时为了把图形描绘得更准确些,还需要补充一些特殊点的坐标,如与坐标轴的交点.

(6) 沿 x 增大的方向按以上讨论的结果,将点用光滑曲线连接起来,完成函数图形的描绘.

例 2.45　画出函数 $y=3x-x^3$ 的图形.

解　(1) 函数的定义域为 $(-\infty,+\infty)$,且为奇函数,关于原点对称.

(2) $f'(x)=3-3x^2$,$f''(x)=-6x$.方程 $f'(x)=0$ 的根为 $x=\pm1$;方程 $f''(x)=0$ 的根为 $x=0$.在此定义域内没有不可导的点.用点 $x=-1,x=0$ 和 $x=1$ 把定义域划分为四个子区间：

$$(-\infty,-1),\quad(-1,0),\quad(0,1),\quad(1,+\infty)$$

(3) 各子区间内的特性列表 2.2 讨论,由对称性,只讨论 $[0,+\infty)$ 上的情况.

表 2.2

x	0	(0,1)	1	$(1,+\infty)$
y'	$+$	$+$	0	$-$
y''	0	$-$	$-$	$-$
y	拐点 (0,0)	↗	极大值 $f(1)=2$	↓

表中,"↗"表示曲线弧是凸的且单调增加,"↓"表示曲线弧是凸的且单调减少.

(4) 确定曲线的渐近线：显然,曲线 $y=3x-x^3$ 无渐近线.

(5) 补充特殊点：令 $y=0$,可知曲线 $y=3x-x^3$ 与 x 轴的交点为 $(-\sqrt{3},0),(\sqrt{3},0)$.

(6) 综合上述结果,沿 x 增大的方向画出函数 $y=3x-x^3$ 在 $(0,+\infty)$ 的图形,由对称性得出曲线 $y=3x-x^3$ 在 $(-\infty,+\infty)$ 内的图形(图 2.14).

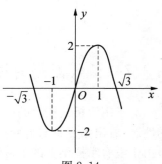

图 2.14

例 2.46　1970 年，Page 在实验室饲养雌性小鼠，通过收集的大量资料分析，得小鼠的生长函数为

$$W = \frac{36}{1 + 30e^{-\frac{2}{3}t}}$$

其中 W 为重量，t 为时间，试描绘小鼠生长函数的曲线.

解　W 的定义域为 $[0, +\infty)$，且

$$W' = \frac{720e^{-\frac{2}{3}t}}{(1 + 30e^{-\frac{2}{3}t})^2} > 0, \quad W'' = \frac{480(30e^{-\frac{2}{3}t} - 1)e^{-\frac{2}{3}t}}{(1 + 30e^{-\frac{2}{3}t})^3}$$

令 $W'' = 0$，得 $t = \dfrac{3\ln 30}{2}$.

列表 2.3 讨论.

表 2.3

t	$\left[0, \dfrac{3\ln 30}{2}\right)$	$\dfrac{3\ln 30}{2}$	$\left(\dfrac{3\ln 30}{2}, +\infty\right)$
W'	$+$	$+$	$+$
W''	$+$	0	$-$
W	↗	拐点 $\left(\dfrac{3\ln 30}{2}, 18\right)$	↗

表中，"↗"表示曲线弧是凹的且单调增加，"↗"表示曲线弧是凸的且单调增加.

又因为 $\lim\limits_{t \to +\infty} W = \lim\limits_{t \to +\infty} \dfrac{36}{1 + 30e^{-\frac{2}{3}t}} = 36$，所以 $W = 36$ 为水平渐近线.

描绘出小鼠的生长函数如图 2.15 所示，此曲线符合 Logistic 生长曲线.

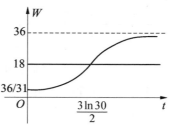

图 2.15　小鼠的生长曲线

课件

2.4　函数的微分及其应用

从前面章节中已经看到，所谓函数 $y = f(x)$ 在点 x 处连续，就是说函数增量 Δy 是当自变量增量 $\Delta x \to 0$ 时的无穷小. 而 $y = f(x)$ 在点 x 处可导，是说两个增量之比 $\dfrac{\Delta y}{\Delta x}$ 在 $\Delta x \to 0$ 时极限存在. 可见，Δy 与 Δx 之间的关系是函数在点 x 处的性态的表现. 因此，要了解函数在一点处的性态，自变量增量 Δx 与相应的函数增量 Δy 是需要去研究的对象.

在实际应用中，有时还需要了解函数在某一点自变量取得一个微小的改变量

时,相应的函数改变量的大小. 例如,用卡尺测量圆钢的直径时,要估算由于直径的测量误差所引起的圆钢截面积(直径的函数)的误差. 也就是说,如果已知自变量 x 有一个微小改变量$|\Delta x|$时,求函数 $y=f(x)$ 的微小改变量 $\Delta y=f(x+\Delta x)-f(x)$ 的大小. 这个问题看起来似乎只要作减法运算就可以了,但一般而言,改变量 $\Delta y=f(x+\Delta x)-f(x)$ 是改变量 Δx 的很复杂的函数,不易求出其值. 然而在实际中,当自变量的改变量$|\Delta x|$很小时,往往只需要 Δy 的估计值即可. 因此,有一个设想:如果能把 Δy 简化为 Δx 的线性函数,那么计算 Δy 的大小就变得简单了. 微分概念就是在这种思路下提出来的.

2.4.1 微分及其几何意义

引例 一块正方形金属薄片受温度变化的影响,其边长由 x_0 变到 $x_0+\Delta x$ (图 2.16),此薄片的面积改变了多少?

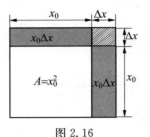

图 2.16

设此薄片的边长为 x,面积为 A,则 A 是 x 的函数:$A=x^2$. 若薄片受温度变化的影响时面积的改变量为 ΔA,则

$$\Delta A = (x_0+\Delta x)^2 - x_0^2 = 2x_0\Delta x + (\Delta x)^2$$

从上式可以看出,ΔA 分成两部分:第一部分 $2x_0\Delta x$ 是 Δx 的线性函数,即图中带有黑影的两部分面积之和;第二部分$(\Delta x)^2$ 是图中右上角交叉部分的小矩形面积. 当 $\Delta x \to 0$ 时,第二部分$(\Delta x)^2$ 是比 Δx 高阶的无穷小,即 $(\Delta x)^2=o(\Delta x)$. 由此可见,如果边长改变很微小,即$|\Delta x|$很小时,面积的改变量 ΔA 可近似地用第一部分来代替.

一般地,如果函数 $y=f(x)$ 满足一定条件,则函数的增量 Δy 可表示为

$$\Delta y = A\Delta x + o(\Delta x)$$

其中 A 是不依赖于 Δx 的常数,而 $A\Delta x$ 是 Δx 的线性函数(线性主部),且它与 Δy 之差

$$\Delta y - A\Delta x = o(\Delta x)$$

是比 Δx 高阶的无穷小. 所以,当 $A \neq 0$,且$|\Delta x|$很小时,就可以近似地用 $A\Delta x$ 来代替 Δy.

1. 微分定义

定义 2.6 设函数 $y=f(x)$ 在某区间内有定义,x_0 及 $x_0+\Delta x$ 在这区间内,如果函数的增量

$$\Delta y = f(x_0+\Delta x) - f(x_0)$$

可表示为

$$\Delta y = A\Delta x + o(\Delta x) \tag{2.3}$$

其中 A 是不依赖于 Δx 的常数,而 $o(\Delta x)$ 是比 Δx 高阶的无穷小,那么称函数 $y = f(x)$ 在点 x_0 处是可微的,而 $A\Delta x$ 叫作函数 $y = f(x)$ 在点 x_0 处相应于自变量增量 Δx 的**微分**(differential),记作 $\mathrm{d}y\Big|_{x=x_0}$,有时也简记为 $\mathrm{d}y$,即

$$\mathrm{d}y = A\Delta x$$

由微分的定义可知,微分是自变量的改变量 Δx 的线性函数,当 $A\neq 0$ 时,函数的微分 $\mathrm{d}y = A\Delta x$ 与函数的改变量 Δy 是等价无穷小量.因此,当 $|\Delta x|$ 很小时,有近似等式

$$\Delta y \approx \mathrm{d}y = A\Delta x$$

那么 A 怎样确定? 什么样的函数才可微呢? 下面讨论这个问题.

设函数 $y = f(x)$ 在点 x_0 处可微,则按定义有式(2.3)成立,将其两边除以 Δx,得

$$\frac{\Delta y}{\Delta x} = A + \frac{o(\Delta x)}{\Delta x}$$

则当 $\Delta x \to 0$ 时有

$$A = \lim_{\Delta x \to 0} \frac{\Delta y}{\Delta x} = f'(x_0)$$

因此,如果函数 $f(x)$ 在点 x_0 处可微,则 $f(x)$ 在点 x_0 处也一定可导($f'(x_0)$存在),且 $A = f'(x_0)$.

反之,如果 $y = f(x)$ 在点 x_0 处可导,即

$$\lim_{\Delta x \to 0} \frac{\Delta y}{\Delta x} = f'(x_0)$$

存在,根据极限与无穷小的关系,上式可写成

$$\frac{\Delta y}{\Delta x} = f'(x_0) + \alpha$$

其中 $\alpha \to 0$(当 $\Delta x \to 0$ 时).由此又有

$$\Delta y = f'(x_0)\Delta x + \alpha\Delta x$$

因 $\alpha\Delta x = o(\Delta x)$,且 $f'(x_0)$不依赖于 Δx,故上式相当于式(2.3),所以 $f(x)$ 在点 x_0 处也是可微的.

由上述讨论可知,函数 $f(x)$ 在点 x_0 处可微的充分必要条件是函数 $f(x)$ 在点 x_0 处可导,且当 $f(x)$ 在点 x_0 处可微时,其微分一定是

$$\mathrm{d}y = f'(x_0)\Delta x$$

函数 $y = f(x)$ 在任意点 x 处的微分,称为函数的微分,记作 $\mathrm{d}y$ 或 $\mathrm{d}f(x)$,即

$$\mathrm{d}y = f'(x)\Delta x$$

可以看出,函数的微分 $\mathrm{d}y = f'(x)\Delta x$ 与 x 和 Δx 有关.

例 2.47　求函数 $y = x^3 + 1$ 在 $x = 1$ 处的微分.

解　函数 $y=x^3+1$ 在 $x=1$ 处的微分为

$$\mathrm{d}y = f'(x_0)\Delta x = (x^3+1)'\big|_{x=1}\Delta x = 3\Delta x$$

例 2.48　求 $y=x^2$ 当 $x=1,\Delta x=0.01$ 时的微分.

解　先求函数在任意点 x 处的微分

$$\mathrm{d}y = f'(x)\Delta x = (x^2)'\Delta x = 2x\Delta x$$

再求函数当 $x=1,\Delta x=0.01$ 时的微分

$$\mathrm{d}y\bigg|_{\substack{x=1\\\Delta x=0.01}} = 2x\Delta x\bigg|_{\substack{x=1\\\Delta x=0.01}} = 2\times 1\times 0.01 = 0.02$$

易知,当 $f(x)=x$ 时,$\mathrm{d}x=x'\Delta x=\Delta x$. 所以,通常把自变量 x 的增量 Δx 叫作自变量的微分,记作 $\mathrm{d}x$,即 $\mathrm{d}x=\Delta x$. 从而函数 $y=f(x)$ 的微分又可记作

$$\mathrm{d}y = f'(x)\mathrm{d}x$$

从而

$$\frac{\mathrm{d}y}{\mathrm{d}x} = f'(x)$$

即函数的微分 $\mathrm{d}y$ 与自变量的微分 $\mathrm{d}x$ 之商等于该函数的导数,因此,导数也叫作"微商".

2. 微分的几何意义

为了加深对微分的理解,下面讨论微分的几何意义.

在直角坐标系中,函数 $y=f(x)$ 的图形是一条曲线,对于某点 $M(x_0,y_0)$,当自变量 x 有微小增量 Δx 时,就得到曲线上另一点 $N(x_0+\Delta x,y_0+\Delta y)$,从图 2.17 可知:$MQ=\Delta x,QN=\Delta y$,过点 M 作曲线的切线,它的倾角为 α,则

$$QP = MQ\cdot\tan\alpha = \Delta x\cdot f'(x_0)$$

即

$$\mathrm{d}y = QP$$

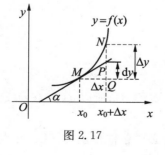

图 2.17

可以看出,当 Δy 是曲线 $y=f(x)$ 上点的纵坐标的增量时,$\mathrm{d}y$ 就是曲线的切线上点的纵坐标的增量,即 $f(x)$ 在点 x_0 处的微分 $\mathrm{d}y$ 等于曲线在该点切线的纵坐标的增量. 当 $|\Delta x|$ 很小时,$|\Delta y-\mathrm{d}y|$ 比 $|\Delta x|$ 小得多,因此在点 M 的邻近,可以用切线段近似代替曲线段.

2.4.2　微分的基本公式与运算法则

由微分的定义不难看出,求已知函数的微分,只要求出导数,再乘上自变量的微分 $\mathrm{d}x$ 即可. 因此,可根据函数的导数公式和函数的和、差、积、商的求导法则,得到如下的微分公式和微分的和、差、积、商法则.

1. 基本初等函数的微分公式

(1) $d(x^\mu) = \mu x^{\mu-1} dx$;

(2) $d(\sin x) = \cos x dx$;

(3) $d(\cos x) = -\sin x dx$;

(4) $d(\tan x) = \sec^2 x dx$;

(5) $d(\cot x) = -\csc^2 x dx$;

(6) $d(\sec x) = \sec x \tan x dx$;

(7) $d(\csc x) = -\csc x \cot x dx$;

(8) $d(a^x) = a^x \ln a dx$;

(9) $d(e^x) = e^x dx$;

(10) $d(\log_a x) = \dfrac{1}{x \ln a} dx$;

(11) $d(\ln x) = \dfrac{1}{x} dx$;

(12) $d(\arcsin x) = \dfrac{1}{\sqrt{1-x^2}} dx$;

(13) $d(\arccos x) = -\dfrac{1}{\sqrt{1-x^2}} dx$;

(14) $d(\arctan x) = \dfrac{1}{1+x^2} dx$;

(15) $d(\text{arccot } x) = -\dfrac{1}{1+x^2} dx$.

2. 微分的四则运算法则

设函数 $u=u(x), v=v(x)$ 在点 x 处可微,则由函数的四则运算求导法则可推得微分的四则运算法则:

(1) $d(u \pm v) = du \pm dv$;

(2) $d(Cu) = Cdu$;

(3) $d(uv) = vdu + udv$;

(4) $d\left(\dfrac{u}{v}\right) = \dfrac{vdu - udv}{v^2} (v \neq 0)$.

例 2.49 求 $y = \dfrac{\sin x}{x}$ 的微分 dy.

解 由题意,得

$$dy = y'dx = \left(\frac{\sin x}{x}\right)'dx = \frac{x\cos x - \sin x}{x^2}dx$$

或

$$dy = \frac{x \cdot d\sin x - \sin x \cdot dx}{x^2} = \frac{x\cos x - \sin x}{x^2} \cdot dx$$

2.4.3 一阶微分形式不变性

设函数 $y=f(u), u=\varphi(x)$ 均可微,则复合函数 $y=f[\varphi(x)]$ 可微,且

$$dy = f'(u)\varphi'(x)dx$$

由于 $du=\varphi'(x)dx$,所以上式可写为

$$dy = f'(u)du$$

从形式上看,它与 $y=f(x)$ 的微分 $dy=f'(x)dx$ 形式一样,这叫**一阶微分形式不变性**. 其意义是:不管 x 是自变量还是中间变量,函数 $y=f(x)$ 的微分形式总是

$dy = f'(x)dx$. 利用一阶微分形式不变性可简化微分的有关运算.

例 2.50 $y = \arcsin \sqrt{x}$,求 dy.

解   把 $\sqrt{x}$ 看成中间变量 u ,则

$$dy = d(\arcsin u) = \frac{1}{\sqrt{1-u^2}}du = \frac{1}{\sqrt{1-x}}d\sqrt{x}$$

$$= \frac{1}{\sqrt{1-x}} \cdot \frac{1}{2}x^{-\frac{1}{2}}dx = \frac{1}{2\sqrt{x(1-x)}}dx$$

例 2.51 $y = \ln(1 + e^x)$,求 dy .

解 $dy = d\ln(1 + e^x) = \dfrac{1}{1+e^x}d(1+e^x) = \dfrac{e^x}{1+e^x}dx$.

例 2.52 $y = e^{2x-1}\sin x$,求 dy .

解   应用微分法则可得

$$dy = d(e^{2x-1}\sin x) = \sin x de^{2x-1} + e^{2x-1}d\sin x$$

$$= \sin x \cdot e^{2x-1} \cdot d(2x-1) + e^{2x-1}\cos x dx$$

$$= e^{2x-1}(2\sin x + \cos x)dx$$

2.4.4   微分在近似计算中的应用

如果函数 $y = f(x)$ 在点 x_0 处可导,且当 $|\Delta x|$ 很小时,有

$$\Delta y \approx dy = f'(x_0)\Delta x$$

这个式子也可以写作

$$\Delta y = f(x_0 + \Delta x) - f(x_0) \approx f'(x_0)\Delta x \tag{2.4}$$

或者

$$f(x_0 + \Delta x) \approx f(x_0) + f'(x_0)\Delta x \tag{2.5}$$

在式(2.5)中,令 $x = x_0 + \Delta x$,即 $\Delta x = x - x_0$,式(2.5)可改写为

$$f(x) \approx f(x_0) + f'(x_0)(x - x_0) \tag{2.6}$$

特别地,当 $x_0 = 0$ 时,即当 $|x|$ 很小 时,式(2.6)可写为

$$f(x) \approx f(0) + f'(0) \cdot x \tag{2.7}$$

如果 $f(x_0)$ 与 $f'(x_0)$ 都容易计算,可利用式(2.4)近似计算 Δy ,利用式(2.5)近似计算 $f(x_0 + \Delta x)$,利用式(2.6)近似计算 $f(x)$,当 $|x|$ 很小时,利用式(2.7)近似计算 $f(x)$.这种近似计算的实质就是利用 x 的线性函数 $f(x_0) + f'(x_0)(x - x_0)$ 或 $f(0) + f'(0) \cdot x$ 来近似表达函数 $f(x)$.从导数的几何意义可知,这也就是用曲线 $y = f(x)$ 在点 $(x_0, f(x_0))$ 处的切线来近似代替曲线(切点邻近部分).

当 $|x|$ 很小时,一些常见函数的近似表达公式如下:

(1) $\sin x \approx x$;   (2) $\tan x \approx x$;   (3) $e^x \approx 1 + x$;

(4) $\ln(1 + x) \approx x$;   (5) $(1 + x)^a \approx 1 + \alpha x$.

例 2.53　求 $\sqrt[3]{1.02}$ 的近似值.

解　设 $f(x) = \sqrt[3]{x}$，这里 $x_0 = 1, \Delta x = 0.02$，由公式(2.5)可得

$$\sqrt[3]{1.02} \approx f(x_0) + f'(x_0)\Delta x = 1 + \frac{1}{3} \times 0.02 = 1.006\ 7$$

或利用近似公式(5)：$(1+x)^{\alpha} \approx 1 + \alpha x$，其中 $x = 0.02, \alpha = \frac{1}{3}$，则

$$\sqrt[3]{1.02} \approx 1 + \frac{1}{3} \times 0.02 = 1.006\ 7$$

习　题　2

1. 按导数定义计算下列函数的导数.

(1) $f(x) = \sin 3x$，在 $x = 0$ 处；　　　　　(2) $f(x) = \ln x$.

2. 求曲线 $y = x^2 + 1$ 在点 $(2,5)$ 处的切线的斜率，并写出在该点的切线方程和法线方程.

3. (1) 讨论 $f(x) = |x|$ 在 $x = 0$ 处的可导性；

(2) 讨论函数 $f(x) = \begin{cases} x\sin\dfrac{1}{x}, & x \neq 0 \\ 0, & x = 0 \end{cases}$ 在 $x = 0$ 处的连续性与可导性.

4. 求下列函数的导数.

(1) $y = x^2 + 3x$；

(2) $y = x^2(1+3x)(x+2)$；

(3) $y = x\sin x + \cos x$；

(4) $y = \sqrt{x} \cdot \sin x$；

(5) $y = \cot x$；

(6) $y = 3a^x + \mathrm{e}^x - \dfrac{2}{x}$；

(7) $y = x^3 - 2x^2 + \sin x$；

(8) $y = 2\tan x + \sec x - 1$；

(9) $y = (2x+5)^4$；

(10) $y = \sin^2 3x$；

(11) $y = \arctan(x^2)$；

(12) $y = \ln\cos x$；

(13) $y = \dfrac{x}{2}\sqrt{1-x^2} + \dfrac{1}{2}\arcsin x$；

(14) $y = \ln(\csc x - \cot x)$；

(15) $y = \arccos\dfrac{1}{x}$；

(16) $y = \sin 2x \cdot \ln x$；

(17) $y = \sqrt{x + \sqrt{x}}$；

(18) $y = \dfrac{\ln x}{x^n}$.

5. 求下列隐函数所确定的 $y = f(x)$ 的导数.

(1) $x^3 + y^3 - xy = 7$；

(2) $y = \cot(x+y)$；

(3) $xy = \mathrm{e}^{x+y}$；

(4) $y = 2 + x\mathrm{e}^{y+1}$.

6. 用对数求导法求下列函数的导数.

(1) $y = x^{x^2}$；

(2) $y = \dfrac{\sqrt{x+2}\,(3-x)^4}{(x+1)^5}$；

(3) $y = \sqrt{\dfrac{(x-3)(x+2)}{(x+3)(x-4)}}$；

(4) $y = \sqrt{x\sin x\,\sqrt{1-\mathrm{e}^x}}$；

(5) $y^x = x^y$;   (6) $y = 10^{x\tan 2x}$.

7. 求下列函数的二阶导数.

(1) $y = \dfrac{2x^3 + \sqrt{x} + 4}{x}$;   (2) $y = \ln(2x+1)$;

(3) $y = \cos^2 x \ln x$;   (4) $y = \dfrac{\sin t}{e^t}$.

8. 求下列函数的高阶导数.

(1) 设 $f(x) = (x+10)^6$, 求 $f'''(1)$;

(2) 设 $y = \ln(1+x)$, 求 y 的各阶导数.

9. 证明方程 $x^3 + 2x^2 + 2x - 5 = 0$ 只有一个实根.

10. 利用洛必达法则求下列函数极限.

(1) $\lim\limits_{x \to \frac{\pi}{2}} \dfrac{\tan 5x}{\tan 3x}$;   (2) $\lim\limits_{x \to 1} \dfrac{x - 1 - x\ln x}{(x-1)\ln x}$;

(3) $\lim\limits_{x \to 0} \dfrac{e^x - e^{-x} - 2x}{x - \sin x}$;   (4) $\lim\limits_{x \to 0} x^2 \ln x$;

(5) $\lim\limits_{x \to 0} \left(\dfrac{1}{x} - \dfrac{1}{e^x - 1} \right)$;   (6) $\lim\limits_{x \to \infty} \left(1 + \dfrac{1}{x^2} \right)^x$;

(7) $\lim\limits_{x \to \frac{\pi}{2}} (\tan x)^{2\cos x}$;   (8) $\lim\limits_{x \to +\infty} \left[\dfrac{\ln(1+x)}{x} \right]^{\frac{1}{x}}$.

11. 试确定下列函数的单调区间.

(1) $f(x) = x^4 - 2x^2 - 5$;   (2) $y = \ln(x + \sqrt{1+x^2})$.

12. 求下列函数的极值.

(1) $y = 2x^3 - 3x^2$;   (2) $y = \dfrac{1 + 3x}{\sqrt{4 + 5x^2}}$;

(3) $y = \dfrac{x}{\ln x}$;   (4) $y = 2e^x + e^{-x}$.

13. 试问 a 为何值时, 函数 $f(x) = a\sin x + \dfrac{1}{3}\sin 3x$ 在 $x = \dfrac{\pi}{3}$ 处取得极值? 它是极大值还是极小值? 并求此极值.

14. 为得到某个量 A 的较为精确的值, 对量 A 进行 n 次测量, 其测量的数据分别为 x_1, $x_2, \cdots, x_n$, 取数 x 为量 A 的近似值, 问 x 取何值时, 才能使其与 $x_i (i=1,2,\cdots,n)$ 之差的平方和最小?

15. $1 \sim 9$ 个月婴儿体重 $W(t)$ 的增长与月龄 t 的关系有经验公式

$$\ln W - \ln(341.5 - W) = k(t - 1.66)$$

问 t 为何值时, 婴儿的体重增长率 v 最大?

16. 已知口服一定剂量的某药物后, 血药浓度 $c(t)$ 与时间 t 的关系可表示为

$$c(t) = 40(e^{-0.2t} - e^{-2.3t})$$

问 t 为何值时血药浓度最高? 并求其最高浓度.

17. 已知半径为 R 的圆内接矩形, 问它的长和宽为多少时矩形的面积最大?

18. 已知某细胞繁殖的生长率为 $r = 36t - t^2$, 问 t 为何值时, 细胞的生长率最大? 最大生长率为多少?

19. 判断下列曲线的凹凸性.

(1) $y = x - x^2$；　　　　　　　　　　　　　(2) $y = x \arctan x$．

20. 求下列曲线的凹凸区间与拐点.

(1) $y = x^3 - 5x^2 + 3x + 5$；　　　　　　　(2) $y = \ln(1 + x^2)$；

(3) $y = \dfrac{2x}{\ln x}$；　　　　　　　　　　(4) $y = (x+1)^4 + \mathrm{e}^x$．

21. 试确定曲线 $y = ax^3 + bx^2 + cx + d$ 中的 a, b, c 和 d 的值,使得点 $(-2, 44)$ 为驻点, $(1, -10)$ 为拐点.

22. 求下列曲线的渐近线.

(1) $y = \dfrac{x^2}{x^2 - 1}$；　　　　　　　　　(2) $y = x\mathrm{e}^{\frac{1}{x}}$．

23. 描绘下列函数的图形.

(1) $y = 3x^5 - 5x^3$；　　　　　　　　　　(2) $y = \dfrac{x}{3 - x^2}$；

(3) $y = \dfrac{\ln x}{x}$；　　　　　　　　　　(4) $y = \dfrac{(x-3)^2}{4(x-1)}$．

24. 求下列函数的微分.

(1) $y = \dfrac{1}{x} + \sqrt{x}$；　　　　　　　　(2) $y = x^2 \mathrm{e}^{2x}$；

(3) $y = x\sin 2x$；　　　　　　　　　　(4) $y = \arctan \mathrm{e}^x + \arctan \dfrac{1}{x}$；

(5) $y = x^2 - x$,在 $x = 1$ 处；　　　　(6) $y = \sqrt{x+1}$,在 $x = 0, \Delta x = 0.01$ 时.

25. 在下列括号中,填入适当的函数.

(1) d(　　　　) $= \dfrac{1}{2\sqrt{x}}\mathrm{d}x$；　　　　(2) d(　　　　) $= \dfrac{1}{x^2}\mathrm{d}x$；

(3) d(　　　　) $= a\mathrm{d}x$；　　　　　　(4) d(　　　　) $= \mathrm{e}^{ax}\mathrm{d}x$；

(5) d(　　　　) $= \dfrac{1}{4 + x^2}\mathrm{d}x$；　　(6) d(　　　　) $= \dfrac{\varphi'(x)}{\varphi(x)}\mathrm{d}x$．

26. 利用微分计算下列近似值.

(1) $\sin 45°30'$；　　　　　　　　　　(2) $\sqrt[3]{65}$．

第 3 章 一元函数积分学

一元函数积分学主要由不定积分和定积分两部分内容组成. 本章主要介绍不定积分和定积分的概念、性质、计算、应用等方面的内容.

3.1 不 定 积 分

3.1.1 原函数与不定积分的概念

上一章介绍了已知某函数求这个函数的导函数的方法, 而在实际问题中, 往往还需要解决与此相反的问题, 即已知某函数的导函数, 求这个函数(即原函数)的问题. 这种由导数或微分求原函数的逆运算称为不定积分. 为此, 先给出原函数的概念.

定义 3.1 若在某区间上, 有 $F'(x) = f(x)$ 或 $\mathrm{d}F(x) = f(x)\mathrm{d}x$, 则称 $F(x)$ 为 $f(x)$ 在该区间上的一个**原函数**(primitive function).

因 $(x^2)' = 2x$, 则 x^2 是 $2x$ 的一个原函数. 又因 $(x^2 + C)' = 2x$, 则 $x^2 + C$ 也是 $2x$ 的原函数(C 是任意常数), 由此可见 $2x$ 有任意多个原函数.

一般地, 若 $F(x)$ 是 $f(x)$ 的原函数, 即 $F'(x) = f(x)$, 则 $F(x) + C(C$ 是任意常数)也为 $f(x)$ 的原函数, 因为 $[F(x) + C]' = f(x)$.

定理 3.1 若在某区间上 $F(x)$ 是 $f(x)$ 的一个原函数, 则 $F(x) + C(C$ 为任意常数)也是 $f(x)$ 的原函数, 并且 $F(x) + C$ 表示 $f(x)$ 的全体原函数.

证明 因为 $F'(x) = f(x)$, 于是有 $[F(x) + C]' = f(x)$, 则 $F(x) + C(C$ 为任意常数)也是 $f(x)$ 的一个原函数.

若设 $G(x)$ 是 $f(x)$ 在该区间上另一原函数, 即 $G'(x) = f(x)$, 则有
$$[G(x) - F(x)]' = G'(x) - F'(x) = f(x) - f(x) \equiv 0$$
由第 2 章 2.3.1 小节的推论 1 知, 导数恒为零的函数必为常数, 因此得
$$G(x) - F(x) = C_0, \quad C_0 \text{ 为某个常数}$$
即 $G(x) = F(x) + C_0$, 这表明 $G(x)$ 与 $F(x)$ 之间只差一个常数 C_0.

因此, 当 C 为任意一个常数时, $F(x) + C$ 就代表 $f(x)$ 的全体原函数.

此定理表明, 若 $f(x)$ 有原函数 $F(x)$ 存在, 那么就一定有任意多个原函数, 用

$F(x)+C$(C 为任意常数)表达,它们彼此间只差一个常数. 由此,给出下面定义.

定义 3.2　在某区间上,函数 $f(x)$ 的全体原函数 $F(x)+C$ 叫作函数 $f(x)$ 在该区间上的**不定积分**(indefinite integral),记作

$$\int f(x)\mathrm{d}x$$

其中 $\int$ 称为**积分号**(sign of integral),$f(x)$ 为**被积函数**(integrand),$f(x)\mathrm{d}x$ 为**被积表达式**(integral expression),x 为**积分变量**(variable of integral).

由定义 3.2 和前面的说明可知,若 $F(x)$ 是 $f(x)$ 在区间上的一个原函数,则得

$$\int f(x)\mathrm{d}x = F(x)+C$$

C 为任意常数,称为**积分常量**(integral constant).

由定义 3.2 可知,求一个函数的不定积分,实际上只需求出它的一个原函数,再加上任意常数即得.

例 3.1　求 $\int 2x\,\mathrm{d}x$.

解　因为 $(x^2)' = 2x$,所以 x^2 是 $2x$ 的一个原函数,则

$$\int 2x\,\mathrm{d}x = x^2 + C$$

例 3.2　求 $\int \dfrac{1}{1+x^2}\mathrm{d}x$.

解　因为 $(\arctan x)' = \dfrac{1}{1+x^2}$,所以 $\arctan x$ 是 $\dfrac{1}{1+x^2}$ 的一个原函数,则

$$\int \frac{1}{1+x^2}\mathrm{d}x = \arctan x + C$$

为简单起见,在计算不定积分时,总认为计算是在有意义的范围内进行的.

由例 3.1 可以看到 $\int 2x\,\mathrm{d}x$ 的值 x^2+C 在平面上代表的是随 C 取值不同而沿 y 轴上、下平行移动而得到的一族抛物线(图 3.1). 由此可见 $\int f(x)\mathrm{d}x$ 在平面上是一族曲线,它们在横坐标相同点处的切线斜率相等,即切线相互平行. 这就是不定积分的几何意义. 每条曲线称为被积函数的**积分曲线**(integral curve). 若要想确定积

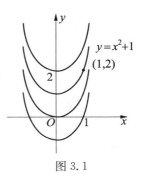

图 3.1

分曲线族中某一特定的曲线,就必须再附加条件,确定 C 值. 如要求通过 $(1,2)$ 的这条曲线,则将点 $(1,2)$ 代入 $y = x^2 + C$ 中,得 $C = 1$,从而确定这条曲线方程为 $y = x^2 + 1$.

3.1.2 基本积分公式

由不定积分的定义不难得到

$$\left[\int f(x)\mathrm{d}x\right]' = [F(x)+C]' = f(x) \tag{3.1}$$

因为 $[F(x)+C]' = F'(x)$，则得到

$$\int F'(x)\mathrm{d}x = F(x)+C \tag{3.2}$$

由式(3.1)和式(3.2)可知，导数运算与不定积分运算是互逆运算．

由于不定积分运算是求导运算的逆运算，那么，由求导公式就可以得出相应的不定积分的基本公式：

(1) $\int k\mathrm{d}x = kx+C$（k 是常数）；

(2) $\int x^{\mu}\mathrm{d}x = \dfrac{x^{\mu+1}}{\mu+1}+C(\mu \neq -1)$；

(3) $\int \dfrac{1}{x}\mathrm{d}x = \ln|x|+C$；

(4) $\int \dfrac{1}{1+x^2}\mathrm{d}x = \arctan x+C = -\operatorname{arccot} x+C$；

(5) $\int \dfrac{1}{\sqrt{1-x^2}}\mathrm{d}x = \arcsin x+C = -\arccos x+C$；

(6) $\int \cos x\mathrm{d}x = \sin x+C$；

(7) $\int \sin x\mathrm{d}x = -\cos x+C$；

(8) $\int \dfrac{1}{\cos^2 x}\mathrm{d}x = \int \sec^2 x\mathrm{d}x = \tan x+C$；

(9) $\int \dfrac{1}{\sin^2 x}\mathrm{d}x = \int \csc^2 x\mathrm{d}x = -\cot x+C$；

(10) $\int \sec x\tan x\mathrm{d}x = \sec x+C$；

(11) $\int \csc x\cot x\mathrm{d}x = -\csc x+C$；

(12) $\int \mathrm{e}^x \mathrm{d}x = \mathrm{e}^x+C$；

(13) $\int a^x \mathrm{d}x = \dfrac{a^x}{\ln a}+C(a>0, a\neq 1)$．

以上基本积分公式是进行积分运算的基础，必须熟记．

在这里对公式 $\int \frac{1}{x}\mathrm{d}x = \ln|x| + C$ 做个说明.

当 $x > 0$ 时, $(\ln x)' = \frac{1}{x}$.

当 $x < 0$ 时, $[\ln(-x)]' = \frac{1}{-x} \cdot (-1) = \frac{1}{x}$.

把两者结合起来,可得到

$$\int \frac{1}{x}\mathrm{d}x = \ln|x| + C$$

下面举个用公式 $\int x^{\mu}\mathrm{d}x = \frac{x^{\mu+1}}{\mu+1} + C(\mu \neq -1)$ 求积分的例子.

例 3.3 求 $\int \frac{1}{x\sqrt[3]{x}}\mathrm{d}x$.

解 $\int \frac{1}{x\sqrt[3]{x}}\mathrm{d}x = \int x^{-\frac{4}{3}}\mathrm{d}x = \frac{1}{-\frac{4}{3}+1} \cdot x^{-\frac{4}{3}+1} + C$

$$= -3x^{-\frac{1}{3}} + C = -\frac{3}{\sqrt[3]{x}} + C.$$

3.1.3 不定积分的运算性质

性质 3.1 两个函数的代数和的不定积分等于这两个函数不定积分的代数和,即

$$\int [f(x) \pm g(x)]\mathrm{d}x = \int f(x)\mathrm{d}x \pm \int g(x)\mathrm{d}x$$

对有限个函数的代数和,性质 3.1 也成立. 有时也把性质 3.1 称为分项积分公式.

性质 3.2 被积函数中的非零常数因子可提到积分号外,即

$$\int kf(x)\mathrm{d}x = k\int f(x)\mathrm{d}x, \quad k \text{ 为非零常数}$$

性质 3.1 和性质 3.2 都可采用式子两边分别求导的方法进行证明.

有了以上两条性质和基本积分公式,就可以进行一些简单积分运算.

例 3.4 求 $\int (3x^2 - 2x + 1)\mathrm{d}x$.

解 $\int (3x^2 - 2x + 1)\mathrm{d}x = \int 3x^2\mathrm{d}x - \int 2x\mathrm{d}x + \int 1\mathrm{d}x$

$$= 3\int x^2\mathrm{d}x - 2\int x\mathrm{d}x + \int \mathrm{d}x$$

$$= 3\left(\frac{1}{3}x^3 + C_1\right) - 2\left(\frac{1}{2}x^2 + C_2\right) + (x + C_3)$$

$$= x^3 - x^2 + x + C(C = 3C_1 - 2C_2 + C_3).$$

分项积分后,按理每项积分后都有一个任意常数,但由于任意常数的代数和仍为任意常数,所以,积分结果只要写一个任意常数即可.

例 3.5 $\int \dfrac{(x-1)^3}{x^2} \mathrm{d}x.$

解 $\int \dfrac{(x-1)^3}{x^2} \mathrm{d}x = \int \dfrac{x^3 - 3x^2 + 3x - 1}{x^2} \mathrm{d}x = \int \left(x - 3 + \dfrac{3}{x} - \dfrac{1}{x^2} \right) \mathrm{d}x$

$$= \int x \, \mathrm{d}x - \int 3 \mathrm{d}x + \int \dfrac{3}{x} \mathrm{d}x - \int \dfrac{1}{x^2} \mathrm{d}x$$

$$= \dfrac{1}{2}x^2 - 3x + 3\ln|x| + \dfrac{1}{x} + C.$$

例 3.6 $\int \dfrac{x^2}{1+x^2} \mathrm{d}x.$

解 $\int \dfrac{x^2}{1+x^2} \mathrm{d}x = \int \dfrac{1+x^2-1}{1+x^2} \mathrm{d}x = \int 1 \mathrm{d}x - \int \dfrac{1}{1+x^2} \mathrm{d}x$

$$= x - \arctan x + C.$$

例 3.7 $\int \tan^2 x \, \mathrm{d}x.$

解 $\int \tan^2 x \, \mathrm{d}x = \int (\sec^2 x - 1) \mathrm{d}x = \int \sec^2 x \, \mathrm{d}x - \int \mathrm{d}x$

$$= \tan x - x + C.$$

不定积分的结果是否正确,可以通过对结果进行求导,看其导函数是否为被积函数来检验. 如例 3.7,有

$$(\tan x - x + C)' = \sec^2 x - 1 = \tan^2 x$$

以上利用不定积分的运算性质和基本积分公式,直接求出不定积分的方法称为**直接积分法**.

3.1.4 换元积分法

直接积分法所能解决的积分问题是非常有限的,因此,必须要有其他的积分方法. **换元积分法**(integration by substitution)简称换元法,就是把复合函数的求导法反过来用于求不定积分,通过中间变量的代换得到复合函数的积分方法. 按照选取中间变量的不同方法,通常将换元法分为第一类换元法和第二类换元法. 下面先介绍第一类换元法.

定理 3.2(第一类换元法) 设 $f(u)$ 具有原函数 $F(u)$, $u = \varphi(x)$ 可导,则有换元公式

$$\int f[\varphi(x)]\varphi'(x)\mathrm{d}x = \int f[\varphi(x)]\mathrm{d}\varphi(x) = \left[\int f(u)\mathrm{d}u \right]_{u=\varphi(x)}$$

$$= [F(u) + C]_{u=\varphi(x)} = F[\varphi(x)] + C$$

证明　已知 $F'(u) = f(u)$, $u = \varphi(x)$ 可导,由复合函数求导法则得

$$\{F[\varphi(x)]\}' = F'(u) \cdot u'_x = f(u)\varphi'(x) = f[\varphi(x)]\varphi'(x)$$

故

$$\int f[\varphi(x)]\varphi'(x)\mathrm{d}x = F[\varphi(x)] + C$$

可以看出利用定理 3.2 求不定积分,首先是在被积表达式中分析出 $\varphi(x)$,并凑出 $\varphi'(x)$,得 $\varphi'(x)\mathrm{d}x = \mathrm{d}\varphi(x)$ 后,设 $u = \varphi(x)$ 进行换元,使不定积分转化为以 u 为变量的积分 $\int f(u)\mathrm{d}u$,若 $f(u)$ 的原函数容易求得,并通过 $u = \varphi(x)$ 进行回代,即可得所求.利用第一类换元法的关键是在被积表达式中找到 $\varphi(x)$,凑出微分 $\mathrm{d}\varphi(x)(= \varphi'(x)\mathrm{d}x)$,故第一类换元法也称**凑微分法**.

例 3.8　求 $\int 5\sin 5x \,\mathrm{d}x$.

解　$\sin 5x$ 是复合函数,设 $\varphi(x) = 5x$,则 $\varphi'(x) = (5x)' = 5$. 故

$$\int 5\sin 5x \,\mathrm{d}x = \int \sin 5x \cdot 5 \,\mathrm{d}x = \int \sin 5x \cdot (5x)'\mathrm{d}x$$
$$= \int \sin 5x \,\mathrm{d}(5x) = \left[\int \sin u \,\mathrm{d}u\right]_{u=5x} = [-\cos u + C]_{u=5x}$$
$$= -\cos 5x + C$$

例 3.9　求 $\int \mathrm{e}^{-2x}\mathrm{d}x$.

解　e^{-2x} 是复合函数,设 $\varphi(x) = -2x$,则 $\varphi'(x) = (-2x)' = -2$. 故

$$\int \mathrm{e}^{-2x}\mathrm{d}x = -\frac{1}{2}\int \mathrm{e}^{-2x} \cdot (-2)\mathrm{d}x = -\frac{1}{2}\int \mathrm{e}^{-2x} \cdot (-2x)'\mathrm{d}x = -\frac{1}{2}\int \mathrm{e}^{-2x}\mathrm{d}(-2x)$$
$$= \left[-\frac{1}{2}\int \mathrm{e}^{u}\mathrm{d}u\right]_{u=-2x} = \left[-\frac{1}{2}\mathrm{e}^{u} + C\right]_{u=-2x}$$
$$= -\frac{1}{2}\mathrm{e}^{-2x} + C$$

例 3.10　求 $\int \dfrac{x}{\sqrt{1+x^2}}\mathrm{d}x$.

解　因 $\sqrt{1+x^2}$ 是复合函数,设 $\varphi(x) = 1 + x^2$,则 $\varphi'(x) = (1+x^2)' = 2x$. 故

$$\int \frac{x}{\sqrt{1+x^2}}\mathrm{d}x = \frac{1}{2}\int \frac{1}{\sqrt{1+x^2}} \cdot 2x \,\mathrm{d}x = \frac{1}{2}\int \frac{1}{\sqrt{1+x^2}}(1+x^2)'\mathrm{d}x$$
$$= \frac{1}{2}\int \frac{1}{\sqrt{1+x^2}}\mathrm{d}(1+x^2)$$
$$= \left[\frac{1}{2}\int \frac{1}{\sqrt{u}}\mathrm{d}u\right]_{u=1+x^2}$$

$$= \frac{1}{2} \left[\frac{1}{1 + \left(-\frac{1}{2} \right)} u^{1-\frac{1}{2}} + C \right]_{u=1+x^2}$$

$$= [\sqrt{u} + C]_{u=1+x^2} = \sqrt{1+x^2} + C$$

在对变量代换比较熟练后,可省略写出中间变量的换元过程.

例 3.11 求 $\int \frac{1}{\cos^2(ax+b)} dx$.

解 $\int \frac{1}{\cos^2(ax+b)} dx = \frac{1}{a} \int \frac{1}{\cos^2(ax+b)} a \, dx = \frac{1}{a} \int \frac{1}{\cos^2(ax+b)} d(ax)$

$$= \frac{1}{a} \int \frac{1}{\cos^2(ax+b)} d(ax+b)$$

$$= \frac{1}{a} \tan(ax+b) + C.$$

在例 3.11 中,实际上已经用了 $u=ax+b$ 进行代换,并在求出原函数 $\frac{1}{a} \tan u$ 之后,用 $u=ax+b$ 回代得到结果,只是把这些步骤省略了.

例 3.12 求 $\int \frac{1}{a^2+x^2} dx$.

解 $\int \frac{1}{a^2+x^2} dx = \frac{1}{a^2} \int \frac{1}{1 + \left(\frac{x}{a} \right)^2} dx = \frac{1}{a} \int \frac{1}{1 + \left(\frac{x}{a} \right)^2} \cdot \frac{1}{a} dx$

$$= \frac{1}{a} \int \frac{1}{1 + \left(\frac{x}{a} \right)^2} d\frac{x}{a} = \frac{1}{a} \arctan \frac{x}{a} + C.$$

例 3.13 求 $\int \tan x \, dx$.

解 $\int \tan x \, dx = \int \frac{\sin x}{\cos x} dx$. 因为 $-\sin x dx$ 凑微分为 $d\cos x$,故

$$\int \tan x \, dx = \int \frac{\sin x}{\cos x} dx = -\int \frac{1}{\cos x} d\cos x = -\ln|\cos x| + C$$

同理,$\int \cot x \, dx = \ln|\sin x| + C$.

例 3.14 求 $\int \frac{\ln x}{x} dx$.

解 因为 $\frac{1}{x} dx$ 凑微分为 $d\ln x$,故

$$\int \frac{\ln x}{x} dx = \int \ln x \, d\ln x = \frac{1}{2} \ln^2 x + C$$

例 3.15 求 $\int \frac{e^{3\sqrt{x}}}{\sqrt{x}} dx$.

解 因为 $\frac{1}{\sqrt{x}} dx$ 凑微分为 $2d\sqrt{x}$,因此

$$\int \frac{\mathrm{e}^{3\sqrt{x}}}{\sqrt{x}}\mathrm{d}x = 2\int \mathrm{e}^{3\sqrt{x}}\,\mathrm{d}\sqrt{x} = \frac{2}{3}\int \mathrm{e}^{3\sqrt{x}}\,\mathrm{d}3\sqrt{x} = \frac{2}{3}\mathrm{e}^{3\sqrt{x}} + C$$

第一类换元法的解题思想是通过凑微分将所求积分代换成基本积分公式里已有的形式,然后利用基本积分公式求出积分. 故正确选择 $\varphi(x)$ 是解决问题的关键. 怎样正确选择 $\varphi(x)$ 可以着重从三个方面考虑.

(1) 被积函数是复合函数,把内层函数看成 $\varphi(x)$,如例 3.8,例 3.9,例 3.10 等.

(2) 把被积函数与基本积分公式中的被积函数做比较,从中找到 $\varphi(x)$. 如例 3.11,积分 $\int \frac{1}{\cos^2(ax+b)}\mathrm{d}x$ 与公式 $\int \frac{1}{\cos^2 x}\mathrm{d}x = \tan x + C$ 比较,得 $\varphi(x) = ax+b$;例 3.12,积分 $\int \frac{1}{a^2+x^2}\mathrm{d}x$ 与公式 $\int \frac{1}{1+x^2}\mathrm{d}x = \arctan x + C$ 比较,将 $\int \frac{1}{a^2+x^2}\mathrm{d}x$ 化为 $\frac{1}{a^2}\int \frac{1}{1+\left(\frac{x}{a}\right)^2}\mathrm{d}x$ 后得 $\varphi(x) = \frac{x}{a}$.

(3) 由常用的微分公式来找到 $\varphi(x)$,如例 3.13 中 $-\sin x\mathrm{d}x = \mathrm{d}\cos x$;例 3.14 中 $\frac{1}{x}\mathrm{d}x = \mathrm{d}\ln x$;例 3.15 中 $\frac{1}{\sqrt{x}}\mathrm{d}x = 2\mathrm{d}\sqrt{x}$ 等.

通过以上举例,不难看到在利用定理 3.2 求不定积分时,一般比利用复合函数求导法则求函数的导数要困难,需要一定的技巧. 在被积表达式中凑出微分因子 $\mathrm{d}\varphi(x)$ 是解决问题的核心,但无一定规则可循,需不断练习,熟能生巧. 除要熟悉一些典型例题外,还要熟记一些常用的微分公式,这对解题都是有用的. 常用的微分公式如:

$$a\mathrm{d}x = \mathrm{d}(ax) = \mathrm{d}(ax+b)(a,b\ 为常数)$$

$$x\mathrm{d}x = \frac{1}{2}\mathrm{d}x^2, \quad \frac{1}{x}\mathrm{d}x = \mathrm{d}\ln|x|, \quad \frac{1}{x^2}\mathrm{d}x = -\mathrm{d}\frac{1}{x}, \quad \frac{1}{\sqrt{x}}\mathrm{d}x = 2\mathrm{d}\sqrt{x}$$

$$\mathrm{e}^x\mathrm{d}x = \mathrm{d}\mathrm{e}^x, \quad \sin x\mathrm{d}x = -\mathrm{d}\cos x, \quad \cos x\mathrm{d}x = \mathrm{d}\sin x$$

例 3.16 求 $\int \frac{1}{x^2-a^2}\mathrm{d}x$.

解

$$\int \frac{1}{x^2-a^2}\mathrm{d}x = \frac{1}{2a}\int \left(\frac{1}{x-a} - \frac{1}{x+a}\right)\mathrm{d}x$$

$$= \frac{1}{2a}\left[\int \frac{1}{x-a}\mathrm{d}(x-a) - \int \frac{1}{x+a}\mathrm{d}(x+a)\right]$$

$$= \frac{1}{2a}[\ln|x-a| - \ln|x+a|] + C = \frac{1}{2a}\ln\left|\frac{x-a}{x+a}\right| + C.$$

同理得 $\int \frac{1}{a^2-x^2}\mathrm{d}x = \frac{1}{2a}\ln\left|\frac{a+x}{a-x}\right| + C$.

例 3.17 求 $\int \sec x\mathrm{d}x$.

解 $\int \sec x \, \mathrm{d}x = \int \dfrac{1}{\cos x} \, \mathrm{d}x = \int \dfrac{\cos x}{\cos^2 x} \, \mathrm{d}x = \int \dfrac{1}{1-\sin^2 x} \, \mathrm{d}\sin x.$

由例 3.16 的结果得

$$\int \frac{1}{1-\sin^2 x} \, \mathrm{d}\sin x = \frac{1}{2}\ln\left|\frac{1+\sin x}{1-\sin x}\right| + C = \frac{1}{2}\ln\frac{(1+\sin x)^2}{\cos^2 x} + C$$

$$= \ln\left|\frac{1+\sin x}{\cos x}\right| + C = \ln|\sec x + \tan x| + C$$

类似可得 $\int \csc x \, \mathrm{d}x = \ln|\csc x - \cot x| + C.$

对 $\int \csc x \, \mathrm{d}x$ 可有不同的方法求解.

例 3.18 求 $\int \csc x \, \mathrm{d}x$.

解 $\int \csc x \, \mathrm{d}x = \int \dfrac{1}{\sin x} \, \mathrm{d}x = \int \dfrac{1}{2\sin\frac{x}{2}\cos\frac{x}{2}} \, \mathrm{d}x = \int \dfrac{1}{\tan\frac{x}{2}\cos^2\frac{x}{2}} \, \mathrm{d}\dfrac{x}{2}$

$$= \int \frac{1}{\tan\frac{x}{2}} \, \mathrm{d}\tan\frac{x}{2} = \ln\left|\tan\frac{x}{2}\right| + C.$$

此例又说明,同一积分,用不同解法,可得到形式上不同的结果,但实质上它们只是相差一个常数. 对同一积分用不同方法所得形式上不同的结果,可采用对原函数求导的方法来检验其结论的正确性. 当然,也可通过三角恒等变形,化为同一形式. 例如

$$\tan\frac{x}{2} = \frac{\sin\frac{x}{2}}{\cos\frac{x}{2}} = \frac{2\sin^2\frac{x}{2}}{\sin x} = \frac{1-\cos x}{\sin x} = \csc x - \cot x$$

故

$$\int \csc x \, \mathrm{d}x = \ln\left|\tan\frac{x}{2}\right| + C = \ln|\csc x - \cot x| + C$$

在遇含有三角函数的积分运算时,往往要利用三角恒等变形.

例 3.19 求 $\int \sin^2 x \, \mathrm{d}x$.

解 $\int \sin^2 x \, \mathrm{d}x = \int \dfrac{1}{2}(1-\cos 2x) \, \mathrm{d}x = \dfrac{1}{2}\int \mathrm{d}x - \dfrac{1}{2}\int \cos 2x \, \mathrm{d}x$

$$= \frac{1}{2}x - \frac{1}{4}\int \cos 2x \, \mathrm{d}2x = \frac{1}{2}x - \frac{1}{4}\sin 2x + C.$$

例 3.20 求 $\int \cos^3 x \, \mathrm{d}x$.

解 $\int \cos^3 x \, \mathrm{d}x = \int \cos^2 x \cos x \, \mathrm{d}x = \int (1-\sin^2 x) \, \mathrm{d}\sin x$

$$= \int \mathrm{d}\sin x - \int \sin^2 x \, \mathrm{d}\sin x = \sin x - \frac{1}{3}\sin^3 x + C.$$

比较例 3.19 和例 3.20 的解法可知,对被积函数是正弦或余弦偶次幂的,常考虑先用三角恒等变形进行降幂;而对于含有奇次幂的,则直接凑微分.

有时 $\int f(x)\mathrm{d}x$ 用直接积分法或凑微分法不易积出,但可适当选择 $x = \psi(t)$,将 $\int f(x)\mathrm{d}x$ 代换为积分变量 t 的不定积分 $\int f[\psi(t)]\psi'(t)\mathrm{d}t$,而 $\int f[\psi(t)]\psi'(t)\mathrm{d}t$ 容易积分,积分后再把 $t = \psi^{-1}(x)$ 代入原函数中. 这种代换方法就是第二类换元法,此换元法通常解决被积函数是无理函数的积分问题.

定理 3.3(第二类换元法)　设 $x = \psi(t)$ 是单调可导函数且 $\psi'(t) \neq 0$,若

$$\int f[\psi(t)]\psi'(t)\mathrm{d}t = G(t) + C$$

则有

$$\int f(x)\mathrm{d}x = \int f[\psi(t)]\psi'(t)\mathrm{d}t = G(t) + C = G[\psi^{-1}(x)] + C$$

其中 $t = \psi^{-1}(x)$ 是 $x = \psi(t)$ 的反函数.

证明　因 $\psi(t)$ 单调可导,则反函数 $t = \psi^{-1}(x)$ 存在,并有

$$\frac{\mathrm{d}t}{\mathrm{d}x} = \frac{1}{\psi'(t)}$$

因 $G'(t) = f[\psi(t)]\psi'(t)$,则

$$\frac{\mathrm{d}}{\mathrm{d}x}G[\psi^{-1}(x)] = G'(t) \cdot \frac{\mathrm{d}t}{\mathrm{d}x} = f[\psi(t)]\psi'(t) \cdot \frac{1}{\psi'(t)}$$

$$= f[\psi(t)] = f(x)$$

所以

$$\int f(x)\mathrm{d}x = G[\psi^{-1}(x)] + C$$

例 3.21　求 $\int \dfrac{1}{1+\sqrt{x}}\mathrm{d}x$.

解　设 $\sqrt{x} = t(0 < t < +\infty)$,则 $x = t^2$,$\mathrm{d}x = 2t\mathrm{d}t$.

$$\int \frac{1}{1+\sqrt{x}}\mathrm{d}x = \int \frac{1}{1+t} \cdot 2t \, \mathrm{d}t = 2\int \frac{1+t-1}{1+t}\mathrm{d}t$$

$$= 2\left(\int \mathrm{d}t - \int \frac{1}{1+t}\mathrm{d}t\right) = 2(t - \ln|1+t|) + C$$

$$= 2[\sqrt{x} - \ln(1+\sqrt{x})] + C$$

当被积函数含有 $\sqrt[n_1]{x}, \sqrt[n_2]{x}, \cdots, \sqrt[n_k]{x}$ 的无理式时,可考虑设 n 为 $n_i(1 \leqslant i \leqslant k)$ 的最小公倍数,作代换 $t = \sqrt[n]{x}$,把原被积函数的无理式化为 t 的有理式. 称这种代换为无理代换.

例 3.22　求 $\int \sqrt{a^2-x^2}\,\mathrm{d}x\,(a>0)$.

解　对于被积函数 $\sqrt{a^2-x^2}$，可利用三角公式 $\sin^2 t+\cos^2 t=1$ 进行代换，将无理式变为有理式.

设 $x=a\sin t\left(-\dfrac{\pi}{2}<t<\dfrac{\pi}{2}\right)$，那么

$$\sqrt{a^2-x^2}=\sqrt{a^2-a^2\sin^2 t}=a\,|\cos t|=a\cos t$$

且有 $\mathrm{d}x=a\cos t\,\mathrm{d}t$，故得

$$\int \sqrt{a^2-x^2}\,\mathrm{d}x=\int a\cos t\cdot a\cos t\,\mathrm{d}t=a^2\int \cos^2 t\,\mathrm{d}t$$

$$=a^2\int \frac{1+\cos 2t}{2}\,\mathrm{d}t=\frac{a^2}{2}\left(\int \mathrm{d}t+\int \cos 2t\,\mathrm{d}t\right)$$

$$=a^2\left(\frac{1}{2}t+\frac{1}{4}\sin 2t\right)+C=\frac{a^2}{2}t+\frac{a^2}{2}\sin t\cos t+C$$

因为 $x=a\sin t\left(-\dfrac{\pi}{2}<t<\dfrac{\pi}{2}\right)$，所以 $t=\arcsin\dfrac{x}{a}$，而

$$\cos t=\sqrt{1-\sin^2 t}=\frac{\sqrt{a^2-x^2}}{a}$$

则

$$\int \sqrt{a^2-x^2}\,\mathrm{d}x=\frac{a^2}{2}\arcsin\frac{x}{a}+\frac{x}{2}\sqrt{a^2-x^2}+C$$

例 3.23　求 $\int \dfrac{1}{\sqrt{a^2+x^2}}\,\mathrm{d}x\,(a>0)$.

解　与例 3.22 类似，可设 $x=a\tan t\left(-\dfrac{\pi}{2}<t<\dfrac{\pi}{2}\right)$，则

$$\sqrt{a^2+x^2}=\sqrt{a^2+a^2\tan^2 t}=a\sec t,\quad \mathrm{d}x=a\sec^2 t\,\mathrm{d}t$$

$$\int \frac{1}{\sqrt{a^2+x^2}}\,\mathrm{d}x=\int \frac{1}{a\sec t}\cdot a\sec^2 t\,\mathrm{d}t=\int \sec t\,\mathrm{d}t$$

由例 3.17 得

$$\int \frac{1}{\sqrt{a^2+x^2}}\,\mathrm{d}x=\ln|\sec t+\tan t|+C_1$$

为了将 $\sec t,\tan t$ 换成 x 的函数，可根据

$\tan t=\dfrac{x}{a}$ 作辅助三角形(图 3.2)，得

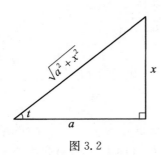

图 3.2

$$\sec t=\frac{\sqrt{a^2+x^2}}{a}$$

则

$$\int \frac{1}{\sqrt{a^2+x^2}} dx = \ln \left| \frac{\sqrt{a^2+x^2}}{a} + \frac{x}{a} \right| + C_1$$

$$= \ln |\sqrt{a^2+x^2} + x| + C \quad (C = C_1 - \ln a)$$

由例 3.22 和例 3.23 可以看到,当被积函数中含有 $\sqrt{a^2-x^2}$, $\sqrt{a^2+x^2}$ 时,可分别通过三角代换 $x = a\sin t$, $x = a\tan t$ 消去根号,使其变为有理式,再求得积分. 若被积函数中含有 $\sqrt{x^2-a^2}$,则令 $x = a\sec t$ 进行代换.

本节例题中有些结果可作为积分公式使用,现列如下(续 3.1.2 小节的基本积分公式):

(14) $\displaystyle\int \tan x \, dx = -\ln |\cos x| + C$;

(15) $\displaystyle\int \cot x \, dx = \ln |\sin x| + C$;

(16) $\displaystyle\int \sec x \, dx = \ln |\sec x + \tan x| + C$;

(17) $\displaystyle\int \csc x \, dx = \ln |\csc x - \cot x| + C$;

(18) $\displaystyle\int \frac{1}{a^2+x^2} dx = \frac{1}{a}\arctan \frac{x}{a} + C$;

(19) $\displaystyle\int \frac{1}{x^2-a^2} dx = \frac{1}{2a}\ln \left| \frac{x-a}{x+a} \right| + C$;

(20) $\displaystyle\int \frac{1}{\sqrt{a^2-x^2}} dx = \arcsin \frac{x}{a} + C(a>0)$;

(21) $\displaystyle\int \frac{1}{\sqrt{x^2 \pm a^2}} dx = \ln |x + \sqrt{x^2 \pm a^2}| + C(a>0)$;

(22) $\displaystyle\int \sqrt{a^2-x^2} \, dx = \frac{a^2}{2}\arcsin \frac{x}{a} + \frac{1}{2}x\sqrt{a^2-x^2} + C(a>0)$.

这样,有些不定积分就可以利用以上公式来求解.

例 3.24　求 $\displaystyle\int \frac{1}{\sqrt{5-4x-4x^2}} dx$.

解　$\displaystyle\int \frac{1}{\sqrt{5-4x-4x^2}} dx = \int \frac{1}{\sqrt{6-(1+2x)^2}} dx$

$$= \frac{1}{2}\int \frac{1}{\sqrt{(\sqrt{6})^2-(1+2x)^2}} d(1+2x).$$

由公式(20)得

$$\int \frac{1}{\sqrt{5-4x-4x^2}} \, \mathrm{d}x = \frac{1}{2}\arcsin\frac{1+2x}{\sqrt{6}} + C$$

3.1.5 分部积分法

在求不定积分时,经常会遇到 $\int x\cos x \, \mathrm{d}x$, $\int \mathrm{e}^x\sin x \, \mathrm{d}x$ 等形式的不定积分,这些不定积分利用直接积分法和换元积分法无法求解,下面介绍另一种基本积分法——**分部积分法**(integration by parts).

可以利用两个函数乘积的导数公式推出分部积分公式. 设函数 $u = u(x)$ 和 $v = v(x)$ 均具有连续导数,则

$$(uv)' = u'v + uv'$$

移项得

$$uv' = (uv)' - u'v$$

两边求不定积分,得

$$\int uv' \mathrm{d}x = uv - \int u'v \, \mathrm{d}x$$

即

$$\int u \, \mathrm{d}v = uv - \int v \, \mathrm{d}u$$

此公式为分部积分公式,用该公式求解不定积分的方法称为分部积分法. 分部积分公式的特点是把不定积分 $\int u \, \mathrm{d}v$ 转化为 $\int v \, \mathrm{d}u$ 的形式. 如果 $\int u \, \mathrm{d}v$ 不易积出,而 $\int v \, \mathrm{d}u$ 容易积出,就使积分由难化易.

例 3.25 求 $\int x\mathrm{e}^x \mathrm{d}x$.

解 设 $u = x$, $\mathrm{d}v = \mathrm{e}^x \mathrm{d}x = \mathrm{d}\mathrm{e}^x$,则

$$\int x\mathrm{e}^x \mathrm{d}x = \int x\mathrm{d}\mathrm{e}^x = x\mathrm{e}^x - \int \mathrm{e}^x \mathrm{d}x = x\mathrm{e}^x - \mathrm{e}^x + C$$

若设 $u = \mathrm{e}^x$, $\mathrm{d}v = x\mathrm{d}x = \mathrm{d}\left(\frac{1}{2}x^2\right)$,则

$$\int x\mathrm{e}^x \mathrm{d}x = \int \mathrm{e}^x \mathrm{d}\left(\frac{1}{2}x^2\right) = \frac{1}{2}x^2\mathrm{e}^x - \int \frac{1}{2}x^2\mathrm{e}^x \mathrm{d}x$$

得到的不定积分 $\int \frac{1}{2}x^2\mathrm{e}^x \mathrm{d}x$ 比 $\int x\mathrm{e}^x \mathrm{d}x$ 更复杂. 因此,适当地选择 u, v 是分部积分法的关键,一般从以下两方面考虑选择 u 和 v:

(1) v 要容易求得;

(2) $\int v\,\mathrm{d}u$ 要比 $\int u\,\mathrm{d}v$ 容易积分.

分部积分法适用范围是：被积函数 $f(x)$ 可分解成某函数 $u(x)$ 与另一个函数 $v(x)$ 的导数的乘积，即 $f(x) = u(x)v'(x)$，然后，凑微分化为 $u(x)\mathrm{d}v(x)$ 的形式，便可利用分部积分公式.

在实际解题时，一般是根据积分的难易程度按对数函数、反三角函数、幂函数、指数函数或三角函数的顺序，优先选取为 u.

例 3. 26 求 $\int x\ln x\,\mathrm{d}x$.

解 幂函数与对数函数的乘积，优先选取 $u = \ln x$，而 $x\,\mathrm{d}x = \dfrac{1}{2}\mathrm{d}x^2$，取 $v = x^2$，则

$$\int x\ln x\,\mathrm{d}x = \frac{1}{2}\int \ln x\,\mathrm{d}x^2 = \frac{1}{2}x^2\ln x - \frac{1}{2}\int x^2\,\mathrm{d}\ln x$$

$$= \frac{1}{2}x^2\ln x - \frac{1}{2}\int x^2 \cdot \frac{1}{x}\,\mathrm{d}x$$

$$= \frac{1}{2}x^2\ln x - \frac{1}{2}\int x\,\mathrm{d}x = \frac{1}{2}x^2\ln x - \frac{1}{4}x^2 + C$$

例 3. 27 求 $\int x\arctan x\,\mathrm{d}x$.

解 优先选取 $u = \arctan x$，而 $x\,\mathrm{d}x = \dfrac{1}{2}\mathrm{d}x^2$，取 $v = x^2$，则

$$\int x\arctan x\,\mathrm{d}x = \frac{1}{2}\int \arctan x\,\mathrm{d}x^2 = \frac{1}{2}x^2\arctan x - \frac{1}{2}\int x^2\,\mathrm{d}\arctan x$$

$$= \frac{1}{2}x^2\arctan x - \frac{1}{2}\int \frac{x^2}{1+x^2}\,\mathrm{d}x$$

$$= \frac{1}{2}x^2\arctan x - \frac{1}{2}\int \left(1 - \frac{1}{1+x^2}\right)\mathrm{d}x$$

$$= \frac{1}{2}x^2\arctan x - \frac{1}{2}\int \mathrm{d}x + \frac{1}{2}\int \frac{1}{1+x^2}\,\mathrm{d}x$$

$$= \frac{1}{2}x^2\arctan x - \frac{1}{2}x + \frac{1}{2}\arctan x + C$$

$$= \frac{1}{2}(x^2 + 1)\arctan x - \frac{1}{2}x + C$$

例 3. 28 求 $\int x\sin x\,\mathrm{d}x$.

解 优先选取 $u = x$，而 $\sin x\,\mathrm{d}x = -\mathrm{d}\cos x$，取 $v = \cos x$，则

$$\int x\sin x\,\mathrm{d}x = -\int x\,\mathrm{d}\cos x = -x\cos x + \int \cos x\,\mathrm{d}x$$

$$=- x\cos x + \sin x + C$$

例 3.29 求 $\int e^x \sin x \, \mathrm{d}x$.

解 选取 $u = e^x$ 或 $u = \sin x$ 都可以:

$$\int e^x \sin x \, \mathrm{d}x = -\int e^x \mathrm{d}\cos x = - e^x \cos x + \int \cos x \, \mathrm{d}e^x = - e^x \cos x + \int e^x \cos x \, \mathrm{d}x$$

$$= - e^x \cos x + \int e^x \mathrm{d}\sin x \text{(再次用部分积分法)}$$

$$= - e^x \cos x + e^x \sin x - \int \sin x \, \mathrm{d}e^x$$

$$= - e^x \cos x + e^x \sin x - \int e^x \sin x \, \mathrm{d}x \text{(循环)}$$

移项后,有

$$\int e^x \sin x \, \mathrm{d}x = \frac{1}{2}(- e^x \cos x + e^x \sin x) + C$$

分部积分公式可以连续使用,当出现循环时,可考虑由等式两边以合并同类项的形式,解出所要求的积分. 但在每次分部积分中,必须是用同类型的 u.

例 3.30 求 $\int e^{\sqrt{x}} \, \mathrm{d}x$.

解 设 $\sqrt{x} = t$, $x = t^2$, 则

$$\int e^{\sqrt{x}} \, \mathrm{d}x = \int e^t \mathrm{d}t^2 = 2\int e^t t \, \mathrm{d}t = 2\int t \, \mathrm{d}e^t$$

$$= 2te^t - 2\int e^t \mathrm{d}t = 2te^t - 2e^t + C$$

$$= 2\sqrt{x}e^{\sqrt{x}} - 2e^{\sqrt{x}} + C = 2e^{\sqrt{x}}(\sqrt{x} - 1) + C$$

有时在积分的过程中,把分部积分法和换元积分法结合使用会有更好的效果.

3.1.6 有理函数的不定积分

有理函数是指其函数的构成是有理式. 有理式包括有理整式和有理分式两类. 有理整式即多项式 $f(x) = a_n x^n + a_{n-1} x^{n-1} + \cdots + a_1 x_1 + a_0$,其积分可用直接积分法求得. 把 $\dfrac{Q(x)}{P(x)}$ 称为有理分式,其中 $Q(x)$, $P(x)$ 均为 x 的多项式. 若 $Q(x)$ 的次数大于或等于 $P(x)$ 的次数,则称为假分式. 反之,为真分式. 假分式可通过多项式的除法将其化为多项式与真分式的和. 如:

$$\frac{x^2 + 4x + 5}{x + 1} = \frac{(x^2 + x) + (3x + 3) + 2}{x + 1} = x + 3 + \frac{2}{x + 1}$$

因此,有理分式的积分实质就是有理真分式的积分. 由于任何有理真分式都可以分解为最简分式的和,所以,下面先讨论最简分式的不定积分问题.

1. 几类最简分式的不定积分

把 $\dfrac{A}{x-a}$, $\dfrac{A}{(x-a)^n}$, $\dfrac{Mx+N}{x^2+px+q}$, $\dfrac{Mx+N}{(x^2+px+q)^n}$ 这 4 类分式称为最简分式, 其中 A, M, N, p, q, a 均为常数, 且 $p^2-4q<0$, $n\geqslant 2$ 为正整数.

由已经掌握的不定积分的求解方法不难得到

$$\int \frac{A}{x-a}\,\mathrm{d}x = A\ln|x-a|+C$$

$$\int \frac{A}{(x-a)^n}\,\mathrm{d}x = -\frac{A}{n-1}\cdot\frac{1}{(x-a)^{n-1}}+C, \quad n\neq 1$$

对 $\displaystyle\int \frac{Mx+N}{x^2+px+q}\,\mathrm{d}x$ 的求解, 下面通过例 3.31 加以说明.

例 3.31　求 $\displaystyle\int \frac{x+2}{x^2+2x+2}\,\mathrm{d}x$.

解　变形得

$$\int \frac{x+2}{x^2+2x+2}\,\mathrm{d}x = \int \frac{x+1+1}{(x+1)^2+1}\,\mathrm{d}(x+1)$$

设 $u=x+1$, 则

$$\begin{aligned}
\int \frac{x+2}{x^2+2x+2}\,\mathrm{d}x &= \int \frac{u+1}{u^2+1}\,\mathrm{d}u = \int \frac{u}{u^2+1}\,\mathrm{d}u + \int \frac{1}{u^2+1}\,\mathrm{d}u \\
&= \frac{1}{2}\int \frac{1}{u^2+1}\,\mathrm{d}(u^2+1) + \int \frac{1}{u^2+1}\,\mathrm{d}u \\
&= \frac{1}{2}\ln(u^2+1) + \arctan u + C \\
&= \frac{1}{2}\ln(x^2+2x+2) + \arctan(x+1) + C
\end{aligned}$$

对 $\displaystyle\int \frac{Mx+N}{(x^2+px+q)^n}\,\mathrm{d}x$ 可通过换元积分和分部积分求得. 由于计算过程较繁琐, 这里不做详细讨论. 经过以上讨论可知, 4 类最简分式的不定积分都能被求出. 又根据代数知识可知, 任何有理真分式都可以分解为上述 4 类最简分式的和, 从而有理函数的积分得以解决. 那么如何把所给的有理真分式化为最简分式之和呢? 下面来讨论这个问题.

2. 真分式的分解及其不定积分

原则上说, 总能够把一个真分式 $\dfrac{Q(x)}{P(x)}$ 的分母 $P(x)$ 在实数范围内分解为一次式和二次质因式的乘积, 即分解结果只含两种类型的因式: 一种是 $(x-a)^k$, 另一种是$(x^2+px+q)^l$(其中 $p^2-4q<0$, k, l 为正整数). 然后按照 $P(x)$ 的分解结果将真分式$\dfrac{Q(x)}{P(x)}$拆分为若干个最简分式的代数和. 最后,由分项积分公式求得各最简分式的积分. 但根据分母分解的情况不同,有不同的拆分结果,具体如下.

(1) 若分母的因式中含有因子$(x-a)^k$,则拆分出含有 k 个最简分式的和:

$$\frac{A_1}{x-a}+\frac{A_2}{(x-a)^2}+\cdots+\frac{A_k}{(x-a)^k}$$

其中 A_1, A_2,$\cdots$,A_k 为待定常数. 如:

$$\frac{x^3+1}{x(x-1)^3}=\frac{A}{x}+\frac{B_1}{x-1}+\frac{B_2}{(x-1)^2}+\frac{B_3}{(x-1)^3}$$

其中 A, B_1, B_2, B_3 为待定常数.

(2) 若分母的因式中含有因子$(x^2+px+q)^l$,则拆分出含有 l 个最简分式的和:

$$\frac{A_1x+B_1}{x^2+px+q}+\frac{A_2x+B_2}{(x^2+px+q)^2}+\cdots+\frac{A_lx+B_l}{(x^2+px+q)^l}$$

其中 $p^2-4q<0$, A_i, $B_i(i=1,\cdots,l)$ 为待定常数. 如:

$$\frac{x^3+x^2+2}{(x+1)(x^2+2)^2}=\frac{A}{x+1}+\frac{B_1x+C_1}{x^2+2}+\frac{B_2x+C_2}{(x^2+2)^2}$$

其中 A, B_1, C_1, B_2, C_2 为待定常数.

例 3.32 将真分式$\dfrac{1}{x(x-1)^2}$分解为最简分式的和.

解 设

$$\frac{1}{x(x-1)^2}=\frac{A}{x}+\frac{B}{x-1}+\frac{C}{(x-1)^2}$$

两边去分母得恒等式

$$1\equiv(A+B)x^2+(-2A-B+C)x+A$$

由恒等式两端 x 的同次幂的系数相等,得

$$\begin{cases}A+B=0\\-2A-B+C=0\\A=1\end{cases}$$

解得 $A=1,B=-1,C=1$,则

$$\frac{1}{x(x-1)^2}=\frac{1}{x}-\frac{1}{x-1}+\frac{1}{(x-1)^2}$$

也可采用给恒等式中的 x 赋一些特殊值的方法来求 A,B,C,以减少解方程组带来的麻烦. 如:

令 $x=0$,得 $A=1$;

令 $x=1$,由 $1=(1+B)+(-2-B+C)+1$,得 $C=1$;

令 $x=-1$, 由 $1=(1+B)-(-2-B+1)+1$, 得 $B=-1$.

例 3.33　求 $\int \dfrac{2x+2}{(x-1)(x^2+1)^2}\,\mathrm{d}x$.

解　设

$$\frac{2x+2}{(x-1)(x^2+1)^2}=\frac{A}{x-1}+\frac{B_1x+C_1}{x^2+1}+\frac{B_2x+C_2}{(x^2+1)^2}$$

由待定系数法得 $A=1,B_1=-1,C_1=-1,B_2=-2,C_2=0$. 所以

$$\frac{2x+2}{(x-1)(x^2+1)^2}=\frac{1}{x-1}-\frac{x+1}{x^2+1}-\frac{2x}{(x^2+1)^2}$$

故

$$\int \frac{2x+2}{(x-1)(x^2+1)^2}\,\mathrm{d}x=\int \frac{\mathrm{d}x}{x-1}-\int \frac{x\mathrm{d}x}{x^2+1}-\int \frac{\mathrm{d}x}{x^2+1}-\int \frac{2x\mathrm{d}x}{(x^2+1)^2}$$

$$=\ln|x-1|-\frac{1}{2}\ln(x^2+1)-\arctan x+\frac{1}{x^2+1}+C$$

例 3.34　求 $\int \dfrac{x^4+x^3-x+4}{x^3+x^2-2}\,\mathrm{d}x$.

解　因为被积函数是假分式,故用多项式的除法将其化成多项式与真分式的和,即

$$\frac{x^4+x^3-x+4}{x^3+x^2-2}=x+\frac{x+4}{x^3+x^2-2}$$

而真分式 $\dfrac{x+4}{x^3+x^2-2}$ 的分母能分解为 $(x-1)(x^2+2x+2)$,则拆分成最简分式为

$$\frac{x+4}{x^3+x^2-2}=\frac{x+4}{(x-1)(x^2+2x+2)}=\frac{A}{x-1}+\frac{Bx+C}{x^2+2x+2}$$

去分母得恒等式

$$x+4\equiv A(x^2+2x+2)+(x-1)(Bx+C)$$

$$=(A+B)x^2+(2A+C-B)x+2A-C$$

由恒等式同次幂系数相等,有方程组

$$\begin{cases}A+B=0\\2A+C-B=1\\2A-C=4\end{cases}$$

解得 $A=1$, $B=-1$, $C=-2$. 则

$$\frac{x+4}{x^3+x^2-2}=\frac{1}{x-1}-\frac{x+2}{x^2+2x+2}$$

由分项积分公式得

$$\int \frac{x^4+x^3-x+4}{x^3+x^2-2}\,\mathrm{d}x=\int x\mathrm{d}x+\int \frac{1}{x-1}\,\mathrm{d}x-\int \frac{x+2}{x^2+2x+2}\,\mathrm{d}x$$

由例 3.31 可知

$$\int \frac{x+2}{x^2+2x+2}\mathrm{d}x = \frac{1}{2}\ln(x^2+2x+2) + \arctan(x+1) + C_1$$

故

$$\int \frac{x^4+x^3-x+4}{x^3+x^2-2}\mathrm{d}x$$

$$= \frac{1}{2}x^2 + \ln|x-1| - \frac{1}{2}\ln(x^2+2x+2) - \arctan(x+1) + C$$

通过例 3.34 可以看出有理函数积分的一般方法. 但在具体积分时, 应根据被积函数的特点, 不拘泥于形式, 灵活地使用各种方法, 以最便捷的形式解决问题.

例 3.35 求 $\int \frac{x-3}{(x+1)^4}\mathrm{d}x$.

解 设 $x+1=t$, 则

$$\int \frac{x-3}{(x+1)^4}\mathrm{d}x = \int \frac{t-4}{t^4}\mathrm{d}t = \int \frac{1}{t^3}\mathrm{d}t - 4\int \frac{1}{t^4}\mathrm{d}t = -\frac{1}{2t^2} + \frac{4}{3t^3} + C$$

$$= -\frac{1}{2(x+1)^2} + \frac{4}{3(x+1)^3} + C$$

3.1.7 积分表的使用

通过前面的讨论可以看出, 积分的计算要比导数的计算来得灵活、复杂, 因此, 为了实际计算的方便, 往往把常用的积分公式汇集成表, 这种表叫作积分表(见附录 1). 积分表是按照被积函数的类型来排列的, 求积分时可根据被积函数的类型直接地或经过简单变形后在表内查得所需结果. 现举例如下.

例 3.36 查表求 $\int \frac{1}{x^2(2-4x)}\mathrm{d}x$.

解 被积函数中含有 $a+bx$, 在附录 1 简明积分表(一)中, 查到公式 6, 知当 $a=2, b=-4$ 时, 有

$$\int \frac{1}{x^2(2-4x)}\mathrm{d}x = -\frac{1}{2x} - \ln\left|\frac{2-4x}{x}\right| + C$$

例 3.37 查表求 $\int \frac{1}{5+3\sin x}\mathrm{d}x$.

解 被积函数中含有 $a+b\sin x$, 在附录 1 简明积分表(十一)中, 查到公式 103 或 104. 因为 $a=5, b=3, a^2>b^2$, 由公式 103 得

$$\int \frac{1}{5+3\sin x}\mathrm{d}x = \frac{2}{5}\sqrt{\frac{5^2}{5^2-3^2}}\arctan\left[\sqrt{\frac{5^2}{5^2-3^2}}\left(\tan \frac{x}{2} + \frac{3}{5}\right)\right] + C$$

$$= \frac{1}{2}\arctan\left[\frac{5}{4}\left(\tan \frac{x}{2} + \frac{3}{5}\right)\right] + C$$

有些函数的积分在积分表中不能直接查到,需要先进行变量代换,然后再查积分表.

例 3.38　查表求 $\displaystyle\int e^{\sqrt{x}}\,\mathrm{d}x$.

解　积分表中查不到可直接使用的公式,可先进行换元.

设 $\sqrt{x}=t$, $x=t^2$, $\mathrm{d}x=2t\mathrm{d}t$, 则

$$\int e^{\sqrt{x}}\,\mathrm{d}x=\int e^t\cdot 2t\,\mathrm{d}t$$

利用附录 1 简明积分表(十三)中的公式 126 得

$$\int e^{\sqrt{x}}\,\mathrm{d}x=2\int te^t\mathrm{d}t=2e^t(t-1)+C=2e^{\sqrt{x}}(\sqrt{x}-1)+C$$

例 3.39　查表求 $\displaystyle\int\frac{1}{x^2\sqrt{9x^2+4}}\,\mathrm{d}x$.

解　设 $t=3x$, 那么 $x=\dfrac{1}{3}t$, $\mathrm{d}x=\dfrac{1}{3}\mathrm{d}t$, 于是

$$\int\frac{1}{x^2\sqrt{9x^2+4}}\,\mathrm{d}x=3\int\frac{1}{t^2\sqrt{t^2+2^2}}\,\mathrm{d}t$$

利用附录 1 简明积分表(五)中的公式 39 得

$$\int\frac{1}{x^2\sqrt{9x^2+4}}\,\mathrm{d}x=3\int\frac{1}{t^2\sqrt{t^2+2^2}}\,\mathrm{d}t=-\frac{3\sqrt{t^2+4}}{4t}+C$$

$$=-\frac{\sqrt{9x^2+4}}{4x}+C$$

例 3.40　查表求 $\displaystyle\int\sin^4 x\,\mathrm{d}x$.

解　利用附录 1 简明积分表(十一)中的公式 95,其为递推公式,有

$$\int\sin^n x\,\mathrm{d}x=-\frac{\sin^{n-1}x\cos x}{n}+\frac{n-1}{n}\int\sin^{n-2}x\,\mathrm{d}x$$

当 $n=4$ 时,有

$$\int\sin^4 x\,\mathrm{d}x=-\frac{\sin^3 x\cos x}{4}+\frac{3}{4}\int\sin^2 x\mathrm{d}x$$

继续使用公式 95 得

$$\int\sin^2 x\,\mathrm{d}x=-\frac{1}{2}\sin x\cos x+\frac{x}{2}+C_1$$

则

$$\int\sin^4 x\,\mathrm{d}x=-\frac{\sin^3 x\cos x}{4}+\frac{3}{8}(x-\sin x\cos x)+C$$

一般来说,利用积分表可以方便积分计算,但是只有掌握了基本积分方法,才

能灵活地使用积分表.

最后必须指出的是,对于初等函数,在其定义域内原函数一定存在,但不一定是初等函数,如 $\int \dfrac{\sin x}{x}\,\mathrm{d}x$,$\int \mathrm{e}^{-x^2}\,\mathrm{d}x$,$\int \sin x^2\,\mathrm{d}x$,$\int \dfrac{1}{\ln x}\,\mathrm{d}x$ 这些不定积分无法用初等函数表示出来,这类积分称为"积不出"的积分.

课件

3.2 定 积 分

定积分是积分学中又一个重要概念.本节将通过两个实例引入定积分的概念,并介绍定积分的性质、计算方法以及应用.

3.2.1 两个实例

1. 曲边梯形的面积

设 $y = f(x)(f(x) \geqslant 0)$ 在 $[a, b]$ 上连续,则由直线 $x = a$,$x = b$,x 轴,以及曲线 $y = f(x)$ 在平面上所围成的平面图形称为曲边梯形(图 3.3),把曲边梯形的底边所在区间 $[a, b]$ 用分点
$$a = x_0 < x_1 < \cdots < x_{i-1} < x_i < \cdots < x_{n-1} < x_n = b$$
分成 n 个小区间 $[x_{i-1}, x_i]$,其长度为 $\Delta x_i = x_i - x_{i-1}(i = 1, 2, \cdots, n)$.

过各分点作 x 轴垂线,则把曲边梯形分割成 n 个小曲边梯形.在每一个小区间 $[x_{i-1}, x_i]$ 上任取一点 ξ_i,则得以 Δx_i 为底,$f(\xi_i)$ 为高的小矩形,其面积为 $f(\xi_i)\Delta x_i$,这样就可以用小矩形的面积 $f(\xi_i)\Delta x_i$ 近似地表示对应的小曲边梯形的面积(图 3.4).n 个小矩形面积之和就是曲边梯形的面积近似值,即
$$A \approx f(\xi_1)\Delta x_1 + f(\xi_2)\Delta x_2 + \cdots + f(\xi_i)\Delta x_i + \cdots + f(\xi_n)\Delta x_n$$
$$= \sum_{i=1}^{n} f(\xi_i)\Delta x_i$$

当 n 不断增大,即 Δx_i 越来越小时,小矩形面积就越来越接近于对应的小曲边梯形的面积.显然,区间 $[a, b]$ 分得越细,近似程度越好.当 n 无限增大,即将 $[a, b]$ 无限细分时,为了保证所有小区间的长度都无限变小,以 λ 表示小区间长度的最大值,即
$$\lambda = \max\{\Delta x_1, \Delta x_2, \cdots, \Delta x_i, \cdots, \Delta x_n\}$$
则当 λ 趋近于零时,小矩形面积和就以曲边梯形的面积为极限,即
$$A = \lim_{\lambda \to 0} \sum_{i=1}^{n} f(\xi_i)\Delta x_i$$

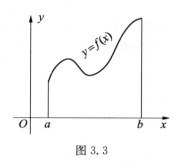

图 3.3

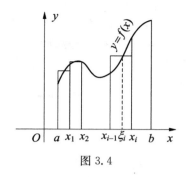

图 3.4

2. 变力所做的功

物体在恒力 F 的作用下,其功 $W = FS$,S 为位移. 但实际上力的大小和方向时刻都在变化,在这样的变力作用下,其功该如何求得?

假设力大小变化,方向不变,物体沿着力的方向(x 轴的正方向)运动(图 3.5),求质点从 a 运动到 b 变力所做的功. 用 $F(x)$ 代表物体在 x 处所受的力,变力 $F(x)$ 的变化是连续的.

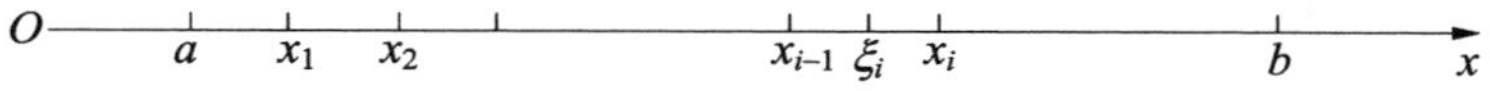

图 3.5

将 $[a,b]$ 分成 n 个小区间,即

$$a = x_0 < x_1 < x_2 < \cdots < x_{i-1} < x_i < \cdots < x_n = b, \quad i = 1,2,\cdots,n$$

在每个小区间 $\Delta x_i = x_i - x_{i-1}$ 上力的变化是连续的,若 Δx_i 相当小时,可认为力的变化不大,接近于一个常量,不妨设为 $F(\xi_i)$,$\xi_i \in [x_{i-1},\ x_i]$,则在 $[x_{i-1},\ x_i]$ 上力所做的功就近似为 $F(\xi_i)\Delta x_i$,那么,从 a 到 b 力所做功的近似值就为

$$W \approx \sum_{i=1}^{n} F(\xi_i)\Delta x_i$$

当 n 无限增大,即 Δx_i 无限减小时,上述和式就趋向于所求功 W. 同样,令 $\lambda = \max\{\Delta x_i\}(i = 1,\ 2,\ \cdots,\ n)$,则当 $\lambda = \max\{\Delta x_i\} \to 0$ 时,各段微功的总和 $\sum_{i=1}^{n} F(\xi_i)\Delta x_i$ 就以 W 为极限,即

$$W = \lim_{\lambda \to 0} \sum_{i=1}^{n} F(\xi_i)\Delta x_i$$

3.2.2 定积分的概念

从以上两例可以看到,曲边梯形的面积 A 及变力所做的功 W 的实际意义虽然不同,前者是几何量,后者是物理量,但它们都取决于一个函数及其自变量的变化

区间,如:曲边梯形的高度 $y = f(x)$ 及其底边上的点 x 的变化区间 $[a,b]$;变力做功中的变力 $F(x)$ 及位移变化区间 $[a,b]$. 其次,计算这些量的方法与步骤都是相同的,即"分割,取近似,求和,取极限". 并且都归纳为具有相同结构的一种特定和的极限,即

$$面积 \quad A = \lim_{\lambda \to 0} \sum_{i=1}^{n} f(\xi_i) \Delta x_i$$

$$功 \quad W = \lim_{\lambda \to 0} \sum_{i=1}^{n} F(\xi_i) \Delta x_i$$

抛开这些问题的实际意义,抓住它们的数量关系上共同的本质和特性加以概括,就可以抽象出定积分的概念.

定义 3.3 设函数 $f(x)$ 在 $[a,b]$ 上有定义,任取分点

$$a = x_0 < x_1 < x_2 < \cdots < x_{i-1} < x_i < \cdots < x_{n-1} < x_n = b$$

把区间 $[a,b]$ 分成 n 个小区间 $[x_{i-1},x_i]$,其长度为 $\Delta x_i = x_i - x_{i-1}(i = 1,2,\cdots,n)$,在每个小区间 $[x_{i-1},x_i]$ 上任取一点 $\xi_i(x_{i-1} \leqslant \xi_i \leqslant x_i)$,取相应的函数值 $f(\xi_i)$ 作乘积,得

$$f(\xi_i)\Delta x_i, \quad i = 1, 2, \cdots, n$$

并求出相应的和式,即

$$\sum_{i=1}^{n} f(\xi_i) \Delta x_i$$

记 $\lambda = \max\{\Delta x_1, \Delta x_2, \cdots, \Delta x_n\}$. 如果当分点无限增多,$n$ 无限增大,$\lambda \to 0$ 时,上述和式的极限存在且唯一,那么就称此极限值为函数 $f(x)$ 在区间 $[a,b]$ 上的**定积分**(definite integral). 记为 $\int_a^b f(x)\mathrm{d}x$,即

$$\int_a^b f(x)\mathrm{d}x = \lim_{\lambda \to 0} \sum_{i=1}^{n} f(\xi_i) \Delta x_i$$

其中 $f(x)$ 叫作被积函数,$f(x)\mathrm{d}x$ 为被积表达式,x 为积分变量,区间 $[a,b]$ 称为**积分区间**(interval of integration),a 叫作**积分下限**(lower limit of integration),b 叫作**积分上限**(upper limit of integration),把 $\int_a^b f(x)\mathrm{d}x$ 读作 $f(x)$ 从 a 到 b 的定积分.

当 $f(x)$ 在 $[a,b]$ 上的定积分存在时,也称 $f(x)$ 在 $[a,b]$ 上**可积**(integrable). 否则称为不可积.

利用定积分的定义,曲边梯形的面积 A 等于其曲边 $y = f(x)$ 在 $[a,b]$ 上的定积分,即

$$A = \int_a^b f(x)\mathrm{d}x$$

受变力 $F(x)$ 作用下的物体从点 a 运动到 b 所做功 W 就为变力 $F(x)$ 在 $[a,b]$ 上的定积分,即

$$W = \int_a^b F(x)\mathrm{d}x$$

对定义 3.3,补充说明如下:

(1) 和式的极限 $\lim\limits_{\lambda \to 0} \sum\limits_{i=1}^n f(\xi_i)\Delta x_i$ 存在且唯一,是指不论对区间 $[a,b]$ 怎样分法,也不论对点 $\xi_i(i=1,\cdots,n)$ 怎样取法,极限都存在且相同.

(2) 定积分值只与被积函数和积分区间有关,而与积分变量的记法无关,即

$$\int_a^b f(x)\mathrm{d}x = \int_a^b f(u)\mathrm{d}u = \int_a^b f(t)\mathrm{d}t$$

(3) 在定义中,假定了 $a < b$. 当 $a > b$ 时,$\int_a^b f(x)\mathrm{d}x$ 也有意义,且

$$\int_a^b f(x)\mathrm{d}x = -\int_b^a f(x)\mathrm{d}x$$

并规定,当 $a = b$ 时,$\int_b^a f(x)\mathrm{d}x = 0$.

(4) 当 $f(x) \geqslant 0$ 时,$\int_a^b f(x)\mathrm{d}x$ 在几何上表示由 $y = f(x)$,直线 $x = a$,$x = b$ 及 x 轴所围成的曲边梯形的面积;当 $f(x) \leqslant 0$ 时,则 $\int_a^b f(x)\mathrm{d}x \leqslant 0$,它在几何上表示由曲线 $y = f(x)$,直线 $x = a$,$x = b$ 及 x 轴所围成的曲边梯形的面积的负值;当 $y = f(x)$ 在 $[a,b]$ 上可正可负时,$\int_a^b f(x)\mathrm{d}x$ 在几何上表示由曲线 $y = f(x)$,直线 $x = a$,$x = b$ 及 x 轴所围成的平面图形的各部分面积的代数和,即在 x 轴上方的面积前冠以"$+$"号,在 x 轴下方的面积前冠以"$-$"号(图 3.6),得

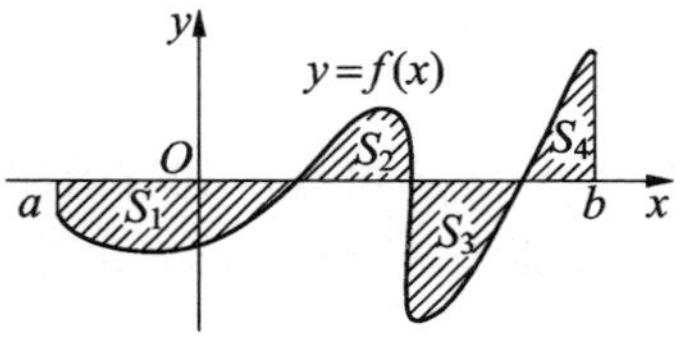

图 3.6

$$\int_a^b f(x)\mathrm{d}x = -S_1 + S_2 - S_3 + S_4$$

例 3.41　利用定义计算定积分 $\int_0^1 x^2 \mathrm{d}x$.

解　因 $f(x) = x^2$ 在 $[0,1]$ 上连续,故可积. 因积分与区间 $[0,1]$ 上的分法及点 ξ_i 的取法无关,则不妨把 $[0,1]$ 分成 n 个相等小区间,取分点 $x_i = \dfrac{i}{n}(i=1,2,\cdots,n)$,即

$$0 = \frac{0}{n} < \frac{1}{n} < \frac{2}{n} < \cdots < \frac{i-1}{n} < \frac{i}{n} < \cdots < \frac{n}{n} = 1$$

每个小区间长度 $\Delta x_i = \dfrac{1}{n}$,取 $\xi_i = x_i = \dfrac{i}{n}$,则得

$$\sum_{i=1}^n f(\xi_i)\Delta x_i = \sum_{i=1}^n \xi_i^2 \Delta x_i = \sum_{i=1}^n \left(\frac{i}{n}\right)^2 \cdot \frac{1}{n}$$

$$= \frac{1}{n^3} \sum_{i=1}^{n} i^2 = \frac{1}{n^3} (1^2 + 2^2 + \cdots + n^2)$$

$$= \frac{1}{n^3} \cdot \frac{1}{6} n(n+1)(2n+1) = \frac{1}{6} \left(1 + \frac{1}{n}\right)\left(2 + \frac{1}{n}\right)$$

所以

$$\int_0^1 x^2 \mathrm{d}x = \lim_{\lambda \to 0} \sum_{i=1}^{n} \xi_i^2 \Delta x_i = \lim_{n \to \infty} \frac{1}{6} \left(1 + \frac{1}{n}\right)\left(2 + \frac{1}{n}\right) = \frac{1}{3}$$

3.2.3　定积分的性质

在下面所讨论的性质中均认为被积函数在所给区间上的定积分是存在的.

性质 3.3　两个函数代数和的定积分等于它们定积分的代数和,即

$$\int_a^b [f(x) \pm g(x)] \mathrm{d}x = \int_a^b f(x) \mathrm{d}x \pm \int_a^b g(x) \mathrm{d}x$$

证明　由定积分定义,有

$$\int_a^b [f(x) \pm g(x)] \mathrm{d}x = \lim_{\lambda \to 0} \sum_{i=1}^{n} [f(\xi_i) \pm g(\xi_i)] \Delta x_i$$

$$= \lim_{\lambda \to 0} \sum_{i=1}^{n} f(\xi_i) \Delta x_i \pm \lim_{\lambda \to 0} \sum_{i=1}^{n} g(\xi_i) \Delta x_i$$

$$= \int_a^b f(x) \mathrm{d}x \pm \int_a^b g(x) \mathrm{d}x$$

性质 3.3 可推广到有限多个函数的情形.

性质 3.4　被积函数的常数因子可以提到积分号外,即

$$\int_a^b k f(x) \mathrm{d}x = k \int_a^b f(x) \mathrm{d}x, \quad k \text{ 为常数}$$

可按性质 3.3 的证明方法加以证明.

性质 3.5(积分区间的可加性)

$$\int_a^b f(x) \mathrm{d}x = \int_a^c f(x) \mathrm{d}x + \int_c^b f(x) \mathrm{d}x, \quad a, b, c \text{ 为任意常数}$$

证明　若 $a < c < b$,因为函数 $f(x)$ 在区间 $[a,b]$ 上可积,由定积分几何意义可知等式成立,其他情形均可归纳为这一种情况. 如果 $a < b < c$,有

$$\int_a^c f(x) \mathrm{d}x = \int_a^b f(x) \mathrm{d}x + \int_b^c f(x) \mathrm{d}x$$

移项,得

$$\int_a^b f(x) \mathrm{d}x = \int_a^c f(x) \mathrm{d}x - \int_b^c f(x) \mathrm{d}x$$

$$= \int_a^c f(x) \mathrm{d}x + \int_c^b f(x) \mathrm{d}x$$

通过以上讨论可知,性质 3.5 的结论与 a, b, c 的大小无关.

性质 3.6　如果在区间 $[a,b]$ 上 $f(x) \equiv 1$，则

$$\int_a^b 1 \mathrm{d}x = \int_a^b \mathrm{d}x = b - a$$

此性质可由定积分的几何意义来说明.

性质 3.7　若 $f(x) \geqslant 0$，则有

$$\int_a^b f(x) \mathrm{d}x \geqslant 0$$

若 $f(x) \geqslant g(x)$，则有

$$\int_a^b f(x) \mathrm{d}x \geqslant \int_a^b g(x) \mathrm{d}x$$

证明　前一个结论由定积分定义即可证明.

当 $f(x) \geqslant g(x)$ 时，$f(x) - g(x) \geqslant 0$，得

$$\int_a^b [f(x) - g(x)] \mathrm{d}x \geqslant 0$$

即

$$\int_a^b f(x) \mathrm{d}x - \int_a^b g(x) \mathrm{d}x \geqslant 0$$

故

$$\int_a^b f(x) \mathrm{d}x \geqslant \int_a^b g(x) \mathrm{d}x$$

性质 3.8(定积分中值定理)　如果函数 $f(x)$ 在闭区间 $[a,b]$ 上连续，则在 $[a,b]$ 上至少存在一点 ξ 使

$$\int_a^b f(x) \mathrm{d}x = f(\xi)(b - a), \quad a \leqslant \xi \leqslant b$$

证明　因为函数 $f(x)$ 在闭区间 $[a,b]$ 上连续，则存在着最大值 M 和最小值 m，使 $m \leqslant f(x) \leqslant M$. 由性质 3.7，得

$$\int_a^b m \mathrm{d}x \leqslant \int_a^b f(x) \mathrm{d}x \leqslant \int_a^b M \mathrm{d}x$$

$$m \int_a^b \mathrm{d}x \leqslant \int_a^b f(x) \mathrm{d}x \leqslant M \int_a^b \mathrm{d}x$$

$$m(b - a) \leqslant \int_a^b f(x) \mathrm{d}x \leqslant M(b - a)$$

$$m \leqslant \frac{1}{b - a} \int_a^b f(x) \mathrm{d}x \leqslant M$$

由连续函数的介值定理知，在区间 $[a,b]$ 上至少存在一点 ξ，使得

$$f(\xi) = \frac{1}{b - a} \int_a^b f(x) \mathrm{d}x, \quad a \leqslant \xi \leqslant b$$

即得

$$\int_a^b f(x) \mathrm{d}x = f(\xi)(b - a)$$

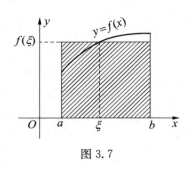

图 3.7

中值定理的几何解释是:在区间$[a,b]$上至少存在一点 ξ,使得以区间$[a,b]$为底边,以曲线 $y=f(x)$ 为曲边的曲边梯形的面积等于同一底边而高为 $f(\xi)$ 的矩形的面积(图 3.7).

由定积分中值定理证明中的结论:

$$m(b-a) \leqslant \int_a^b f(x)\mathrm{d}x \leqslant M(b-a)$$

可以估计出 $\int_a^b f(x)\mathrm{d}x$ 值的大致范围.

例 3.42 估计定积分 $\int_1^2 \ln x\,\mathrm{d}x$ 的值.

解 因 $\ln x$ 在$[1,2]$上单调增加,有 $m=0, M=\ln 2$. 则

$$0 \cdot (2-1) \leqslant \int_1^2 \ln x\,\mathrm{d}x \leqslant \ln 2(2-1)$$

即得

$$0 \leqslant \int_1^2 \ln x\,\mathrm{d}x \leqslant \ln 2$$

3.2.4　微积分基本定理

利用定积分定义计算定积分值是比较困难的,这样,就必须寻求一种简便而有效的方法,这就是微积分基本定理,也即牛顿-莱布尼茨公式.

1. 可变上限的定积分

设函数 $f(x)$ 在$[a,b]$上连续,任意 $x\in[a,b]$,则 $f(x)$ 在部分区间$[a,x]$上连续,且定积分 $\int_a^x f(x)\mathrm{d}x$ 存在. 这时 x 既为积分变量,又表示定积分上限. 因定积分与积分变量无关,为避免混淆,明确起见,将积分变量改用 t 表示. 则上述定积分可以写成 $\int_a^x f(t)\mathrm{d}t$. 可知,对于积分上限 x 的每一个值,都有一个确定的定积分值 $\int_a^x f(t)\mathrm{d}t$ 与之相对应,因此 $\int_a^x f(t)\mathrm{d}t$ 在$[a,b]$上定义了一个函数,记为 $R(x)$,即

$$R(x) = \int_a^x f(t)\mathrm{d}t$$

此函数称为变上限函数(图 3.8).

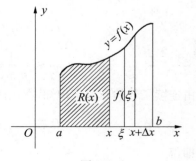

图 3.8

定理 3.4　若 $f(x)$ 在 $[a,b]$ 上连续,则变上限函数

$$R(x) = \int_a^x f(t)\mathrm{d}t$$

在 $[a,b]$ 可导,并且它的导数为

$$R'(x) = \frac{\mathrm{d}}{\mathrm{d}x}\int_a^x f(t)\mathrm{d}t = f(x), \quad a \leqslant x \leqslant b$$

证明　若上限 x 有增量 Δx(图 3.8),则

$$R(x + \Delta x) = \int_a^{x+\Delta x} f(t)\mathrm{d}t$$

那么

$$\Delta R(x) = R(x + \Delta x) - R(x) = \int_a^{x+\Delta x} f(t)\mathrm{d}t - \int_a^x f(t)\mathrm{d}t$$

$$= \int_a^{x+\Delta x} f(t)\mathrm{d}t + \int_x^a f(t)\mathrm{d}t$$

$$= \int_x^{x+\Delta x} f(t)\mathrm{d}t$$

由积分中值定理可知,在 x 与 $x+\Delta x$ 之间至少存在一点 ξ,使得

$$\Delta R(x) = \int_x^{x+\Delta x} f(t)\mathrm{d}t = f(\xi)(x + \Delta x - x)$$

$$= f(\xi)\Delta x, \quad x \leqslant \xi \leqslant x + \Delta x$$

即得 $\dfrac{\Delta R(x)}{\Delta x} = f(\xi)$. 因为 $f(x)$ 在 $[a,b]$ 上连续,当 $\Delta x \to 0$ 时有 $\xi \to x$, 则

$$\lim_{\Delta x \to 0} \frac{\Delta R(x)}{\Delta x} = \lim_{\xi \to x} f(\xi) = f(x)$$

即

$$R'(x) = f(x)$$

由此可知,变上限函数 $R(x) = \int_a^x f(t)\mathrm{d}t$ 是函数 $f(x)$ 在区间 $[a,b]$ 上的一个原函数. 下面举例说明此定理的应用.

例 3.43　求 $\int_0^x \sin 2t\,\mathrm{d}t$, $\int_x^0 \sin 2t\,\mathrm{d}t$ 和 $\int_x^{x^2} \sin 2t\,\mathrm{d}t$ 的导数.

解　$\left(\int_0^x \sin 2t\,\mathrm{d}t\right)' = \sin 2x$;

$\left(\int_x^0 \sin 2t\,\mathrm{d}t\right)' = \left(-\int_0^x \sin 2t\,\mathrm{d}t\right)' = -\sin 2x$;

$\left(\int_x^{x^2} \sin 2t\,\mathrm{d}t\right)' = \left(\int_0^{x^2} \sin 2t\,\mathrm{d}t + \int_x^0 \sin 2t\,\mathrm{d}t\right)'$

$= \left(\int_0^{x^2} \sin 2t\,\mathrm{d}t\right)' + \left(-\int_0^x \sin 2t\,\mathrm{d}t\right)'$

$= \sin 2x^2 \cdot (x^2)' - \sin 2x = 2x\sin 2x^2 - \sin 2x.$

需注意的是，$\int_0^{x^2} \sin 2t \, dt$ 是变上限 x^2 的函数，即为 $R(x^2)$，则其导数应为 $R'(x^2) \cdot (x^2)'$.

例 3.44 设当 $x \geqslant 0$ 时，$f(x)$ 连续，且 $\int_0^{x^2} f(t) dt = x^2(1+x)$，求 $f(2)$.

解 因为 $x \geqslant 0$ 时，$f(x)$ 连续，则

$$\left[\int_0^{x^2} f(t) dt\right]' = f(x^2) \cdot (x^2)'$$

即得

$$f(x^2) \cdot 2x = 3x^2 + 2x, \quad f(x^2) = \frac{1}{2}(3x+2)$$

当 $x = \sqrt{2}$ 时，得

$$f(2) = \frac{1}{2}(3\sqrt{2}+2) = \frac{3}{2}\sqrt{2} + 1$$

例 3.45 求下列极限.

$$(1) \lim_{x \to 0} \frac{\int_0^x \sin^2 t \, dt}{x^3}; \qquad (2) \lim_{x \to 0} \frac{\int_{\cos x}^1 e^{-t^2} dt}{x^2}.$$

解 (1) 当 $x \to 0$ 时，此极限为 $\dfrac{0}{0}$ 型，故用洛必达法则得

$$原式 = \lim_{x \to 0} \frac{\left(\int_0^x \sin^2 t \, dt\right)'}{(x^3)'} = \lim_{x \to 0} \frac{\sin^2 x}{3x^2}$$

$$= \lim_{x \to 0} \frac{2\sin x \cos x}{6x} = \frac{1}{3}$$

(2) 当 $x \to 0$ 时，此极限为 $\dfrac{0}{0}$ 型，故用洛必达法则得

$$原式 = \lim_{x \to 0} \frac{\left(\int_{\cos x}^1 e^{-t^2} dt\right)'}{(x^2)'} = \lim_{x \to 0} \frac{\left(-\int_1^{\cos x} e^{-t^2} dt\right)'}{2x}$$

$$= \lim_{x \to 0} \frac{-e^{-\cos^2 x}(\cos x)'}{2x}$$

$$= \lim_{x \to 0} \frac{e^{-\cos^2 x} \sin x}{2x} = \frac{1}{2e}$$

2. 微积分基本公式

由定理 3.4 可知，$R(x)$ 是连续函数 $f(x)$ 的一个原函数. 因此，可得如下的原函数存在定理.

定理 3.5 如果函数 $f(x)$ 在区间 $[a, b]$ 上连续，则函数

$$R(x) = \int_a^x f(t)\,\mathrm{d}t$$

就是 $f(x)$ 在区间 $[a,b]$ 上的一个原函数.

这个定理的重要意义是:(1) 肯定了连续函数的原函数存在性;(2) 揭示了定积分与不定积分之间的联系.

定理 3.6　设函数 $f(x)$ 在区间 $[a,b]$ 上连续,$F(x)$ 是 $f(x)$ 的一个原函数,则

$$\int_a^b f(x)\,\mathrm{d}x = F(b) - F(a) \tag{3.3}$$

证明　因为 $R(x) = \int_a^x f(t)\,\mathrm{d}t$ 是 $f(x)$ 的一个原函数,于是

$$F(x) - R(x) = C$$

即

$$F(x) = R(x) + C = \int_a^x f(t)\,\mathrm{d}t + C$$

当 $x = a$ 时,有

$$F(a) = \int_a^a f(t)\,\mathrm{d}t + C = C$$

当 $x = b$ 时,有

$$F(b) = \int_a^b f(t)\,\mathrm{d}t + C = \int_a^b f(t)\,\mathrm{d}t + F(a)$$

即

$$\int_a^b f(t)\,\mathrm{d}t = F(b) - F(a)$$

将积分变量 t 改为 x,得

$$\int_a^b f(x)\,\mathrm{d}x = F(b) - F(a)$$

为方便起见,以后把 $F(b) - F(a)$ 记成 $[F(x)]_a^b$,则

$$\int_a^b f(x)\,\mathrm{d}x = [F(x)]_a^b = F(b) - F(a)$$

由定理 3.6 可知,连续函数 $f(x)$ 在区间 $[a,b]$ 上的定积分,等于它的任意一个原函数 $F(x)$ 在区间 $[a,b]$ 上的增量 $F(b) - F(a)$,这为定积分计算提供了一个简便、有效的方法.

式 (3.3) 称为**微积分基本公式** (fundamental formula of calculus),也称**牛顿-莱布尼茨公式** (Newton-Leibniz formula).

例 3.46　计算 $\displaystyle\int_0^1 x^2\,\mathrm{d}x$.

解　$\displaystyle\int_0^1 x^2\,\mathrm{d}x = \left[\frac{1}{3}x^3\right]_0^1 = \frac{1}{3} \cdot 1^3 - \frac{1}{3} \cdot 0^3 = \frac{1}{3}$.

例 3.47　计算 $\displaystyle\int_{-2}^{-1} \frac{1}{x}\,\mathrm{d}x$.

解 $\int_{-2}^{-1} \dfrac{1}{x} dx = \left[\ln|x|\right]_{-2}^{-1} = \ln 1 - \ln 2 = -\ln 2.$

例 3.48 计算 $\int_0^{2\pi} |\sin x| \, dx.$

解 因

$$|\sin x| = \begin{cases} \sin x, & 0 \leqslant x \leqslant \pi \\ -\sin x, & \pi < x \leqslant 2\pi \end{cases}$$

故

$$\int_0^{2\pi} |\sin x| \, dx = \int_0^{\pi} \sin x \, dx + \int_{\pi}^{2\pi} (-\sin x) dx$$

$$= \left[-\cos x\right]_0^{\pi} - \left[-\cos x\right]_{\pi}^{2\pi}$$

$$= -\cos \pi + \cos 0 + \cos 2\pi - \cos \pi = 4$$

3.2.5 定积分的换元积分法和分部积分法

牛顿-莱布尼茨公式说明连续函数的定积分计算与不定积分计算有着密切的联系,而不定积分的计算主要是换元积分法和分部积分法,因此,在一定条件下,也可以在定积分的计算中应用换元积分法与分部积分法.

1. 定积分的换元积分法

先通过举例给出定积分的换元积分法.

例 3.49 计算 $\int_0^4 \dfrac{1}{1+\sqrt{x}} dx.$

解 设 $\sqrt{x} = t(t \geqslant 0)$,则 $x = t^2, dx = 2t dt.$ 于是

$$\int \frac{1}{1+\sqrt{x}} dx = 2 \int \frac{t}{1+t} dt$$

$$= 2\int \left(1 - \frac{1}{1+t}\right) dt = 2\int dt - 2 \int \frac{1}{1+t} dt$$

$$= 2t - 2\ln(1+t) + C$$

$$= 2\sqrt{x} - 2\ln(1+\sqrt{x}) + C$$

则

$$\int_0^4 \frac{1}{1+\sqrt{x}} dx = \left[2\sqrt{x} - 2\ln(1+\sqrt{x})\right]_0^4$$

$$= 4 - 2\ln 3$$

如果在换元的同时,将 x 的上、下限按 $t = \sqrt{x}$ 相应换成 t 的上、下限,即 $x = 0$ 时,$t = 0$,$x = 4$ 时,$t = 2$,则

$$\int_0^4 \frac{1}{1+\sqrt{x}}\,\mathrm{d}x = 2\int_0^2 \frac{t}{1+t}\,\mathrm{d}t$$

$$= 2\int_0^2 \left(1 - \frac{1}{1+t}\right)\mathrm{d}t = 2\int_0^2 \mathrm{d}t - 2\int_0^2 \frac{1}{1+t}\,\mathrm{d}t$$

$$= 2[t]_0^2 - 2[\ln(1+t)]_0^2 = 4 - 2\ln 3$$

可以看出,运算的步骤得到简化,其原因是在换元同时,将 x 的上、下限按 $t=\sqrt{x}$ 相应换成 t 的上、下限,因而省略了不定积分运用中在求出关于 t 的原函数后,还需将积分变量 t 回代 x 的这一步骤.这种方法叫作定积分的**换元法**.

定理 3.7　设函数 $f(x)$ 在区间 $[a,b]$ 上连续,$x = \varphi(t)$ 在区间 $[\alpha,\beta]$(或 $[\beta,\alpha]$)上单值,且有连续导数 $\varphi'(t)$.当 t 在 $[\alpha,\beta]$(或 $[\beta,\alpha]$)上变化时,函数 $x = \varphi(t)$ 的值在 $[a,b]$ 上变化,且 $\varphi(\alpha) = a$,$\varphi(\beta) = b$,则

$$\int_a^b f(x)\mathrm{d}x = \int_\alpha^\beta f[\varphi(t)]\varphi'(t)\mathrm{d}t \tag{3.4}$$

证明　由牛顿-莱布尼茨公式,若 $F(x)$ 是 $f(x)$ 的一个原函数,则

$$\int_a^b f(x)\mathrm{d}x = [F(x)]_a^b = F(b) - F(a)$$

由不定积分的换元法,得

$$\int f[\varphi(t)]\varphi'(t)\mathrm{d}t = \int f[\varphi(t)]\mathrm{d}\varphi(t) = F[\varphi(t)] + C$$

于是

$$\int_\alpha^\beta f[\varphi(t)]\varphi'(t)\mathrm{d}t = \{F[\varphi(t)]\}_\alpha^\beta$$
$$= F[\varphi(\beta)] - F[\varphi(\alpha)]$$
$$= F(b) - F(a)$$

所以

$$\int_a^b f(x)\mathrm{d}x = \int_\alpha^\beta f[\varphi(t)]\varphi'(t)\mathrm{d}t$$

式(3.4)称为定积分的换元公式.此法对应于不定积分中第二类换元法,并对公式中的 α,β 大小没有限制.

例 3.50　计算 $\int_0^4 \dfrac{x+2}{\sqrt{2x+1}}\,\mathrm{d}x$.

解　设 $\sqrt{2x+1} = t$,则 $x = \dfrac{t^2-1}{2}$,$\mathrm{d}x = t\mathrm{d}t$,且当 $x = 0$ 时,$t = 1$,当 $x = 4$ 时,$t = 3$,则

$$\int_0^4 \frac{x+2}{\sqrt{2x+1}}\,\mathrm{d}x = \int_1^3 \frac{1}{t}\left(\frac{t^2-1}{2} + 2\right)\cdot t\,\mathrm{d}t$$

$$= \frac{1}{2}\int_1^3 (t^2 + 3)\,\mathrm{d}t$$

$$= \frac{1}{2} \left[\frac{t^3}{3} + 3t \right]_1^3 = \frac{22}{3}$$

有时换元公式也可反过来使用. 引入 $t = \varphi(x)$ 则

$$\int_a^b f[\varphi(x)] \varphi'(x) \mathrm{d}x = \int_a^\beta f(t) \mathrm{d}t$$

而 $\alpha = \varphi(a)$，$\beta = \varphi(b)$. 此法对应于不定积分的第一类换元法.

例 3.51　计算 $\int_0^{\frac{\pi}{2}} 6\cos^5 x \sin x \, \mathrm{d}x$.

解　因为

$$\sin x \, \mathrm{d}x = - \mathrm{d}(\cos x)$$

故设 $t = \cos x$，且当 $x = 0$ 时，$t = 1$，当 $x = \dfrac{\pi}{2}$ 时，$t = 0$，于是

$$\int_0^{\frac{\pi}{2}} 6\cos^5 x \sin x \, \mathrm{d}x = -6 \int_1^0 t^5 \mathrm{d}t = 6 \int_0^1 t^5 \mathrm{d}t$$
$$= 6 \left[\frac{1}{6} t^6 \right]_0^1 = 1$$

若没有引入新的变量 t，则定积分的上、下限就不要改变. 上例也可计算如下：

$$6 \int_0^{\frac{\pi}{2}} \cos^5 x \sin x \, \mathrm{d}x = -6 \int_0^{\frac{\pi}{2}} \cos^5 x \, \mathrm{d}\cos x$$
$$= -6 \left[\frac{1}{6} \cos^6 x \right]_0^{\frac{\pi}{2}} = -6 \left(0 - \frac{1}{6} \right) = 1$$

由此可以看出，积分上、下限是随着换元中的积分变量的变化而改变的，即换元要换限. 且在换限时，上限换上限，下限换下限.

2. 定积分的分部积分法

若函数 u 和 v 在区间 $[a, b]$ 上具有连续导数，则有

$$(uv)' = u'v + uv'$$

即

$$\int_a^b (uv)' \mathrm{d}x = \int_a^b u'v \mathrm{d}x + \int_a^b uv' \mathrm{d}x$$
$$[uv]_a^b = \int_a^b v \mathrm{d}u + \int_a^b u \mathrm{d}v$$
$$\int_a^b u \mathrm{d}v = [uv]_a^b - \int_a^b v \mathrm{d}u$$

这就是定积分的分部积分公式.

定理 3.8　若函数 u 和 v 在区间 $[a, b]$ 上具有连续导数，则

$$\int_a^b u \mathrm{d}v = [uv]_a^b - \int_a^b v \mathrm{d}u \tag{3.5}$$

式(3.5)表明原函数已经求出的那一部分可先用上、下限代入,而不必等到整个原函数全求出后才代入上、下限.

例 3.52　计算 $\int_0^1 x\mathrm{e}^{-x}\,\mathrm{d}x$.

解　$\displaystyle\int_0^1 x\mathrm{e}^{-x}\,\mathrm{d}x = -\int_0^1 x\,\mathrm{d}\mathrm{e}^{-x} = -\left[x\mathrm{e}^{-x}\right]_0^1 + \int_0^1 \mathrm{e}^{-x}\,\mathrm{d}x$

$\displaystyle\qquad\qquad\qquad = -\mathrm{e}^{-1} - \left[\mathrm{e}^{-x}\right]_0^1 = 1 - \frac{2}{\mathrm{e}}.$

例 3.53　计算 $\int_0^1 \mathrm{e}^{\sqrt{x}}\,\mathrm{d}x$.

解　先用换元法. 令 $\sqrt{x}=t,x=t^2,\mathrm{d}x=2t\mathrm{d}t$, 则当 $x=0$ 时, $t=0$, 当 $x=1$ 时, $t=1$, 则

$$\int_0^1 \mathrm{e}^{\sqrt{x}}\,\mathrm{d}x = \int_0^1 \mathrm{e}^t 2t\,\mathrm{d}t = 2\int_0^1 t\mathrm{e}^t\,\mathrm{d}t$$

再用分部积分法,有

$$\int_0^1 t\mathrm{e}^t\,\mathrm{d}t = \int_0^1 t\,\mathrm{d}\mathrm{e}^t = \left[t\mathrm{e}^t\right]_0^1 - \int_0^1 \mathrm{e}^t\,\mathrm{d}t = \mathrm{e} - \left[\mathrm{e}^t\right]_0^1 = 1$$

则

$$\int_0^1 \mathrm{e}^{\sqrt{x}}\,\mathrm{d}x = 2\int_0^1 t\mathrm{e}^t\,\mathrm{d}t = 2$$

例 3.54　计算 $\int_{\frac{1}{\mathrm{e}}}^{\mathrm{e}} |\ln x|\,\mathrm{d}x$.

解　因为

$$|\ln x| = \begin{cases} -\ln x, & \dfrac{1}{\mathrm{e}} \leqslant x \leqslant 1 \\[2mm] \ln x, & 1 < x \leqslant \mathrm{e} \end{cases}$$

所以

$$\int_{\frac{1}{\mathrm{e}}}^{\mathrm{e}} |\ln x|\,\mathrm{d}x = \int_{\frac{1}{\mathrm{e}}}^{1} (-\ln x)\,\mathrm{d}x + \int_1^{\mathrm{e}} \ln x\,\mathrm{d}x$$

$$= -\left[x\ln x\right]_{\frac{1}{\mathrm{e}}}^1 + \int_{\frac{1}{\mathrm{e}}}^1 x\,\mathrm{d}\ln x + \left[x\ln x\right]_1^{\mathrm{e}} - \int_1^{\mathrm{e}} x\,\mathrm{d}\ln x$$

$$= \frac{1}{\mathrm{e}}\ln\frac{1}{\mathrm{e}} + \left[x\right]_{\frac{1}{\mathrm{e}}}^1 + \mathrm{e}\ln\mathrm{e} - \left[x\right]_1^{\mathrm{e}}$$

$$= -\frac{1}{\mathrm{e}} + 1 - \frac{1}{\mathrm{e}} + \mathrm{e} - \mathrm{e} + 1 = 2\left(1 - \frac{1}{\mathrm{e}}\right)$$

3.2.6　广义积分

定积分是在积分区间为闭区间和被积函数在该区间上连续的前提下给出的.

但在解决一些实际问题时,会遇到积分区间为无穷区间或被积函数在积分区间内存在无穷间断点的积分问题,为此,引入**广义积分**(improper integral)的概念.

1. 无穷区间上的广义积分

定义 3.4　设函数 $f(x)$ 在区间 $[a,+\infty)$ 上连续,对任意 $t > a$,$\int_a^t f(x)\mathrm{d}x$ 存在,若极限 $\lim\limits_{t \to +\infty} \int_a^t f(x)\mathrm{d}x$ 也存在,则称此极限为函数 $f(x)$ 在无穷区间 $[a,+\infty)$ 上的广义积分,记作 $\int_a^{+\infty} f(x)\mathrm{d}x$,即

$$\int_a^{+\infty} f(x)\mathrm{d}x = \lim_{t \to +\infty} \int_a^t f(x)\mathrm{d}x$$

这时称广义积分 $\int_a^{+\infty} f(x)\mathrm{d}x$ **收敛**(convergent);若极限不存在,则称广义积分 $\int_a^{+\infty} f(x)\mathrm{d}x$ **发散**(divergent),这时,记号 $\int_a^{+\infty} f(x)\mathrm{d}x$ 不再表示数值.

类似地,可以给出函数 $f(x)$ 在无穷区间 $(-\infty, b]$ 上的广义积分:

$$\int_{-\infty}^b f(x)\mathrm{d}x = \lim_{u \to -\infty} \int_u^b f(x)\mathrm{d}x$$

定义 3.5　设函数 $f(x)$ 在区间 $(-\infty, +\infty)$ 上连续,且对任意常数 c,若广义积分 $\int_{-\infty}^c f(x)\mathrm{d}x$ 和 $\int_c^{+\infty} f(x)\mathrm{d}x$ 都收敛,则称上述两广义积分和为函数 $f(x)$ 在无穷区间 $(-\infty, +\infty)$ 上的广义积分,记为 $\int_{-\infty}^{+\infty} f(x)\mathrm{d}x$,即

$$\int_{-\infty}^{+\infty} f(x)\mathrm{d}x = \int_{-\infty}^c f(x)\mathrm{d}x + \int_c^{+\infty} f(x)\mathrm{d}x$$

这时也称广义积分 $\int_{-\infty}^{+\infty} f(x)\mathrm{d}x$ 收敛,否则就称广义积分 $\int_{-\infty}^{+\infty} f(x)\mathrm{d}x$ 发散.

例 3.55　计算 $\int_0^{+\infty} x\mathrm{e}^{-x^2}\mathrm{d}x$.

解　取任意 $t > 0$,则

$$\int_0^{+\infty} x\mathrm{e}^{-x^2}\mathrm{d}x = \lim_{t \to +\infty} \int_0^t x\mathrm{e}^{-x^2}\mathrm{d}x = -\frac{1}{2} \lim_{t \to +\infty} \int_0^t \mathrm{e}^{-x^2}\mathrm{d}(-x^2)$$

$$= -\frac{1}{2} \lim_{t \to +\infty} \left[\mathrm{e}^{-x^2}\right]_0^t = -\frac{1}{2}\left(\lim_{t \to +\infty} \mathrm{e}^{-t^2} - 1\right)$$

$$= \frac{1}{2}$$

在进行广义积分计算时,为简化计算过程,可仿照微积分基本公式的记法.即

$$\int_a^{+\infty} f(x)\mathrm{d}x = \left[F(x)\right]_a^{+\infty} = F(+\infty) - F(a)$$

记 $F(+\infty) = \lim\limits_{x \to +\infty} F(x)$. 同理,记 $F(-\infty) = \lim\limits_{x \to -\infty} F(x)$.

例 3.56　计算 $\displaystyle\int_{-\infty}^{+\infty} \frac{1}{1+x^2}\mathrm{d}x$.

解　$\displaystyle\int_{-\infty}^{+\infty} \frac{1}{1+x^2}\mathrm{d}x = \int_{-\infty}^{0} \frac{1}{1+x^2}\mathrm{d}x + \int_{0}^{+\infty} \frac{1}{1+x^2}\mathrm{d}x$

$$= \lim_{u\to-\infty}\int_{u}^{0} \frac{1}{1+x^2}\mathrm{d}x + \lim_{t\to+\infty}\int_{0}^{t} \frac{1}{1+x^2}\mathrm{d}x$$

$$= \lim_{u\to-\infty}\left[\arctan x\right]_{u}^{0} + \lim_{t\to+\infty}\left[\arctan x\right]_{0}^{t}$$

$$= -\lim_{u\to-\infty}\arctan u + \lim_{t\to+\infty}\arctan t$$

$$= -\left(-\frac{\pi}{2}\right) + \frac{\pi}{2} = \pi.$$

也可简化计算如下：

$$\int_{-\infty}^{+\infty} \frac{1}{1+x^2}\mathrm{d}x = \left[\arctan x\right]_{-\infty}^{+\infty} = \lim_{x\to+\infty}\arctan x - \lim_{x\to-\infty}\arctan x$$

$$= \frac{\pi}{2} - \left(-\frac{\pi}{2}\right) = \pi$$

这个广义积分的几何意义（图 3.9）是当 $u\to-\infty$，$t\to+\infty$ 时，阴影部分向左、右无限延伸，使其面积趋于极限值 π，简单地说，曲线 $y = \dfrac{1}{1+x^2}$ 与 x 轴之间的图形面积为 π.

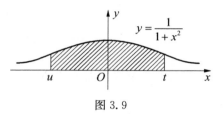

图 3.9

例 3.57　讨论广义积分 $\displaystyle\int_{1}^{+\infty} \frac{1}{x^p}\mathrm{d}x$ 的敛散性.

解　当 $p = 1$ 时，有

$$\int_{1}^{+\infty} \frac{1}{x}\mathrm{d}x = \left[\ln x\right]_{1}^{+\infty} = \lim_{x\to+\infty}\ln x = +\infty$$

广义积分发散.

当 $p \neq 1$ 时，有

$$\int_{1}^{+\infty} \frac{1}{x^p}\mathrm{d}x = \left[\frac{1}{1-p}x^{1-p}\right]_{1}^{+\infty} = \lim_{x\to+\infty}\frac{1}{1-p}x^{1-p} - \frac{1}{1-p}$$

$$= \begin{cases} \dfrac{1}{p-1}, & p > 1 \\ +\infty, & p < 1 \end{cases}$$

所以，原广义积分在 $p > 1$ 时收敛于 $\dfrac{1}{p-1}$，$p \leqslant 1$ 时发散.

2. 被积函数具有无穷间断点的广义积分

若 x_0 是 $f(x)$ 的间断点，且 $\lim\limits_{x \to x_0} f(x) = \infty$，则称 x_0 为 $f(x)$ 的**无穷间断点**.

定义 3.6 设函数 $f(x)$ 在 $(a,b]$ 上连续，而 $\lim\limits_{x \to a^+} f(x) = \infty$. 对任意 $\varepsilon > 0$，若极限 $\lim\limits_{\varepsilon \to 0^+} \int_{a+\varepsilon}^b f(x) \mathrm{d}x$ 存在，则称此极限为函数 $f(x)$ 在区间 $(a,b]$ 上的广义积分，记作 $\int_a^b f(x) \mathrm{d}x$，即

$$\int_a^b f(x) \mathrm{d}x = \lim_{\varepsilon \to 0^+} \int_{a+\varepsilon}^b f(x) \mathrm{d}x$$

这时也称广义积分 $\int_a^b f(x) \mathrm{d}x$ 收敛；若极限不存在，则称广义积分 $\int_a^b f(x) \mathrm{d}x$ 发散.

类似地，可定义函数 $f(x)$ 在 $[a,b)$ 上的广义积分

$$\int_a^b f(x) \mathrm{d}x = \lim_{\varepsilon \to 0^+} \int_a^{b-\varepsilon} f(x) \mathrm{d}x$$

定义 3.7 若 $f(x)$ 在 $[a,b]$ 上除点 $c(a < c < b)$ 外连续，且 $\lim\limits_{x \to c} f(x) = \infty$，对任意的 $\varepsilon_1 > 0$，$\varepsilon_2 > 0$，有

$$\int_a^b f(x) \mathrm{d}x = \lim_{\varepsilon_1 \to 0^+} \int_a^{c-\varepsilon_1} f(x) \mathrm{d}x + \lim_{\varepsilon_2 \to 0^+} \int_{c+\varepsilon_2}^b f(x) \mathrm{d}x$$

当上式右端两个极限都存在时，称广义积分 $\int_a^b f(x) \mathrm{d}x$ 收敛，否则，称广义积分 $\int_a^b f(x) \mathrm{d}x$ 发散.

同样，当 $\lim\limits_{x \to a^+} f(x) = \infty$ 时，记

$$\int_a^b f(x) \mathrm{d}x = \left[F(x) \right]_a^b$$
$$= F(b) - \lim_{\varepsilon \to 0^+} F(a + \varepsilon)$$

当 $\lim\limits_{x \to b^-} f(x) = \infty$ 时，记

$$\int_a^b f(x) \mathrm{d}x = \left[F(x) \right]_a^b$$
$$= \lim_{\varepsilon \to 0^+} F(b - \varepsilon) - F(a)$$

例 3.58 求广义积分 $\int_0^a \dfrac{1}{\sqrt{a^2 - x^2}} \mathrm{d}x \, (a > 0)$.

解 因为 $\lim\limits_{x \to a^-} \dfrac{1}{\sqrt{a^2 - x^2}} = \infty$，故 $x = a$ 是被积函数的一个无穷间断点，则

$$\int_0^a \frac{1}{\sqrt{a^2 - x^2}} \mathrm{d}x = \left[\arcsin \frac{x}{a} \right]_0^a = \lim_{\varepsilon \to 0^+} \arcsin \frac{a - \varepsilon}{a} - \arcsin 0$$

$$= \arcsin 1 = \frac{\pi}{2}$$

例 3.59　讨论广义积分 $\int_{-1}^{1} \frac{1}{x^2} \, \mathrm{d}x$ 的敛散性.

解　因为被积函数 $\frac{1}{x^2}$ 在 $[-1, 1]$ 上除 $x = 0$ 外连续,且 $\lim\limits_{x \to 0} \frac{1}{x^2} = \infty$, $x = 0$ 是无穷间断点,所以

$$\int_{-1}^{1} \frac{1}{x^2} \, \mathrm{d}x = \int_{-1}^{0} \frac{1}{x^2} \, \mathrm{d}x + \int_{0}^{1} \frac{1}{x^2} \, \mathrm{d}x$$

$$= \left[-\frac{1}{x} \right]_{-1}^{0} + \left[-\frac{1}{x} \right]_{0}^{1}$$

而

$$\left[-\frac{1}{x} \right]_{-1}^{0} = -\lim_{\varepsilon \to 0} \frac{1}{0 - \varepsilon} - 1 = +\infty$$

所以广义积分 $\int_{-1}^{1} \frac{1}{x^2} \, \mathrm{d}x$ 是发散的.

在例 3.59 中,如果疏忽了 $x = 0$ 是无穷间断点,就会得出下面的错误结论:

$$\int_{-1}^{1} \frac{1}{x^2} \, \mathrm{d}x = \left[-\frac{1}{x} \right]_{-1}^{1} = -1 - 1 = -2$$

因此在计算定积分时,必须注意被积函数在积分区间内是否存在无穷间断点.

3.3　定积分的应用

课件

在引入定积分概念时,已经举了两个实际的例子. 定积分的应用是十分广泛的,涵盖科学研究、工程技术等各方面. 在解决实际问题时,一般采用先将实际问题抽象为一般的数学模式,把所求的量归纳为某个定积分的分析方法来进行. 而微元法就是一种简化的定积分分析方法.

3.3.1　微元法

为了说明微元法,先回顾一下在引入定积分概念时的两个例题以及解决问题的步骤,以曲边梯形的面积为例.

设 $f(x)$ 是区间 $[a, b]$ 上的连续函数,且 $f(x) \geqslant 0$, 求以曲线 $y = f(x)$ 为顶边, $x = a$, $x = b$ 以及 x 轴所围成的曲边梯形的面积 A. 步骤如下.

(1) 分割.

在 $[a, b]$ 上任取 n 个分点

$$a = x_0 < x_1 < x_2 < \cdots < x_{i-1} < x_i < \cdots < x_n = b$$

将$[a,b]$分割成 n 个小区间,相应地得到 n 个小的曲边梯形,即所求 A 分割成 n 个微量 $\Delta A_i (i = 1, 2, \cdots, n)$,即

$$A = \sum_{i=1}^{n} \Delta A_i$$

(2)求近似值(以直代曲).

求出微量 ΔA_i 的近似值,用小矩形的面积代替相应小曲边梯形的面积,得

$$\Delta A_i \approx f(\xi_i) \Delta x_i, \quad x_{i-1} \leqslant \xi_i \leqslant x_i, \quad i = 1, 2, \cdots, n$$

(3)求和.

求出各微量 ΔA_i 的近似值的和,即 A 的近似值,得

$$A \approx \sum_{i=1}^{n} f(\xi_i) \Delta x_i$$

(4)取极限.

当区间无限细分,即 $n \to \infty$,有 $\lambda = \max\{\Delta x_i\} \to 0$,这时,各个小矩形的面积就趋向于各个对应的小曲边梯形的面积. 则小矩形的面积和 $\sum_{i=1}^{n} f(\xi_i) \Delta x_i$,就趋向于小曲边梯形的面积和,即

$$A = \lim_{\lambda \to 0} \sum_{i=1}^{n} f(\xi_i) \Delta x_i = \int_a^b f(x) \mathrm{d}x$$

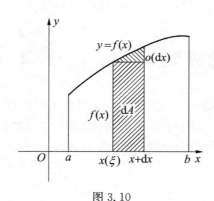

图 3.10

在这四个步骤中,关键是第二步. 这一步是确定 ΔA_i 的近似值,有了它,再求和,取极限,从而求得 A 的精确值,也就是说,关键是求出微量 ΔA_i 的近似值. 为简便起见,省略下标 i ,用 ΔA 表示任一小区间$[x, x+\mathrm{d}x]$上的小曲边梯形的面积,即微量,则

$$A = \sum \Delta A$$

取$[x, x+\mathrm{d}x]$的左端点 x 为 ξ ,则 $\Delta A = f(x)\mathrm{d}x + o(\mathrm{d}x)$ (图 3.10).

$$\Delta A \approx \mathrm{d}A = f(x)\mathrm{d}x$$

$\mathrm{d}A = f(x)\mathrm{d}x$ 称为**面积微元**,于是

$$A \approx \sum \mathrm{d}A = \sum f(x)\mathrm{d}x$$

而

$$A = \lim \sum f(x)\mathrm{d}x = \int_a^b f(x)\mathrm{d}x$$

由此,把四个步骤精练成以下形式:

(1)根据具体情况,建立适当的坐标系及选取积分变量并确定相应积分区间

$[a,b]$,如选 x 为积分变量,$x \in [a,b]$;

（2）在 $[a,b]$ 上任取一小区间 $[x,x+dx]$,并从该区间上的微量 ΔA 中分析出它的微元,即 $dA = f(x)dx$,也即找到 ΔA 的近似值 $f(x)dx$;

（3）$A = \int_a^b f(x)dx$ 就是所求量.

以上方法叫作**微元分析法**,简称**微元法**,又称**元素法**.需注意的是,任取的微量要具有代表性,能代表所有的微量.

一般地讲,实际问题中的所求量 A 要符合下列条件:

（1）量 A 与一个变量的变化区间有关;

（2）A 对于区间 $[a,b]$ 具有可加性,就是说,如果把区间 $[a,b]$ 分成若干个区间,则 A 相应地分成若干个部分量,且部分量的和等于 A;

（3）$f(x)dx$ 是 ΔA 中的主要部分,与 ΔA 只相差一个比 dx 高阶的无穷小.

3.3.2　定积分在几何上的应用

1. 平面图形的面积

求由曲线 $y = f_1(x)$,$y = f_2(x)$ 以及 $x = a$,$x = b$ 所围成的平面图形的面积（图 3.11）,其中 $y = f_1(x)$,$y = f_2(x)$ 在 $[a,b]$ 上连续且 $f_2(x) \geqslant f_1(x)$.

取 x 为积分变量,$x \in [a,b]$,在 $[a,b]$ 中任取一小区间 $[x,x+dx]$,相应微量都可表示成

$$\Delta A = [f_2(x) - f_1(x)]dx + o(dx)（图中阴影部分）$$

而

$$\Delta A \approx dA = [f_2(x) - f_1(x)]dx$$

$[f_2(x) - f_1(x)]dx$ 是相应小矩形面积,即为面积微元,则

$$A = \int_a^b [f_2(x) - f_1(x)]dx$$

例 3.60　求由抛物线 $y^2 = x$,$y = x^2$ 所围成的图形的面积.

解　建立直角坐标系,作出图像（图 3.12）,联立方程求出两曲线的交点为 $(0,0)$ 及 $(1,1)$.取 x 为积分变量,$x \in [0,1]$,在 $[0,1]$ 中任取一小区间 $[x,x+dx]$,则阴影面积 $\Delta A \approx dA$（矩形面积）,而 dA 都可表示成

$$dA = (\sqrt{x} - x^2)dx$$

故所求面积

$$A = \int_0^1 (\sqrt{x} - x^2)dx = \left[\frac{2}{3}x^{\frac{3}{2}} - \frac{1}{3}x^3 \right]_0^1 = \frac{1}{3}$$

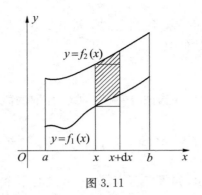

图 3.11

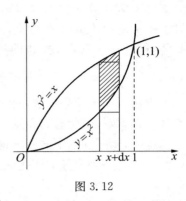

图 3.12

例 3.61　计算抛物线 $y^2 = 2x$ 与直线 $y = x - 4$ 所围成的图形的面积(图 3.13).

解　求出 $y^2 = 2x$ 与 $y = x - 4$ 的交点为 $(2, -2)$ 与 $(8, 4)$.

若取 x 为积分变量, $x \in [0, 8]$, 则在区间 $[0, 2]$ 及 $[2, 8]$ 上面积微元具有不同的表达形式, 分别为:

在 $[0, 2]$ 上, 有

$$dA = [\sqrt{2x} - (-\sqrt{2x})]dx$$

在 $[2, 8]$ 上, 有

$$dA = [\sqrt{2x} - (x - 4)]dx$$

则

$$A = \int_0^2 [\sqrt{2x} - (-\sqrt{2x})]dx + \int_2^8 [\sqrt{2x} - (x - 4)]dx$$

$$= \int_0^2 2\sqrt{2x}\,dx + \int_2^8 (\sqrt{2x} - x + 4)dx$$

$$= \left[2\sqrt{2} \cdot \frac{2}{3}x^{\frac{3}{2}}\right]_0^2 + \left[\sqrt{2} \cdot \frac{2}{3}x^{\frac{3}{2}} - \frac{x^2}{2} + 4x\right]_2^8 = 18$$

若取 y 为积分变量(图 3.14), $y \in [-2, 4]$, 则面积微元

$$dA = \left[(y + 4) - \frac{1}{2}y^2\right]dy$$

于是

$$A = \int_{-2}^4 \left[(y + 4) - \frac{1}{2}y^2\right]dy = \left[\frac{y^2}{2} + 4y - \frac{y^3}{6}\right]_{-2}^4 = 18$$

从此例可以看出, 积分变量选得适当, 就可以使计算简便.

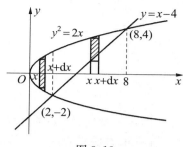

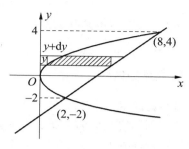

图 3.13　　　　　　　　　　　　　　　　图 3.14

例 3.62　求椭圆 $\dfrac{x^2}{a^2} + \dfrac{y^2}{b^2} = 1$ 的面积 A.

解　由于椭圆具有对称性,故椭圆面积 A 为
第一象限部分的 4 倍(图 3.15). 则

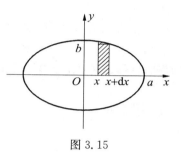

$$A = 4\int_0^a y\,\mathrm{d}x = 4\int_0^a \frac{b}{a}\,\sqrt{a^2 - x^2}\,\mathrm{d}x$$

由不定积分公式

$$\int \sqrt{a^2 - x^2}\,\mathrm{d}x = \frac{a^2}{2}\arcsin\frac{x}{a}$$

图 3.15

$$+ \frac{1}{2}x\,\sqrt{a^2 - x^2} + C(a > 0)$$

可得

$$A = 4\int_0^a \frac{b}{a}\,\sqrt{a^2 - x^2}\,\mathrm{d}x = 4 \cdot \frac{b}{a}\left[\frac{a^2}{2}\arcsin\frac{x}{a} + \frac{1}{2}x\,\sqrt{a^2 - x^2}\right]_0^a$$

$$= 4 \cdot \frac{b}{a}\left(\frac{a^2}{2} \cdot \frac{\pi}{2} - 0\right) = \pi ab$$

也可由椭圆的参数方程的表达形式

$$\begin{cases} x = a\cos t \\ y = b\sin t \end{cases}$$

应用定积分的换元积分法来进行求解.

令 $x = a\cos t$, 当 $x = 0$ 时, $t = \dfrac{\pi}{2}$; 当 $x = a$ 时, $t = 0$. 则

$$A = 4\int_{\frac{\pi}{2}}^0 b\sin t\,\mathrm{d}a\cos t = 4\int_{\frac{\pi}{2}}^0 b\sin t \cdot (-a\sin t)\,\mathrm{d}t$$

$$= 4\int_0^{\frac{\pi}{2}} ab\sin^2 t\,\mathrm{d}t = 4ab\int_0^{\frac{\pi}{2}} \frac{1 - \cos 2t}{2}\,\mathrm{d}t$$

$$= 2ab\int_0^{\frac{\pi}{2}}\mathrm{d}t - 2ab\int_0^{\frac{\pi}{2}}\cos 2t\,\mathrm{d}t$$

$$= 2ab\left[t\right]_0^{\frac{\pi}{2}} - ab\left[\sin 2t\right]_0^{\frac{\pi}{2}}$$

$$= \pi ab - 0 = \pi ab$$

当 $a = b = R$ 时，得到圆的面积公式

$$A = \pi R^2$$

2. 立体的体积

（1）旋转体的体积.

平面图形绕平面内一条直线旋转一周所成的立体称为旋转体. 如圆柱体可以看成是矩形绕它的一条边旋转一周而成的旋转体，圆锥可看成是直角三角形绕一条直角边旋转一周而成的旋转体. 下面求曲边梯形绕 x 轴旋转一周所成的旋转体的体积（图 3.16）.

取 x 为积分变量，其变化区间为 $[a,b]$，在 $[a,b]$ 上任取一个小区间 $[x,x+\mathrm{d}x]$，其上的小曲边梯形绕 x 轴旋转而成薄片的体积近似于以 $f(x)$ 为底半径，$\mathrm{d}x$ 为高的扁圆柱体的体积，则得体积微元

$$\mathrm{d}V = \pi [f(x)]^2 \mathrm{d}x$$

则旋转体的体积

$$V = \int_a^b \pi [f(x)]^2 \mathrm{d}x$$

同理，$x = \varphi(y)$ 在 $[c,d]$ 上连续，则曲线 $\varphi(y)$ 以及直线 $y = c,y = d$ 和 y 轴所形成的曲边梯形绕 y 轴旋转一周所得旋转体的体积

$$V = \int_c^d \pi \varphi^2(y) \mathrm{d}y$$

例 3.63 求由椭圆 $\dfrac{x^2}{a^2} + \dfrac{y^2}{b^2} = 1$ 绕 x 轴旋转而成的椭球体的体积（图 3.17）.

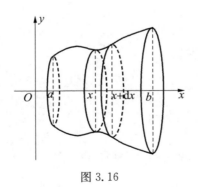

图 3.16

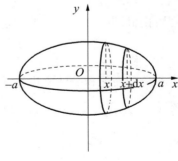

图 3.17

解 由旋转体的体积公式，有

$$V = \int_{-a}^a \pi f^2(x) \mathrm{d}x = \int_{-a}^a \pi b^2 \left(1 - \frac{x^2}{a^2}\right) \mathrm{d}x$$

$$= \frac{\pi b^2}{a^2} \int_{-a}^{a} (a^2 - x^2) \mathrm{d}x$$

$$= \pi \frac{b^2}{a^2} \left[a^2 x - \frac{1}{3} x^3 \right]_{-a}^{a}$$

$$= \frac{4}{3} \pi a b^2$$

当 $a = b = R$ 时,椭球体变为球体,其体积为 $V = \frac{4}{3} \pi R^3$.

例 3.64　求由抛物线 $y = x^2$,直线 $x = 2$ 及 x 轴所围成的平面图形① 绕 x 轴(图 3.18(a)),② 绕 y 轴(图 3.18(b))旋转一周所得旋转体的体积.

解　① 取 x 为积分变量,$x \in [0, 2]$.

$$V = \int_0^2 \pi f^2(x) \mathrm{d}x = \pi \int_0^2 x^4 \mathrm{d}x = \frac{32}{5} \pi$$

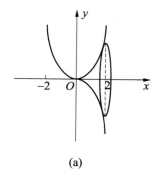
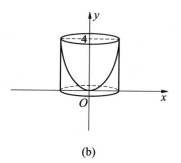

(a)　　　　　　　　　　　　　　　(b)

图 3.18

② 所求体积为圆柱体体积减去中间杯状体的体积. 取 y 为积分变量,$y \in [0, 4]$.

$$V = \int_0^4 \pi \cdot 2^2 \, \mathrm{d}y - \int_0^4 \pi \cdot (\sqrt{y})^2 \, \mathrm{d}y = \pi \int_0^4 (4 - y) \mathrm{d}y$$

$$= \pi \left[4y - \frac{1}{2} y^2 \right]_0^4 = 8\pi$$

(2) 已知平行截面面积的几何体的体积.

进一步用微元法可以把立体的体积计算推广到已知平行截面的几何体 (图 3.19).设该立体在过点 $x = a$,$x = b$ 且垂直于 x 轴的两个平面之间. $A(x)$ 表示过点 x 且垂直于 x 轴的截面面积,$A(x)$ 在 $[a, b]$ 上连续.取 x 为积分变量,任取 $[x, x+\mathrm{d}x]$,分别过 x 和 $x + \mathrm{d}x$ 作与 x 轴垂直的截面,得体积微量 ΔV. ΔV 可近似看成以 $A(x)$ 为底面积,高为 $\mathrm{d}x$ 的

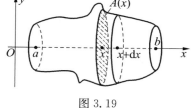

图 3.19

扁柱体的体积,即

$$\Delta V \approx dV = A(x)dx$$

而 dV 就是所求的体积微元,于是所求几何体体积为

$$V = \int_a^b A(x)dx$$

例 3.65　一平面经过半径为 R 的圆柱体的底圆中心且与底面交成角 α
（图 3.20），试求截圆柱体所得立体的体积.

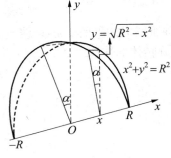

图 3.20

解　取平面与圆柱体的底面交线为 x 轴,底面
上过圆中心且垂直于 x 轴的直线为 y 轴. x 为积分
变量, $x \in [-R,R]$,底圆的方程为 $x^2 + y^2 = R^2$.
立体中过点 x 且垂直于 x 轴的截面是一个直角三角
形,它的两条直角边长度分别为 $y = \sqrt{R^2 - x^2}$ 和
$y\tan\alpha = \sqrt{R^2 - x^2}\tan\alpha$. 因而截面面积为

$$A(x) = \frac{1}{2}(R^2 - x^2)\tan\alpha$$

则所求体积为

$$V = \int_{-R}^{R} \frac{1}{2}(R^2 - x^2)\tan\alpha\, dx$$

$$= \frac{1}{2}\tan\alpha \left[R^2 x - \frac{1}{3}x^3 \right]_{-R}^{R}$$

$$= \frac{2}{3}R^3\tan\alpha$$

3. 曲线的弧长

用微元法求曲线 $y = f(x)$ 在区间 $[a,b]$ 上的弧长,其中 $f(x)$ 具有一阶连续导
数,取 x 为积分变量, $x \in [a,b]$. 在 $[a,b]$ 上任取一
小区间 $[x, x+dx]$,则得相应的弧的微量 Δs, Δs 可
用该曲线在点 $M(x, f(x))$ 处的切线上相应的一小
段的长度来近似代替（图 3.21）. 这相应切线段长
度为

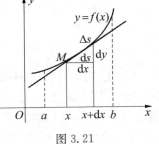

图 3.21

$$\sqrt{(dx)^2 + (dy)^2} = \sqrt{1 + (y')^2}\, dx$$

从而得弧长微元

$$ds = \sqrt{1 + (y')^2}\, dx$$

则得弧长

$$s = \int_a^b \sqrt{1 + (y')^2}\, dx$$

若曲线由参数方程形式表达,即

$$\begin{cases} x = \varphi(t), \\ y = \psi(t), \end{cases} \quad \alpha \leqslant t \leqslant \beta$$

其中函数 $\varphi(t), \psi(t)$ 在 $[\alpha, \beta]$ 上具有连续导数,则

$$ds = \sqrt{(dx)^2 + (dy)^2} = \sqrt{[\varphi'(t)dt]^2 + [\psi'(t)dt]^2}$$
$$= \sqrt{[\varphi'(t)]^2 + [\psi'(t)]^2} \, dt$$

于是所求弧长为

$$s = \int_{\alpha}^{\beta} \sqrt{[\varphi'(t)]^2 + [\psi'(t)]^2} \, dt$$

例 3.66　求圆 $x^2 + y^2 = a^2$ 的弧长.

解　圆具有对称性,则所求弧长为第一象限中的弧长的 4 倍,取 x 为积分变量,积分区间 $[0, a]$,则圆的弧长

$$l = 4 \int_0^a \sqrt{1 + (y')^2} \, dx$$

而

$$y = \sqrt{a^2 - x^2}, \quad y' = \frac{-2x}{2\sqrt{a^2 - x^2}}$$

故

$$l = 4 \int_0^a \sqrt{1 + \frac{x^2}{a^2 - x^2}} \, dx = 4a \int_0^a \frac{1}{\sqrt{a^2 - x^2}} \, dx$$

由例 3.58 得

$$l = 4a \int_0^a \frac{1}{\sqrt{a^2 - x^2}} \, dx = 2\pi a$$

此例也可用参数方程 $\begin{cases} x = a\sin t \\ y = a\cos t \end{cases} \left(0 \leqslant t \leqslant \dfrac{\pi}{2}\right)$ 来求解.

例 3.67　求由参数方程 $\begin{cases} x = a\cos^3 t \\ y = a\sin^3 t \end{cases} \left(0 \leqslant t \leqslant \dfrac{\pi}{2}\right)$ 所确定的曲线弧长.

解　以参数 t 为积分变量, $t \in \left[0, \dfrac{\pi}{2}\right]$. 弧长微元为

动画

$$ds = \sqrt{[\varphi'(t)]^2 + [\psi'(t)]^2} \, dt$$
$$= 3a \sqrt{[\cos^2 t(-\sin t)]^2 + (\sin^2 t \cos t)^2} \, dt$$
$$= 3a\sin t \cdot \cos t \, dt$$

从而所求弧长

$$s = \int_0^{\frac{\pi}{2}} 3a\sin t \cdot \cos t \, dt = 3a \int_0^{\frac{\pi}{2}} \sin t \, d\sin t$$
$$= 3a \left[\frac{1}{2}\sin^2 t\right]_0^{\frac{\pi}{2}} = \frac{3}{2}a$$

3.3.3 连续函数的平均值

在日常工作中,有时需要计算一个连续函数在某区间内的平均值. 例如,求气温在一昼夜间的平均温度. 下面给出计算连续函数 $f(x)$ 在区间 $[a,b]$ 上的平均值的方法.

先取 n 个分点,把 $[a,b]$ 分成 n 等份,设分点为

$$a = x_0 < x_1 < x_2 < \cdots < x_n = b$$

其中每个小区间长度为 $\Delta x = \dfrac{b-a}{n}$,各个小区间右端点的函数值为 $f(x_i)(i = 1, 2, \cdots, n)$,则这 n 个函数值的算术平均值为

$$
\begin{aligned}
\bar{y}_n &= \frac{f(x_1) + f(x_2) + \cdots + f(x_n)}{n} \\
&= \frac{f(x_1) + f(x_2) + \cdots + f(x_n)}{b-a} \cdot \frac{b-a}{n} \\
&= \frac{1}{b-a} \sum_{i=1}^{n} f(x_i) \cdot \Delta x
\end{aligned}
$$

当区间无限细分时,小区间的长度逐渐减小,则这时连续函数 $y = f(x)$ 在区间 $[a,b]$ 上的平均值

$$
\begin{aligned}
\bar{y} &= \lim_{n \to \infty} \frac{1}{b-a} \sum_{i=1}^{n} f(x_i) \Delta x \\
&= \frac{1}{b-a} \lim_{\Delta x \to 0} \sum_{i=1}^{n} f(x_i) \Delta x = \frac{1}{b-a} \int_a^b f(x) \mathrm{d}x
\end{aligned}
$$

定积分中值定理中的 $f(\xi)$ 就是连续函数的平均值. 由此也可看出任意连续函数在 $[a,b]$ 上都有平均值.

例 3.68 计算从 0 到 T 这段时间内自由落体的平均速度.

解 自由落体的速度为 $U = gt$,则平均速度为

$$\overline{U} = \frac{1}{T-0} \int_0^T gt \, \mathrm{d}t = \frac{1}{T} \left[\frac{1}{2} gt^2 \right]_0^T = \frac{1}{2} gT$$

例 3.69 胰岛素平均浓度的测定. 在实验中,先让病人禁食,以降低病人体内血糖水平,然后注射给病人大量的糖. 假设测得病人血液中胰岛素的浓度 $c(t)$(单位为 mL)为

$$
c(t) = \begin{cases} t(10-t), & 0 \leqslant t \leqslant 5 \\ 25\mathrm{e}^{-k(t-5)}, & t > 5 \end{cases}
$$

其中 $k = \dfrac{\ln 2}{20}$,时间 t 的单位为分. 求血液中胰岛素在 1 小时内的平均浓度 $\overline{c(t)}$.

解　$\overline{c(t)} = \dfrac{1}{60-0}\displaystyle\int_0^{60} c(t)\,\mathrm{d}t$

$\qquad\quad = \dfrac{1}{60}\left[\displaystyle\int_0^5 t(10-t)\,\mathrm{d}t + \int_5^{60} 25\mathrm{e}^{-k(t-5)}\,\mathrm{d}t\right]$

$\qquad\quad \approx \dfrac{1}{60}(83.33 + 614.12)$

$\qquad\quad \approx 11.62\ (\mathrm{mL}).$

3.3.4　定积分在物理中的应用

1. 变力沿直线所做的功

在引入定积分概念时,讲了一个变力做功的问题. 若物体在变力 $F(x)$ 作用下沿直线从 a 移动到 b,那么所做功 $W = \displaystyle\int_a^b F(x)\,\mathrm{d}x$. 这个结论也可以根据微元法分析得到. 下面利用微元法解决实际问题.

例 3.70　设火箭的质量为 m,问将火箭送到离地面高 H 处,克服地球引力需做多少功? 若将火箭送到无穷远处,需做多少功?

解　取数轴垂直向上,地球中心为坐标原点,当火箭位于坐标为点 x 处时,所受地球引力为

$$F(x) = k\,\frac{mM}{x^2}$$

其中 k 为万有引力系数,M 为地球质量. 设地球的半径为 R,当火箭在地球表面时,即 $x = R$ 时,引力等于重力,即 $F(R) = mg$,则由

$$\frac{kmM}{R^2} = mg$$

得万有引力系数 $k = \dfrac{gR^2}{M}$. 故

$$F(x) = \frac{mgR^2}{x^2}$$

取 x 为积分变量,其变化区间是 $[R, R+H]$. 在 $[R, R+H]$ 上任取一小区间 $[x, x+\mathrm{d}x]$,当火箭从 x 上升到 $x+\mathrm{d}x$ 时,克服地球引力需做的微功近似于

$$\mathrm{d}W = F(x)\,\mathrm{d}x = \frac{mgR^2}{x^2}\,\mathrm{d}x$$

则所求的功为

$$W = \int_R^{R+H} \frac{mgR^2}{x^2}\,\mathrm{d}x = mgR^2\left[-\frac{1}{x}\right]_R^{R+H}$$

$$= mgR^2\left(\frac{1}{R} - \frac{1}{R+H}\right) = \frac{mgRH}{R+H}$$

若将火箭送到无穷远处,火箭克服地球引力需做的功为

$$W = \int_R^{+\infty} \frac{mgR^2}{x^2}\mathrm{d}x = mgR^2\left[-\frac{1}{x}\right]_R^{+\infty}$$

$$= mgR^2\left(\frac{1}{R} - \lim_{x\to+\infty}\frac{1}{x}\right)$$

$$= mgR$$

例 3.71 将某种气体密闭在附有活塞面积为 S 的圆筒内(图 3.22). 在等温条件下,气体膨胀时,活塞从 a 处推移到 b 处,计算在移动过程中气体压力所做的功.

解 如图 3.22 所示,建立坐标系,在等温条件下,压强 p 与体积 V 成反比,即 $p = \dfrac{k}{V}$,k 为常数. 而 $V = xS$,故

$$p = \frac{k}{xS}$$

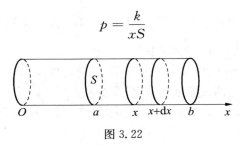

图 3.22

于是,作用在活塞上的力

$$F(x) = pS = \frac{k}{xS}S = \frac{k}{x}$$

变力 $F(x)$ 在 $[x, x+\mathrm{d}x]$ 上所做的微功近似为 $\dfrac{k}{x}\mathrm{d}x$,即得功微元

$$\mathrm{d}W = \frac{k}{x}\mathrm{d}x$$

于是所求的功为

$$W = \int_a^b \frac{k}{x}\mathrm{d}x = k\big[\ln|x|\big]_a^b = k\ln\frac{b}{a}$$

2. 水压力

从物理学中知道,深度 h 处的液体的压强为

$$p = \rho g h$$

ρ 为液体密度,g 为重力加速度.

若有一面积为 A 的平板,水平放置在深为 h 处的液体中,平板一侧所受的水压力为

$$F = p \cdot A = \rho g h \cdot A$$

若将平板垂直放置在水中,则不同水深处的压强 p 不相等,平板一侧的压力就不能用上述方法计算.必须用定积分的方法来计算,下面举例说明.

例 3.72　将边长为 a 米的正方体容器装满水,求其一侧面所受的压力(图 3.23).

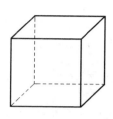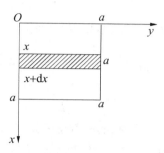

图 3.23

解　建立直角坐标系,取 x 为积分变量, $x \in [0, a]$. 在 $[0, a]$ 任取一小区间 $[x, x+\mathrm{d}x]$,其相应面积为 $a\mathrm{d}x$,则小窄条所受压力近似值为

$$\mathrm{d}F = \rho g x \cdot a\, \mathrm{d}x$$

$\mathrm{d}F$ 为压力微元,则压力 F 为

$$F = \int_0^a \rho g x \cdot a\, \mathrm{d}x = a\rho g \int_0^a x\, \mathrm{d}x = a\rho g \left[\frac{1}{2} x^2 \right]_0^a = \frac{1}{2} \rho g a^3 \, (\mathrm{N})$$

其中 ρ 为水的密度, g 为重力加速度.

3.3.5　定积分在医学中的应用

例 3.73　脉管稳定流动时的血流量的测定. 设有半径为 R、长为 L 的一段血管,两端的血压分别为 p_1 和 p_2($p_1 > p_2$).已知在血管的横截面上离血管中心 r 处的血流速度为

$$v(r) = \frac{p_1 - p_2}{4\eta L}(R^2 - r^2)$$

其中 η 为血液黏滞系数,求单位时间内通过该横截面的血流量 Q.

解　血液是有黏性的,当血液在血管内流动时,在血管壁处受到摩擦阻力,故血管中心流速比管壁附近流速大. 为此,将血管截面分成许多个圆环来讨论. 建立坐标系(图 3.24),取 r 为积分变量, $r \in [0, R]$,在其中任取一小区间 $[r, r+\mathrm{d}r]$,并得相应小圆环. 因为 $\mathrm{d}r$ 很小,可认为小环上各点的流速变化不大,可近似看成不变,则可用半径为

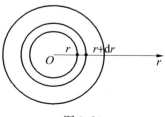

图 3.24

r 的圆周上流速 $v(r)$ 来代替,而圆环的面积可近似看成以圆环周长 $2\pi r$ 为长、dr 为宽的矩形面积 $2\pi r dr$,则该圆环内的血流量近似为

$$\Delta Q \approx v(r) \cdot 2\pi r \, dr$$

血流量微元为

$$dQ = v(r) \cdot 2\pi r \, dr$$

则单位时间内流过该截面的血流量

$$Q = \int_0^R v(r) 2\pi r \, dr = \int_0^R \frac{p_1 - p_2}{4\eta L} \cdot (R^2 - r^2) 2\pi r \, dr$$

$$= \frac{\pi(p_1 - p_2)}{2\eta L} \int_0^R (R^2 r - r^3) \, dr = \frac{\pi(p_1 - p_2)R^4}{8\eta L}$$

例 3.74 药物的有效度测定.病人口服药物后,被血液系统吸收,然后才能在人体各部分发生作用,但也不是全部剂量都能吸收并发挥作用.为了测定被血液系统利用的药物总量,通常通过监测药物在尿中的排泄速度,以排泄速度来计算进入人体各部分的药物总量.如果某药物的排泄速度为 $f(t)$,求在时间区间 $[0, T]$ 内进入人体各部分的药物总量 D.

解 在 $[0, T]$ 内任取一小区间 $[t, t+dt]$,由于 dt 变化不大,此期间内药物排泄速度可近似等于时刻 t 的药物排泄速度 $f(t)$,所以药物排泄量微元为

$$dD = f(t) dt$$

故在 $[0, T]$ 内进入人体各部分的药物总量为

$$D = \int_0^T f(t) dt$$

或采用测定药物进入血液系统的速度来计算进入人体的有效药物总量.则在时间 $[0, T]$ 内进入人体的有效药物总量为

$$D = \int_0^T f(t) dt$$

其中 $f(t)$ 是药物进入血液系统的速率.

习　题　3

1. 用直接积分法求下列不定积分.

(1) $\displaystyle\int x^2 \cdot \sqrt{x} \, dx$;

(2) $\displaystyle\int \frac{(x-1)^3}{x^2} dx$;

(3) $\displaystyle\int \frac{x^2}{1+x^2} dx$;

(4) $\displaystyle\int \frac{\sqrt{1+x^2}}{\sqrt{1-x^4}} dx$;

(5) $\displaystyle\int \frac{2^{x-1} - 5^{x-1}}{10^x} dx$;

(6) $\displaystyle\int \frac{1}{\sqrt{x} + \sqrt{2x}} dx$;

(7) $\displaystyle\int \frac{\cos 2x}{\sin x + \cos x}\,\mathrm{d}x$;

(8) $\displaystyle\int \sec x(\sec x + \tan x)\,\mathrm{d}x$;

(9) $\displaystyle\int \frac{2 - \sin^2 x}{\cos^2 x}\,\mathrm{d}x$;

(10) $\displaystyle\int \frac{\cos 2x}{\sin^2 x \cdot \cos^2 x}\,\mathrm{d}x$.

2. 用换元积分法求下列不定积分.

(1) $\displaystyle\int \mathrm{e}^{-2x}\,\mathrm{d}x$;

(2) $\displaystyle\int (2x - 1)^{20}\,\mathrm{d}x$;

(3) $\displaystyle\int \frac{x}{1 - x^2}\,\mathrm{d}x$;

(4) $\displaystyle\int \frac{1}{\sqrt[3]{2 - 3x}}\,\mathrm{d}x$;

(5) $\displaystyle\int 8x^3\,\sqrt{x^4 - 8}\,\mathrm{d}x$;

(6) $\displaystyle\int \frac{\mathrm{e}^{3x} + 1}{\mathrm{e}^x + 1}\,\mathrm{d}x$;

(7) $\displaystyle\int \frac{\sqrt{\ln x}}{x}\,\mathrm{d}x$;

(8) $\displaystyle\int \mathrm{e}^x \cos \mathrm{e}^x\,\mathrm{d}x$;

(9) $\displaystyle\int \frac{\mathrm{e}^{2x} - 1}{\mathrm{e}^x}\,\mathrm{d}x$;

(10) $\displaystyle\int 7^{-4x+2}\,\mathrm{d}x$;

(11) $\displaystyle\int \frac{(\arctan x)^2}{1 + x^2}\,\mathrm{d}x$;

(12) $\displaystyle\int \frac{1}{\sin x \cdot \cos x}\,\mathrm{d}x$;

(13) $\displaystyle\int \frac{1}{\mathrm{e}^x + \mathrm{e}^{-x}}\,\mathrm{d}x$;

(14) $\displaystyle\int \frac{1}{\cos^2 x\,\sqrt{1 + \tan x}}\,\mathrm{d}x$;

(15) $\displaystyle\int \frac{\mathrm{e}^{\sqrt{x}}}{\sqrt{x}}\,\mathrm{d}x$;

(16) $\displaystyle\int \frac{x}{1 + 2x^4}\,\mathrm{d}x$;

(17) $\displaystyle\int \frac{2x - 1}{\sqrt{1 - x^2}}\,\mathrm{d}x$;

(18) $\displaystyle\int \frac{\sin x + \cos x}{\sqrt[3]{\sin x - \cos x}}\,\mathrm{d}x$;

(19) $\displaystyle\int \frac{1 + \ln x}{(x \ln x)^2}\,\mathrm{d}x$;

(20) $\displaystyle\int \tan^3 x \cdot \sec x\,\mathrm{d}x$;

(21) $\displaystyle\int \sin^2 \frac{x}{2} \cdot \cos \frac{x}{2}\,\mathrm{d}x$;

(22) $\displaystyle\int \frac{\mathrm{d}x}{x \ln x \cdot \ln(\ln x)}$;

(23) $\displaystyle\int \frac{\arctan \sqrt{x}}{\sqrt{x}(1 + x)}\,\mathrm{d}x$;

(24) $\displaystyle\int \frac{\mathrm{d}x}{\sqrt{1 + \mathrm{e}^{2x}}}$;

(25) $\displaystyle\int \frac{\sin x \cdot \cos x}{1 + \sin^4 x}\,\mathrm{d}x$;

(26) $\displaystyle\int \frac{1}{\sqrt{x}(1 + \sqrt[3]{x})}\,\mathrm{d}x$;

(27) $\displaystyle\int \frac{\mathrm{d}x}{\sqrt{2 + x - x^2}}$;

(28) $\displaystyle\int \frac{\mathrm{d}x}{\sqrt{(1 - x^2)^3}}$;

(29) $\displaystyle\int \frac{\mathrm{d}x}{1 + \sqrt{1 - x^2}}$;

(30) $\displaystyle\int \frac{x^2}{(1 - x)^{100}}\,\mathrm{d}x$.

3. 用分部积分法求下列不定积分.

(1) $\displaystyle\int x\cos x\,\mathrm{d}x$;

(2) $\displaystyle\int x\mathrm{e}^{-x}\,\mathrm{d}x$;

(3) $\displaystyle\int x^2 \sin 2x\,\mathrm{d}x$;

(4) $\displaystyle\int x\ln(x^2 + 1)\,\mathrm{d}x$;

(5) $\displaystyle\int \frac{1}{x^2}\arctan x\,\mathrm{d}x$;

(6) $\displaystyle\int x(1 - x)^{99}\,\mathrm{d}x$;

(7) $\int e^{3x}\cos 2x\,dx$;

(8) $\int \ln^2 x\,dx$;

(9) $\int \sin\sqrt{x}\,dx$;

(10) $\int e^{\sqrt[3]{x}}\,dx$;

(11) $\int \sin(\ln x)\,dx$;

(12) $\int \dfrac{\ln^2 x}{x^2}\,dx$;

(13) $\int \dfrac{x\arcsin x}{\sqrt{1-x^2}}\,dx$;

(14) $\int \dfrac{\ln\cos x}{\cos^2 x}\,dx$;

(15) $\int \dfrac{x\,dx}{\sqrt{2+4x}}$;

(16) $\int \sqrt{4^2-x^2}\,dx$;

(17) $\int \dfrac{e^x}{x}(1+x\ln x)\,dx$;

(18) $\int x\sqrt{x}\ln x\,dx$;

(19) $\int (\arcsin x)^2\,dx$;

(20) $\int e^{2x}\sin^2 x\,dx$.

4. 用适当的方法求下列不定积分.

(1) $\int \dfrac{x+1}{x^2-5x+6}\,dx$;

(2) $\int \dfrac{x+1}{x^2+4x+5}\,dx$;

(3) $\int \dfrac{x^3}{9+x^2}\,dx$;

(4) $\int \dfrac{x^2+1}{(x+1)^2(x-1)}\,dx$;

(5) $\int \dfrac{x^3}{x^8+3}\,dx$;

(6) $\int \dfrac{1}{x(x^2+1)}\,dx$;

(7) $\int \dfrac{1}{x\sqrt{2x+1}}\,dx$;

(8) $\int \dfrac{\sqrt{x+1}-1}{\sqrt{x+1}+1}\,dx$;

(9) $\int \dfrac{x}{\sqrt{2x+1}}\,dx$;

(10) $\int \dfrac{1}{\sqrt{x}+\sqrt[4]{x}}\,dx$.

5. 查表求下列不定积分.

(1) $\int \dfrac{dx}{(x^2+5)^2}$;

(2) $\int \dfrac{dx}{\sin^4 x}$;

(3) $\int e^{-2x}\sin 3x\,dx$;

(4) $\int x\sqrt{x^2+16}\,dx$;

(5) $\int \dfrac{1}{3+6\cos x}\,dx$;

(6) $\int \dfrac{x}{\sqrt{1+x-x^2}}\,dx$;

(7) $\int \dfrac{dx}{2\sin^2 x+3\cos^2 x}$;

(8) $\int x^2 e^{2x}\,dx$.

6. 用定积分定义计算 $\int_0^1 e^x\,dx$.

7. 比较下列各对积分的大小.

(1) $\int_0^1 x\,dx$ 与 $\int_0^1 x^2\,dx$;

(2) $\int_0^{\frac{\pi}{2}} x\,dx$ 与 $\int_0^{\frac{\pi}{2}}\sin x\,dx$;

(3) $\int_0^1 e^x\,dx$ 与 $\int_0^1 (1+x)\,dx$;

(4) $\int_1^2 \ln x\,dx$ 与 $\int_1^2 (\ln x)^2\,dx$.

8. 求 $\int_0^x \cos t^2\,dt, \int_x^0 \cos t^2\,dt$ 和 $\int_x^{x^2}\cos t^2\,dt$ 对于 x 的导数.

9. 求下列极限.

(1) $\lim\limits_{x\to 0}\dfrac{\int_0^x\cos t^2\,\mathrm{d}t}{x}$;

(2) $\lim\limits_{x\to 0}\dfrac{\int_x^0\ln(1+t)\,\mathrm{d}t}{x^2}$;

(3) $\lim\limits_{x\to 0}\dfrac{\int_0^{x^2}\sqrt{t^3}\,\mathrm{d}t}{\int_0^x t(t-\sin t)\,\mathrm{d}t}$.

10. 当 x 为何值时,函数 $I(x)=\int_0^x te^{-t^2}\,\mathrm{d}t$ 有极值?

11. 计算下列定积分.

(1) $\int_0^1(1-5x)\,\mathrm{d}x$;

(2) $\int_0^{\sqrt{3}a}\dfrac{1}{a^2+x^2}\,\mathrm{d}x$;

(3) $\int_0^\pi(2\sin x-e^x)\,\mathrm{d}x$;

(4) $\int_{-1}^0\dfrac{3x^4+3x^2+1}{x^2+1}\,\mathrm{d}x$;

(5) $\int_0^{16}\dfrac{\mathrm{d}x}{\sqrt{x+9}-\sqrt{x}}$;

(6) $\int_0^{\frac{\pi}{2}}|\sin x-\cos x|\,\mathrm{d}x$;

(7) $\int_0^3\sqrt{(2-x)^2}\,\mathrm{d}x$;

(8) $\int_1^{16}\arctan\sqrt{\sqrt{x}-1}\,\mathrm{d}x$;

(9) $\int_{-2}^1\dfrac{\mathrm{d}x}{(11+5x)^3}$;

(10) $\int_0^{\frac{\pi}{2}}\sin\varphi\cdot\cos^3\varphi\,\mathrm{d}\varphi$;

(11) $\int_0^1\dfrac{e^x-e^{-x}}{2}\,\mathrm{d}x$;

(12) $\int_0^{\frac{\pi}{2}}\dfrac{\cos x}{1+\sin^2 x}\,\mathrm{d}x$;

(13) $\int_1^{e^2}\dfrac{\mathrm{d}x}{x\sqrt{1+\ln x}}$;

(14) $\int_0^1 t\sqrt{e^{-t^2}}\,\mathrm{d}t$;

(15) $\int_{-2}^0\dfrac{\mathrm{d}x}{x^2+2x+2}$;

(16) $\int_0^{\frac{a}{2}}\dfrac{a\,\mathrm{d}x}{(x-a)(x-2a)}$;

(17) $\int_1^4\dfrac{\mathrm{d}x}{1+\sqrt{x}}$;

(18) $\int_0^a x^2\sqrt{a^2-x^2}\,\mathrm{d}x$;

(19) $\int_0^{\ln 2}\sqrt{e^x-1}\,\mathrm{d}x$;

(20) $\int_{-2\sqrt{2}}^{-2}\dfrac{\sqrt{x^2-4}}{x^3}\,\mathrm{d}x$;

(21) $\int_{-\frac{\pi}{2}}^{\frac{\pi}{2}}\sqrt{\cos x-\cos^3 x}\,\mathrm{d}x$;

(22) $\int_1^3\dfrac{1}{x+x^2}\,\mathrm{d}x$;

(23) $\int_0^{\ln 2}xe^{-x}\,\mathrm{d}x$;

(24) $\int_0^{\frac{\sqrt{3}}{2}}\arccos x\,\mathrm{d}x$;

(25) $\int_1^4\dfrac{\ln x}{\sqrt{x}}\,\mathrm{d}x$;

(26) $\int_{\frac{\pi}{4}}^{\frac{\pi}{3}}\dfrac{x}{\sin^2 x}\,\mathrm{d}x$;

(27) $f(x)=\begin{cases}\dfrac{1}{1+x} & (x\geqslant 0)\\[2mm]\dfrac{1}{1+e^x} & (x<0)\end{cases}$,求 $\int_{-1}^2 f(x)\,\mathrm{d}x$.

12. 设函数 $f(x)$ 在 $[-a,a]$ 上连续.

(1) 证明: $\int_{-a}^a f(x)\,\mathrm{d}x=\int_0^a[f(x)+f(-x)]\,\mathrm{d}x$;

(2) 若 $f(x)$ 为奇函数,证明: $\int_{-a}^{a} f(x)\mathrm{d}x = 0$;

(3) 若 $f(x)$ 为偶函数,证明: $\int_{-a}^{a} f(x)\mathrm{d}x = 2\int_{0}^{a} f(x)\mathrm{d}x$;

(4) 利用以上结论计算:

① $\int_{-\pi}^{\pi} x^2 \sin x\,\mathrm{d}x$; ② $\int_{-2}^{2} \dfrac{x\sin^2 x}{x^4 + x^2 + 1}\,\mathrm{d}x$.

13. 设 $f(x)$ 在 $[a,b]$ 上连续,且 $\int_{a}^{b} f(x)\mathrm{d}x = 1$,求 $\int_{a}^{b} f(a+b-x)\mathrm{d}x$.

14. 设 $f(x)$ 为以 l 为周期的连续函数,证明: $\int_{a}^{a+l} f(x)\mathrm{d}x = \int_{0}^{l} f(x)\mathrm{d}x$.

15. 若 $f(x)$ 在 $[a,b]$ 上连续并且可导, $f(a)=0$, $f(b)=0$,又 $\int_{a}^{b} f^2(x)\mathrm{d}x = 1$,试求:

$$\int_{a}^{b} x f(x) f'(x)\mathrm{d}x$$

16. 口服药物必须先被吸收进入血液循环,然后才能在机体的不同部位发挥作用. 某种阿司匹林药物进入血液系统的速率为 $f(t) = kt(t-b)^2 (0 \leqslant t \leqslant b, k, b$ 均为常数),则药物吸收总量,即有效药量为多少?

17. 下列广义积分是否收敛? 若收敛,求出广义积分的值.

(1) $\int_{a}^{+\infty} \dfrac{1}{x^6}\mathrm{d}x (a > 0)$; (2) $\int_{-\infty}^{+\infty} \dfrac{x}{1+x^2}\,\mathrm{d}x$;

(3) $\int_{-\infty}^{+\infty} \dfrac{1}{x^2 + 2x + 2}\,\mathrm{d}x$; (4) $\int_{0}^{+\infty} \mathrm{e}^{-\sqrt{x}}\mathrm{d}x$;

(5) $\int_{0}^{1} \ln x\,\mathrm{d}x$; (6) $\int_{1}^{2} \dfrac{x}{\sqrt{x-1}}\,\mathrm{d}x$;

(7) $\int_{\frac{\pi}{2}}^{\frac{3\pi}{2}} \dfrac{\sin x}{\sqrt{1-\cos 2x}}\,\mathrm{d}x$; (8) $\int_{0}^{1} \dfrac{\mathrm{d}x}{(2-x)\sqrt{1-x}}$.

18. 计算下列各曲线所围成的图形的面积.

(1) $y = \dfrac{1}{x}$ 与直线 $y = x, x = 2$;

(2) $y = x^2$ 与直线 $y = x, y = 2x$;

(3) $y = 2x^2$ 与 $y = x^2, y = 1$;

(4) $y = \sin x, y = \cos x$ 与直线 $x = 0, x = \dfrac{\pi}{2}$.

19. 求抛物线 $y = -x^2 + 4x - 3$ 与其在点 $(0,-3)$ 和 $(3,0)$ 处的切线所围成的图形的面积.

20. 求下列平面图形绕指定轴旋转所得旋转体体积.

(1) $y^2 = 4ax$ 及 $x = x_0 (x_0 > 0)$ 绕 x 轴;

(2) $y = x^2, y = \dfrac{1}{x}$ 与 $x = 2$ 绕 x 轴;

(3) $y = \dfrac{1}{10}x^2, y = \dfrac{1}{10}x^2 + 1, y = 10$ 绕 y 轴.

21. 求由 $y = x^3, x = 2, y = 0$ 所围成的图形分别绕 x 轴、y 轴所得的两个旋转体的体积.

22. 用积分方法证明图中球缺的体积为 $V = \pi H^2 \left(R - \dfrac{H}{3} \right)$, 其中 R 为球的半径, H 为球缺的厚度.

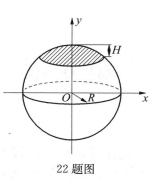
22 题图

23. 已知底面是半径为 R 的圆, 求垂直于底面上一条固定直径的所有截面都是等边三角形的立体体积.

24. 计算下列曲线的弧长.

(1) $y = \sqrt{x^3}$, $0 \leqslant x \leqslant 4$;

(2) $\sqrt{x} + \sqrt{y} = 1$;

(3) $x = a(\cos t + t \sin t)$, $y = a(\sin t - t \cos t)$, $0 \leqslant t \leqslant \pi$.

25. 已知某化学反应的速度为 $v = ak\mathrm{e}^{-rt}$, 其中 a, k, r 为常数, 求在时间区间 $[0, T]$ 内的反应的平均速度.

26. 一物体以速度 $v = 3t^2 + 2t\,(\mathrm{m/s})$ 做直线运动, 求时间 t 从 0 到 3 s 内的平均速度.

27. 直径为 20 cm, 高为 80 cm 的圆柱体内充满压强为 10 N/cm^2 的蒸汽. 设温度保持不变, 要使蒸汽体积缩小一半, 问需要做多少功?

28. 设一根弹簧原长 1 m, 且每压缩 1 cm 需力 5 N. 试问: 将它自 80 cm 压缩为 60 cm 需做功多少?

29. 有一横截面积为 $S = 20$ m^2, 深为 5 m 的圆柱形水池. 若将池中盛满的水全部抽出, 需要做功多少?

30. 等腰三角形薄板铅直地沉没在水中, 它的底与水面齐, 薄板的底为 a, 高为 h.

(1) 计算在薄板上每侧所受的压力;

(2) 如果倒转薄板使顶点与水面齐, 而底平行于水面, 则水对薄板的压力增加了多少?

第4章 多元函数微积分学

前面讨论了一元函数的极限、导数、微分和积分,利用一元函数的这些特性,能方便地解决只有两个变量的实际问题.但在实践中,影响某个指标的因素往往有两个或两个以上,反映到数学上,就是一个因变量与两个或两个以上自变量的相互依赖关系,因此,还必须学习多元函数的微积分.本章将介绍多元函数的基本概念、多元函数的微分法和积分法.其中着重讨论二元函数微积分学,掌握了它的有关理论和方法之后,不难将它们推广到二元以上的多元函数中去.

4.1 空间解析几何简介

在研究多元函数之前,先介绍一些空间解析几何的概念.因为空间解析几何的一些基础知识是学好多元函数微积分学的基础,空间解析几何通过点和坐标的对应关系,把"数"和"形"联系起来,这样就可以用代数方法研究几何问题,也可以用几何方法研究代数问题.本节仅简单介绍空间解析几何的一些基本概念:空间直角坐标系、空间两点间的距离和常见的空间曲面.

4.1.1 空间直角坐标系的建立

以空间任一定点 O 为原点,作三条互相垂直的数轴 Ox,Oy,Oz,并按**右手规则**(right-hand rule)确定它们的正方向,即当右手的四个手指从 x 轴正向以 $90°$ 角转向 y 轴正向时,大拇指的指向就是 z 轴正向.这样就构成空间直角坐标系 $O\text{-}xyz$.

任意两条坐标轴所在的平面称为坐标面,三个坐标面 xOy 面、yOz 面、zOx 面是空间三个两两互相垂直的平面,它们将空间分成八个部分,称为八个卦限.$x>0$,$y>0,z>0$ 的空间部分称为第一卦限,其余在 z 轴正向按逆时针方向依次称为第二、三、四卦限;在 z 轴负向仍按逆时针方向依次称为第五、六、七、八卦限.这样空间的任意一点,可由一组有序实数对 (x,y,z) 唯一确定,有序实数对 (x,y,z) 称为空间点的坐标.如 M 是空间直角坐标系 $O\text{-}xyz$ 上一点,过 M 作三个分别与坐标面平行的平面,从而与坐标轴 Ox,Oy,Oz 分别交于点 P,Q,R(图 4.1),如果这三

点所对应的实数为 $2,4,3$,则有序实数对$(2,4,3)$为空间点 M 的坐标.

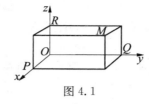

图 4.1

4.1.2　空间两点间的距离

类似平面上两点间的距离,如 $M_1(x_1,y_1,z_1)$和$M_2(x_2,y_2,z_2)$是空间任意两点,规定 M_1 到 M_2 的直线距离为
$$|M_1M_2| = \sqrt{(x_2-x_1)^2 + (y_2-y_1)^2 + (z_2-z_1)^2}$$

特别地,点 $P(x,y,z)$到原点 O 的距离为 $\sqrt{x^2+y^2+z^2}$.

例 4.1　求证:以三点 $A(4,3,1),B(7,1,2),C(5,2,3)$为顶点的三角形是等腰三角形,并求此三角形的面积.

解　由题意得
$$|AB| = \sqrt{(7-4)^2 + (1-3)^2 + (2-1)^2} = \sqrt{14}$$
$$|BC| = \sqrt{(5-7)^2 + (2-1)^2 + (3-2)^2} = \sqrt{6}$$
$$|AC| = \sqrt{(5-4)^2 + (2-3)^2 + (3-1)^2} = \sqrt{6}$$

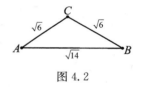

图 4.2

可见$\triangle ABC$ 是等腰三角形(图 4.2).其面积为
$$S = \frac{1}{2}\sqrt{14} \cdot \sqrt{6-\frac{14}{4}} = \frac{1}{2}\sqrt{35}$$

4.1.3　常见的空间曲面

设空间有两点 $A(1,2,0),B(2,1,3)$,问到这两点距离相等的点的坐标应满足什么关系? 或者说这动点的轨迹是什么? 可以设动点为 $M(x,y,z)$,由 $|AM| = |MB|$ 得
$$\sqrt{(x-1)^2+(y-2)^2+(z-0)^2} = \sqrt{(x-2)^2+(y-1)^2+(z-3)^2}$$
化简得
$$2x - 2y + 6z - 9 = 0$$
这就是空间的平面方程.

一般地,$Ax+By+Cz+D=0$ 表示空间平面方程,其中 A,B,C,D 均为常数,且 A,B,C 不全为零.

特别地,$z=D$ 表示平行于 xOy 坐标面的平面,$y=0$ 表示 xOz 坐标平面,等等.

$$(x-x_0)^2+(y-y_0)^2+(z-z_0)^2=a^2$$

表示空间球面方程,即到一定点(x_0,y_0,z_0)距离等于定长a的动点轨迹.

$$x^2+y^2=a^2$$

在xOy平面上表示以原点为圆心,a为半径的圆,而在空间直角坐标系中,只要x,y满足该方程,z可以是一切实数,从而$x^2+y^2=a^2$表示母线平行于z轴的圆柱面方程;类似地,可以用描点法或截痕法得到下面方程所表示的曲面:

$z^2=x^2+y^2$表示圆锥面方程;

$z=x^2+y^2$表示旋转抛物面(或圆形抛物面)方程;

$z=\dfrac{x^2}{a^2}+\dfrac{y^2}{b^2}$表示椭圆抛物面;

$z=y^2-x^2$表示双曲抛物面,等等.

例 4.2　讨论:$z=\dfrac{x^2}{4}+\dfrac{y^2}{9}$所表示的空间曲面.

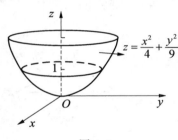

图 4.3

解　当$z=0$时,$x=0$,$y=0$,曲面过坐标原点$O(0,0,0)$;又由$z\geqslant 0$可知,图像在xOy坐标面的上方.另外当$z=c(c>0)$时,得

$$\frac{x^2}{4}+\frac{y^2}{9}=c$$

这是一个在平面$z=c$上的椭圆.c越大,椭圆也越大.

当$y=0$时,$z=\dfrac{x^2}{4}$是一条抛物线;$y=b$时,

$z=\dfrac{x^2}{4}+\dfrac{b^2}{9}$也表示平面上的抛物线.

综上分析:方程$z=\dfrac{x^2}{4}+\dfrac{y^2}{9}$表示空间的一个抛物面(图 4.3).

4.2　多元函数的概念

动画

本节着重介绍二元函数的概念,并由二元函数推广到多元函数.由于二元函数的定义域是平面点的集合,因此,下面先给出平面区域的相关概念.

4.2.1　平面区域的概念

1. 邻域

设 $P_0(x_0, y_0)$ 是 xOy 平面上的一个点, δ 是某一正数, 与点 $P_0(x_0, y_0)$ 距离小于 δ 的点 $P(x, y)$ 的全体, 称为点 P_0 的 δ **邻域**(field), 记为 $U(P_0, \delta)$, 则

$$U(P_0, \delta) = \{P \mid |PP_0| < \delta\} = \{(x, y) \mid \sqrt{(x - x_0)^2 + (y - y_0)^2} < \delta\}$$

2. 点集与点的关系

设 E 是平面上的一个点集, P 是平面上的一个点, 则点 P 与点集 E 有以下关系.

(1) 如果存在点 P 的某一邻域 $U(P) \subset E$, 则称点 P 为点集 E 的**内点**(interior point). E 的内点属于 E.

(2) 如果点 P 的任一邻域内既有属于 E 的点, 也有不属于 E 的点(点 P 本身可以属于 E, 也可以不属于 E), 则称点 P 为点集 E 的**边界点**(boundary Point). E 的边界点的全体称为 E 的**边界**(boundary).

(3) 如果存在点 P 的某一邻域 $U(P) \bigcap E = \varnothing$, 则称点 P 为点集 E 的**外点**(external point).

(4) 如果点 P 的任何一个邻域内总有无限多个点属于点集 E, 则称 P 为 E 的**聚点**(accumulation point).

一般地, 内点一定是聚点; 点集 E 的聚点可以属于 E, 也可以不属于 E.

例如, $S = \{(x, y) \mid 0 < x^2 + y^2 \leqslant 1\}$, $(0, 0)$ 是 S 的聚点, 但不属于集合 S. $Q = \{(x, y) \mid x^2 + y^2 \leqslant 1\}$, 其边界上的点 $\{(x, y) \mid x^2 + y^2 = 1\}$ 都是 Q 的聚点, 也都属于集合 Q. $M = \{(x, y) \mid x^2 + y^2 = 0\}$ 只含一个孤立点 $(0, 0)$, 它是 M 的内点、聚点还是边界点呢? 请大家讨论.

3. 区域

如果点集 E 中的点都是内点, 则称 E 为**开集**(open set). 例如 $E_1 = \{(x, y) \mid 1 < x^2 + y^2 < 4\}$ 是开集. 开集的余集称为**闭集**(closed set).

设 E 为开集, 如果对于 E 内任何两点, 都可以用折线连接起来, 且该折线上的点都属于 E, 则称开集 E 是**连通的**(connective). 连通的开集称为**区域**或**开区域**(open domain). 开区域连同它的边界一起称为**闭区域**(closed domain).

例如, $E_1 = \{(x, y) \mid 1 < x^2 + y^2 < 4\}$ 为开区域, $E_2 = \{(x, y) \mid 1 \leqslant x^2 + y^2 \leqslant 4\}$ 为闭区域.

对于点集 E, 如果存在正数 K, 使一切点 $P \in E$ 与某一定点 A 间的距离 $|AP|$

不超过 K,即 $|AP| \leqslant K$,则称 E 为**有界点集**(bounded set),否则称 E 为**无界点集**(unbounded set).

例如,$\{(x,y) \mid 1 \leqslant x^2 + y^2 \leqslant 4\}$ 是有界闭区域;$\{(x,y) \mid x+y>0\}$ 是无界开区域.

4.2.2 二元函数的概念

定义 4.1 设 D 是平面上的一个非空点集,如果对于每个点 $P(x,y) \in D$,按照法则 f,总有唯一确定的实数 z 与之对应,则称 f 是 D 上的**二元函数**(bivariate function),记为

$$z = f(x,y), \quad \text{或记为 } z = f(P)$$

其中 x,y 称为自变量,z 称为因变量,点集 D 称为函数的定义域,数集 $\{z \mid z = f(x,y), (x,y) \in D\}$ 称为函数的值域.

类似地可以得到 n 元函数的定义:

$$y = f(x_1, x_2, \cdots, x_n), \quad (x_1, x_2, \cdots, x_n) \in D$$

其中 $x_1, x_2, \cdots, x_n$ 称为自变量,y 称为因变量,D 称为函数的定义域,$f(D) = \{f(x_1, x_2, \cdots, x_n) \mid (x_1, x_2, \cdots, x_n) \in D\}$ 为值域. 今后称二元以及二元以上的函数为**多元函数**(multivariate function). 其中二元函数是本章研究的重点.

常见的二元函数对应法则与一元函数类似,不同的是自变量个数增多了,从而给极限、微分和积分带来了变化. 二元函数的定义域在几何上表示一个平面区域,围成平面区域的曲线称为该区域的边界. 与一元函数类似,用解析式表示的二元函数,其定义域是一切使该解析式有意义的平面点的集合;若二元函数所表示的是某一实际问题,则自变量的取值还要符合实际意义.

例 4.3 (1) 质量一定的理想气体,其压强 P 与体积 V、绝对温度 T 之间有依赖关系

$$P = R \frac{T}{V}, \quad R \text{ 为常数}$$

定义域为

$$D = \{(V,T) \mid V > 0, T > -273\,^\circ\!C\}$$

这是二元函数.

(2) 三角形的面积 S 与它的边长 a,b 及其两边夹角 C 之间有关系:

$$S = \frac{1}{2}ab\sin C$$

这是三元函数,其定义域为

$$D = \{(a, b, C) \mid a > 0, b > 0, 180^\circ > C > 0\}$$

例 4.4 求 $f(x,y) = \dfrac{\arcsin(3 - x^2 - y^2)}{\sqrt{x - y^2}}$ 的定义域.

解　要使函数表达式有意义,必须有

$$\begin{cases} |3-x^2-y^2| \leqslant 1 \\ x-y^2 > 0 \end{cases}$$

即

$$\begin{cases} 2 \leqslant x^2+y^2 \leqslant 4 \\ x > y^2 \end{cases}$$

故所求定义域为

$$D = \{(x,y) \mid 2 \leqslant x^2+y^2 \leqslant 4, x > y^2\}$$

一元函数 $y=f(x)$ 通常表示 xy 平面上的一条曲线. 二元函数 $z=f(x,y)$ 的定义域 D 是 xy 平面上的一个区域. 对于任意一点 $P(x,y) \in D$, 必有唯一的数 z 与其对应. 这样,以 x 为横坐标、y 为纵坐标、z 为竖坐标在空间就确定一点 $M(x,y,z)$, 当 (x,y) 取遍 D 上所有点时,得一个空间点集 $\{(x,y,z)\mid z=f(x,y),(x,y)\in D\}$,这个点集所描绘的空间轨迹称为二元函数的图形,通常是个曲面,如图 4.4 所示.

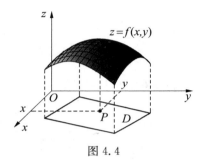

图 4.4

4.3　二元函数的极限与连续

与一元函数中的极限与连续类似,可以给出二元函数的极限与连续概念.

4.3.1　二元函数的极限

定义 4.2　设函数 $z=f(x,y)$ 定义在平面点集 D 上,$P_0(x_0,y_0)$ 为 D 的聚点,A 为一常数,如果当动点 $P(x,y)$ 在 D 内沿任意路径趋于 P_0 时,函数 $f(x,y)$ 无限趋于常数 A,则称 A 为函数 $f(x,y)$ 当 $P(x,y) \to P_0(x_0,y_0)$ 时的极限,记为

$$\lim_{P \to P_0} f(P) = A \quad 或 \quad \lim_{(x,y) \to (x_0,y_0)} f(x,y) = A \quad 或 \quad \lim_{\substack{x \to x_0 \\ y \to y_0}} f(x,y) = A$$

也称 A 为 $f(x,y)$ 在 $P_0(x_0,y_0)$ 处的**二重极限**(double limit).

值得注意的是定义中动点 $P \to P_0$ 的方式是任意的,即在定义域内 P 沿任意路径趋于 P_0 时,$f(P)$ 均以 A 为极限. 这样,若在定义域内当 P 沿两条不同路径趋于 P_0 时,$f(P)$ 的极限不同或有一个不存在,则 $f(P)$ 在 $P \to P_0$ 时的极限不存在,或称之为**发散**(divergence). 因此,确定二元函数极限不存在的方法通常有:

(1) 令 $P(x,y)$ 沿 $y=kx$ 趋向于 P_0,若极限值与 k 有关,则二重极限不存在;

（2）找两种趋近 P_0 的不同方式,使它们的极限不等或有一极限不存在,则 $f(x,y)$ 在点 P_0 处的极限不存在.

关于二元函数的极限运算法则,与一元函数类似,这里不再重复.

例 4.5 求下列极限.

（1） $\lim\limits_{(x,y)\to(1,2)} \dfrac{xy}{x+3y}$;   （2） $\lim\limits_{(x,y)\to(1,0)} \dfrac{\ln(1+xy)}{y}$.

解 （1）由于 $\lim\limits_{(x,y)\to(1,2)}(x+3y)=1+6=7$, $\lim\limits_{(x,y)\to(1,2)}xy=2$,所以

$$\lim_{(x,y)\to(1,2)} \frac{xy}{x+3y} = \frac{2}{7}$$

（2） $\lim\limits_{(x,y)\to(1,0)} \dfrac{\ln(1+xy)}{y} = \lim\limits_{(x,y)\to(1,0)} \dfrac{\ln(1+xy)}{xy}x$

$$= \lim_{(x,y)\to(1,0)} \ln(1+xy)^{\frac{1}{xy}} \cdot \lim_{(x,y)\to(1,0)} x = \ln e \cdot 1 = 1.$$

例 4.6 求下列极限.

（1） $\lim\limits_{\substack{x\to0\\y\to0}} \dfrac{xy}{x^2+y^2}$;   （2） $\lim\limits_{\substack{x\to0\\y\to0}} \dfrac{\sin(x^2y)}{x^2+y^2}$.

解 （1）当 (x,y) 沿射线 $y=kx$ 趋于 $(0,0)$ 点时,有

$$\lim_{\substack{x\to0\\y\to0}} \frac{xy}{x^2+y^2} = \lim_{\substack{x\to0\\y\to0}} \frac{kx^2}{x^2+k^2x^2} = \frac{k}{1+k^2}$$

当 k 取不同值时,其极限不同,故（1）式极限不存在.

（2） $\lim\limits_{\substack{x\to0\\y\to0}} \dfrac{\sin(x^2y)}{x^2+y^2} = \lim\limits_{\substack{x\to0\\y\to0}} \dfrac{\sin(x^2y)}{x^2y} \cdot \dfrac{x^2y}{x^2+y^2}$.

其中

$$\lim_{\substack{x\to0\\y\to0}} \frac{\sin(x^2y)}{x^2y} = 1, \quad \left| \frac{x^2y}{x^2+y^2} \right| \leqslant \frac{1}{2}|x| \xrightarrow{x\to0} 0$$

所以

$$\lim_{\substack{x\to0\\y\to0}} \frac{\sin(x^2y)}{x^2+y^2} = 0$$

4.3.2 二元函数的连续

定义 4.3 设二元函数 $z=f(P)$ 在点 P_0 的某一邻域内有定义,如果 $\lim\limits_{P\to P_0} f(P) = f(P_0)$,则称二元函数 $z=f(P)$ 在点 P_0 处**连续**.否则称 $z=f(P)$ 在点 P_0 处间断或不连续,并称 P_0 是函数 $z=f(P)$ 的间断点.

例 4.7 讨论函数 $f(x,y) = \begin{cases} \dfrac{xy}{x^2+y^2}, & x^2+y^2 \neq 0 \\ 0, & x^2+y^2 = 0 \end{cases}$ 在 $(0,0)$ 处的连续性.

解　由例 4.6(1)知,函数 $f(x,y)$ 在点(0,0)处的极限不存在,故函数在(0,0)处不连续,点(0,0)是函数的间断点.

例 4.8　讨论函数 $f(x,y) = \begin{cases} \dfrac{x^3 + y^3}{x^2 + y^2}, & (x,y) \neq (0,0) \\ 0, & (x,y) = (0,0) \end{cases}$ 在(0,0)处的连续性.

解　取 $x = \rho\cos\theta, y = \rho\sin\theta$,则

$$0 \leqslant |f(x,y)| = |\rho(\sin^3\theta + \cos^3\theta)| < 2\rho = 2\sqrt{x^2 + y^2}$$

又

$$\lim_{(x,y)\to(0,0)} \sqrt{x^2 + y^2} = 0$$

从而当 $(x,y)\to(0,0)$ 时, $f(x,y)\to 0$. 又 $f(0,0)=0$,即

$$\lim_{(x,y)\to(0,0)} f(x,y) = f(0,0)$$

故函数在(0,0)处连续.

如果函数 $z = f(P)$ 在区域 D 内每一点都连续,则称函数 $z = f(P)$ 是区域 D 内的**连续函数**. 如例 4.8 中的 $f(x,y)$ 在 $\mathbf{R}^2$(整个实平面)上是二元连续函数. 与一元函数类似,二元连续函数经过四则运算和复合运算后仍为连续函数.

与一元连续函数在闭区间上的性质类似,二元连续函数在闭区域上有如下性质.

(1) **最值定理**　在有界闭区域 D 上的多元连续函数,在 D 上至少取得它的最大值和最小值各一次.

(2) **介值定理**　在有界闭区域 D 上的多元连续函数,如果在 D 上取得两个不同的函数值,则它在 D 上取得介于这两值之间的任何值至少一次.

与一元初等函数类似,可以定义二元初等函数:由二元基本初等函数经过有限次的四则运算和有限次的复合,所构成的可用一个解析式子表示的函数称为二元初等函数.

一切二元初等函数在其定义区域内是连续的(定义区域是指包含在定义域内的区域或闭区域). 例如: $z = \sqrt{1 - e^{x^2 + y^2}}$ 的定义域为 $D = \{(0,0)\}$,(0,0)点不是其聚点,从而不存在极限,故函数在这点不连续. 也就是说这个函数在定义域内是不连续的,虽然它是二元初等函数.

一般地,求 $\lim\limits_{P\to P_0} f(P)$ 时,如果 $f(P)$ 是初等函数,且 P_0 是 $f(P)$ 定义域的内点,则 $f(P)$ 在点 P_0 处连续,于是 $\lim\limits_{P\to P_0} f(P) = f(P_0)$.

例 4.9　求极限 $\lim\limits_{\substack{x\to 0 \\ y\to 0}} \dfrac{\sqrt{xy+1}-1}{xy}$.

解　原式 $= \lim\limits_{\substack{x\to 0 \\ y\to 0}} \dfrac{xy+1-1}{xy(\sqrt{xy+1}+1)} = \lim\limits_{\substack{x\to 0 \\ y\to 0}} \dfrac{1}{\sqrt{xy+1}+1} = \dfrac{1}{2}$.

4.4　偏导数与全微分

在一元函数的讨论中,通过研究函数的变化率引入了导数的概念. 对于多元函数,由于自变量的增多,其函数的变化率较为复杂,通常是考虑在其他自变量固定不变时,函数随一个自变量变化而变化的问题,从而引入偏导数与全微分的概念.

4.4.1　偏导数及其几何意义

1. 偏增量与全增量

设函数 $z = f(x, y)$ 在点 (x_0, y_0) 的某一邻域内有定义,当 y 固定在 y_0 不变,而 x 在 x_0 处有增量 Δx 时,相应地函数 z 有增量:$f(x_0 + \Delta x, y_0) - f(x_0, y_0)$,称为函数 $z = f(x, y)$ 在点 (x_0, y_0) 处对 x 的**偏增量**(partial increment),记为 $\Delta_x z$,即 $\Delta_x z = f(x_0 + \Delta x, y_0) - f(x_0, y_0)$.

同理,称 $\Delta_y z = f(x_0, y_0 + \Delta y) - f(x_0, y_0)$ 为函数 $z = f(x, y)$ 在点 (x_0, y_0) 处对 y 的偏增量.

当自变量分别在 x_0, y_0 处有增量 $\Delta x, \Delta y$ 时,函数 z 的相应增量

$$\Delta z = f(x_0 + \Delta x, y_0 + \Delta y) - f(x_0, y_0)$$

称为函数 $z = f(x, y)$ 在点 (x_0, y_0) 处对应于自变量增量 $\Delta x, \Delta y$ 的**全增量**(total increment).

2. 偏导数的定义

定义 4.4　设函数 $z = f(x, y)$ 在点 (x_0, y_0) 的某一邻域内有定义,如果 $\lim\limits_{\Delta x \to 0} \dfrac{f(x_0 + \Delta x, y_0) - f(x_0, y_0)}{\Delta x}$ 存在,则称此极限为函数 $z = f(x, y)$ 在点 (x_0, y_0) 处对 x 的**偏导数**(partial derivative),记为

$$\left.\frac{\partial z}{\partial x}\right|_{\substack{x = x_0 \\ y = y_0}}, \quad \left.\frac{\partial f}{\partial x}\right|_{\substack{x = x_0 \\ y = y_0}}, \quad \left.z_x\right|_{\substack{x = x_0 \\ y = y_0}} \quad \text{或} \quad f_x(x_0, y_0)$$

同理,如果 $\lim\limits_{\Delta y \to 0} \dfrac{f(x_0, y_0 + \Delta y) - f(x_0, y_0)}{\Delta y}$ 存在,称此极限为函数 $z = f(x, y)$ 在点 (x_0, y_0) 处对 y 的**偏导数**(partial derivative),记为

$$\left.\frac{\partial z}{\partial y}\right|_{\substack{x = x_0 \\ y = y_0}}, \quad \left.\frac{\partial f}{\partial y}\right|_{\substack{x = x_0 \\ y = y_0}}, \quad \left.z_y\right|_{\substack{x = x_0 \\ y = y_0}} \quad \text{或} \quad f_y(x_0, y_0)$$

如果函数 $z = f(x, y)$ 在区域 D 内任一点 (x, y) 处对 x 的偏导数都存在,那么这个偏导数就是 x, y 的函数,称为函数 $z = f(x, y)$ 对自变量 x 的**偏导函数**,简称为

偏导数,记作

$$\frac{\partial z}{\partial x}, \quad \frac{\partial f}{\partial x}, \quad z_x \quad \text{或} \quad f_x(x,y)$$

同理,可以定义函数 $z=f(x,y)$ 对自变量 y 的偏导数,记作

$$\frac{\partial z}{\partial y}, \quad \frac{\partial f}{\partial y}, \quad z_y \quad \text{或} \quad f_y(x,y)$$

偏导数的概念可以推广到二元以上函数,如 $u=f(x,y,z)$ 在 (x,y,z) 处有三个偏导数:

$$f_x(x,y,z) = \lim_{\Delta x \to 0} \frac{f(x+\Delta x, y, z) - f(x,y,z)}{\Delta x}$$

$$f_y(x,y,z) = \lim_{\Delta y \to 0} \frac{f(x, y+\Delta y, z) - f(x,y,z)}{\Delta y}$$

$$f_z(x,y,z) = \lim_{\Delta z \to 0} \frac{f(x, y, z+\Delta z) - f(x,y,z)}{\Delta z}$$

由定义 4.4 可知,求多元函数对某一个自变量的偏导数时,只需把其他自变量视为常数,然后利用一元函数的求导方法即可.

例 4.10　求 $z=x^2+3xy+y^2$ 在点 $(1,2)$ 处的偏导数.

解　$\dfrac{\partial z}{\partial x} = 2x+3y, \dfrac{\partial z}{\partial y} = 3x+2y$,所以

$$\frac{\partial z}{\partial x}\bigg|_{\substack{x=1 \\ y=2}} = 2\times 1 + 3\times 2 = 8, \quad \frac{\partial z}{\partial y}\bigg|_{\substack{x=1 \\ y=2}} = 3\times 1 + 2\times 2 = 7$$

例 4.11　设 $z=x^y(x>0, x\neq 1)$,求证:$\dfrac{x}{y}\dfrac{\partial z}{\partial x} + \dfrac{1}{\ln x}\dfrac{\partial z}{\partial y} = 2z$.

证明　$\dfrac{\partial z}{\partial x} = yx^{y-1}, \dfrac{\partial z}{\partial y} = x^y \ln x$,故

$$\frac{x}{y}\frac{\partial z}{\partial x} + \frac{1}{\ln x}\frac{\partial z}{\partial y} = \frac{x}{y}yx^{y-1} + \frac{1}{\ln x}x^y\ln x = x^y + x^y = 2z$$

原结论成立.

例 4.12　设 $f(x,y) = \begin{cases} \dfrac{xy}{x^2+y^2}, & (x,y)\neq(0,0) \\ 0, & (x,y)=(0,0) \end{cases}$,求 $f(x,y)$ 的偏导数.

解　当 $(x,y)\neq(0,0)$ 时,有

$$\frac{\partial f}{\partial x} = \frac{y(x^2+y^2) - 2x\cdot xy}{(x^2+y^2)^2} = \frac{y(y^2-x^2)}{(x^2+y^2)^2}$$

$$\frac{\partial f}{\partial y} = \frac{x(x^2+y^2) - 2y\cdot xy}{(x^2+y^2)^2} = \frac{x(x^2-y^2)}{(x^2+y^2)^2}$$

当 $(x,y)=(0,0)$ 时,按定义 4.4 可知

$$\frac{\partial f}{\partial x}\bigg|_{\substack{x=0 \\ y=0}} = \lim_{\Delta x \to 0} \frac{f(\Delta x, 0) - f(0,0)}{\Delta x} = \lim_{\Delta x \to 0} \frac{0}{\Delta x} = 0$$

$$\frac{\partial f}{\partial y}\Big|_{\substack{x=0\\y=0}} = \lim_{\Delta y \to 0} \frac{f(0,\Delta y) - f(0,0)}{\Delta y} = \lim_{\Delta y \to 0} \frac{0}{\Delta y} = 0$$

所以

$$\frac{\partial f}{\partial x} = \begin{cases} \dfrac{y(y^2 - x^2)}{(x^2 + y^2)^2}, & (x,y) \neq (0,0) \\ 0, & (x,y) = (0,0) \end{cases}$$

$$\frac{\partial f}{\partial y} = \begin{cases} \dfrac{x(x^2 - y^2)}{(x^2 + y^2)^2}, & (x,y) \neq (0,0) \\ 0, & (x,y) = (0,0) \end{cases}$$

例 4.13 已知理想气体的状态方程 $pV = RT$（R 为常数），求证：

$$\frac{\partial p}{\partial V} \cdot \frac{\partial V}{\partial T} \cdot \frac{\partial T}{\partial p} = -1$$

证明 因为

$$p = \frac{RT}{V} \Rightarrow \frac{\partial p}{\partial V} = -\frac{RT}{V^2}, \quad V = \frac{RT}{p} \Rightarrow \frac{\partial V}{\partial T} = \frac{R}{p}, \quad T = \frac{pV}{R} \Rightarrow \frac{\partial T}{\partial p} = \frac{V}{R}$$

所以

$$\frac{\partial p}{\partial V} \cdot \frac{\partial V}{\partial T} \cdot \frac{\partial T}{\partial p} = -\frac{RT}{V^2} \cdot \frac{R}{p} \cdot \frac{V}{R} = -\frac{RT}{pV} = -1$$

由偏导数的定义和以上例子可见：① 求偏导数实质是求一元函数的导数，所有一元函数的求导方法在这里都适用；② $\dfrac{\partial z}{\partial x}, \dfrac{\partial z}{\partial y}$ 是一个整体记号，不能拆分；③ 求分界点、不连续点处的偏导数要用定义求.

例 4.14 设 $z = f(x,y) = \sqrt{|xy|}$，求 $\dfrac{\partial z}{\partial x}\Big|_{\substack{x=0\\y=0}}, \dfrac{\partial z}{\partial y}\Big|_{\substack{x=0\\y=0}}$.

解 根据题意，得

$$\frac{\partial z}{\partial x}\Big|_{\substack{x=0\\y=0}} = \lim_{x \to 0} \frac{\sqrt{|x \cdot 0|} - 0}{x} = 0$$

$$\frac{\partial z}{\partial y}\Big|_{\substack{x=0\\y=0}} = \lim_{y \to 0} \frac{\sqrt{|0 \cdot y|} - 0}{y} = 0$$

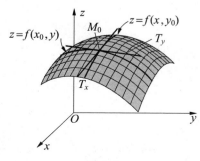

图 4.5

3. 偏导数的几何意义

设 $M_0(x_0, y_0, f(x_0, y_0))$ 是曲面 $z = f(x,y)$ 上一点，则偏导数 $f_x(x_0, y_0)$ 就是曲面被平面 $y = y_0$ 所截得的曲线在点 M_0 处的切线 $M_0 T_x$ 对 x 轴的斜率；偏导数 $f_y(x_0, y_0)$ 就是曲面被平面 $x = x_0$ 所截得的曲线在点 M_0 处的切线 $M_0 T_y$ 对 y 轴的斜率. 如图 4.5 所示.

4.4.2　高阶偏导数

定义 4.5　函数 $z=f(x,y)$ 的一阶偏导数还是 x,y 的二元函数,若它对 x,y 的偏导数存在,则称函数 $z=f(x,y)$ 具有二阶偏导数. 按照对变量求导次序的不同,二元函数的二阶偏导数共有 4 个,分别记为

$$\frac{\partial}{\partial x}\left(\frac{\partial z}{\partial x}\right)=\frac{\partial^2 z}{\partial x^2}=f_{xx}(x,y),\quad \frac{\partial}{\partial y}\left(\frac{\partial z}{\partial y}\right)=\frac{\partial^2 z}{\partial y^2}=f_{yy}(x,y)$$

称为**二阶纯偏导**.

$$\frac{\partial}{\partial y}\left(\frac{\partial z}{\partial x}\right)=\frac{\partial^2 z}{\partial x \partial y}=f_{xy}(x,y),\quad \frac{\partial}{\partial x}\left(\frac{\partial z}{\partial y}\right)=\frac{\partial^2 z}{\partial y \partial x}=f_{yx}(x,y)$$

称为**二阶混合偏导**.

类似地,可以定义三阶或更高阶的偏导数. 二阶及二阶以上的偏导数统称为**高阶偏导数**(higher-order partial derivatives).

例 4.15　设 $z=x^3 y^2-3xy^3-xy+1$,求 $\dfrac{\partial^2 z}{\partial x^2},\dfrac{\partial^2 z}{\partial y \partial x},\dfrac{\partial^2 z}{\partial x \partial y},\dfrac{\partial^2 z}{\partial y^2}$.

解　根据题意,有

$$\frac{\partial z}{\partial x}=3x^2 y^2-3y^3-y,\quad \frac{\partial z}{\partial y}=2x^3 y-9xy^2-x$$

$$\frac{\partial^2 z}{\partial x^2}=6xy^2,\quad \frac{\partial^2 z}{\partial y^2}=2x^3-18xy$$

$$\frac{\partial^2 z}{\partial x \partial y}=6x^2 y-9y^2-1,\quad \frac{\partial^2 z}{\partial y \partial x}=6x^2 y-9y^2-1$$

例 4.16　设 $u=\mathrm{e}^{ax}\cos by(a,b$ 均为常数),求二阶偏导数.

解　根据题意,有

$$\frac{\partial u}{\partial x}=a\mathrm{e}^{ax}\cos by,\quad \frac{\partial u}{\partial y}=-b\mathrm{e}^{ax}\sin by$$

$$\frac{\partial^2 u}{\partial x^2}=a^2\mathrm{e}^{ax}\cos by,\quad \frac{\partial^2 u}{\partial y^2}=-b^2\mathrm{e}^{ax}\cos by$$

$$\frac{\partial^2 u}{\partial x \partial y}=-ab\mathrm{e}^{ax}\sin by,\quad \frac{\partial^2 u}{\partial y \partial x}=-ab\mathrm{e}^{ax}\sin by$$

例 4.17　验证函数 $u(x,y)=\ln \sqrt{x^2+y^2}$,满足拉普拉斯方程:$\dfrac{\partial^2 u}{\partial x^2}+\dfrac{\partial^2 u}{\partial y^2}=0$.

证明　因为

$$\ln \sqrt{x^2+y^2}=\frac{1}{2}\ln(x^2+y^2)$$

所以

$$\frac{\partial u}{\partial x}=\frac{x}{x^2+y^2},\quad \frac{\partial u}{\partial y}=\frac{y}{x^2+y^2}$$

$$\frac{\partial^2 u}{\partial x^2} = \frac{(x^2+y^2)-x \cdot 2x}{(x^2+y^2)^2} = \frac{y^2-x^2}{(x^2+y^2)^2}$$

$$\frac{\partial^2 u}{\partial y^2} = \frac{(x^2+y^2)-y \cdot 2y}{(x^2+y^2)^2} = \frac{x^2-y^2}{(x^2+y^2)^2}$$

$$\frac{\partial^2 u}{\partial x^2} + \frac{\partial^2 u}{\partial y^2} = \frac{y^2-x^2}{(x^2+y^2)^2} + \frac{x^2-y^2}{(x^2+y^2)^2} = 0$$

从上面例 4.15 和例 4.16 中看到,两个二阶混合偏导数均相等,即

$$\frac{\partial^2 z}{\partial x \partial y} = \frac{\partial^2 z}{\partial y \partial x}$$

是否二元函数的二阶混合偏导数都相等呢?回答是否定的,如下面的例子.

例 4.18 设 $f(x,y) = \begin{cases} \dfrac{x^3 y}{x^2+y^2}, & (x,y) \neq (0,0) \\ 0, & (x,y) = (0,0) \end{cases}$,求 $f(x,y)$ 的二阶混合偏

导数.

解 当 $(x,y) \neq (0,0)$ 时,有

$$f_x(x,y) = \frac{3x^2 y(x^2+y^2) - 2x \cdot x^3 y}{(x^2+y^2)^2} = \frac{3x^2 y}{x^2+y^2} - \frac{2x^4 y}{(x^2+y^2)^2}$$

$$f_y(x,y) = \frac{x^3}{x^2+y^2} - \frac{2x^3 y^2}{(x^2+y^2)^2}$$

当 $(x,y) = (0,0)$ 时,按定义可知

$$f_x(0,0) = \lim_{\Delta x \to 0} \frac{f(\Delta x, 0) - f(0,0)}{\Delta x} = \lim_{\Delta x \to 0} \frac{0}{\Delta x} = 0$$

$$f_y(0,0) = \lim_{\Delta y \to 0} \frac{f(0, \Delta y) - f(0,0)}{\Delta y} = \lim_{\Delta y \to 0} \frac{0}{\Delta y} = 0$$

$$f_{xy}(0,0) = \lim_{\Delta y \to 0} \frac{f_x(0, \Delta y) - f_x(0,0)}{\Delta y} = 0$$

$$f_{yx}(0,0) = \lim_{\Delta x \to 0} \frac{f_y(\Delta x, 0) - f_y(0,0)}{\Delta x} = \lim_{\Delta x \to 0} \frac{\Delta x - 0}{\Delta x} = 1$$

显然, $f_{xy}(0,0) \neq f_{yx}(0,0)$.

那么在什么情况下,两个二阶混合偏导数相等呢?下面不加证明地给出两个二阶混合偏导数相等的充分条件.

定理 4.1 如果函数 $z = f(x,y)$ 的两个二阶混合偏导数 $\dfrac{\partial^2 z}{\partial y \partial x}$ 及 $\dfrac{\partial^2 z}{\partial x \partial y}$ 在区域 D 内连续,那么在该区域内,这两个二阶混合偏导数必相等.

由定理 4.1 可知,二阶混合偏导数在连续的条件下与求偏导数的次序无关.因此,在连续的条件下求混合偏导数时,只需求其中的一个即可.

4.4.3　全微分

第 2 章中给出了一元函数的微分概念,类似地,来讨论二元函数中各个自变量都有增量时,因变量相应增量的变化问题.

1. 全微分的定义

定义 4.6　设函数 $z = f(x, y)$ 在点 (x, y) 的某邻域内有定义,如果函数 $z = f(x, y)$ 在点 (x, y) 的全增量

$$\Delta z = f(x + \Delta x, y + \Delta y) - f(x, y)$$

可以表示为

$$\Delta z = A\Delta x + B\Delta y + o(\rho)$$

其中 A, B 不依赖于 $\Delta x, \Delta y$,而仅与 x_0, y_0 有关,$\rho = \sqrt{(\Delta x)^2 + (\Delta y)^2}$,$o(\rho)$ 表示当 $(\Delta x, \Delta y) \to (0, 0)$ 时 ρ 的高阶无穷小量,则称函数 $z = f(x, y)$ 在点 (x, y) 处**可微分**,$A\Delta x + B\Delta y$ 称为函数 $z = f(x, y)$ 在点 (x, y) 处的**全微分**(total differential),记为 dz,即

$$dz = A\Delta x + B\Delta y$$

函数若在某区域 D 内各点处处可微分,则称这个函数在 D 内可微分.

定理 4.2　如果函数 $z = f(x, y)$ 在点 (x, y) 可微分,则函数在该点连续.

事实上,因

$$\Delta z = A\Delta x + B\Delta y + o(\rho)$$

而

$$\Delta z = f(x + \Delta x, y + \Delta y) - f(x, y)$$

$$\lim_{\substack{\Delta x \to 0 \\ \Delta y \to 0}} f(x + \Delta x, y + \Delta y) = \lim_{\rho \to 0} [f(x, y) + \Delta z] = f(x, y)$$

故函数 $z = f(x, y)$ 在点 (x, y) 处连续.

2. 可微的条件

定理 4.3(必要条件)　如果函数 $z = f(x, y)$ 在点 (x, y) 可微分,则该函数在点 (x, y) 的偏导数 $\dfrac{\partial z}{\partial x}, \dfrac{\partial z}{\partial y}$ 必存在,且函数 $z = f(x, y)$ 在点 (x, y) 的全微分为

$$dz = \frac{\partial z}{\partial x}\Delta x + \frac{\partial z}{\partial y}\Delta y$$

证明　由于 $z = f(x, y)$ 可微,从而有

$$\Delta z = A\Delta x + B\Delta y + o(\rho)$$

特别令 $\Delta y = 0$,有

$$\Delta_x z = A\Delta x + o(\rho)$$

其中 $\rho = |\Delta x|$,两边同除以 Δx 并求极限得

$$\lim_{\Delta x \to 0} \frac{\Delta_x z}{\Delta x} = \lim_{\Delta x \to 0}(A + \frac{o(|\Delta x|)}{\Delta x}) = A$$

即 $A = \dfrac{\partial z}{\partial x}$. 同理可得 $B = \dfrac{\partial z}{\partial y}$. 所以

$$dz = \frac{\partial z}{\partial x}\Delta x + \frac{\partial z}{\partial y}\Delta y$$

也可记为

$$dz = \frac{\partial z}{\partial x}dx + \frac{\partial z}{\partial y}dy$$

一元函数在某点可导等价于在该点可微,多元函数就不具有这个性质了.

例 4.19 设 $f(x,y) = \begin{cases} \dfrac{xy}{\sqrt{x^2+y^2}}, & x^2+y^2 \neq 0 \\ 0, & x^2+y^2 = 0 \end{cases}$. 求它在点 $(0,0)$ 处的偏导数和全微分.

解 由定义易得

$$f_x(0,0) = f_y(0,0) = 0$$

但

$$\Delta z - [f_x(0,0) \cdot \Delta x + f_y(0,0) \cdot \Delta y] = \frac{\Delta x \cdot \Delta y}{\sqrt{(\Delta x)^2 + (\Delta y)^2}}$$

如果考虑点 $Q(\Delta x, \Delta y)$ 沿着直线 $y = x$ 趋近于 $(0,0)$,则

$$\lim_{\rho \to 0} \frac{\dfrac{\Delta x \cdot \Delta y}{\sqrt{(\Delta x)^2 + (\Delta y)^2}}}{\rho} = \lim_{\rho \to 0} \frac{\Delta x \cdot \Delta x}{(\Delta x)^2 + (\Delta x)^2} = \frac{1}{2}$$

说明它不能随着 $\rho \to 0$ 而趋于 0,故函数在点 $(0,0)$ 处不可微. 即多元函数的各偏导数存在并不能保证全微分存在!

定理 4.4(充分条件) 如果函数 $z = f(x,y)$ 的偏导数 $\dfrac{\partial z}{\partial x}, \dfrac{\partial z}{\partial y}$ 在点 (x,y) 连续,则该函数在点 (x,y) 可微分.

证明略.

通常把二元函数的全微分等于它的两个偏微分之和,称为二元函数的微分符合叠加原理. 叠加原理也适用于二元以上函数的情况. 例如 $u = u(x,y,z)$ 的全微分

$$du = \frac{\partial u}{\partial x}dx + \frac{\partial u}{\partial y}dy + \frac{\partial u}{\partial z}dz$$

例 4.20 计算函数 $z = e^{xy}$ 在点 $(2,1)$ 处的全微分.

解 $\dfrac{\partial z}{\partial x} = ye^{xy}, \dfrac{\partial z}{\partial y} = xe^{xy}$,从而

$$\frac{\partial z}{\partial x}\Big|_{(2,1)} = e^2, \quad \frac{\partial z}{\partial y}\Big|_{(2,1)} = 2e^2$$

所求全微分

$$dz = e^2 dx + 2e^2 dy$$

例 4.21　求函数 $z = y\cos(x - 2y)$，当 $x = \dfrac{\pi}{4}, y = \pi, dx = \dfrac{\pi}{4}, dy = \pi$ 时的全微分.

解　根据题意，有

$$\frac{\partial z}{\partial x} = - y\sin(x - 2y), \qquad \frac{\partial z}{\partial y} = \cos(x - 2y) + 2y\sin(x - 2y)$$

$$dz \Big|_{\left(\frac{\pi}{4}, \pi\right)} = \frac{\partial z}{\partial x} \Big|_{\left(\frac{\pi}{4}, \pi\right)} dx + \frac{\partial z}{\partial y} \Big|_{\left(\frac{\pi}{4}, \pi\right)} dy = \frac{\sqrt{2}}{8}\pi(4 - 7\pi)$$

例 4.22　计算函数 $z = xy^2 + \sin \dfrac{y}{x}$ 的全微分.

解　根据题意，有

$$\frac{\partial z}{\partial x} = y^2 + \left(-\frac{y}{x^2}\right)\cos\frac{y}{x} = y^2 - \frac{y}{x^2}\cos\frac{y}{x}, \qquad \frac{\partial z}{\partial y} = 2xy + \frac{1}{x}\cos\frac{y}{x}$$

所求全微分

$$dz = \left(y^2 - \frac{y}{x^2}\cos\frac{y}{x}\right)dx + \left(2xy + \frac{1}{x}\cos\frac{y}{x}\right)dy$$

4.5　二元复合函数和隐函数的微分法

在一元函数的求导中，介绍了一元复合函数求导的"链式法则"和隐函数的求导法，本节将把一元复合函数和隐函数的求导法推广到多元函数的情形.

4.5.1　复合函数的微分法

定理 4.5　如果 $u = \varphi(x, y)$ 及 $v = \psi(x, y)$ 在点 (x, y) 均有偏导数，且函数 $z = f(u, v)$ 在对应点 (u, v) 具有连续偏导数，则复合函数 $z = f[\varphi(x, y), \psi(x, y)]$ 在对应点 (x, y) 的偏导数都存在，且有下列公式计算（也称**链式法则**）：

$$\frac{\partial z}{\partial x} = \frac{\partial z}{\partial u}\frac{\partial u}{\partial x} + \frac{\partial z}{\partial v}\frac{\partial v}{\partial x}, \qquad \frac{\partial z}{\partial y} = \frac{\partial z}{\partial u}\frac{\partial u}{\partial y} + \frac{\partial z}{\partial v}\frac{\partial v}{\partial y} \tag{4.1}$$

定理 4.5 的结论可推广到中间变量多于两个的情况. 如

$$\frac{\partial z}{\partial x} = \frac{\partial z}{\partial u}\frac{\partial u}{\partial x} + \frac{\partial z}{\partial v}\frac{\partial v}{\partial x} + \frac{\partial z}{\partial w}\frac{\partial w}{\partial x}, \qquad \frac{\partial z}{\partial y} = \frac{\partial z}{\partial u}\frac{\partial u}{\partial y} + \frac{\partial z}{\partial v}\frac{\partial v}{\partial y} + \frac{\partial z}{\partial w}\frac{\partial w}{\partial y} \tag{4.2}$$

链式法则：一链相乘，链间相加. 见图 4.6.（证明略）

例 4.23　设 $z = e^u \sin v$，而 $u = xy, v = x + y$，求 $\dfrac{\partial z}{\partial x}$ 和 $\dfrac{\partial z}{\partial y}$.

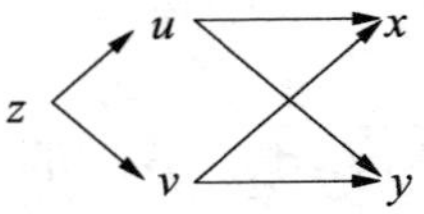

$$\frac{\partial z}{\partial x} = \frac{\partial z}{\partial u} \cdot \frac{\partial u}{\partial x} + \frac{\partial z}{\partial v} \cdot \frac{\partial v}{\partial x} = \mathrm{e}^u \sin v \cdot y + \mathrm{e}^u \cos v \cdot 1$$

解

$$= \mathrm{e}^{xy}[y\sin(x+y) + \cos(x+y)],$$

$$\frac{\partial z}{\partial y} = \frac{\partial z}{\partial u} \cdot \frac{\partial u}{\partial y} + \frac{\partial z}{\partial v} \cdot \frac{\partial v}{\partial y} = \mathrm{e}^u \sin v \cdot x + \mathrm{e}^u \cos v \cdot 1$$

$$= \mathrm{e}^{xy}[x\sin(x+y) + \cos(x+y)].$$

图 4.6

特殊地,在定理 4.5 中,当复合函数的中间变量为一元函数时,有类似的结论.

如果函数 $u = \varphi(t)$ 及 $v = \psi(t)$ 都在点 t 可导,函数 $z = f(u,v)$ 在对应点 (u,v) 具有连续偏导数,则复合函数 $z = f[\varphi(t), \psi(t)]$ 在对应点 t 可导,称此导数为**全导数**(total derivative),且可用下列公式计算:

$$\frac{\mathrm{d}z}{\mathrm{d}t} = \frac{\partial z}{\partial u}\frac{\mathrm{d}u}{\mathrm{d}t} + \frac{\partial z}{\partial v}\frac{\mathrm{d}v}{\mathrm{d}t} \tag{4.3}$$

以上结论可推广到中间变量多于两个的情况(图 4.7). 如

$$\frac{\mathrm{d}z}{\mathrm{d}t} = \frac{\partial z}{\partial u}\frac{\mathrm{d}u}{\mathrm{d}t} + \frac{\partial z}{\partial v}\frac{\mathrm{d}v}{\mathrm{d}t} + \frac{\partial z}{\partial w}\frac{\mathrm{d}w}{\mathrm{d}t} \tag{4.4}$$

在求多元复合函数的导数时,要分清楚哪些是中间变量,哪些是自变量,其中辨别中间变量是求导的关键. 一般可考虑如下三种情形.

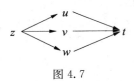

图 4.7

(1) 当复合函数的中间变量都是多元函数时,其导数是偏导数,可用式(4.1)或式(4.2)计算.

(2) 当复合函数的中间变量都是一元函数时,其导数是全导数,可用式(4.3)或式(4.4)计算.

(3) 当复合函数的中间变量既有多元函数也有一元函数时,其导数是偏导数,计算时可把一元函数看成多元函数的特例,然后用式(4.1)或式(4.2)计算. 例如:

设函数 $z = f(u,x,y)$,其中 $u = \varphi(x,y)$,即 $z = f[\varphi(x,y),x,y]$,此时可视为式(4.2)中 $v = x, w = y$ 的情形,从而有

$$\frac{\partial z}{\partial x} = \frac{\partial f}{\partial u} \cdot \frac{\partial u}{\partial x} + \frac{\partial f}{\partial x}, \quad \frac{\partial z}{\partial y} = \frac{\partial f}{\partial u} \cdot \frac{\partial u}{\partial y} + \frac{\partial f}{\partial y}$$

注意 (1) 上式中的 $\frac{\partial z}{\partial x}$ 与 $\frac{\partial f}{\partial x}$,$\frac{\partial z}{\partial y}$ 与 $\frac{\partial f}{\partial y}$ 是有区别的. $\frac{\partial z}{\partial x}$ 是把复合函数 $z = f[\varphi(x,y),x,y]$ 中的 y 看作不变,而对 x 的偏导数;而 $\frac{\partial f}{\partial x}$ 是把 $z = f(u,x,y)$ 中的 u 及 y 看作不变,而对 x 的偏导数. $\frac{\partial z}{\partial y}$ 与 $\frac{\partial f}{\partial y}$ 也有类似的区别.

(2) 这种情况也可以将 $u = \varphi(x,y)$ 代入 $f(u,x,y)$ 中,再求对 x,y 的偏导数.

例 4.24 设 $z = uv + \sin t$,而 $u = \mathrm{e}^t, v = \cos t$,求全导数 $\frac{\mathrm{d}z}{\mathrm{d}t}$.

解　$\dfrac{\mathrm{d}z}{\mathrm{d}t}=\dfrac{\partial z}{\partial u}\cdot\dfrac{\mathrm{d}u}{\mathrm{d}t}+\dfrac{\partial z}{\partial v}\cdot\dfrac{\mathrm{d}v}{\mathrm{d}t}+\dfrac{\partial z}{\partial t}=v\mathrm{e}^t-u\sin t+\cos t=\mathrm{e}^t(\cos t-\sin t)+\cos t.$

例 4.25　设 $z=f(x+y,xy)$，f 具有二阶连续偏导数，求 $\dfrac{\partial z}{\partial x}$ 和 $\dfrac{\partial^2 z}{\partial x\partial y}$.

解　令 $u=x+y$，$v=xy$，记

$$f_1'=\frac{\partial f(u,v)}{\partial u},\quad f_{12}''=\frac{\partial^2 f(u,v)}{\partial u\partial v}$$

同理有 $f_2',f_{11}'',f_{21}'',f_{22}''$，且

$$\frac{\partial z}{\partial x}=\frac{\partial f}{\partial u}\cdot\frac{\partial u}{\partial x}+\frac{\partial f}{\partial v}\cdot\frac{\partial v}{\partial x}=f_1'+yf_2'$$

$$\frac{\partial^2 z}{\partial x\partial y}=\frac{\partial}{\partial y}(f_1'+yf_2')=\frac{\partial f_1'}{\partial y}+f_2'+y\frac{\partial f_2'}{\partial y}$$

又

$$\frac{\partial f_1'}{\partial y}=\frac{\partial f_1'}{\partial u}\cdot\frac{\partial u}{\partial y}+\frac{\partial f_1'}{\partial v}\cdot\frac{\partial v}{\partial y}=f_{11}''+xf_{12}''$$

$$\frac{\partial f_2'}{\partial y}=\frac{\partial f_2'}{\partial u}\cdot\frac{\partial u}{\partial y}+\frac{\partial f_2'}{\partial v}\cdot\frac{\partial v}{\partial y}=f_{21}''+xf_{22}''$$

于是

$$\frac{\partial^2 z}{\partial x\partial y}=f_{11}''+xf_{12}''+f_2'+y(f_{21}''+xf_{22}'')$$
$$=f_{11}''+f_2'+(x+y)f_{12}''+xyf_{22}''$$

4.5.2　隐函数的微分法

在一元微分学中，已引入隐函数概念，并介绍了利用复合函数求导法求由方程 $F(x,y)=0$ 所确定的隐函数 $y=f(x)$ 的导数方法. 下面通过多元复合函数微分法来建立用偏导数求隐函数 $y=f(x)$ 的导数公式.

将方程 $F(x,y)=0$ 所确定的函数 $y=f(x)$ 代入该方程，得

$$F(x,y(x))=0$$

两边再对 x 求导，得

$$F_x+F_y\cdot y'=0$$

于是当 $F_y\neq 0$ 时，则方程 $F(x,y)=0$ 所确定的函数导数为

$$\frac{\mathrm{d}y}{\mathrm{d}x}=-\frac{F_x}{F_y}$$

类似地，如果一个三元方程 $F(x,y,z)=0$ 确定了一个二元隐函数 $z=f(x,y)$，则有

$$F(x,y,z(x,y))=0$$

利用多元复合函数微分法在方程两边分别对 x,y 求导，得

$$F_x + F_z \cdot \frac{\partial z}{\partial x} = 0, \quad F_y + F_z \cdot \frac{\partial z}{\partial y} = 0$$

于是当 $F_z \neq 0$ 时,则有

$$\frac{\partial z}{\partial x} = -\frac{F_x}{F_z}, \quad \frac{\partial z}{\partial y} = -\frac{F_y}{F_z}$$

例 4.26 求由方程 $x^2 + y^2 - 1 = 0$ 确定的函数 $y = f(x)$ 在 $x = 0$ 点的一阶和二阶导数.

解 令 $F(x, y) = x^2 + y^2 - 1$,则 $F_x = 2x, F_y = 2y$.

由方程 $x^2 + y^2 - 1 = 0$ 知,当 $x = 0$ 时,$y = \pm 1$. 从而函数的一阶和二阶导数为

$$\frac{\mathrm{d}y}{\mathrm{d}x} = -\frac{F_x}{F_y} = -\frac{x}{y}, \quad \frac{\mathrm{d}y}{\mathrm{d}x}\bigg|_{x=0} = 0$$

$$\frac{\mathrm{d}^2 y}{\mathrm{d}x^2} = -\frac{y - xy'}{y^2} = -\frac{y - x\left(-\dfrac{x}{y}\right)}{y^2} = -\frac{1}{y^3}$$

所以

$$\frac{\mathrm{d}^2 y}{\mathrm{d}x^2}\bigg|_{x=0} = \pm 1$$

例 4.27 已知 $\ln\sqrt{x^2 + y^2} = \arctan\dfrac{y}{x}$,求 $\dfrac{\mathrm{d}y}{\mathrm{d}x}$.

解 令 $F(x, y) = \ln\sqrt{x^2 + y^2} - \arctan\dfrac{y}{x}$,则由

$$F_x(x, y) = \frac{x + y}{x^2 + y^2}, \quad F_y(x, y) = \frac{y - x}{x^2 + y^2}$$

得

$$\frac{\mathrm{d}y}{\mathrm{d}x} = -\frac{F_x}{F_y} = -\frac{x + y}{y - x}$$

例 4.28 设 $x^2 + y^2 + z^2 - 4z = 0$,求 $\dfrac{\partial z}{\partial x}, \dfrac{\partial z}{\partial y}$ 和 $\dfrac{\partial^2 z}{\partial x^2}$.

解 令 $F(x, y, z) = x^2 + y^2 + z^2 - 4z$,则

$$F_x = 2x, \quad F_y = 2y, \quad F_z = 2z - 4$$

从而

$$\frac{\partial z}{\partial x} = -\frac{F_x}{F_z} = \frac{x}{2 - z}, \quad \frac{\partial z}{\partial y} = -\frac{F_y}{F_z} = \frac{y}{2 - z}$$

$$\frac{\partial^2 z}{\partial x^2} = \frac{(2 - z) + x\dfrac{\partial z}{\partial x}}{(2 - z)^2} = \frac{(2 - z) + x \cdot \dfrac{x}{2 - z}}{(2 - z)^2} = \frac{(2 - z)^2 + x^2}{(2 - z)^3}$$

4.6　二元函数的极值和最值

许多实际问题都涉及多元函数极值,尤其是二元函数的极值和最值问题.如某药店卖甲、乙两种牌子的感冒药物,甲药每盒的进价为 3 元,乙药每盒的进价是 5 元,店方估计,如果甲药每盒卖 x 元,乙药每盒卖 y 元,则每天可卖出 $30-4x+3y$ 盒甲种感冒药,$30+2x-5y$ 盒乙种感冒药,问:该药店每天以什么价格卖这两种药,可取得最大收益?

显然,每天的收益为
$$f(x,y) = (x-3)(30-4x+3y) + (y-5)(30+2x-5y)$$
求最大收益即求二元函数 $f(x,y)$ 的最大值.

4.6.1　二元函数的极值

定义 4.7　设函数 $z=f(x,y)$ 在点 (x_0,y_0) 的某邻域内有定义,对于该邻域内任意异于 (x_0,y_0) 的点 (x,y),若都满足不等式 $f(x,y)<f(x_0,y_0)$,则称函数在 (x_0,y_0) 处有**极大值**;若满足不等式 $f(x,y)>f(x_0,y_0)$,则称函数在 (x_0,y_0) 处有**极小值**;极大值、极小值统称为函数的**极值**.使函数取得极值的点称为**极值点**.

例如:函数 $f(x,y)=3x^2+4y^2$ 在 $(0,0)$ 处取得极小值;$g(x,y)=\sqrt{1-x^2-y^2}$ 在 $(0,0)$ 处有极大值;$h(x,y)=xy$ 在 $(0,0)$ 处没有极值.

定理 4.6(极值存在的必要条件)　设函数 $z=f(x,y)$ 在点 (x_0,y_0) 具有偏导数,且在点 (x_0,y_0) 处有极值,则它在该点的偏导数必为零:
$$f_x(x_0,y_0) = 0, \quad f_y(x_0,y_0) = 0$$

证明　不妨设 $z=f(x,y)$ 在点 (x_0,y_0) 处有极大值,则对该点任一邻域内的异于 (x_0,y_0) 的点 (x,y),都有 $f(x,y)\leqslant f(x_0,y_0)$.因此,当 $y=y_0,x\neq x_0$ 时,也应有 $f(x,y_0)\leqslant f(x_0,y_0)$.

于是,把 $f(x,y_0)$ 看作 x 的一元函数,$x=x_0$ 就是它的极大值点,由一元函数极值的必要条件知
$$\left.\frac{\mathrm{d}f(x,y_0)}{\mathrm{d}x}\right|_{x=x_0} = 0, \quad 即\ f_x(x_0,y_0) = 0$$
同理可证:$f_y(x_0,y_0)=0$.

推论　如果三元函数 $u=f(x,y,z)$ 在点 $P(x_0,y_0,z_0)$ 具有偏导数,则它在点 $P(x_0,y_0,z_0)$ 有极值的必要条件为
$$f_x(x_0,y_0,z_0) = 0, \quad f_y(x_0,y_0,z_0) = 0, \quad f_z(x_0,y_0,z_0) = 0$$
仿照一元函数,凡能使一阶偏导数同时为零的点,均称为函数的**驻点**或**稳定**

点.一般地,可导函数的极值点是驻点,但驻点不一定是极值点.与一元函数类似,$z=f(x,y)$在$P_0(x_0,y_0)$处不可导,函数在该点也可能取得极值.如:$z=\sqrt{x^2+y^2}$在$(0,0)$处无偏导数,但取得极小值0.下面不加证明地给出函数在驻点取得极值的一个充分条件.

定理 4.7(极值存在的充分条件) 设函数$z=f(x,y)$在点(x_0,y_0)的某邻域内连续,且有一阶、二阶连续偏导数,且$f_x(x_0,y_0)=0,f_y(x_0,y_0)=0$.令

$$A=f_{xx}(x_0,y_0), \quad B=f_{xy}(x_0,y_0), \quad C=f_{yy}(x_0,y_0)$$

则$f(x,y)$在点(x_0,y_0)处是否取得极值的条件如下:

(1) 当$B^2-AC<0$时,函数有极值,且$A<0$时函数有极大值,$A>0$时函数有极小值;

(2) 当$B^2-AC>0$时,函数没有极值;

(3) 当$B^2-AC=0$时,函数可能有极值,也可能没有极值,还需另做讨论.

例 4.29 求函数$f(x,y)=x^3+y^3-3xy$的极值.

解 由$f_x(x,y)=3x^2-3y=0,f_y(x,y)=3y^2-3x=0$,解方程组

$$\begin{cases} 3x^2-3y=0 \\ 3y^2-3x=0 \end{cases}$$

得两个驻点:$(0,0)$ 和 $(1,1)$.又

$$f_{xx}(x,y)=6x, \quad f_{xy}(x,y)=-3, \quad f_{yy}(x,y)=6y$$

$$B^2-AC=[f_{xy}(x,y)]^2-f_{xx}(x,y)f_{yy}(x,y)=9-36xy$$

在点$(0,0)$处,$B^2-AC=9>0$,$(0,0)$不是函数的极值点;在点$(1,1)$处,$B^2-AC=-27<0$,且$A=6>0$,所以$(1,1)$是函数的极小值点,极小值$f(1,1)=-1$.

例 4.30 求函数$f(x,y)=x^3-y^3+3x^2+3y^2-9x$的极值.

解 由$f_x(x,y)=3x^2+6x-9,f_y(x,y)=-3y^2+6y$,解方程组

$$\begin{cases} 3x^2+6x-9=0 \\ -3y^2+6y=0 \end{cases}$$

可求得四个驻点:$(1,0),(1,2),(-3,0),(-3,2)$.又

$$f_{xx}(x,y)=6x+6, \quad f_{xy}(x,y)=0, \quad f_{yy}(x,y)=-6y+6$$

所以

$$B^2-AC=36(x+1)(y-1)$$

列表 4.1 计算.

表 4.1

(x,y)	$(1,0)$	$(1,2)$	$(-3,0)$	$(-3,2)$
A	12	12	-12	-12
B^2-AC	-72	72	72	-72

由极值的充分条件知,$(1,0)$是 $f(x,y)$ 的极小值点, 极小值 $f(1,0)=-5$; $(-3,2)$是 $f(x,y)$的极大值点,极大值 $f(-3,2)=31$.

对于本节开始引入的问题,可用此法求出:甲药每盒卖 10 元,乙药每盒卖 9.6 元,该店可获得最大利润.

综上所述,求函数 $z=f(x,y)$ 极值的一般步骤为:

(1) 解方程组 $f_x(x,y)=0$,$f_y(x,y)=0$,求出实数解,得驻点(x_i,y_i),并求出其导数不存在的点$(\hat{x}_i,\hat{y}_i)$;

(2) 对于每一个驻点(x_i,y_i),求出二阶偏导数的值 A,B,C;

(3) 确定 B^2-AC 的符号,判定是否为极值,进而根据 A 的符号确定是极大值还是极小值;

(4) 对于偏导数不存在的点$(\hat{x}_i,\hat{y}_i)$用定义判定是否为极值.

4.6.2　二元函数的最值

与一元函数相类似,可以利用函数的极值来求函数的最大值和最小值.

对于求闭区域上连续函数的最值,可以将函数在 D 内的所有驻点处的函数值及在 D 的边界上的最大值和最小值相互比较,其中最大者即为函数的最大值,最小者即为函数的最小值.

例 4.31　求二元函数 $f(x,y)=x^2y(4-x-y)$ 在直线 $x+y=6$,x 轴和 y 轴所围成的闭区域 D 上的最大值与最小值.

解　闭区域 D 如图 4.8 所示,先求函数在 D 内的驻点. 解方程组

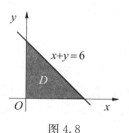

图 4.8

$$\begin{cases} f_x(x,y) = 2xy(4-x-y) - x^2y = 0 \\ f_y(x,y) = x^2(4-x-y) - x^2y = 0 \end{cases}$$

得区域 D 内唯一驻点$(2,1)$,且 $f(2,1)=4$.

再求 $f(x,y)$ 在 D 边界上的最值,在边界 $x=0$ 和 $y=0$ 上 $f(x,y)=0$,在边界 $x+y=6$ 上,$y=6-x$,于是

$$f(x,y) = x^2(6-x)(-2)$$

令 $f'_x=4x(x-6)+2x^2=0$,得 $x_1=0$,$x_2=4$. 当 $x_2=4$ 时,有

$$y = 6-x \big|_{x=4} = 2$$

比较后可知 $f(2,1)=4$ 为最大值,$f(4,2)=-64$ 为最小值.

非闭区间上连续函数的最值可能存在,也可能不存在,要根据具体情况而定. 对于多数实际问题,根据专业知识或问题本身的性质,若可以判定函数 $f(x,y)$ 在区域 D 内一定能取得最值,而函数在 D 内又恰有唯一驻点,则可以不加检验就认为这个驻点是函数的最值点,该点的函数值就是要求的最值.

例 4.32　某医院要用钢板建一个容积为 27 m³ 的有盖长方体箱子,问长、宽、

高应如何确定,才能使所用材料最省?

解 设长、宽分别为 x,y(m),则高为 $z=\dfrac{27}{xy}$(m),于是所用钢板材料的面积 S 为

$$S = 2\left(xy + \frac{27}{x} + \frac{27}{y}\right), \quad x > 0, y > 0$$

解方程组

$$\begin{cases} S_x = 2\left(y - \dfrac{27}{x^2}\right) = 0 \\ S_y = 2\left(x - \dfrac{27}{y^2}\right) = 0 \end{cases}$$

可得唯一驻点 $x=3,y=3$. 由实际意义知:箱子所用材料面积的最小值一定存在,并且肯定在 $D=\{(x,y)\,|\,x>0,y>0\}$ 内部取得,而函数在 D 内只有一个驻点 $(3,3)$,故可断定当 $x=3,y=3$ 时,S 最小,此时高也是 3 m,即当长、宽、高都是 3 m 时,所建的箱子用材最省.

4.6.3 条件极值及拉格朗日乘数法

1. 条件极值

问题:某医院预算用 20 万元购买两种急需物品,即台式计算机和便携式计算机,若台式机每台 0.5 万元,便携式每台 1 万元. 当该医院购买 x 台台式机,y 台便携式机时,其效用函数为

$$U(x,y) = \ln x + \ln y$$

问医院应如何分配这 20 万元以达到最佳效果?

问题的实质:求 $U(x,y)=\ln x+\ln y$ 在条件 $0.5x+y=20$ 下的极值点,称为**条件极值**. 相对地,前面所求函数的极值,除了要求自变量在定义域内之外,再无任何其他约束,称为**无条件极值**. 例 4.32 原本是一个条件极值问题,即在约束条件 $xyz=27$ 下,求 $S=2(xy+yz+zx)$ 的极值.

对于简单的约束条件,可以从中解出某些变量,将其代入目标函数中即可转化为无条件极值,这是求解条件极值的方法之一. 但在约束条件比较复杂的情况下,难以从中解出变量,此时可用拉格朗日乘数法求解,这是求解条件极值的方法之二.

2. 拉格朗日乘数法

要找函数 $z=f(x,y)$ 在条件 $\varphi(x,y)=0$ 下的可能极值点,先构造函数(称为拉格朗日函数),即

$$F(x,y) = f(x,y) + \lambda\varphi(x,y)$$

其中 λ 为某一常数,可由方程组

$$\begin{cases} F_x = f_x(x,y) + \lambda\varphi_x(x,y) = 0 \\ F_y = f_y(x,y) + \lambda\varphi_y(x,y) = 0 \\ \varphi(x,y) = 0 \end{cases}$$

解出 x,y,λ,其中 x,y 就是可能的极值点的坐标.拉格朗日乘数法可推广到自变量多于两个的情况.

例如,求函数 $u = f(x,y,z,t)$ 在条件:$\varphi(x,y,z,t) = 0,\psi(x,y,z,t) = 0$ 下的极值.

首先构造拉格朗日函数:

$$F(x,y,z,t) = f(x,y,z,t) + \lambda_1\varphi(x,y,z,t) + \lambda_2\psi(x,y,z,t), \quad \lambda_1,\lambda_2 \text{ 均为常数}$$

然后由拉格朗日函数的偏导数为零及条件 $\varphi(x,y,z,t) = 0,\psi(x,y,z,t) = 0$ 联立解出 x,y,z,t,即得极值点的坐标.

例 4.33　求本节(4.6.3 小节)开始问题中的最大效用.

解　令 $F(x,y,\lambda) = \ln x + \ln y + \lambda(0.5x + y - 20)$,则由

$$\begin{cases} F_x = \dfrac{1}{x} + 0.5\lambda = 0 \\ F_y = \dfrac{1}{y} + \lambda = 0 \\ 0.5x + y - 20 = 0 \end{cases}$$

可解得唯一驻点 $(20,10)$,故应购买 20 台台式电脑和 10 台便携式电脑.医院可获得最大效用值为

$$U_{\max} = U(20,10) = \ln 20 + \ln 10 = 3\ln 2 + 2\ln 5$$

4.6.4　最小二乘法

在实践中常常需要知道两个变量之间的函数关系式,人们一般通过试验或观察得到这两个变量的几组数值——实验数据,来找出该函数关系的近似表达式.通常把这样得到的函数近似表达式叫作经验公式.下面通过举例说明一种建立经验公式的方法.

例 4.34　若某肿瘤组织在放、化疗的干预下,其直径逐步变小,为得到其变化规律,现每周测得其直径如表 4.2 所示的实测数据.

表 4.2

顺序编号 i	0	1	2	3	4	5	6	7
时间 t_i(周)	0	1	2	3	4	5	6	7
肿瘤直径 y_i(mm)	27.0	26.8	26.5	26.3	26.1	25.7	25.3	24.8

试根据这组实测数据建立肿瘤直径 y 和时间 t 之间的经验公式 $y = f(t)$,即找出一个能使上述数据大体适合的函数关系式.

解 观察散点图(在直角坐标系中画出实测数据对应的点),如图 4.9 所示,易发现所求函数 $y=f(t)$ 可近似看作线性函数,因此可设 $f(t)=at+b$,其中 a 和 b 是待定常数,但因为图中各点并不在同一条直线上,因此希望偏差 $y_i-f(t_i)(i=0,1,2,\cdots,7)$ 都很小. 为了保证每个偏差都很小,可考虑选取常数 a,b,使 $M=\sum_{i=0}^{7}\left[y_i-(at_i+b)\right]^2$ 最小. 这种根据偏差的平方和为最小的条件来选择常数 a,b 的方法叫作**最小二乘法**.

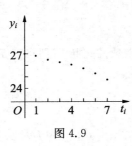

图 4.9

求解本例:可考虑选取常数 a,b,使 $M=\sum_{i=0}^{7}\left[y_i-(at_i+b)\right]^2$ 最小. 把 M 看成自变量 a 和 b 的一个二元函数,那么问题就可归结为求函数 $M=M(a,b)$ 在哪些点处取得最小值. 令

$$\begin{cases} \dfrac{\partial M}{\partial a}=-2\sum_{i=0}^{7}\left[y_i-(at_i+b)\right]t_i=0 \\[2mm] \dfrac{\partial M}{\partial b}=-2\sum_{i=0}^{7}\left[y_i-(at_i+b)\right]=0 \end{cases}$$

即

$$\begin{cases} \sum_{i=0}^{7}\left[y_i-(at_i+b)\right]t_i=0 \\[2mm] \sum_{i=0}^{7}\left[y_i-(at_i+b)\right]=0 \end{cases}$$

将括号内各项进行整理合并,并把未知数 a,b 分离出来便得

$$\begin{cases} a\sum_{i=1}^{7}t_i^2+b\sum_{i=1}^{7}t_i=\sum_{i=1}^{7}y_it_i \\[2mm] a\sum_{i=1}^{7}t_i+8b=\sum_{i=1}^{7}y_i \end{cases} \tag{4.5}$$

计算,得

$$\sum_{i=1}^{7}t_i=28,\quad \sum_{i=1}^{7}t_i^2=140,\quad \sum_{i=1}^{7}y_i=208.5,\quad \sum_{i=1}^{7}y_it_i=717.0$$

代入式(4.5),得

$$\begin{cases} 140a+28b=717 \\ 28a+8b=208.5 \end{cases}$$

解得

$$a=-0.303\,6,\quad b=27.125$$

于是,所求经验公式为

$$y=f(t)=-0.303\,6t+27.125$$

根据上式算出的 $f(t_i)$ 与实测的 y_i 有一定的偏差,如表 4.3 所示.

表 4.3

t_i	0	1	2	3	4	5	6	7
实测 y_i	27.0	26.8	26.5	26.3	26.1	25.7	25.3	24.8
计算 $f(t_i)$	27.125	26.821	26.518	26.214	25.911	25.607	25.303	25.000
偏差	-0.125	-0.021	-0.018	-0.086	0.189	0.093	-0.003	-0.200

注意 偏差的平方和 $M=0.108165$,其平方根 $\sqrt{M}=0.392$. 把 $\sqrt{M}$ 称为**均方误差**,它的大小在一定程度上反映了用经验公式近似表达原来函数关系的近似程度的好坏.

本例中实测数据的图形近似为一条直线,因而认为所求函数关系可近似看作线性函数关系,这类问题的求解比较简便. 有些实际问题中,经验公式的类型虽然不是线性函数,但可以设法把它转化成线性函数的类型来讨论,比如取对数等. 具体请参阅相关文献.

4.7 二 重 积 分

在第 3 章中,学习了一元函数的定积分及其应用,掌握了求曲边梯形面积、旋转体的体积、变力做功的计算方法,同时也可以用定积分的理论解决其他一些实际问题. 本节将把一元函数定积分的概念及其性质推广到二元函数,从而引入了二重积分. 与一元函数定积分类似,二重积分的概念也是从实践中抽象出来的,也是一种和式的极限. 所不同的是,二重积分的被积函数是二元函数,积分范围是平面区域. 利用二重积分可以解决许多用定积分解决不了的问题.

4.7.1 二重积分的概念

动画

1. 引例

(1) 曲顶柱体的体积.

设有一空间立体 Ω,它的底是 xOy 面上的有界闭区域 D,它的侧面是以 D 的边界曲线为准线,而母线平行于 z 轴的柱面,它的顶是曲面 $z=f(x,y)$($f(x,y)$ 在 D 上连续)且 $f(x,y)\geqslant0$,这种立体称为**曲顶柱体**(图 4.10). 曲顶柱体的体积 V 可以这样来计算:

用任意一组曲线网将区域 D 分成 n 个小区域 $\Delta\sigma_1,\Delta\sigma_2,\cdots,\Delta\sigma_n$,以这些小区域的边界线为准线,作母线平行于 z 轴的柱面,这些柱面将原来的曲顶柱体 Ω 划分成 n 个小曲顶柱体 $\Delta\Omega_1,\Delta\Omega_2,\cdots,\Delta\Omega_n$(假设 $\Delta\sigma_i$ 所对应的小曲顶柱体为 $\Delta\Omega_i$,这里 $\Delta\sigma_i$

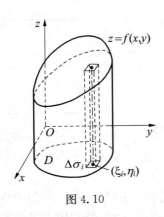

图 4.10

既代表 D 中的第 i 个小区域,又表示它的面积值,$\Delta\Omega_i$ 既代表第 i 个小曲顶柱体,又代表它的体积值),从而

$$V = \sum_{i=1}^{n} \Delta\Omega_i$$

由于 $f(x,y)$ 连续,当 n 充分大时,对于同一个小区域来说,函数值的变化不太大. 因此,可以将小曲顶柱体近似地看作小平顶柱体,于是

$$\Delta\Omega_i \approx f(\xi_i, \eta_i)\Delta\sigma_i, \quad (\xi_i, \eta_i) \in \Delta\sigma_i$$

整个曲顶柱体的体积近似值为

$$V \approx \sum_{i=1}^{n} f(\xi_i, \eta_i)\Delta\sigma_i$$

为得到 V 的精确值,可设想让小区域的个数 n 越来越大,这样每个小区域就会越来越小,即让每个小区域向一点收缩性地变小. 为此,引入区域直径的概念:一个闭区域的直径是指区域上任意两点距离的最大者. 所谓让区域向一点收缩性地变小,意指让区域的直径趋向于零. 设 n 个小区域直径中的最大者为 λ,则可以认为

$$V = \lim_{\lambda \to 0} \sum_{i=1}^{n} f(\xi_i, \eta_i)\Delta\sigma_i$$

(2) 平面薄片的质量.

设有一平面薄片占有 xOy 面上的有界闭区域 D,它在 (x,y) 处的面密度为 $\mu(x,y)$,这里 $\mu(x,y) > 0$,而且 $\mu(x,y)$ 在 D 上连续,求该平面薄片的质量 M.

将 D 分割成 n 个小区域 $\Delta\sigma_1, \Delta\sigma_2, \cdots, \Delta\sigma_n$,用 λ_i 记作 $\Delta\sigma_i$ 的直径,$\Delta\sigma_i$ 既代表第 i 个小区域,又代表它的面积. 当 $\lambda = \max_{1 \leqslant i \leqslant n}\{\lambda_i\}$ 很小时,由于 $\mu(x,y)$ 连续,每小片区域的质量可近似地看作是均匀的,那么第 i 小块区域的近似质量可取为

$$\mu(\xi_i, \eta_i)\Delta\sigma_i, \quad (\xi_i, \eta_i) \in \Delta\sigma_i$$

于是

$$M \approx \sum_{i=1}^{n} \mu(\xi_i, \eta_i)\Delta\sigma_i$$

若当分割无限细,即 $\lambda \to 0$ 时,和式的极限存在,则有

$$M = \lim_{\lambda \to 0} \sum_{i=1}^{n} \mu(\xi_i, \eta_i)\Delta\sigma_i$$

在以上两个例子中,虽然它们的实际意义完全不同,但最终都归结为同一形式的极限问题. 因此,有必要撇开这类极限问题的实际背景,给出一个更广泛、更抽象的数学概念——二重积分.

2. 二重积分的定义

定义 4.8 设 $f(x,y)$ 是有界闭区域 D 上的有界函数,将区域 D 任意分成 n 个小闭区域 $\Delta\sigma_1, \Delta\sigma_2, \cdots, \Delta\sigma_n$,其中 $\Delta\sigma_i$ 既表示第 i 个小闭区域,也表示它的面积. 在

每个 $\Delta\sigma_i$ 上任取一点 (ξ_i, η_i),作乘积

$$f(\xi_i, \eta_i)\Delta\sigma_i, \quad i = 1, 2, \cdots, n$$

并作和式

$$\sum_{i=1}^{n} f(\xi_i, \eta_i)\Delta\sigma_i$$

如果当各小闭区域的直径中的最大值 λ 趋于零时,该和式的极限总存在,则称此极限为函数 $f(x, y)$ 在闭区域 D 上的**二重积分**(double integral),记作 $\iint\limits_D f(x, y)\mathrm{d}\sigma$,即

$$\iint\limits_D f(x, y)\mathrm{d}\sigma = \lim_{\lambda\to 0}\sum_{i=1}^{n} f(\xi_i, \eta_i)\Delta\sigma_i$$

其中 $f(x, y)$ 叫作被积函数, $f(x, y)\mathrm{d}\sigma$ 叫作被积表达式, $\mathrm{d}\sigma$ 叫作面积微元, x 与 y 叫作积分变量, D 叫作积分区域, $\sum\limits_{i=1}^{n} f(\xi_i, \eta_i)\Delta\sigma_i$ 叫作积分和.

前面的曲顶柱体体积和平面薄片质量可以用二重积分表示为

$$V = \iint\limits_D f(x, y)\mathrm{d}\sigma, \quad M = \iint\limits_D \mu(x, y)\mathrm{d}\sigma$$

可以证明,若 $f(x, y)$ 在闭区域 D 上连续,则 $f(x, y)$ 在 D 上的二重积分存在. 在后面的讨论中,总假设被积函数 $f(x, y)$ 在闭区域 D 上是连续的.

由于二重积分的定义中对区域 D 的划分是任意的,在直角坐标系中,若用一组平行于坐标轴的直线来划分区域 D,那么除了靠近边界线的一些小区域之外,绝大多数的小区域 $\Delta\sigma_i$ 都是矩形,如果设矩形小区域 $\Delta\sigma_i$ 的边长分别为 Δx_i 和 Δy_i,则 $\Delta\sigma_i = \Delta x_i \cdot \Delta y_i$. 因此,在直角坐标系中,可以将 $\mathrm{d}\sigma$ 记作 $\mathrm{d}x\mathrm{d}y$ (并称 $\mathrm{d}x\mathrm{d}y$ 为直角坐标系下的面积元素),这样二重积分也可表示为

$$\iint\limits_D f(x, y)\mathrm{d}x\mathrm{d}y$$

若 $f(x, y) \geqslant 0$,二重积分表示以 $z = f(x, y)$ 为顶,以 D 为底的曲顶柱体的体积. 如果 $f(x, y)$ 是负的,柱体就在 xOy 坐标面的下方,二重积分的绝对值仍等于柱体的体积,但二重积分的值是负的. 如果 $f(x, y)$ 在 D 的若干部分区域上是正的,而在其他的部分区域上是负的,可以把 xOy 坐标面上方的柱体体积取成正, xOy 坐标面下方的柱体体积取成负,则 $f(x, y)$ 在 D 上的二重积分就等于这些部分区域上的柱体体积的代数和.

4.7.2 二重积分的性质

二重积分与定积分有相似的性质,下面不加证明地给出二重积分的性质.

性质 4.1 $\iint\limits_D [\alpha \cdot f(x, y) + \beta \cdot g(x, y)]\mathrm{d}\sigma = \alpha \cdot \iint\limits_D f(x, y)\mathrm{d}\sigma + \beta \cdot \iint\limits_D g(x, y)\mathrm{d}\sigma$

其中 α,β 是常数.

性质 4.2(区域可加性) 若区域 D 分为两个部分区域 D_1 与 D_2,则

$$\iint\limits_{D} f(x,y)\mathrm{d}\sigma = \iint\limits_{D_1} f(x,y)\mathrm{d}\sigma + \iint\limits_{D_2} f(x,y)\mathrm{d}\sigma$$

性质 4.3 若在 D 上, $f(x,y)=1$, σ 为区域 D 的面积,则 $\sigma = \iint\limits_{D}1\mathrm{d}\sigma = \iint\limits_{D}\mathrm{d}\sigma$.

此性质的几何意义是:高为 1 的平顶柱体的体积在数值上等于柱体的底面积.

性质 4.4 若在 D 上, $f(x,y)\leqslant g(x,y)$,则有不等式

$$\iint\limits_{D} f(x,y)\mathrm{d}\sigma \leqslant \iint\limits_{D} g(x,y)\mathrm{d}\sigma$$

特别地,由于 $-|f(x,y)|\leqslant f(x,y)\leqslant |f(x,y)|$,从而有

$$\left|\iint\limits_{D} f(x,y)\mathrm{d}\sigma\right| \leqslant \iint\limits_{D} |f(x,y)|\,\mathrm{d}\sigma$$

性质 4.5(二重积分中值定理) 设函数 $f(x,y)$ 在闭区域 D 上连续, σ 是 D 的面积,则在 D 上至少存在一点 (ξ,η),使得

$$\iint\limits_{D} f(x,y)\mathrm{d}\sigma = f(\xi,\eta)\cdot\sigma$$

此性质的几何意义是:当函数 $f(x,y)$ 在闭区域 D 上连续时,曲顶柱体的体积等于以区域 D 内某点 (ξ,η) 的函数值 $f(\xi,\eta)$ 为高的同底平顶柱体的体积. 因此,通常称

$$f(\xi,\eta) = \frac{1}{\sigma}\iint\limits_{D} f(x,y)\mathrm{d}x\mathrm{d}y$$

为函数 $f(x,y)$ 在 D 上的平均值.

4.7.3　二重积分的计算

二重积分的定义,原则上是一种计算二重积分的方法,但是用定义计算二重积分相当复杂,难度很大,显然是不实际的. 实际中二重积分的计算是通过两次定积分的计算来实现的,这两次定积分通常称为二次积分. 根据积分区域边界曲线或被积函数用直角坐标表示还是用极坐标表示,二重积分的计算分为直角坐标系下的计算和极坐标系下的计算,本节只介绍直角坐标系下的二重积分的计算. 在此不给出这种计算方法的严格数学推导,只对被积函数 $f(x,y)$ 在积分区域 D 上连续且非负,而 D 又是有界闭区域的情形加以说明,其他情形都可以用类似方法和积分性质进行计算.

与求二元函数偏导数的想法类似,二重积分的计算是分别把两个自变量作为积分变量的两次定积分来计算的. 第一次先对自变量 y(或 x)求定积分,即把自变量 x(或 y)看成常量,求以自变量 y(或 x)为积分变量的定积分;第二次再对自变量

x(或 y)求定积分,即求以 x(或 y)为积分变量的定积分. 为此,根据两个变量积分次序的不同,需要把积分区域 D 化为 x-型区域或 y-型区域.

1. 积分区域的划分

如果区域 $D=\{(x,y)\mid a{\leqslant}x{\leqslant}b,\varphi_1(x){\leqslant}y{\leqslant}\varphi_2(x)\}$,则称 D 是 x-型区域,其中函数 $\varphi_1(x)$ 和 $\varphi_2(x)$ 在区间 $[a,b]$ 上连续,分别称 $y=\varphi_1(x)$ 和 $y=\varphi_2(x)$ 为下曲线和上曲线. 如图 4.11 所示.

如果区域 $D=\{(x,y)\mid c{\leqslant}y{\leqslant}d,\psi_1(y){\leqslant}x{\leqslant}\psi_2(y)\}$,则称 D 是 y-型区域,其中函数 $\psi_1(y)$ 和 $\psi_2(y)$ 在区间 $[c,d]$ 上连续,分别称 $x=\psi_1(y)$ 和 $x=\psi_2(y)$ 为左曲线和右曲线. 如图 4.12 所示.

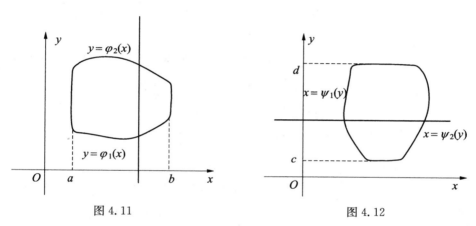

图 4.11　　　　　　　　　　图 4.12

积分区域是否能表示成 x-型区域,要看穿过区域且平行于 y 轴的直线与区域边界的交点是否多于两个点,只有全部这样的直线与区域边界交点都不多于两个,才能用 x-型区域表示. 同理,当穿过区域且平行于 x 轴的直线与区域边界相交不多于两个交点的时候,积分区域可以用 y-型区域表示. 一般地,如果穿过区域的任意一条直线,与区域边界的交点不多于两个,则称该区域为凸型区域. 如果积分区域是凸型区域,则该积分区域既可以表示为 x-型区域,也可以表示为 y-型区域. 如果积分区域不是凸型区域,则可把 D 分成几个部分,使每个部分是凸型区域,然后根据积分区域的可加性,得到 D 上的二重积分. 至于凸型的积分区域是表示为 x-型区域,还是表示为 y-型区域,要根据具体情况而定.

2. x-型区域上二重积分的计算

设积分区域 D 是 x-型区域,即
$$D = \{(x,y)\mid a\leqslant x\leqslant b,\varphi_1(x)\leqslant y\leqslant\varphi_2(x)\}$$
如果 $f(x,y)$ 在 D 上连续且非负,则 $\displaystyle\iint\limits_{D}f(x,y)\mathrm{d}\sigma$ 的值等于以 D 为底,以曲面

$z = f(x, y)$ 为顶,侧面是以 D 的边界曲线为准线而母线平行于 Oz 轴的曲顶柱体体积(图 4.13).下面求它的体积 V.

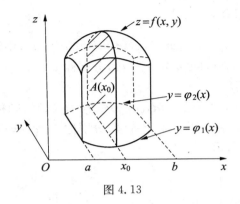

图 4.13

对任意一个 $x_0 \in (a, b)$,过 x_0 作垂直于 x 轴的平面 $x = x_0$,截该柱体的截面为曲边梯形,设其面积为 $A(x_0)$,则

$$A(x_0) = \int_{\varphi_1(x_0)}^{\varphi_2(x_0)} f(x_0, y) \mathrm{d}y$$

当 x_0 在 $[a, b]$ 内变动时,即对任何 $x \in (a, b)$,都有

$$A(x) = \int_{\varphi_1(x)}^{\varphi_2(x)} f(x, y) \mathrm{d}y$$

由定积分中"已知平行截面面积求立体的体积"的计算方法,得曲顶柱体体积为

$$\iint\limits_{D} f(x, y) \mathrm{d}x\mathrm{d}y = \int_a^b \left[\int_{\varphi_1(x)}^{\varphi_2(x)} f(x, y) \mathrm{d}y \right] \mathrm{d}x$$

上式右端称为二元函数 $f(x, y)$ 的累次积分,也称为二次积分.一般称作:先 y 后 x 的二次积分,习惯上也写成

$$\iint\limits_{D} f(x, y) \mathrm{d}x\mathrm{d}y = \int_a^b \mathrm{d}x \int_{\varphi_1(x)}^{\varphi_2(x)} f(x, y) \mathrm{d}y \tag{4.6}$$

通过上面的分析过程可知,用二次积分计算二重积分时,关键是确定二次积分的上、下限,即如何把给定的积分区域 D 化为由一组不等式表示的 x-型区域. 实际中,可通过以下三个步骤来实现:

(1) 在直角坐标系中画出积分区域 D 的图形;

(2) 将 D 的图形向 x 轴投影,得不等式 $a \leqslant x \leqslant b$;

(3) 在区间 $[a, b]$ 上任取点 x,过点 x 作平行于 y 轴的直线交区域 D 的边界于 $\varphi_1(x)$ 和 $\varphi_2(x)$ 两点,可得到下曲线和上曲线分别为 $y = \varphi_1(x)$ 和 $y = \varphi_2(x)$,从而确定了二次积分的上、下限:

$$a \leqslant x \leqslant b, \quad \varphi_1(x) \leqslant y \leqslant \varphi_2(x)$$

由式(4.6)可以看出,被积函数并不受 $f(x, y) \geqslant 0$ 的限制,因此,在以后的计

算中,也不再限制被积函数必须非负.

例 4.35　求 $\iint\limits_{D} \dfrac{x^2}{y^2}\mathrm{d}x\mathrm{d}y$,其中 D 是由直线 $y=x$,

$x=2$ 及曲线 $xy=1$ 所围成的闭区域.

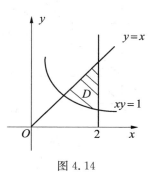

图 4.14

解　根据已知条件画出积分区域 D 的图形,如图 4.14 所示.解方程组求出曲线的交点坐标,并将 D 向 x 轴投影,得 $1\leqslant x\leqslant2$. 在区间 $[1,2]$ 上任取一点 x ,过点 x 作平行于 y 轴的直线交区域 D 的边界,得上曲线和下曲线分别为 $y=x$ 和 $y=\dfrac{1}{x}$,即得 x-型区域:

$$D = \left\{ (x,y) \mid 1 \leqslant x \leqslant 2, \frac{1}{x} \leqslant y \leqslant x \right\}$$

故

$$\iint\limits_{D} \frac{x^2}{y^2}\mathrm{d}x\mathrm{d}y = \int_{1}^{2}\mathrm{d}x\int_{\frac{1}{x}}^{x} \frac{x^2}{y^2}\mathrm{d}y = \int_{1}^{2}\left[-\frac{x^2}{y}\right]_{\frac{1}{x}}^{x}\mathrm{d}x = \int_{1}^{2}x^2\left(-\frac{1}{x}+x\right)\mathrm{d}x = \frac{9}{4}$$

3. y-型区域上二重积分的计算

设积分区域 D 是 y-型区域,即

$$D = \{(x,y) \mid c \leqslant y \leqslant d, \psi_1(y) \leqslant x \leqslant \psi_2(y)\}$$

利用与上述 x-型区域上相同的分析方法,可得

$$\iint\limits_{D} f(x,y)\mathrm{d}\sigma = \int_{c}^{d}\left[\int_{\psi_1(y)}^{\psi_2(y)} f(x,y)\mathrm{d}x\right]\mathrm{d}y \overset{记作}{=} \int_{c}^{d}\mathrm{d}y\int_{\psi_1(y)}^{\psi_2(y)} f(x,y)\mathrm{d}x \qquad (4.7)$$

例 4.36　求 $\iint\limits_{D}(x^2 + y^2)\mathrm{d}x\mathrm{d}y$,其中 D 由直线 $y=x,y=x+a,y=a$ 和 $y=3a$

$(a>0)$ 所围成.

解　根据已知条件画出积分区域 D 的图形,如图 4.15 所示.解方程组求出曲线的交点坐标,并将 D 向 y 轴投影,得 $a\leqslant y\leqslant3a$. 在区间 $[a,3a]$ 上任取一点 y ,过点 y 作平行于 x 轴的直线交区域 D 的边界,得右曲线和左曲线分别为 $x=y$ 和 $x=y-a$,即得 y-型区域 $D=\{(x,y)|a\leqslant y\leqslant3a,y-a\leqslant x\leqslant y\}$,从而

$$\iint\limits_{D}(x^2 + y^2)\mathrm{d}x\mathrm{d}y = \int_{a}^{3a}\mathrm{d}y\int_{y-a}^{y}(x^2 + y^2)\mathrm{d}x$$

$$= \int_{a}^{3a}\left[\frac{x^3}{3} + y^2x\right]_{y-a}^{y}\mathrm{d}y$$

$$= \int_{a}^{3a}\left(2ay^2 - a^2y + \frac{a^2}{3}\right)\mathrm{d}y = 14a^4$$

通过以上讨论可以看出,把二重积分化为二次积分的关键是将给定的积分区域 D 化为 x-型区域或 y-型区域.一般地,如果积分区域是凸型区域,则该积分区域

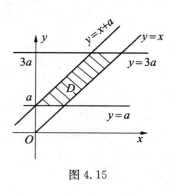

图 4.15

既可以表示为 x-型区域,也可以表示为y-型区域. 如例 4.36 中的积分区域 D 是凸型区域,所以 D 不仅可以表示为 y-型区域,也可以表示为 x-型区域,但在过不同点 x 作平行于 y 轴的直线交区域 D 的边界时可以发现,得到的上曲线(或下曲线)不是唯一的. 因此,如果想把 D 表示为 x-型区域,首先必须把 D 分成三块,表示为三个 x-型区域的和,然后根据积分区域的可加性,同样可得到 D 上的二重积分,但这时计算量要大得多.

例 4.37 计算 $\iint\limits_{D} xy\mathrm{d}\sigma$,其中 D 是由抛物线 $y^2=x$ 及直线 $y=x-2$ 所围成的区域.

解 根据已知条件画出积分区域 D 的图形,如图 4.16所示.

解方程组

$$\begin{cases} y=x-2 \\ y^2=x \end{cases}$$

得交点坐标:$(1,-1)$和$(4,2)$.

因为积分区域 D 是凸型区域,所以 D 既可以表示为 x-型区域,也可以表示为 y-型区域.

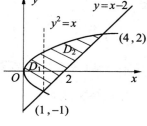

图 4.16

方法一:将 D 化成 x-型区域,经分析可知,必须把 D 分成左、右两块,分别记为 D_1 和 D_2,则

$$D_1=\{(x,y)\mid 0\leqslant x\leqslant 1,-\sqrt{x}\leqslant y\leqslant\sqrt{x}\}$$
$$D_2=\{(x,y)\mid 1\leqslant x\leqslant 4,x-2\leqslant y\leqslant\sqrt{x}\}$$

所以

$$\iint\limits_{D}xy\mathrm{d}\sigma=\iint\limits_{D_1}xy\mathrm{d}\sigma+\iint\limits_{D_2}xy\mathrm{d}\sigma=\int_0^1\mathrm{d}x\int_{-\sqrt{x}}^{\sqrt{x}}xy\mathrm{d}\sigma+\int_1^4\mathrm{d}x\int_{x-2}^{\sqrt{x}}xy\mathrm{d}\sigma=\frac{45}{8}$$

方法二:将 D 化成 y-型区域,则

$$D=\{(x,y)\mid -1\leqslant y\leqslant 2,y^2\leqslant x\leqslant y+2\}$$

所以

$$\iint\limits_{D}xy\mathrm{d}\sigma=\int_{-1}^2\mathrm{d}y\int_{y^2}^{y+2}xy\mathrm{d}x=\frac{45}{8}$$

可见,不同的积分次序,计算量大小不一样,甚至有时某一种次序还无法积分.

例 4.38 求 $\iint\limits_{D}x^2\mathrm{e}^{-y^2}\mathrm{d}x\mathrm{d}y$,其中 D 是以$(0,0),(1,1),(0,1)$为顶点的三角形.

解 积分区域 D 如图 4.17 所示. 如果将 D 化成 x-型区域,则由于 $\int\mathrm{e}^{-y^2}\mathrm{d}y$ 无

法用初等函数表示,所以必须选择另一种积分次序.

现将 D 化成 y-型区域,则

$$\iint_D x^2 \mathrm{e}^{-y^2}\,\mathrm{d}x\mathrm{d}y = \int_0^1 \mathrm{d}y \int_0^y x^2 \mathrm{e}^{-y^2}\,\mathrm{d}x = \int_0^1 \mathrm{e}^{-y^2} \cdot \frac{y^3}{3}\,\mathrm{d}y$$

$$= \int_0^1 \mathrm{e}^{-y^2} \cdot \frac{y^2}{6}\,\mathrm{d}y^2 = \frac{1}{6}\left(1 - \frac{2}{\mathrm{e}}\right)$$

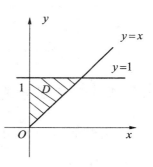

图 4.17

通过例 4.37 和例 4.38 可知,当积分区域 D 是凸型的区域时,把 D 表示为 x-型区域,还是表示为 y-型区域,要根据具体情况而定,既要考虑计算量的大小,又要考虑被积函数的特征. 因此,在计算二重积分时,合理选择积分次序是非常关键的,当遇到给定次序的二次积分时,要根据计算的易难程度,考虑 x-型区域和 y-型区域之间的转换,亦即要学会改变二次积分的次序.

例 4.39　改变二次积分 $\displaystyle\int_0^1 \mathrm{d}x \int_0^{1-x} f(x,y)\,\mathrm{d}y$ 的次序.

解　由所给的二次积分的积分限可知,积分区域 $D = \{(x,y) \mid 0 \leqslant x \leqslant 1,\ 0 \leqslant y \leqslant 1-x\}$ 为 x-型区域. 在直角坐标系中画出积分区域 D,如图 4.18 所示.

再根据图 4.18 中积分区域 D 的形状,把 D 化为 y-型区域

$$D = \{(x,y) \mid 0 \leqslant y \leqslant 1,\ 0 \leqslant x \leqslant 1-y\}$$

从而得到它的另一积分次序

$$\int_0^1 \mathrm{d}x \int_0^{1-x} f(x,y)\,\mathrm{d}y = \int_0^1 \mathrm{d}y \int_0^{1-y} f(x,y)\,\mathrm{d}x$$

例 4.40　改变二次积分 $\displaystyle\int_0^1 \mathrm{d}y \int_{1-\sqrt{1-y^2}}^{2-y} f(x,y)\,\mathrm{d}x$ 的次序.

解　由所给的二次积分的积分限可知,积分区域为

$$D = \{(x,y) \mid 0 \leqslant y \leqslant 1,\ 1-\sqrt{1-y^2} \leqslant x \leqslant 2-y\}$$

如图 4.19 所示. 然后把 D 化为 x-型区域,根据图 4.19 中积分区域 D 的形状可知,要把 D 化为 x-型区域,必须用 $x=1$ 把 D 分成左、右两块,分别记为 D_1 和 D_2,则

$$D_1 = \{(x,y) \mid 0 \leqslant x \leqslant 1,\ 0 \leqslant y \leqslant \sqrt{2x-x^2}\}$$

$$D_2 = \{(x,y) \mid 1 \leqslant x \leqslant 2,\ 0 \leqslant y \leqslant 2-x\}$$

从而得到它的另一积分次序:

$$\int_0^1 \mathrm{d}y \int_{1-\sqrt{1-y^2}}^{2-y} f(x,y)\,\mathrm{d}x = \int_0^1 \mathrm{d}x \int_0^{\sqrt{2x-x^2}} f(x,y)\,\mathrm{d}y + \int_1^2 \mathrm{d}x \int_0^{2-x} f(x,y)\,\mathrm{d}y$$

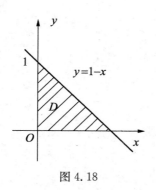

图 4.18

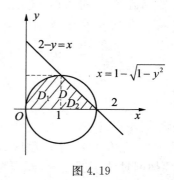

图 4.19

4.7.4 二重积分的简单应用

二重积分不仅可以用来计算平面区域的面积和空间几何体的体积,还可以用来解决物理、医学和管理学等许多领域的实际问题.

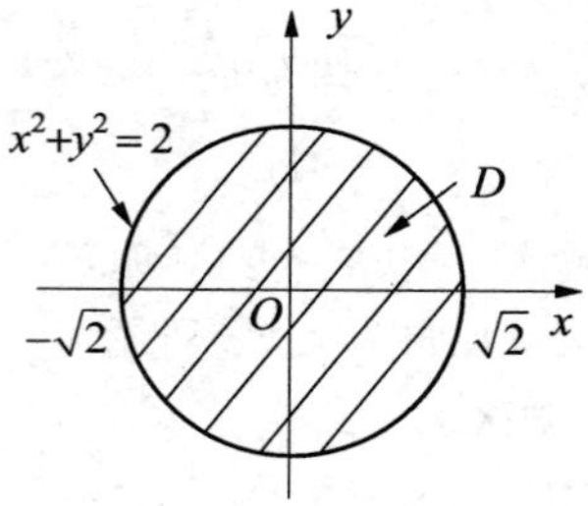

例 4.41 求由曲面 $z=x^2+2y^2$ 及 $z=6-2x^2-y^2$ 所围成的立体的体积.

解 由方程组

$$\begin{cases} z = x^2 + 2y^2 \\ z = 6 - 2x^2 - y^2 \end{cases}$$

消去 z 得立体在 xOy 面的投影区域为

$$D:x^2 + y^2 \leqslant 2$$

图 4.20

如图 4.20 所示. 则体积为

$$V=\iint\limits_{D}[(6-2x^2-y^2)-(x^2+2y^2)]\mathrm{d}\sigma = \iint\limits_{D}(6-3x^2-3y^2)\mathrm{d}\sigma$$

$$=\int_{-\sqrt{2}}^{\sqrt{2}}\mathrm{d}x\int_{-\sqrt{2-x^2}}^{\sqrt{2-x^2}}(6-3x^2-3y^2)\mathrm{d}y = 6\pi$$

例 4.42 有一人造部件呈三角形,由 $y=x,y=2x$ 与 $y=2$ 所围成,若已知它的面密度为

$$\rho(x,y) = x^2 + y^2 - x(\mathrm{kg/cm^2})$$

求该部件的质量 M.

解 $M = \iint\limits_{D}\rho(x,y)\mathrm{d}x\mathrm{d}y = \int_0^2\mathrm{d}y\int_{\frac{y}{2}}^{y}(x^2+y^2-x)\mathrm{d}x$

$$=\int_0^2\left[\frac{x^3}{3}+y^2x-\frac{x^2}{2}\right]_{\frac{y}{2}}^{y}\mathrm{d}y = \int_0^2\left(\frac{19}{24}y^3-\frac{3}{8}y^2\right)\mathrm{d}y = \frac{13}{6}$$

所以该部件的质量为 $\frac{13}{6}$ kg.

习　题　4

1. 已知 $f(x+y,xy) = \dfrac{xy}{x^2+y^2}$，求 $f(x,y)$．

2. 已知 $f(x+y,x-y) = \dfrac{y}{x}$，求 $f(x-y,x+y)$．

3. 求下列函数的定义域．

(1) $z = \ln(y-2x+1)$；

(2) $z = \sqrt{x-\sqrt{y}}$．

4. 求下列极限．

(1) $\displaystyle\lim_{\substack{x\to 0\\ y\to 0}} \dfrac{2-\sqrt{xy+4}}{xy}$；

(2) $\displaystyle\lim_{\substack{x\to 0\\ y\to a}} \dfrac{\sin xy}{x}$．

5. 证明极限 $\displaystyle\lim_{\substack{x\to 0\\ y\to 0}} \dfrac{x^2y^2}{x^2y^2+(x-y)^2}$ 不存在．

6. 求下列函数的偏导数．

(1) $z = x^2y+xy^3$；

(2) $z = \sin(2x+y^3)$；

(3) 设 $f(x,\ y) = x+(y-1)\arcsin\sqrt{\dfrac{x}{y}}$，求 $f_x(x,\ 1)$．

7. 设 $z = \ln\tan\dfrac{x}{y}$，求 $\dfrac{\partial z}{\partial x}$，$\dfrac{\partial z}{\partial y}$．

8. 设 $z = \arctan\dfrac{y}{x}$，求 $\dfrac{\partial^2 z}{\partial x\partial y}$．

9. 求下列函数的全微分．

(1) $z = xy+\dfrac{x}{y}$；　　　(2) $z = \mathrm{e}^{\frac{y}{x}}$；　　　(3) $z = \arccos\dfrac{x}{\sqrt{x^2+y^2}}$．

10. 设 $z = \ln(1+x^2+y^2)$，求函数在 $x=1$，$y=2$ 时的全微分．

11. 设 $z = u^2\ln v$，而 $u = \dfrac{x}{y}$，$v = 3x-2y$，求 $\dfrac{\partial z}{\partial x}$，$\dfrac{\partial z}{\partial y}$．

12. 设 $u = (x-y)^z$，而 $z = x^2+y^2$，求 u_x+u_y．

13. 设 $z = \arctan(xy)$，而 $y = \mathrm{e}^x$，求 $\dfrac{\mathrm{d}z}{\mathrm{d}x}$．

14. 已知 $x+y-z = \mathrm{e}^z$，$x\mathrm{e}^x = \tan t$，$y = \cos t$，求 $\dfrac{\mathrm{d}z}{\mathrm{d}t}\bigg|_{t=0}$．

15. 求下列隐函数的导数．

(1) 若 $x^2+3y^2 = \sin x^2$，求 $\dfrac{\mathrm{d}y}{\mathrm{d}x}$；

(2) 设 $\dfrac{x}{z} = \ln\dfrac{z}{y}$，求 $\dfrac{\partial z}{\partial x}$ 及 $\dfrac{\partial z}{\partial y}$．

16. 设 $z = z(x,\ y)$ 由方程 $x^2+y^2+z^2-2x+4y-4z-10 = 0$ 所确定，求 $\dfrac{\partial z}{\partial x}$．

17. 已知方程 $z+\mathrm{e}^z = xy$ 确定了函数 $z = z(x,y)$．求 $\dfrac{\partial^2 z}{\partial x\partial y}$．

18. 求函数 $u = f(x^2-y^2,\ \mathrm{e}^{xy})$ 的一阶偏导数（其中 f 具有一阶连续偏导数）．

19. 设 $z = \dfrac{y}{f(x^2 - y^2)}$，其中 $f(u)$ 为可导函数，验证 $\dfrac{1}{x} \dfrac{\partial z}{\partial x} + \dfrac{1}{y} \dfrac{\partial z}{\partial y} = \dfrac{z}{y^2}$．

20. 验证 $r = \sqrt{x^2 + y^2 + z^2}$，满足 $\dfrac{\partial^2 r}{\partial x^2} + \dfrac{\partial^2 r}{\partial y^2} + \dfrac{\partial^2 r}{\partial z^2} = \dfrac{2}{r}$．

21. 求函数 $f(x, y) = 4(x - y) - x^2 - y^2$ 的极值．

22. 设 $x > 0, y > 0, z = x^3 + 3xy^2 - 15x - 12y$，求 z 的极值．

23. 求 $z = x + 2y$ 在满足 $x^2 + y^2 = 5$ 条件下的极值．

24. 要用钢板建造一个容积为 $2\ \text{m}^3$ 的有盖长方体水池，应如何确定水池的尺寸，使用料最少？

25. 将周长为 $2p$ 的矩形绕它的一边旋转，形成一圆柱体，问矩形的边长各为多少时，才能使圆柱体的体积最大？

26. 用二重积分表示下列立体的体积．

(1) 上半球体 $\{(x, y, x) \mid x^2 + y^2 + z^2 \leqslant k^2, z \geqslant 0\}$；

(2) 椭圆抛物面 $z = 1 + \dfrac{x^2}{a^2} - \dfrac{y^2}{b^2}$ 与平面 xoy 所围成的立体．

27. 利用二重积分的性质，比较下列各组二重积分的大小．

(1) $\displaystyle\iint\limits_{D} \ln(x + y) \mathrm{d}\sigma$ 与 $\displaystyle\iint\limits_{D} [\ln(x + y)]^2 \mathrm{d}\sigma$，$D$ 是以 $(1, 0), (2, 0), (1, 1)$ 为顶点的三角形所围成的区域．

(2) $\displaystyle\iint\limits_{D} \sin^2(x + y) \mathrm{d}\sigma$ 与 $\displaystyle\iint\limits_{D} (x + y)^2 \mathrm{d}\sigma$，$D$ 是任一平面有界闭区域．

28. 求下列二重积分．

(1) $\displaystyle\iint\limits_{D} x \mathrm{d}x \mathrm{d}y$，其中 $D = \{(x, y) \mid -1 \leqslant x \leqslant 0, 1 \leqslant y \leqslant 2\}$；

(2) $\displaystyle\iint\limits_{D} \sin(x + y) \mathrm{d}\sigma$，其中 D 是由 $y = 0, y = x$ 及 $x = \pi$ 围成的有界闭区域．

29. 交换下列积分次序．

(1) $I_1 = \displaystyle\int_1^{e} \mathrm{d}x \int_0^{\ln x} f(x, y) \mathrm{d}y$；　　　　　　(2) $I_2 = \displaystyle\int_0^{4} \mathrm{d}x \int_x^{2\sqrt{x}} f(x, y) \mathrm{d}y$；

(3) $I_3 = \displaystyle\int_1^{2} \mathrm{d}x \int_{2-x}^{\sqrt{2x - x^2}} f(x, y) \mathrm{d}y$．

30. 求下列积分．

(1) $\displaystyle\iint\limits_{D} \dfrac{x^2}{y} \mathrm{d}x \mathrm{d}y$，$D$ 是由 $y = 2, y = x$ 与 $xy = 1$ 所围成的闭区域；

(2) $\displaystyle\iint\limits_{D} \dfrac{xy}{\sqrt{1 + y^3}} \mathrm{d}x \mathrm{d}y$，$D$ 是由 $x = 0, y = 1$ 和 $y = x^2$ 所围成的第 1 象限平面有界闭区域；

(3) $\displaystyle\iint\limits_{D} \dfrac{y}{x^2 + y^2} \mathrm{d}\sigma$，$D$ 是由 $y^2 = x, y = x$ 及 $y = \sqrt{3}$ 所围成的闭区域；

(4) $\displaystyle\int_0^{2\pi} \mathrm{d}y \int_y^{\sqrt{2\pi y}} \dfrac{\sin x}{x} \mathrm{d}x$；

(5) $\displaystyle\iint\limits_{D} |\cos(x + y)| \, \mathrm{d}\sigma$，$D$：$\left\{(x, y) \,\middle|\, 0 \leqslant x \leqslant \dfrac{\pi}{2}, 0 \leqslant y \leqslant \dfrac{\pi}{2}\right\}$；

(6) $\iint\limits_{D} \dfrac{\sin y}{y} \mathrm{d}x\mathrm{d}y$，$D$ 是由 $y = x$ 与 $y^2 = x$ 所围成的区域.

31. 求由曲面 $z = x^2 + y^2$ 和平面 $z = 0$，$|x| = 1$，$|y| = 1$ 所围成的立体体积.

32. 设一个城市占地区域呈矩形，人口密度为

$$\rho(x,y) = 250 - (x^2 + y^2)(\text{千人}/\text{km}^2)$$

以市中心为 $(0,0)$ 点建立直角坐标系，现准备在距中心南北相隔 3 km、东西相隔 6 km 的区域进行某流行病调查. 你能算出这个区域内的总人口数吗?

第5章 无穷级数

无穷级数是微积分学的一个重要组成部分,它在表示函数和计算函数值等方面有着重要的应用,它是微积分理论研究与实际应用中非常有用的工具. 本章主要介绍常数项级数、函数项级数及其幂级数的概念和敛散性,以及将函数展开成幂级数的方法.

5.1 常数项级数的概念和性质

5.1.1 常数项级数的概念

人们认识事物在数量方面的特性,往往有一个由近似到精确的过程. 例如,一开始在计算半径为 R 的圆的面积 A 时,人们就通过圆内接正多边形的面积来逐步逼近圆的面积.

引例 用圆内接正多边形面积逼近圆面积 A.

先作圆的内接正六边形,设它的面积为 a_1,将它看作圆面积 A 的一个近似值;为了比较准确地计算出 A 的值,再以这个正六边形的每一边为底分别作一个顶点在圆周上的等腰三角形,设这六个等腰三角形的面积之和为 a_2,显然用 $a_1 + a_2$(即圆的内接正十二边形的面积)作为圆面积 A 的一个近似值,比用正六边形面积要好得多,如图 5.1 所示.

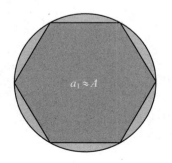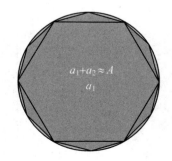

图 5.1

同样地,在这个正十二边形的每一边上分别作一个顶点在圆周上的等腰三角形,并设这十二个等腰三角形的面积之和为 a_3 ,则 $a_1 + a_2 + a_3$ (即内接正二十四边形的面积)是圆面积 A 的一个更好的近似值. 如此继续下去,形成一个无穷数列 $a_1, a_2, \cdots, a_n, \cdots$,显然,这无穷多项的和 $a_1 + a_2 + \cdots + a_n + \cdots$,逐步逼近圆的面积 A .

在实际中,有很多问题的分析都归结为这种无穷多项和的形式,从而抽象出无穷级数的概念.

定义 5.1 一般地,设 $u_1, u_2, u_3, \cdots, u_n \cdots$ 是一个给定的数列,按照数列下标的大小依次相加,得

$$u_1 + u_2 + u_3 + \cdots + u_n + \cdots$$

这个表达式称为**无穷级数**(infinite series),其中 $u_1, u_2, u_3, \cdots, u_n \cdots$ 都是常数,又称为**常数项级数**,简称为**级数**(series),记为 $\sum\limits_{n=1}^{\infty} u_n$,即

$$\sum_{n=1}^{\infty} u_n = u_1 + u_2 + u_3 + \cdots + u_n + \cdots \tag{5.1}$$

式(5.1)中的每一个数称为常数项级数的**项**(term),其中 u_n 称为级数式(5.1)的**一般项**或**通项**(general term).

对于级数人们自然地想到:随着 n 的无限增大,级数的变化趋势是什么? 从而,提出了级数的收敛与发散(简称敛散性)问题. 由于任意有限个数的和是可以完全确定的,因此,可以通过考察无穷级数的前 n 项的和随着 n 的变化趋势来考察级数的敛散性.

级数 $\sum\limits_{n=1}^{\infty} u_n$ 的前 n 项和:

$$s_n = u_1 + u_2 + u_3 + \cdots + u_n$$

称为级数 $\sum\limits_{n=1}^{\infty} u_n$ 的前 n 项**部分和**(partial sums). 当 n 依次取 $1, 2, 3, \cdots$ 时,它们构成一个新的数列 $\{s_n\}$:

$$s_1 = u_1, \quad s_2 = u_1 + u_2, \quad \cdots, \quad s_n = u_1 + u_2 + \cdots + u_n, \quad \cdots$$

称为**部分和数列**(sequence of the partial sums). 根据数列 $\{s_n\}$ 是否存在极限,引进级数式(5.1)的收敛与发散的概念.

定义 5.2 如果级数 $\sum\limits_{n=1}^{\infty} u_n$ 的部分和数列 $\{s_n\}$ 有极限 s ,即

$$\lim_{n \to \infty} s_n = s$$

则称级数 $\sum\limits_{n=1}^{\infty} u_n$ **收敛**(convergent). s 称为级数 $\sum\limits_{n=1}^{\infty} u_n$ 的和,并写成

$$s = u_1 + u_2 + \cdots + u_n + \cdots = \sum_{n=1}^{\infty} u_n$$

如果 $\{s_n\}$ 没有极限,则称级数 $\sum\limits_{n=1}^{\infty} u_n$ **发散**(divergent).

如果级数 $\sum\limits_{n=1}^{\infty} u_n$ 收敛于 s，则部分和 $s_n \approx s$，它们之间的差

$$r_n = s - s_n = u_{n+1} + u_{n+2} + \cdots + u_{n+k} + \cdots$$

称为级数的**余项**(remainder). 显然有 $\lim\limits_{n \to \infty} r_n = 0$，而 $|r_n|$ 是用 s_n 近似代替 s 所产生的**误差**(error).

根据上述定义，级数 $\sum\limits_{n=1}^{\infty} u_n$ 与部分和数列 $\{s_n\}$ 同时收敛或同时发散，且在收敛时，有 $\sum\limits_{n=1}^{\infty} u_n = \lim\limits_{n \to \infty} s_n = s$. 实质上，级数 $\sum\limits_{n=1}^{\infty} u_n$ 的敛散性问题就是其部分和数列 $\{s_n\}$ 的敛散性问题，两者敛散性问题的讨论可以相互转化.

例 5.1   讨论级数 $\dfrac{1}{1 \cdot 2} + \dfrac{1}{2 \cdot 3} + \cdots + \dfrac{1}{n(n+1)} + \cdots$ 的敛散性.

解   由 $u_n = \dfrac{1}{n(n+1)} = \dfrac{1}{n} - \dfrac{1}{n+1}$，可得

$$\begin{aligned} s_n &= \frac{1}{1 \cdot 2} + \frac{1}{2 \cdot 3} + \cdots + \frac{1}{n(n+1)} \\ &= \left(1 - \frac{1}{2}\right) + \left(\frac{1}{2} - \frac{1}{3}\right) + \cdots + \left(\frac{1}{n} - \frac{1}{n+1}\right) = 1 - \frac{1}{n+1} \end{aligned}$$

所以

$$\lim_{n \to \infty} s_n = \lim_{n \to \infty} \left(1 - \frac{1}{n+1}\right) = 1$$

故原级数收敛，其和为 1.

例 5.2   证明级数 $1 + 2 + 3 + \cdots + n + \cdots$ 是发散的.

证明   级数的部分和为

$$s_n = 1 + 2 + 3 + \cdots + n = \frac{n(n+1)}{2}$$

显然，$\lim\limits_{n \to \infty} s_n = \infty$，故原级数发散.

例 5.3   讨论**几何级数**(geometric series)(又称为等比级数) $\sum\limits_{n=0}^{\infty} aq^n \ (a \neq 0)$ 的敛散性.

解   (1) 如果 $q \neq 1$，则

$$s_n = a + aq + aq^2 + \cdots + aq^{n-1} = \frac{a - aq^n}{1 - q} = \frac{a}{1 - q} - \frac{aq^n}{1 - q}$$

当 $|q| < 1$ 时，因为 $\lim\limits_{n \to \infty} q^n = 0$，所以 $\lim\limits_{n \to \infty} s_n = \dfrac{a}{1 - q}$，从而级数收敛；

当 $|q| > 1$ 时，因为 $\lim\limits_{n \to \infty} q^n = \infty$，所以 $\lim\limits_{n \to \infty} s_n = \infty$，从而级数发散.

(2) 当 $q = 1$ 时，因为 $s_n = na \to \infty$，所以级数发散.

(3) 当 $q = -1$ 时，级数变为 $a - a + a - a + \cdots$，所以 $\lim\limits_{n \to \infty} s_n$ 不存在，从而级数

发散.

综合以上讨论可知:几何级数 $\sum\limits_{n=0}^{\infty} aq^n$ 当 $|q| < 1$ 时是收敛的,且收敛于 $\dfrac{a}{1-q}$,当 $|q| \geqslant 1$ 时是发散的.

几何级数是最简单的级数之一,也是收敛级数中最著名的一个级数,它在判断级数的收敛性、求级数的和以及将一个函数展开为级数等方面都有重要的应用.

5.1.2 级数的基本性质

由于级数敛散性与它的部分和数列的敛散性的讨论可以相互转化,因此,根据收敛数列的基本性质可得到下列关于收敛级数的基本性质.(证明略)

性质 5.1 如果级数 $\sum\limits_{n=1}^{\infty} u_n$ 收敛于 s,则对任意常数 k,级数 $\sum\limits_{n=1}^{\infty} ku_n$ 也收敛,其和为 ks.

因此得到如下结论:级数的每一项同乘一个不为零的常数后,其敛散性不会改变.

性质 5.2 如果级数 $\sum\limits_{n=1}^{\infty} u_n$,$\sum\limits_{n=1}^{\infty} v_n$ 分别收敛于和 s,σ,则级数 $\sum\limits_{n=1}^{\infty} (u_n \pm v_n)$ 也收敛,且其和为 $s \pm \sigma$.

性质 5.2 也可以说成:两个收敛的级数可以逐项相加或逐项相减.

性质 5.3 在级数中改变、去掉或增加有限项,不会改变级数的收敛性.

性质 5.4 如果级数 $\sum\limits_{n=1}^{\infty} u_n$ 收敛,则对这级数任意添加括号所形成的"新"级数

$$(u_1 + u_2 + \cdots + u_{n_1}) + (u_{n_1+1} + u_{n_1+2} + \cdots + u_{n_2}) + \cdots$$
$$+ (u_{n_{k-1}+1} + u_{n_{k-1}+2} + \cdots + u_{n_k}) + \cdots$$

仍收敛,且其和不变.

注意 (1) 对收敛级数可以对它任意加括号,但不能改变项的次序.

(2) 发散级数加括号后有可能收敛,即加括号后级数收敛,原级数未必收敛.

如级数

$$\sum_{n=1}^{\infty} (-1)^{n-1} = 1 - 1 + 1 - 1 + \cdots + (-1)^{n-1} + \cdots$$

是发散的,加括号后所得到的级数

$$(1-1) + (1-1) + \cdots + (1-1) + \cdots = 0 + 0 + \cdots + 0 + \cdots$$

是收敛的.

(3) 收敛级数去括号后未必仍收敛.

推论 如果加括号后所成的级数发散,则原来级数也发散.

因为如果原级数收敛,根据性质 5.4,加括号后的级数也收敛,这与前提相

矛盾.

例 5.4 求级数 $\sum\limits_{n=1}^{\infty}\left(\dfrac{1}{2^n}+\dfrac{3}{n(n+1)}\right)$ 的和.

解 根据几何级数的结论知

$$\sum_{n=1}^{\infty}\frac{1}{2^n}=\frac{1/2}{1-1/2}=1$$

由例 5.1 知

$$\sum_{n=1}^{\infty}\frac{1}{n(n+1)}=1$$

所以

$$\sum_{n=1}^{\infty}\left(\frac{1}{2^n}+\frac{3}{n(n+1)}\right)=\sum_{n=1}^{\infty}\frac{1}{2^n}+\sum_{n=1}^{\infty}\frac{3}{n(n+1)}=4$$

性质 5.5(级数收敛的必要条件) 如果 $\sum\limits_{n=1}^{\infty}u_n$ 收敛,则它的一般项 u_n 趋于零,即 $\lim\limits_{n\to\infty}u_n=0$. 反之不然.

注意 (1) 由性质 5.5 知,若级数的一般项不趋于零,则级数发散. 例如:

$$\frac{1}{2}-\frac{2}{3}+\frac{3}{4}-\cdots+(-1)^{n-1}\frac{n}{n+1}+\cdots$$

它的一般项为 $u_n=(-1)^{n-1}\dfrac{n}{n+1}$ 在 $n\to\infty$ 时不趋于零,因此该级数是发散的.

(2) 级数的一般项趋于零只是级数收敛的必要条件,即级数的一般项趋于零时,级数不一定收敛. 见下面的例子.

例 5.5 证明调和级数 $1+\dfrac{1}{2}+\dfrac{1}{3}+\cdots+\dfrac{1}{n}+\cdots$ 是发散的.

证明 从第三项起,顺序把调和级数按两项、四项、八项……加括号,即

$$1+\frac{1}{2}+\left(\frac{1}{3}+\frac{1}{4}\right)+\left(\frac{1}{5}+\frac{1}{6}+\frac{1}{7}+\frac{1}{8}\right)+\left(\frac{1}{9}+\frac{1}{10}+\cdots+\frac{1}{16}\right)+\cdots$$

$$+\left(\frac{1}{2^m+1}+\frac{1}{2^m+2}+\cdots+\frac{1}{2^{m+1}}\right)+\cdots$$

这个加括号级数的各项显然大于级数

$$\frac{1}{2}+\frac{1}{2}+\left(\frac{1}{4}+\frac{1}{4}\right)+\left(\frac{1}{8}+\frac{1}{8}+\frac{1}{8}+\frac{1}{8}\right)+\left(\frac{1}{16}+\frac{1}{16}+\cdots+\frac{1}{16}\right)+\cdots$$

$$=\frac{1}{2}+\frac{1}{2}+\frac{1}{2}+\frac{1}{2}+\frac{1}{2}+\cdots$$

对应的各项,而后一级数前项的和等于 $n\cdot\dfrac{1}{2}\to+\infty$,故加括号后的级数也发散于

$+\infty$,由性质 5.4 的推论知,调和级数 $\sum\limits_{n=1}^{\infty}\dfrac{1}{n}$ 发散.

5.2 正项级数及其敛散性判别法

在前面讨论的级数中,级数的各项可以是正数、负数或零,称为任意项级数.本节将讨论其特殊情况,即级数中的各项均为非负数,称为正项级数.有了正项级数可以帮助解决一些利用级数定义很难判别级数收敛性的问题.实际中,很多任意项级数的收敛性判别问题可以转化为正项级数的收敛问题.

定义 5.3 如果级数 $\sum\limits_{n=1}^{\infty} u_n$ 的各项 $u_n \geqslant 0$,则称级数 $\sum\limits_{n=1}^{\infty} u_n$ 为**正项级数**(positive series).易知正项级数 $\sum\limits_{n=1}^{\infty} u_n$ 的部分和数列 $\{s_n\}$ 是单调增加数列,即

$$s_1 \leqslant s_2 \leqslant \cdots \leqslant s_n \leqslant \cdots$$

根据数列的单调有界准则知,$\{s_n\}$ 收敛的充分必要条件是 $\{s_n\}$ 有界.因此得到下述重要定理.

定理 5.1(正项级数的收敛原理) 正项级数 $\sum\limits_{n=1}^{\infty} u_n$ 收敛的充分必要条件是:它的部分和数列 $\{s_n\}$ 有界.

定理 5.1 不仅可以用来直接判别正项级数的收敛性,而且是证明下面一系列判别法的重要基础.

定理 5.2(比较判别法) 设 $\sum\limits_{n=1}^{\infty} u_n$ 与 $\sum\limits_{n=1}^{\infty} v_n$ 均为正项级数,且 $u_n \leqslant v_n (n=1, 2,\cdots)$,则

(1) 如果级数 $\sum\limits_{n=1}^{\infty} v_n$ 收敛,则级数 $\sum\limits_{n=1}^{\infty} u_n$ 收敛;

(2) 如果级数 $\sum\limits_{n=1}^{\infty} u_n$ 发散,则级数 $\sum\limits_{n=1}^{\infty} v_n$ 发散.

证明略.

由于级数的每一项同乘不为零的常数,以及去掉级数前面有限项不改变级数的收敛性,因此,定理 5.2 的条件可减弱为

$$u_n \leqslant cv_n, \quad c > 0 \text{ 为常数且 } n = k, k+1, \cdots$$

例 5.6 讨论 p-级数 $1 + \dfrac{1}{2^p} + \dfrac{1}{3^p} + \cdots + \dfrac{1}{n^p} + \cdots (p > 0)$ 的敛散性.

解 (1) 当 $p \leqslant 1$ 时,因为 $\dfrac{1}{n^p} \geqslant \dfrac{1}{n}$,调和级数 $\sum\limits_{n=1}^{\infty} \dfrac{1}{n}$ 发散,所以 p-级数发散.

(2) 当 $p > 1$ 时,由 $n-1 \leqslant x < n$,有 $\dfrac{1}{n^p} < \dfrac{1}{x^p}$,所以

$$\frac{1}{n^p} = \int_{n-1}^{n} \frac{\mathrm{d}x}{n^p} < \int_{n-1}^{n} \frac{\mathrm{d}x}{x^p}$$

$$s_n = 1 + \frac{1}{2^p} + \frac{1}{3^p} + \cdots + \frac{1}{n^p} < 1 + \int_1^2 \frac{\mathrm{d}x}{x^p} + \cdots + \int_{n-1}^n \frac{\mathrm{d}x}{x^p}$$

$$= 1 + \int_1^n \frac{\mathrm{d}x}{x^p} = 1 + \frac{1}{p-1}\left(1 - \frac{1}{n^{p-1}}\right) < 1 + \frac{1}{p-1}$$

即 s_n 有界，所以 p-级数收敛.

综上所述，当 $p>1$ 时，p-级数收敛；当 $0<p\leqslant 1$ 时，p-级数发散.

例 5.7　判别级数 $\sum\limits_{n=1}^{\infty} \dfrac{2n+1}{(n+1)^2 (n+2)^2}$ 的敛散性.

解　因为

$$\frac{2n+1}{(n+1)^2 (n+2)^2} < \frac{2n+2}{(n+1)^2 (n+2)^2} < \frac{2}{(n+1)^3} < \frac{2}{n^3}$$

根据例 5.6 p-级数收敛结论，$\sum\limits_{n=1}^{\infty} \dfrac{1}{n^3}$ 是收敛的，运用比较判别法，所以原级数收敛.

例 5.8　设 $a_n \leqslant c_n \leqslant b_n (n = 1, 2, \cdots)$，且 $\sum\limits_{n=1}^{\infty} a_n$ 及 $\sum\limits_{n=1}^{\infty} b_n$ 均收敛，证明级数 $\sum\limits_{n=1}^{\infty} c_n$ 收敛.

证明　根据题设条件 $a_n \leqslant c_n \leqslant b_n$，得
$$0 \leqslant c_n - a_n \leqslant b_n - a_n, \quad n = 1, 2, \cdots$$

由于 $\sum\limits_{n=1}^{\infty} a_n$ 与 $\sum\limits_{n=1}^{\infty} b_n$ 都收敛，故 $\sum\limits_{n=1}^{\infty} (b_n - a_n)$ 是收敛的，从而由比较判别法知，正项级数 $\sum\limits_{n=1}^{\infty} (c_n - a_n)$ 也收敛.

再由 $\sum\limits_{n=1}^{\infty} a_n$ 与 $\sum\limits_{n=1}^{\infty} (c_n - a_n)$ 的收敛性可推知：级数 $\sum\limits_{n=1}^{\infty} c_n = \sum\limits_{n=1}^{\infty} [a_n + (c_n - a_n)]$ 也收敛.

比较判别法是判断正项级数收敛性的一个重要方法. 对于给定的正项级数，要应用比较判别法来判别它的收敛性，则首先要通过观察，找到另一个已知级数与其进行比较，常常需要建立给定级数的一般项与某一已知级数一般项之间的不等式，但这多少有些困难. 下面介绍的几个判别法，可以利用级数自身的特点，来判断级数的收敛性.

定理 5.3（比值判别法）　设 $\sum\limits_{n=1}^{\infty} u_n$ 为正项级数，若 $\lim\limits_{n \to \infty} \dfrac{u_{n+1}}{u_n} = \rho$，则

(1) 当 $\rho < 1$ 时，级数 $\sum\limits_{n=1}^{\infty} u_n$ 收敛；

(2) 当 $\rho > 1$ 或 $\rho = +\infty$ 时，级数 $\sum\limits_{n=1}^{\infty} u_n$ 发散；

(3) 当 $\rho = 1$ 时，级数 $\sum\limits_{n=1}^{\infty} u_n$ 可能收敛也可能发散.

证明略.

例如：级数 $\sum\limits_{n=1}^{\infty} \dfrac{1}{n}$ 发散，而级数 $\sum\limits_{n=1}^{\infty} \dfrac{1}{n^2}$ 收敛.注意到这两个级数均有 $\rho=1$.因此如果 $\rho=1$,就应利用其他判别法进行判断.

比值判别法适合 u_{n+1} 与 u_n 有公式且 $\lim\limits_{n\to\infty} \dfrac{u_{n+1}}{u_n}$ 存在或等于 $+\infty$ 的情形.

例 5.9　判别下列级数的敛散性.

(1) $\sum\limits_{n=1}^{\infty} \dfrac{1}{n!}$;　　(2) $\sum\limits_{n=1}^{\infty} \dfrac{n!}{3^n}$.

解　(1) $\dfrac{u_{n+1}}{u_n} = \dfrac{1/(n+1)!}{1/n!} = \dfrac{1}{n+1} \xrightarrow{n\to\infty} 0$,故级数 $\sum\limits_{n=1}^{\infty} \dfrac{1}{n!}$ 收敛.

(2) $\dfrac{u_{n+1}}{u_n} = \dfrac{(n+1)!}{3^{n+1}} \cdot \dfrac{3^n}{n!} \xrightarrow{n\to\infty} \infty$,故级数 $\sum\limits_{n=1}^{\infty} \dfrac{n!}{3^n}$ 发散.

例 5.10　判别级数 $\sum\limits_{n=1}^{\infty} \dfrac{n^2}{\left(3+\dfrac{1}{n}\right)^n}$ 的敛散性.

解　因为 $\dfrac{n^2}{\left(3+\dfrac{1}{n}\right)^n} < \dfrac{n^2}{3^n}$,而对于级数 $\sum\limits_{n=1}^{\infty} \dfrac{n^2}{3^n}$,由比值判别法,因

$$\lim_{n\to\infty} \frac{u_{n+1}}{u_n} = \lim_{n\to\infty} \frac{(n+1)^2}{3^{n+1}} \cdot \frac{3^n}{n^2} = \lim_{n\to\infty} \frac{1}{3}\left(1+\frac{1}{n}\right)^2 = \frac{1}{3} < 1$$

所以级数 $\sum\limits_{n=1}^{\infty} \dfrac{n^2}{3^n}$ 收敛,从而原级数亦收敛.

定理 5.4(根值判别法)　设 $\sum\limits_{n=1}^{\infty} u_n$ 为正项级数,若 $\lim\limits_{n\to\infty} \sqrt[n]{u_n} = \rho$,则

(1) 当 $\rho<1$ 时,级数 $\sum\limits_{n=1}^{\infty} u_n$ 收敛;

(2) 当 $\rho>1$ 或 $\rho=+\infty$ 时,级数 $\sum\limits_{n=1}^{\infty} u_n$ 发散;

(3) 当 $\rho=1$ 时,级数 $\sum\limits_{n=1}^{\infty} u_n$ 可能收敛也可能发散.

证明略.

例如：级数 $\sum\limits_{n=1}^{\infty} \dfrac{1}{n}$ 发散,而级数 $\sum\limits_{n=1}^{\infty} \dfrac{1}{n^2}$ 收敛.注意到这两个级数均有 $\rho=1$,即

$$\lim_{n\to\infty} \sqrt[n]{n} = \lim_{n\to\infty} e^{\frac{\ln n}{n}} = e^{\lim\limits_{n\to\infty} \frac{\ln n}{n}} = e^{\lim\limits_{n\to\infty} \frac{1}{n}} = e^0 = 1$$

根值判别法适合 u_n 中含有表达式的 n 次幂,且 $\lim\limits_{n\to\infty} \sqrt[n]{u_n}$ 存在或等于 $+\infty$ 的情形.

例 5.11　判别级数 $\sum\limits_{n=1}^{\infty} \left(1-\dfrac{1}{n}\right)^{n^2}$ 的收敛性.

解 一般项含有 n 次方，故可采用根值判别法. 因为

$$\lim_{n\to\infty}\sqrt[n]{u_n}=\lim_{n\to\infty}\sqrt[n]{\left(1-\frac{1}{n}\right)^{n^2}}=\lim_{n\to\infty}\left(1-\frac{1}{n}\right)^n=\frac{1}{e}<1$$

故所求级数收敛.

例 5.12 判别级数 $\sum\limits_{n=1}^{\infty}\left(\cos\frac{1}{n}\right)^{n^2}$ 的收敛性.

解 因为

$$\lim_{n\to\infty}\sqrt[n]{u_n}=\lim_{n\to\infty}\left(\cos\frac{1}{n}\right)^{n^2}=e^{\lim\limits_{n\to\infty}n^2\ln\cos\frac{1}{n}}$$

而

$$\lim_{n\to\infty}n^2\ln\cos\frac{1}{n}=\lim_{n\to\infty}\frac{\ln\left(1+\cos\frac{1}{n}-1\right)}{\frac{1}{n^2}}=\lim_{n\to\infty}\frac{\cos\frac{1}{n}-1}{\frac{1}{n^2}}=-\frac{1}{2}$$

所以

$$\lim_{n\to\infty}\sqrt[n]{u_n}=e^{-\frac{1}{2}}<1$$

由根值判别法知原级数收敛.

例 5.13 判别级数 $\sum\limits_{n=1}^{\infty}\frac{2+(-1)^n}{2^n}$ 的收敛性.

解 因为 $\frac{1}{2^n}\leqslant\frac{2+(-1)^n}{2^n}\leqslant\frac{3}{2^n}$,而

$$\lim_{n\to\infty}\sqrt[n]{\frac{1}{2^n}}=\frac{1}{2},\quad\lim_{n\to\infty}\sqrt[n]{\frac{3}{2^n}}=\frac{1}{2}$$

$$\lim_{n\to\infty}\sqrt[n]{\frac{2+(-1)^n}{2^n}}=\frac{1}{2}<1$$

故原级数收敛.

5.3　任意项级数及其敛散性判别法

上一节讨论了正项级数及其收敛性的判别法,本节进一步讨论一般任意项级数(即级数中的项可以有正数、负数或零)敛散性的判别法. 为此,先讨论一种特殊的级数——交错级数,然后再讨论任意项级数.

5.3.1　交错级数

定义 5.4 若 $u_n>0(n=1,2,\cdots)$,则称级数 $\sum\limits_{n=1}^{\infty}(-1)^{n-1}u_n$ 为**交错级数**

(alternating series).

对交错级数,有如下判别法.

定理 5.5 (莱布尼茨定理) 若交错级数 $\displaystyle\sum_{n=1}^{\infty} (-1)^{n-1} u_n$ 满足条件:

(1) $u_n \geqslant u_{n+1} (n = 1, 2, \cdots)$;　　　(2) $\displaystyle\lim_{n\to\infty} u_n = 0$.

则 $\displaystyle\sum_{n=1}^{\infty} (-1)^{n-1} u_n$ 收敛,且级数和 $s \leqslant u_1$,其余项 r_n 的绝对值 $|r_n| \leqslant u_{n+1}$.

证明略.

例 5.14 判别级数 $\displaystyle\sum_{n=1}^{\infty} \frac{(-1)^{n-1}}{n}$ 的收敛性.

解 级数的一般项 $(-1)^{n-1} u_n = \dfrac{(-1)^{n-1}}{n}$ 满足:

(1) $u_n = \dfrac{1}{n} \geqslant \dfrac{1}{n+1} = u_{n+1} (n = 1, 2, 3, \cdots)$;　　　(2) $\displaystyle\lim_{n\to\infty} \frac{1}{n} = 0$.

所以级数 $\displaystyle\sum_{n=1}^{\infty} \frac{(-1)^{n-1}}{n}$ 收敛,其和 $s \leqslant 1$,用 s_n 近似 s 产生的误差 $|r_n| \leqslant \dfrac{1}{n+1}$.

5.3.2 绝对收敛与条件收敛

设任意项级数为

$$\sum_{n=1}^{\infty} u_n = u_1 + u_2 + u_3 + \cdots + u_n + \cdots \tag{5.2}$$

并设其各项的绝对值所构成的正项级数为

$$\sum_{n=1}^{\infty} |u_n| = |u_1| + |u_2| + |u_3| + \cdots + |u_n| + \cdots \tag{5.3}$$

称级数式(5.3)为原级数式(5.2)的绝对值级数. 这两个级数的收敛性有一定的联系.

定理 5.6 如果 $\displaystyle\sum_{n=1}^{\infty} |u_n|$ 收敛,则 $\displaystyle\sum_{n=1}^{\infty} u_n$ 收敛.

证明略.

反之不然. 例如 $\displaystyle\sum_{n=1}^{\infty} (-1)^{n-1} \frac{1}{n}$ 收敛,但 $\displaystyle\sum_{n=1}^{\infty} \frac{1}{n}$ 发散.

例 5.15 判别级数 $\displaystyle\sum_{n=1}^{\infty} \frac{\sin n\alpha}{n^2}$ 的敛散性.

解 由于 $|u_n| = \left| \dfrac{\sin n\alpha}{n^2} \right| \leqslant \dfrac{1}{n^2}$, 可见 $\displaystyle\sum_{n=1}^{\infty} |u_n|$ 收敛,从而 $\displaystyle\sum_{n=1}^{\infty} \frac{\sin n\alpha}{n^2}$ 收敛.

有了定理 5.6,使得许多任意项级数的收敛性判别问题转化为正项级数的收敛性问题. 由于任意项级数各项的绝对值组成的级数是正项级数,因此,一切判别正项级数敛散性的判别法,都可以用来判定任意项级数的敛散性. 对于级数的这种收敛性,给出以下定义.

定义 5.5 设 $\sum\limits_{n=1}^{\infty} u_n$ 为任意项级数,则

(1) 如果 $\sum\limits_{n=1}^{\infty} |u_n|$ 收敛,则称 $\sum\limits_{n=1}^{\infty} u_n$ 绝对收敛;

(2) 如果 $\sum\limits_{n=1}^{\infty} |u_n|$ 发散,但 $\sum\limits_{n=1}^{\infty} u_n$ 收敛,则称 $\sum\limits_{n=1}^{\infty} u_n$ 条件收敛.

根据定义 5.5,可以借助正项级数的判别法,来判别任意项级数是绝对收敛,条件收敛,还是发散的.

例 5.16 判别级数 $\sum\limits_{n=1}^{\infty} \dfrac{(-1)^{n-1}}{n^p}$ $(p>0)$ 的收敛性.

解 原级数的绝对值级数为 $\sum\limits_{n=1}^{\infty} \left| \dfrac{(-1)^{n-1}}{n^p} \right| = \sum\limits_{n=1}^{\infty} \dfrac{1}{n^p}$.

(1) 当 $p>1$ 时,显然绝对值级数 $\sum\limits_{n=1}^{\infty} \dfrac{1}{n^p}$ 收敛,所以原级数绝对收敛;

(2) 当 $0<p\leqslant 1$ 时,由莱布尼茨定理 5.6 知 $\sum\limits_{n=1}^{\infty} \dfrac{(-1)^{n-1}}{n^p}$ 收敛,但 $\sum\limits_{n=1}^{\infty} \dfrac{1}{n^p}$ 发散,故原级数条件收敛.

5.4 幂 级 数

5.4.1 函数项级数的一般概念

定义 5.6 设 $\{u_n(x)\}$ 是定义在数集 I 上的函数列,则表达式:
$$u_1(x) + u_2(x) + \cdots + u_n(x) + \cdots = \sum_{n=1}^{\infty} u_n(x) \tag{5.4}$$
称为定义在 I 上的函数项无穷级数. 而
$$s_n(x) = u_1(x) + u_2(x) + \cdots + u_n(x)$$
称为函数项级数式(5.4)的部分和.

对 $x_0 \in I$,如果常数项级数 $\sum\limits_{n=1}^{\infty} u_n(x_0)$ 收敛,即 $\lim\limits_{n \to \infty} s_n(x_0)$ 存在,则称函数项级数 $\sum\limits_{n=1}^{\infty} u_n(x)$ 在点 x_0 收敛,x_0 称为该函数项级数的**收敛点**. 如果 $\lim\limits_{n \to \infty} s_n(x_0)$ 不存在,则称函数项级数 $\sum\limits_{n=1}^{\infty} u_n(x)$ 在点 x_0 发散. 函数项级数全体收敛点的集合称为该

函数项级数的**收敛域**,而全体发散点的集合称为**发散域**.

设函数项级数 $\sum_{n=1}^{\infty} u_n(x)$ 的收敛域为 D,则对 D 内的每一点 x,$\lim_{n\to\infty} s_n(x)$ 存在,记 $\lim_{n\to\infty} s_n(x) = s(x)$,它是 x 的函数,称为函数项级数 $\sum_{n=1}^{\infty} u_n(x)$ 的**和函数**. 称

$$r_n(x) = s(x) - s_n(x) = u_{n+1}(x) + u_{n+2}(x) + \cdots$$

为函数项级数 $\sum_{n=1}^{\infty} u_n(x)$ 的余项. 对于收敛域上的每一点 x,有

$$\lim_{n\to\infty} r_n(x) = 0$$

由定义 5.6 可知,函数项级数在某点 x 的敛散问题,实质上是常数项级数的敛散问题,因此,常数项级数的敛散性判别法对函数项级数也适用.

例 5.17 几何级数:

$$\sum_{n=0}^{\infty} x^n = 1 + x + x^2 + \cdots + x^n + \cdots$$

是一个函数项级数,由例 5.3 的讨论知,当 $|x| < 1$ 时,级数收敛;当 $|x| \geqslant 1$ 时,级数发散. 因此,这个级数的收敛域是区间 $(-1,1)$,发散域是 $(-\infty, -1] \cup [1, +\infty)$. 在收敛域 $(-1,1)$ 内,有

$$1 + x + x^2 + \cdots + x^n + \cdots = \frac{1}{1-x}$$

即级数 $\sum_{n=0}^{\infty} x^n$ 的和函数为 $\frac{1}{1-x}$.

一般函数项级数的收敛域及发散域的结构可能很复杂,但对于其中最简单、最重要的一类函数项级数,即幂级数来说,它的收敛域的结构很简单,是一个区间. 如例 5.17 中几何级数就是一个幂级数,其收敛域 $(-1,1)$ 是一个区间. 以下主要讨论幂级数.

5.4.2 幂级数及其收敛性

形式为

$$\sum_{n=0}^{\infty} a_n x^n = a_0 + a_1 x + a_2 x^2 + \cdots + a_n x^n + \cdots \tag{5.5}$$

其中常数 $a_0, a_1, a_2, \cdots, a_n$ 称为幂级数的系数. 例如:

$$\sum_{n=0}^{\infty} x^n = 1 + x + x^2 + x^3 \cdots + x^n + \cdots$$

$$\sum_{n=0}^{\infty} \frac{x^n}{n!} = 1 + x + \frac{x^2}{2!} + \frac{x^3}{3!} \cdots + \frac{x^n}{n!} + \cdots$$

都是幂级数.

注意 对于形如 $\sum\limits_{n=0}^{\infty}a_n(x-x_0)^n$ 的幂级数,可通过作变量代换 $t=x-x_0$ 转化为 $\sum\limits_{n=0}^{\infty}a_n t^n$ 的形式,所以,以后主要针对形如式(5.5)的级数展开讨论.

显然,当 $x=0$ 时,幂级数 $\sum\limits_{n=0}^{\infty}a_n x^n$ 收敛于 a_0,这说明幂级数的收敛域总是非空的.一般地,对于一个给定的幂级数,首先考虑的是它的收敛问题,也就是说:x 取得数轴上哪些点时级数式(5.5)收敛,取得哪些点时级数式(5.5)发散? 这个问题的解决依赖于下面的阿贝尔定理.

定理 5.7(阿贝尔定理) 如果级数 $\sum\limits_{n=0}^{\infty}a_n x_0^n(x_0\neq 0)$ 收敛,则对于满足不等式 $|x|<|x_0|$ 的一切 x,级数 $\sum\limits_{n=0}^{\infty}a_n x^n$ 绝对收敛;反之,如果级数 $\sum\limits_{n=0}^{\infty}a_n x_0^n(x_0\neq 0)$ 发散,则对于满足不等式 $|x|>|x_0|$ 的一切 x,级数 $\sum\limits_{n=0}^{\infty}a_n x^n$ 发散.

证明略.

定理 5.7 的结论表明,如果幂级数在 $x=x_0\neq 0$ 处收敛,则可断定对于开区间 $(-|x_0|,|x_0|)$ 内的任何 x,幂级数必收敛;若已知幂级数在点 $x=x_1$ 处发散,则可断定对闭区间 $[-|x_1|,|x_1|]$ 外的任何 x,幂级数必发散. 这样,如果幂级数在数轴上既有收敛点(不仅是原点)也有发散点,则从数轴的原点出发沿正向走去,最初只遇到收敛点,越过一个分界点后,就只遇到发散点,这个分界点可能是收敛点,也可能是发散点. 从原点出发沿负向走去的情形也是如此. 且两个边界点关于原点对称,如图 5.2 所示.

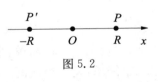

图 5.2

根据上述分析,可得到以下重要结论.

推论 如果幂级数 $\sum\limits_{n=0}^{\infty}a_n x^n$ 不是仅在 $x=0$ 一点收敛,也不是在整个数轴上都收敛,则必存在一个完全确定的正数 R,使得

(1) 当 $|x|<R$ 时,幂级数绝对收敛;

(2) 当 $|x|>R$ 时,幂级数发散;

(3) 当 $x=R$ 与 $x=-R$ 时,幂级数可能收敛也可能发散.

上述推论中的正数 R 称为幂级数的**收敛半径**. $(-R,R)$ 称为幂级数的**收敛区间**. 若幂级数的收敛域为 D,则 D 是收敛区间 $(-R,R)$ 与收敛端点的并集.

特别地,如果幂级数只在 $x=0$ 处收敛,则规定收敛半径 $R=0$,收敛域只有一个点 $x=0$;如果幂级数对一切 x 都收敛,则规定收敛半径 $R=+\infty$,此时收敛域为 $(-\infty,+\infty)$.

根据以上分析可知,要确定一个幂级数的收敛域,就是要求幂级数的收敛半径,下面的定理给出了求幂级数收敛半径的方法.

定理 5.8　设幂级数 $\sum\limits_{n=0}^{\infty} a_n x^n$ 的所有系数 $a_n \neq 0$,如果 $\lim\limits_{n \to \infty} \left| \dfrac{a_{n+1}}{a_n} \right| = \rho$,则

(1) 当 $\rho \neq 0$ 时,此幂级数的收敛半径 $R = \dfrac{1}{\rho}$;

(2) 当 $\rho = 0$ 时,此幂级数的收敛半径 $R = +\infty$;

(3) 当 $\rho = +\infty$ 时,此幂级数的收敛半径 $R = 0$.

证明略.

故一般项 $|a_n x^n|$ 不趋于零,从而原级数发散. 故收敛半径 $R = \dfrac{1}{\rho}$.

(2) 若 $\rho = 0$,则对于一切 x,有

$$\frac{|a_{n+1} x^{n+1}|}{|a_n x^n|} \to 0, \quad n \to \infty$$

所以级数 $\sum\limits_{n=0}^{\infty} |a_n x^n|$ 收敛,从而原级数在无穷区间 $(-\infty, +\infty)$ 内绝对收敛. 故收敛半径 $R = +\infty$.

(3) 若 $\rho = +\infty$,则对任何非零的 x,有

$$\rho |x| = +\infty$$

所以幂级数 $\sum\limits_{n=0}^{\infty} |a_n x^n|$ 发散. 而当 $x = 0$ 时幂级数收敛,因此,收敛半径 $R = 0$.

注意　(1) 根据幂级数的系数形式,有时也可用根值判别法来求收敛半径,此时,有 $\lim\limits_{n \to \infty} \sqrt[n]{|a_n|} = \rho$.

(2) 在定理 5.8 中,假设幂级数 $\sum\limits_{n=0}^{\infty} a_n x^n$ 的所有系数 $a_n \neq 0$,这样幂级数的各项是依幂次 n 连续的. 如果幂级数有缺项,如缺少奇数次幂的项等,则应直接利用比值判别法或根值判别法来判断幂级数的收敛性.

(3) 当 $x = R$ 与 $x = -R$ 时,幂级数可能收敛也可能发散. 所以,当收敛半径 $R \neq 0$ 时,收敛区间可能是闭区间 $[-R, R]$,也可能是开区间 $(-R, R)$ 或半开区间 $[-R, R), (-R, R]$.

根据推论和定理 5.8,可按以下步骤求幂级数 $\sum\limits_{n=0}^{\infty} a_n x^n$ 的收敛域:

(1) 由定理 5.8,求出收敛半径 R.

(2) 如果 $0 < R < +\infty$,判别 $x = R$ 与 $x = -R$ 时,幂级数收敛性. 即判别常数项级数 $\sum\limits_{n=0}^{\infty} a_n R^n$, $\sum\limits_{n=0}^{\infty} a_n (-R)^n$ 的收敛性.

(3) 由收敛半径 R,写出幂级数的收敛域.

例 5. 18　求下列幂级数的收敛域.

(1) $\sum\limits_{n=1}^{\infty}(-1)^{n}\dfrac{x^{n}}{n}$;   (2) $\sum\limits_{n=0}^{\infty}\dfrac{(x-1)^{n}}{2^{n}\cdot n}$.

解 (1) 因为

$$\rho=\lim_{n\to\infty}\left|\frac{a_{n+1}}{a_{n}}\right|=\lim_{n\to\infty}\frac{\dfrac{1}{n+1}}{\dfrac{1}{n}}=\lim_{n\to\infty}\frac{n}{n+1}=1$$

所以收敛半径 $R=1$.

当 $x=1$ 时,级数为 $\sum\limits_{n=1}^{\infty}\dfrac{(-1)^{n}}{n}$,级数收敛;当 $x=-1$ 时,级数为 $\sum\limits_{n=1}^{\infty}\dfrac{1}{n}$,级数发散.从而该幂级数收敛域为 $(-1,1]$.

(2) 令 $t=x-1$,幂级数变形为 $\sum\limits_{n=0}^{\infty}\dfrac{t^{n}}{2^{n}\cdot n}$,因为

$$\rho=\lim_{n\to\infty}\left|\frac{a_{n+1}}{a_{n}}\right|=\lim_{n\to\infty}\frac{2^{n}\cdot n}{2^{n+1}\cdot(n+1)}=\lim_{n\to\infty}\frac{n}{2(n+1)}=\frac{1}{2}$$

所以其收敛半径 $R=2$.

当 $t=-2$ 时,级数为 $\sum\limits_{n=0}^{\infty}(-1)^{n}\dfrac{1}{n}$ 收敛;当 $t=2$ 时,级数为 $\sum\limits_{n=1}^{\infty}\dfrac{1}{n}$ 发散.

所以 $\sum\limits_{n=0}^{\infty}\dfrac{t^{n}}{2^{n}\cdot n}$ 的收敛域是 $[-2,2)$,进一步 $\sum\limits_{n=0}^{\infty}\dfrac{(x-1)^{n}}{2^{n}\cdot n}$ 的收敛域为 $[-1,3)$.

例 5.19 求幂级数 $\sum\limits_{n=1}^{\infty}\dfrac{x^{2n-1}}{4^{n}}$ 的收敛域.

解 原级数缺少偶数次幂,因此可直接利用比值判别法来求收敛半径. 由于

$$\lim_{n\to\infty}\left|\frac{u_{n+1}(x)}{u_{n}(x)}\right|=\lim_{n\to\infty}\frac{x^{2n+1}}{4^{n+1}}\cdot\frac{4^{n}}{x^{2n-1}}=\frac{1}{4}x^{2}$$

当 $\dfrac{1}{4}x^{2}<1$ 即 $|x|<2$ 时,级数收敛;当 $\dfrac{1}{4}x^{2}>1$ 即 $|x|>2$ 时,级数发散.所以收敛半径 $R=2$.

当 $x=2$ 时,级数成为 $\sum\limits_{n=1}^{\infty}\dfrac{1}{2}$,该级数发散.当 $x=-2$ 时,级数成为 $\sum\limits_{n=1}^{\infty}\dfrac{-1}{2}$,该级数发散.故所求收敛域为 $(-2,2)$.

5.4.3 幂级数的运算

设幂级数 $\sum\limits_{n=0}^{\infty}a_{n}x^{n}=f(x)$ 和 $\sum\limits_{n=0}^{\infty}b_{n}x^{n}=g(x)$ 的收敛半径分别为 R_{1} 和 R_{2},则根据常数项级数的相应运算性质知,这两个幂级数可进行下列代数运算.

(1) 加减法:

$$\sum_{n=0}^{\infty} a_n x^n \pm \sum_{n=0}^{\infty} b_n x^n = \sum_{n=0}^{\infty} (a_n \pm b_n) x^n = f(x) \pm g(x)$$

其收敛半径

$$R = \min\{R_1, R_2\}, \quad x \in (-R, R)$$

（2）乘法：

$$\left(\sum_{n=0}^{\infty} a_n x^n\right) \cdot \left(\sum_{n=0}^{\infty} b_n x^n\right) = \sum_{n=0}^{\infty} c_n x^n = f(x) \cdot g(x)$$

其中 $c_n = a_0 b_n + a_1 b_{n-1} + \cdots + a_n b_0$，其收敛半径

$$R = \min\{R_1, R_2\}, \quad x \in (-R, R)$$

例 5.20　求幂级数 $\displaystyle\sum_{n=1}^{\infty} \left[\frac{(-1)^n}{n} + \frac{1}{4^n}\right] x^n$ 的收敛域.

解　从例 5.18 的（1）知，级数 $\displaystyle\sum_{n=1}^{\infty} (-1)^n \frac{x^n}{n}$ 的收敛域为 $(-1, 1]$. 对级数 $\displaystyle\sum_{n=1}^{\infty} \frac{1}{4^n} x^n$，有

$$\rho = \lim_{n \to \infty} \left|\frac{a_{n+1}}{a_n}\right| = \lim_{n \to \infty} \frac{1}{4^{n+1}} \cdot \frac{4^n}{1} = \frac{1}{4}$$

所以，其收敛半径 $R_2 = 4$. 易见当 $x = \pm 4$ 时，该级数发散. 因此级数 $\displaystyle\sum_{n=1}^{\infty} \frac{1}{4^n} x^n$ 的收敛域为 $(-4, 4)$. 根据幂级数的代数运算性质，原级数的收敛域为 $(-1, 1]$.

幂级数的和函数是在其收敛域内定义的一个函数，关于这类函数的连续、可导及可积性，有下列定理.

定理 5.9　设幂级数 $\displaystyle\sum_{n=0}^{\infty} a_n x^n$ 的收敛半径为 R，则

（1）幂级数的和函数 $s(x)$ 在其收敛域 I 上连续；

（2）幂级数的和函数 $s(x)$ 在其收敛域 I 上可积，并在 I 上有逐项积分公式：

$$\int_0^x s(t) \mathrm{d}t = \int_0^x \left(\sum_{n=0}^{\infty} a_n t^n\right) \mathrm{d}t = \sum_{n=0}^{\infty} \int_0^x a_n t^n \mathrm{d}t = \sum_{n=0}^{\infty} \frac{a_n}{n+1} x^{n+1}$$

且逐项积分后得到的幂级数和原级数有相同的收敛半径；

（3）幂级数的和函数 $s(x)$ 在其收敛区间 $(-R, R)$ 内可导，并在 $(-R, R)$ 内有逐项求导公式：

$$s'(x) = \left(\sum_{n=0}^{\infty} a_n x^n\right)' = \sum_{n=0}^{\infty} (a_n x^n)' = \sum_{n=1}^{\infty} n a_n x^{n-1}$$

且逐项求导后得到的幂级数和原级数有相同的收敛半径.

证明略.

注意　反复应用结论（3）可得，幂级数的和函数 $s(x)$ 在其收敛区间 $(-R, R)$ 内具有任意阶导数.

上述运算性质称为幂级数的分析运算性质. 它常用于求幂级数的和函数. 此

外,几何级数的和函数

$$1 + x + x^2 + x^3 \cdots + x^n + \cdots = \frac{1}{1-x}, \quad -1 < x < 1$$

是幂级数求和中的一个基本的结果. 许多级数求和的问题都可以利用幂级数的运算性质转化为几何级数的求和问题来解决.

例 5.21 求幂级数 $\sum\limits_{n=1}^{\infty}(-1)^{n-1}\dfrac{x^n}{n}$ 的和函数.

解 由例 5.18(1)的结果知,原级数的收敛域为$(-1,1)$,设其和函数为 $s(x)$,即

$$s(x) = x - \frac{x^2}{2} + \frac{x^3}{3} - \frac{x^4}{4} + \cdots + (-1)^{n-1}\frac{x^n}{n} + \cdots$$

显然 $s(0)=0$,且

$$s'(x) = 1 - x + x^2 - x^3 + \cdots + (-1)^{n-1}x^{n-1} + \cdots$$
$$= \frac{1}{1-(-x)} = \frac{1}{1+x}, \quad -1 < x < 1$$

由积分公式 $\int_0^x s'(t)\mathrm{d}t = s(x) - s(0)$,得

$$s(x) = s(0) + \int_0^x s'(t)\mathrm{d}t = \int_0^x \frac{1}{1+t}\mathrm{d}t = \ln(1+x)$$

因原级数在 $x=1$ 时收敛,所以

$$\sum_{n=1}^{\infty}(-1)^{n-1}\frac{x^n}{n} = \ln(1+x), \quad -1 < x \leqslant 1$$

例 5.22 求幂级数 $\sum\limits_{n=0}^{\infty}\dfrac{x^n}{n+1}$ 的和函数.

解 设 $s(x) = \sum\limits_{n=0}^{\infty}\dfrac{x^n}{n+1}$,则

(1) $\lim\limits_{n\to\infty}\left|\dfrac{a_{n+1}}{a_n}\right| = \lim\limits_{n\to\infty}\dfrac{n+1}{n+2} = 1$,原级数的收敛半径为 $R=1$.

(2) 当 $x=-1$ 时,级数为 $\sum\limits_{n=1}^{\infty}\dfrac{(-1)^n}{n+1}$ 收敛;当 $x=1$ 时,级数为 $\sum\limits_{n=1}^{\infty}\dfrac{1}{n+1}$ 发散. 故收敛域是$[-1,1)$.

(3) 当 $0 < |x| < 1$ 时, 有

$$[xs(x)]' = \left(\sum_{n=0}^{\infty}\frac{x^{n+1}}{n+1}\right)' = \sum_{n=0}^{\infty}x^n = \frac{1}{1-x}$$

于是

$$xs(x) = \int_0^x [ts(t)]'\mathrm{d}t = \int_0^x \frac{1}{1-t}\mathrm{d}t = -\ln(1-x)$$

(4) 由于 $s(0)=1$,又幂级数在其收敛域上是连续的,故得所求和函数为

$$s(x) = \begin{cases} -\dfrac{1}{x}\ln(1-x), & -1 \leqslant x < 0 \text{ 或 } 0 < x < 1 \\ 1, & x = 0 \end{cases}$$

5.5　函数展开成幂级数

通过前面的几节讨论可知,幂级数 $\displaystyle\sum_{n=0}^{\infty} a_n x^n$ 在它的收敛区间内可以用和函数 $s(x)$ 表示. 反过来,对给定的函数 $f(x)$,能否将它在某一区间上"表示成幂级数", 或者说,能否找到这样的幂级数:它在某一区间内收敛,且其和恰好等于给定的函数 $f(x)$. 如果能找到这样的幂级数,就称函数 $f(x)$ 在该区间内能展开成幂级数. 为此,以下先介绍泰勒级数的概念,然后介绍函数展开成幂级数的方法.

5.5.1　泰勒级数的概念

1. 泰勒公式

对于一些比较复杂的函数,为了便于研究,人们希望用一些简单的函数来近似表示,而多项式函数是各类函数中最简单的一种,因此,人们设想,把一个复杂的函数用多项式函数来近似的表示. 而要把一个函数 $f(x)$ 用多项式函数来近似的表示, 人们首先想到的是:多项式函数的各项系数如何确定,这些系数与 $f(x)$ 有何关系?

为此,先讨论函数 $f(x)$ 本身就是一个多项式函数的情形. 设
$$f(x) = a_0 + a_1(x - x_0) + a_2(x - x_0)^2 + \cdots + a_n(x - x_0)^n$$
对 $f(x)$ 逐次求导得
$$f'(x) = a_1 + 2a_2(x - x_0) + \cdots + na_n(x - x_0)^{n-1}$$
$$f''(x) = 2a_2 + 3!a_3(x - x_0) + \cdots + n(n-1)a_n(x - x_0)^{n-2}$$
$$\cdots$$
$$f^{(n)}(x) = n!a_n$$
把 $x = x_0$ 代入 $f(x), f'(x), \cdots, f^{(n)}(x)$,得
$$f(x_0) = a_0, \quad f'(x_0) = a_1, \quad f''(x_0) = 2!a_2, \quad \cdots, \quad f^{(n)}(x_0) = n!a_n$$
也即
$$a_0 = f(x_0), \quad a_1 = f'(x_0), \quad a_2 = \frac{f''(x_0)}{2!}, \quad \cdots, \quad a_n = \frac{f^{(n)}(x_0)}{n!}$$
于是有
$$f(x) = f(x_0) + f'(x_0)(x - x_0) + \frac{f''(x_0)}{2!}(x - x_0)^2 + \cdots + \frac{f^{(n)}(x_0)}{n!}(x - x_0)^n$$
$$(5.6)$$

由式(5.6)可以看出,多项式函数的各项系数是由函数在点 $x=x_0$ 的函数值及各阶导数值所确定的.

那么,对于任意一个函数 $f(x)$,如果它存在各阶导数,是否也可以写成式(5.6)右边的形式呢? 下面的泰勒定理给出了答案.

定理 5.10 如果 $f(x)$ 在含有 x_0 的某个开区间 (a,b) 内具有直到 $n+1$ 阶的导数,那么对任意 $x \in (a,b)$,至少存在一点 ξ 介于 x_0 与 x 之间,使得

$$f(x) = f(x_0) + f'(x_0)(x-x_0) + \frac{f''(x_0)}{2!}(x-x_0)^2$$
$$+ \cdots + \frac{f^{(n)}(x_0)}{n!}(x-x_0)^n + \frac{f^{(n+1)}(\xi)}{(n+1)!}(x-x_0)^{n+1} \tag{5.7}$$

证明略.

式(5.7)称为函数 $f(x)$ 的**泰勒公式**,其中最后一项 $R_n(x) = \frac{f^{(n+1)}(\xi)}{(n+1)!}(x-x_0)^{n+1}$ 称为**拉格朗日型余项**. 当 $n=0$ 时,泰勒公式就成为第 2 章的拉格朗日公式. 因此,可以说泰勒定理是具有高阶导数的中值定理.

2. 泰勒级数

由泰勒公式知,如果函数 $f(x)$ 在点 x_0 的某邻域内有 $n+1$ 阶导数,则对于该邻域内的任意一点,有

$$f(x) = f(x_0) + f'(x_0)(x-x_0) + \frac{f''(x_0)}{2!}(x-x_0)^2$$
$$+ \cdots + \frac{f^{(n)}(x_0)}{n!}(x-x_0)^n + R_n(x)$$

其中 $R_n(x) = \frac{f^{(n+1)}(\xi)}{(n+1)!}(x-x_0)^{n+1}$,$\xi$ 是介于 x_0 与 x 之间的某个值.

可以设想,如果函数 $f(x)$ 在点 x_0 的某邻域内有任意阶连续导数,且 $\lim\limits_{n\to\infty} R_n(x) = 0$,则在该邻域内函数可展开成幂级数形式:

$$f(x_0) + f'(x_0)(x-x_0) + \frac{f''(x_0)}{2!}(x-x_0)^2 + \cdots + \frac{f^{(n)}(x_0)}{n!}(x-x_0)^n + \cdots$$

下面的定理对这一设想给出了肯定的回答.

定理 5.11 设幂级数 $\sum\limits_{n=0}^{\infty} \frac{f^{(n)}(x_0)}{n!}(x-x_0)^n$ 的收敛区间为 $|x-x_0| < R$,$f(x)$ 在区间 $|x-x_0| < R$ 内存在任意阶的导数,则在区间 $|x-x_0| < R$ 内,有

$$f(x) = \sum_{n=0}^{\infty} \frac{f^{(n)}(x_0)}{n!}(x-x_0)^n \tag{5.8}$$

成立的充分必要条件是:$f(x)$ 的泰勒公式的余项 $R_n(x)$ 当 $n \to \infty$ 时的极限为零,即

$$\lim_{n\to\infty}R_n(x) = \lim_{n\to\infty}\frac{f^{(n+1)}(\xi)}{(n+1)!}(x-x_0)^{n+1} = 0$$

证明略.

式(5.8)右边的级数

$$f(x_0) + f'(x_0)(x-x_0) + \frac{f''(x_0)}{2!}(x-x_0)^2 + \cdots + \frac{f^{(n)}(x_0)}{n!}(x-x_0)^n + \cdots$$

称为 $f(x)$ 在点 $x=x_0$ 处的泰勒级数. 当 $x_0=0$ 时,泰勒级数为

$$f(0) + f'(0)x + \frac{f''(0)}{2!}x^2 + \cdots + \frac{f^{(n)}(0)}{n!}x^n + \cdots$$

称为 $f(x)$ 的麦克劳林级数.

注意　由 5.4.3 小节的定理 5.9 中的(3)可知,如果函数 $f(x)$ 能在某个区间内展开成幂级数,则它必定在这个区间内的每一点处具有任意阶的导数. 即没有任意阶导数的函数不能展开成幂级数.

函数的麦克劳林级数是 x 的幂级数,可以证明,如果 $f(x)$ 能展开成 x 的幂级数,则这种展开式是唯一的,它一定等于 $f(x)$ 的麦克劳林级数. 下面讨论把函数 $f(x)$ 展开成 x 的幂级数的方法.

5.5.2　初等函数展开成幂级数

1. 直接法

把函数 $f(x)$ 展开成泰勒级数,可按下列步骤进行:

(1) 求出 $f(x)$ 的各阶导数 $f^{(n)}(x_0)(n=0,1,2,\cdots)$. 如果某阶导数不存在,则 $f(x)$ 不能展开成 x 的幂级数;

(2) 写出对应的泰勒级数 $\sum_{n=0}^{\infty}\frac{f^{(n)}(x_0)}{n!}(x-x_0)^n$,并求出该级数的收敛区间 $|x-x_0| < R$;

(3) 验证在 $|x-x_0| < R$ 内,$\lim_{n\to\infty}R_n(x) = 0$;

(4) 写出所求函数 $f(x)$ 的泰勒级数及其收敛区间,即

$$f(x) = \sum_{n=0}^{\infty}\frac{f^{(n)}(x_0)}{n!}(x-x_0)^n, \quad |x-x_0| < R$$

下面来讨论基本初等函数的麦克劳林级数.

例 5.23　将函数 $f(x)=\mathrm{e}^x$ 展开成 x 的幂级数.

解　由 $f^{(n)}(x)=\mathrm{e}^x$,得 $f^{(n)}(0)=1(n=0,1,2,\cdots)$,于是 $f(x)$ 的麦克劳林级数为

$$1 + x + \frac{1}{2!}x^2 + \cdots + \frac{1}{n!}x^n + \cdots$$

该级数的收敛半径 $R = +\infty$.

对于任何有限数 $x, \xi(\xi$ 介于 0 与 x 之间$)$,有

$$|R_n(x)| = \left| \frac{e^{\xi}}{(n+1)!} x^{n+1} \right| < e^{|x|} \cdot \frac{|x|^{n+1}}{(n+1)!}$$

因 $e^{|x|}$ 有限,而 $\frac{|x|^{n+1}}{(n+1)!}$ 是收敛级数 $\sum\limits_{n=0}^{\infty} \frac{|x|^{n+1}}{(n+1)!}$ 的一般项,所以

$$e^{|x|} \cdot \frac{|x|^{n+1}}{(n+1)!} \to 0, \quad n \to \infty$$

即有 $\lim\limits_{n \to \infty} R_n(x) = 0$,于是

$$e^x = 1 + x + \frac{1}{2!} x^2 + \cdots + \frac{1}{n!} x^n + \cdots, \quad x \in (-\infty, +\infty)$$

例 5.24 将函数 $f(x) = \sin x$ 展开成 x 的幂级数.

解 函数 $\sin x$ 的各阶导数

$$f^{(n)}(x) = \sin\left(x + \frac{n\pi}{2}\right), \quad n = 0, 1, 2, \cdots$$

$f^{(n)}(0)$ 按顺序循环地取 $0, 1, 0, -1, \cdots (n = 0, 1, 2, \cdots)$,于是 $f(x)$ 的麦克劳林级数为

$$1 - \frac{1}{3!} x^3 + \frac{1}{5!} x^5 - \cdots + (-1)^n \frac{1}{(2n+1)!} x^{2n+1} + \cdots$$

该级数的收敛半径 $R = +\infty$.

对于任何有限的数 $x, \xi(\xi$ 介于 0 与 x 之间$)$,有

$$|R_n(x)| = \left| \frac{\sin\left[\xi + \frac{(n+1)\pi}{2}\right]}{(n+1)!} x^{n+1} \right| < \frac{|x|^{n+1}}{(n+1)!} \to 0, \quad n \to \infty$$

于是

$$\sin x = x - \frac{1}{3!} x^3 + \frac{1}{5!} x^5 - \cdots + (-1)^n \frac{1}{(2n+1)!} x^{2n+1} + \cdots$$

$$x \in (-\infty, +\infty) \tag{5.9}$$

2. 间接法

由以上两个例子可知,使用直接法比较麻烦,需要在最后步骤中考察余项 $R_n(x)$ 是否趋近于零,但这不是一件容易的事,有时是非常困难的. 所以,在求一般函数的幂级数展开式时,常常是根据幂级数展开的唯一性,利用已知函数的展开式,通过线性运算法则、变量代换、恒等变形、逐项求导或逐项积分等方法间接地求得幂级数的展开式. 这种把函数展开成幂级数的方法称为间接法.

例 5.25 将函数 $f(x) = \cos x$ 展开成 x 的幂级数.

解 利用幂级数的运算性质,对展开式(5.9)逐项求导,得

$$\cos x = 1 - \frac{1}{2!} x^2 + \frac{1}{4!} x^4 - \cdots + (-1)^n \frac{1}{(2n)!} x^{2n} + \cdots, \quad x \in (-\infty, +\infty)$$

例 5.26　将函数 $f(x) = \ln(1+x)$ 展开成 x 的幂级数.

解　因为 $f'(x) = \dfrac{1}{1+x}$，而由例 5.21 知

$$\frac{1}{1+x} = 1 - x + x^2 - x^3 + \cdots + (-1)^n x^n + \cdots, \quad x \in (-1,1)$$

在上式两端积分，得

$$\ln(1+x) = x - \frac{x^2}{2} + \frac{x^3}{3} - \cdots + (-1)^n \frac{x^{n+1}}{(n+1)} + \cdots, \quad x \in (-1,1]$$

$$(5.10)$$

上式对 $x=1$ 也成立. 因为式(5.10)右端的幂级数当 $x=1$ 时收敛，而上式左端的函数 $\ln(1+x)$ 在 $x=1$ 处有定义且连续.

例 5.27　利用直接法和幂级数的运算性质，可得到关于函数

$$f(x) = (1+x)^\alpha, \quad \alpha \in \mathbf{R}$$

麦克劳林展开式

$$(1+x)^\alpha = 1 + \alpha x + \frac{\alpha(\alpha-1)}{2!} x^2 + \cdots$$

$$+ \frac{\alpha(\alpha-1)\cdots(\alpha-n+1)}{n!} x^n + \cdots, \quad x \in (-1,1) \quad (5.11)$$

在区间的端点 $x = \pm 1$ 处，展开式(5.11)是否成立要看 α 的取值而定. 可以证明：当 $\alpha \leqslant -1$ 时，收敛域为 $(-1,1)$；当 $-1 < \alpha < 0$ 时，收敛域为 $(-1,1]$；当 $\alpha > 0$ 时，收敛域为 $[-1,1]$.

式(5.11)称为**牛顿二项展开式**. 特别地，当 α 为正整数时，级数成为 x 的 α 次多项式，它就是初等代数中的二项式定理.

例如，对应 $\alpha = \dfrac{1}{2}$，$\alpha = -\dfrac{1}{2}$ 的二项展开式分别为

$$\sqrt{1+x} = 1 + \frac{1}{2} x - \frac{1}{2 \cdot 4} x^2 + \frac{1 \cdot 3}{2 \cdot 4 \cdot 6} x^3 + \cdots, \quad x \in [-1,1)$$

$$\frac{1}{\sqrt{1+x}} = 1 - \frac{1}{2} x + \frac{1 \cdot 3}{2 \cdot 4} x^2 - \frac{1 \cdot 3 \cdot 5}{2 \cdot 4 \cdot 6} x^3 + \cdots, \quad x \in (-1,1]$$

综合例 5.23 至例 5.27 的结果，得到 5 个常用的麦克劳林展开式：

$$\mathrm{e}^x = 1 + x + \frac{1}{2!} x^2 + \cdots + \frac{1}{n!} x^n + \cdots, \quad x \in (-\infty, +\infty)$$

$$\sin x = x - \frac{1}{3!} x^3 + \cdots + (-1)^n \frac{1}{(2n+1)!} x^{2n+1} + \cdots, \quad x \in (-\infty, +\infty)$$

$$\cos x = 1 - \frac{1}{2!} x^2 + \frac{1}{4!} x^4 - \cdots + (-1)^n \frac{1}{(2n)!} x^{2n} + \cdots, \quad x \in (-\infty, +\infty)$$

$$\ln(1+x) = x - \frac{x^2}{2} + \frac{x^3}{3} - \cdots + (-1)^n \frac{x^{n+1}}{(n+1)} + \cdots, \quad x \in (-1,1]$$

$$(1+x)^\alpha = 1 + \alpha x + \frac{\alpha(\alpha-1)}{2!} x^2 + \cdots$$

$$+ \frac{\alpha(\alpha-1)\cdots(\alpha-n+1)}{n!}x^n + \cdots, \quad x \in (-1,1)$$

此外,在上一节 5.4 中,利用几何级数的结果,还导出了两个更为常用的函数的麦克劳林展开式:

$$\frac{1}{1-x} = 1 + x + x^2 + x^3 + \cdots + x^n + \cdots, \quad x \in (-1,1)$$

$$\frac{1}{1+x} = 1 - x + x^2 - x^3 + \cdots + (-1)^n x^n + \cdots, \quad x \in (-1,1)$$

例 5.28 将函数 $f(x) = 3^{\frac{x+1}{2}}$ 展开成 x 的幂级数.

解 $3^{\frac{x+1}{2}} = 3^{\frac{1}{2}} 3^{\frac{x}{2}} = \sqrt{3} \mathrm{e}^{\frac{x}{2}\ln 3}$

$$= \sqrt{3}\Big[1 + \frac{\ln 3}{2}x + \frac{1}{2!}\Big(\frac{\ln 3}{2}\Big)^2 x^2 + \cdots\Big], \quad x \in (-\infty, +\infty).$$

掌握了函数展开成麦克劳林级数的方法后,当要把函数展开成 $x-x_0$ 的幂级数时,只需把 $f(x)$ 转化成 $x-x_0$ 的表达式,把 $x-x_0$ 看成变量 t,展开成 t 的幂级数,即得 $x-x_0$ 的幂级数.对于较复杂的函数,可作变量替换 $x-x_0=t$,于是

$$f(x) = f(x_0 + t) = \sum_{n=0}^{\infty} a_n t^n = \sum_{n=0}^{\infty} a_n (x-x_0)^n$$

例 5.29 将函数 $f(x) = \ln x$ 展开成 $(x-3)$ 的幂级数.

解 因为

$$\ln x = \ln[3 + (x-3)] = \ln 3\Big(1 + \frac{x-3}{3}\Big) = \ln 3 + \ln\Big(1 + \frac{x-3}{3}\Big)$$

令 $u = \frac{x-3}{3}$,则

$$上式 = \ln 3 + u - \frac{u^2}{2} + \frac{u^3}{3} - \cdots + (-1)^{n-1}\frac{u^n}{n} + \cdots, \quad -1 < u \leqslant 1$$

所以

$$\ln x = \ln 3 + \frac{(x-3)}{3} - \frac{(x-3)^2}{2 \cdot 3^2} + \frac{(x-3)^3}{3 \cdot 3^3} - \cdots, \quad 0 < x \leqslant 6$$

利用函数的幂级数展开式和唯一性定理,还可以求函数在点 $x = x_0$ 处的高阶导数.

例 5.30 将 $f(x) = \frac{x-1}{4-x}$ 展开成 $x-1$ 的幂级数,并求 $f^{(n)}(1)$.

解 因为

$$\frac{1}{4-x} = \frac{1}{3-(x-1)} = \frac{1}{3\Big(1 - \frac{x-1}{3}\Big)}$$

$$= \frac{1}{3}\Big[1 + \frac{x-1}{3} + \Big(\frac{x-1}{3}\Big)^2 + \Big(\frac{x-1}{3}\Big)^3 + \cdots$$

$$+ \Big(\frac{x-1}{3}\Big)^n + \cdots\Big], \quad |x-1| < 3$$

所以

$$\frac{x-1}{4-x} = (x-1)\frac{1}{4-x} = \frac{1}{3}(x-1) + \frac{(x-1)^2}{3^2} + \cdots$$

$$+ \frac{(x-1)^n}{3^n} + \cdots, \quad |x-1| < 3$$

根据函数的麦克劳林展开式的系数公式,得

$$\frac{f^{(n)}(1)}{n!} = \frac{1}{3^n}, \quad f^{(n)}(1) = \frac{n!}{3^n}$$

5.5.3　函数的幂级数展开式的应用

1. 函数值的近似计算

在函数的幂级数展开式中,取前面有限项,就可得到函数的近似公式,这对于计算复杂函数的函数值是非常方便的,可以把函数近似表示为 x 的多项式,而多项式的计算只需用到四则运算,非常简便.

例如,当 $|x|$ 很小时,由正弦函数的幂级数展开式,可得到下列近似计算公式:

$$\sin x \approx x, \quad \sin x \approx x - \frac{x^3}{3!}, \quad \sin x \approx x - \frac{x^3}{3!} + \frac{x^5}{5!}$$

级数的主要应用之一是利用它来进行数值计算,常用的三角函数表、对数表等,都是利用级数计算出来的. 如果将未知数 A 表示成级数

$$A = a_1 + a_2 + \cdots + a_n + \cdots \tag{5.12}$$

而取其部分和 $A_n = a_1 + a_2 + \cdots + a_n$ 作为 A 的近似值,此时所产生的误差,来源于两个方面:一是级数的余项

$$r_n = A - A_n = a_{n+1} + a_{n+2} + \cdots$$

称为**截断误差**;二是在计算 A_n 时,由于四舍五入所产生的误差,称为**舍入误差**.

如果级数式(5.12)是交错级数,并且满足莱布尼茨定理,则

$$|r_n| \leqslant |a_{n+1}|$$

如果所考虑的级数式(5.12)不是交错级数,一般可通过适当放大余和中的各项,设法找出一个比原级数稍大且容易估计余项的新级数(如等比级数等),从而可采取新级数余项 r_n' 的数值,作为原级数的截断误差 r_n 的估计值,且有 $r_n \leqslant r_n'$.

例 5.31　利用 $\sin x \approx x - \frac{x^3}{3!}$,求 $\sin 9°$ 的近似值,并估计误差.

解　利用所给近似公式,得

$$\sin 9° = \sin \frac{\pi}{20} \approx \frac{\pi}{20} - \frac{1}{3!}\left(\frac{\pi}{20}\right)^3$$

因为 $\sin x$ 的展开式是收敛的交错级数,且各项的绝对值单调减少,所以

$$|r_2| \leqslant \frac{1}{5!}\left(\frac{\pi}{20}\right)^5 < \frac{1}{120}(0.2)^5 < \frac{1}{300\,000} < 10^{-5}$$

因此，若取 $\dfrac{\pi}{20} \approx 0.157\,080$，$\left(\dfrac{\pi}{20}\right)^3 \approx 0.003\,876$，则

$$\sin 9° \approx 0.157\,080 - 0.000\,646 \approx 0.156\,434$$

其误差不超过 10^{-5}.

2. 计算定积分

许多函数，如 e^{-x^2}，$\dfrac{\sin x}{x}$，$\dfrac{1}{\ln x}$ 等，其原函数不能用初等函数表示，但若被积函数在积分区间上能展开成幂级数，则可通过幂级数展开式的逐项积分，用积分后的级数近似计算所给定积分.

例 5.32 计算 $\displaystyle\int_0^1 \dfrac{\sin x}{x}\mathrm{d}x$ 的近似值，精确到 10^{-4}.

解 利用 $\sin x$ 的麦克劳林展开式，得

$$\frac{\sin x}{x} = 1 - \frac{1}{3!}x^2 + \frac{1}{5!}x^4 - \frac{1}{7!}x^6 + \cdots, \quad x \in (-\infty, +\infty)$$

所以

$$\int_0^1 \frac{\sin x}{x}\mathrm{d}x = 1 - \frac{1}{3 \cdot 3!} + \frac{1}{5 \cdot 5!} - \frac{1}{7 \cdot 7!} + \cdots$$

这是一个收敛的交错级数，因其第 4 项

$$\frac{1}{7 \cdot 7!} < \frac{1}{30\,000} < 10^{-4}$$

故取前 3 项作为积分的近似值，得

$$\int_0^1 \frac{\sin x}{x}\mathrm{d}x \approx 1 - \frac{1}{3 \cdot 3!} + \frac{1}{5 \cdot 5!} \approx 0.946\,1$$

习 题 5

1. 写出下列级数的前 5 项.

(1) $\displaystyle\sum_{n=1}^{\infty} \frac{1+n}{1+n^2}$；
    $\qquad\qquad\qquad$ (2) $\displaystyle\sum_{n=1}^{\infty} \frac{1 \cdot 3 \cdots (2n-1)}{2 \cdot 4 \cdots 2n}$.

2. 写出下列级数的一般项.

(1) $1 + \dfrac{1}{3} + \dfrac{1}{5} + \dfrac{1}{7} + \cdots$；

(2) $\dfrac{1}{2} - \dfrac{1 \cdot 3}{2 \cdot 4} + \dfrac{1 \cdot 3 \cdot 5}{2 \cdot 4 \cdot 6} - \dfrac{1 \cdot 3 \cdot 5 \cdot 7}{2 \cdot 4 \cdot 6 \cdot 8} + \cdots$；

(3) $\dfrac{2}{2}x + \dfrac{2^2}{5}x^2 + \dfrac{2^3}{10}x^3 + \dfrac{2^4}{17}x^4 + \cdots$.

3. 根据级数收敛与发散的定义判定下列级数的敛散性.

(1) $\displaystyle\sum_{n=1}^{\infty} \frac{1}{4n^2-1}$；
    $\qquad\qquad\qquad$ (2) $\displaystyle\sum_{n=1}^{\infty} \frac{3^n}{2^n}$.

4. 判定下列级数的敛散性.

(1) $\dfrac{1}{3} + \dfrac{1}{\sqrt{3}} + \dfrac{1}{\sqrt[3]{3}} + \cdots + \dfrac{1}{\sqrt[n]{3}} + \cdots$;

(2) $\displaystyle\sum_{n=1}^{\infty} \left(\dfrac{\ln^n 2}{2^n} + \dfrac{1}{3^n} \right)$.

5. 求下列级数的和.

(1) $\displaystyle\sum_{n=1}^{\infty} \dfrac{1}{n(n+1)(n+2)}$;　　　　　　(2) $\displaystyle\sum_{n=1}^{\infty} \dfrac{n}{3^n}$.

6. 已知 $\lim\limits_{n\to\infty} n u_n = 0$, 级数 $\displaystyle\sum_{n=1}^{\infty} (n+1)(u_{n+1} - u_n)$ 收敛, 证明级数 $\displaystyle\sum_{n=1}^{\infty} u_n$ 也收敛.

7. 用比较判别法判定下列级数的敛散性.

(1) $1 + \dfrac{1+2}{1+2^2} + \dfrac{1+3}{1+3^2} + \cdots + \dfrac{1+n}{1+n^2} + \cdots$;

(2) $\sin\dfrac{\pi}{2} + \sin\dfrac{\pi}{2^2} + \sin\dfrac{\pi}{2^3} + \cdots + \sin\dfrac{\pi}{2^n} + \cdots$;

(3) $\displaystyle\sum_{n=1}^{\infty} \dfrac{1}{\ln(n+1)}$.

8. 用比值判别法判定下列级数的敛散性.

(1) $\dfrac{3}{1 \cdot 2} + \dfrac{3^2}{2 \cdot 2^2} + \dfrac{3^3}{3 \cdot 2^3} + \cdots + \dfrac{3^n}{n \cdot 2^n} + \cdots$;

(2) $\displaystyle\sum_{n=1}^{\infty} \dfrac{2^n \cdot n!}{n^n}$;　　　　　　(3) $\displaystyle\sum_{n=1}^{\infty} \dfrac{(n!)^2}{(2n)!}$.

9. 用根值判别法判定下列级数的敛散性.

(1) $\displaystyle\sum_{n=1}^{\infty} \left(\dfrac{n}{2n+1} \right)^n$;　　　　　　(2) $\displaystyle\sum_{n=1}^{\infty} \left(\dfrac{n}{3n-1} \right)^{2n-1}$;

(3) $\displaystyle\sum_{n=1}^{\infty} \dfrac{3^n}{\left(\dfrac{n+1}{n} \right)^{n^2}}$;

(4) $\displaystyle\sum_{n=1}^{\infty} \left(\dfrac{b}{a_n} \right)^n$, 其中 $a_n \to a (n \to \infty)$, a_n, b, a 均为正数.

10. 若 $\displaystyle\sum_{n=1}^{\infty} a_n^2$ 及 $\displaystyle\sum_{n=1}^{\infty} b_n^2$ 收敛, 证明下列级数也收敛.

(1) $\displaystyle\sum_{n=1}^{\infty} |a_n b_n|$;　　　　　　(2) $\displaystyle\sum_{n=1}^{\infty} (a_n + b_n)^2$;

(3) $\displaystyle\sum_{n=1}^{\infty} \dfrac{|a_n|}{n}$.

11. 讨论级数 $\displaystyle\sum_{n=1}^{\infty} \dfrac{\sqrt{n+2} - \sqrt{n-2}}{n^a}$ 的敛散性.

12. 判别下列级数的敛散性, 若收敛, 是条件收敛还是绝对收敛?

(1) $1 - \dfrac{1}{\sqrt{2}} + \dfrac{1}{\sqrt{3}} - \dfrac{1}{\sqrt{4}} + \cdots$;

(2) $\displaystyle\sum_{n=1}^{\infty} \dfrac{(-1)^{n-1}}{\ln(1+n)}$.

13. 判别级数 $\displaystyle\sum_{n=2}^{\infty} \sin\left(n\pi + \dfrac{1}{\ln n}\right)$ 是绝对收敛、条件收敛, 还是发散?

14. 讨论级数 $\sum\limits_{n=1}^{\infty} \dfrac{(-1)^{n-1}}{[n+(-1)^n]^p}(p>0)$ 的敛散性.

15. 求下列幂级数收敛域.

(1) $1-x+\dfrac{x^2}{2^2}-\cdots+(-1)^{n-1}\dfrac{x^{n-1}}{(n-1)^2}+\cdots$;

(2) $\sum\limits_{n=1}^{\infty} \dfrac{x^n}{n\cdot3^n}$;   (3) $\sum\limits_{n=1}^{\infty} \dfrac{(x-5)^n}{\sqrt{n}}$.

16. 求下列幂级数收敛半径.

(1) $\sum\limits_{n=1}^{\infty} \dfrac{(n+1)^n}{n!}x^n$;   (2) $\sum\limits_{n=1}^{\infty} \dfrac{(-1)^n}{\sqrt[n]{n!}}x^n$.

17. 求下列幂级数的和函数.

(1) $\sum\limits_{n=1}^{\infty} nx^{n-1}$;   (2) $\sum\limits_{n=1}^{\infty} \dfrac{x^{4n+1}}{4n+1}$.

18. 求幂级数 $\sum\limits_{n=1}^{\infty} n(n+1)x^n$ 在其收敛域内的和函数,并求常数项级数 $\sum\limits_{n=1}^{\infty} \dfrac{n(n+1)}{2^n}$ 的和.

19. 求函数 $f(x)=\cos x$ 的泰勒级数,并验证它在整个数轴上收敛于此函数.

20. 将下列函数展开成 x 的幂级数,并求其成立的区间.

(1) $\ln(a+x)(a>0)$;   (2) $f(x)=\dfrac{x}{x^2-2x-3}$.

21. 利用已知展开式,将下列各函数展开为幂级数.

(1) 将函数 $f(x)=\sqrt{x^3}$ 展开成 $(x-1)$ 的幂级数,并求展开式成立的区间;

(2) 将函数 $f(x)=\cos x$ 展开成 $(x+\dfrac{\pi}{3})$ 的幂级数,并求展开式成立的区间.

22. 已知 $\sum\limits_{n=1}^{\infty} \dfrac{1}{n^2}=\dfrac{\pi}{6}$,求积分 $\int_0^1 \dfrac{\ln x}{1+x}\mathrm{d}x$.

23. 利用函数的幂级数展开式求下列各数的近似值.

(1) $\sqrt{\mathrm{e}}$(精确到 0.001);   (2) $\cos 2°$(精确到 0.0001).

24. 利用被积函数的幂级数展开式求下列定积分的近似值.

(1) $\int_0^{0.5} \dfrac{1}{1+x^4}\mathrm{d}x$(误差不超过 0.0001);   (2) $\int_0^{0.5} \dfrac{\arctan x}{x}\mathrm{d}x$(精确到 0.0001).

第6章 常微分方程

函数是反映客观事物中变量之间的一种对应关系. 建立函数关系, 对认识世界的客观规律性具有非常重要的意义. 但在大量实际问题中往往会遇到许多复杂的运动过程, 此时表达过程规律的函数关系往往不容易建立起来. 也就是说量与量之间的关系(即函数)不能直接写出来, 但却能根据问题所处的环境, 建立含有待求函数的导数(或微分)的关系式, 这种关系式称为微分方程, 通过解微分方程才能得到所要求的函数. 因此, 微分方程也是描述客观事物的数量关系的一种重要的数学模型. 微分方程已广泛应用于医药卫生学领域, 它是医药卫生学数学模型建立的重要方法之一.

本章主要介绍常微分方程的基本概念和几种常用类型的常微分方程的求解方法.

6.1 微分方程的基本概念

6.1.1 引例

在学习第 3 章的不定积分时, 已经遇到过一些最简单的微分方程, 如下面的例 6.1.

例 6.1 已知一条曲线上任意一点处的切线的斜率等于该点的横坐标, 且该曲线通过 $\left(1, \dfrac{3}{2}\right)$ 点, 求该条曲线的方程.

解 设曲线方程为 $y = f(x)$, 且曲线上任意一点的坐标为 (x, y). 根据题意以及导数的几何意义可得

$$y' = f'(x) = x$$

两边同时积分, 得

$$y = \int x \, \mathrm{d}x$$

$$y = \frac{1}{2}x^2 + C, \quad C \text{ 为任意的积分常数}$$

又因为曲线通过 $\left(1, \dfrac{3}{2}\right)$ 点, 因此将 $x = 1, y = \dfrac{3}{2}$ 代入上式, 得 $C = 1$, 故所求的曲

线方程为

$$y = \frac{1}{2}x^2 + 1$$

例 6.2 质量为 m 的物体,只受重力影响自由下落,试求该物体下落的距离 s 应满足的微分方程.

解 设物体自由下落的距离 s 和时间 t 的关系为 $s = s(t)$,根据牛顿定律,所求未知函数 $s = s(t)$ 应满足方程

$$\frac{\mathrm{d}^2 s}{\mathrm{d}t^2} = g$$

其中 g 为重力加速度.

例 6.3 通过临床观察,人们发现在肿瘤生长初期,肿瘤细胞增长速度与当时该细胞数目成正比,比例系数(相对增长率)为 k,试建立该细胞数目在时刻 t 应满足的微分方程.

解 设时刻 t 肿瘤细胞数目为 $n(t)$,根据题意可以得到如下方程:

$$n'(t) = kn(t)$$

上面例 6.1 中的 $y' = x$,例 6.2 中的 $\dfrac{\mathrm{d}^2 s}{\mathrm{d}t^2} = g$ 和例 6.3 中的 $n'(t) = kn(t)$,都是含未知函数及其导数的关系式,统称为微分方程.

6.1.2 微分方程的基本概念

1. 微分方程

含有未知函数导数(或微分)的方程称为**微分方程**(differential equation).

在微分方程中,若自变量只有一个,则称为**常微分方程**(ordinary differential equation),若自变量有两个或两个以上,则称为**偏微分方程**(partial differential equation).例如:

(1) $y' + 5y^2 - 3x = 1$;　　　　　(2) $\mathrm{d}y + y\tan x\,\mathrm{d}x = 0$;

(3) $y'' + \dfrac{1}{x}y' + \sin x = 0$;　　(4) $\dfrac{\partial^2 u}{\partial x^2} + \dfrac{\partial^2 u}{\partial y^2} + \dfrac{\partial^2 u}{\partial z^2} = 0$;

(5) $\dfrac{\mathrm{d}y}{\mathrm{d}x} + \cos y = 3x$;　　　(6) $\left(\dfrac{\mathrm{d}y}{\mathrm{d}x}\right)^2 + \ln y + \cot x = 0$.

以上六个方程都是微分方程,其中(1),(2),(3),(5),(6)是常微分方程,(4)是偏微分方程.本章只讨论常微分方程(简称微分方程).

2. 微分方程的阶

微分方程中未知函数的导数(或微分)的最高阶数称为微分方程的**阶**(order). n 阶微分方程一般记为

$$F(x,y,y',\cdots,y^{(n)}) = 0$$

例如:以上六个方程中(1),(2),(5),(6)是一阶常微分方程,(3)是二阶常微分方程,(4)是二阶偏微分方程.

3. 线性微分方程

如果微分方程中所含的未知函数以及它的所有的导数或微分都是一次有理整式,则称该微分方程为**线性微分方程**(linear differential equation),否则称为**非线性微分方程**(nonlinear differential equation).

例如:以上六个方程中(2),(3),(4)都是线性微分方程,(1),(5),(6)都是非线性微分方程.

4. 微分方程的解

如果一个函数代入微分方程后,能使微分方程成为恒等式,则这个函数称为该微分方程的**解**(solution).如果微分方程的解中所含相互独立的任意常数的个数等于微分方程的阶数,则称此解为微分方程的**通解**(general solution).不含有任意常数的解,称为微分方程的**特解**(particular solution).

例 6.1 中,$y = \frac{1}{2}x^2 + C$ 为一阶微分方程 $y' = x$ 的通解,而 $y = \frac{1}{2}x^2 + 1$ 是其特解.容易验证,$s = \frac{1}{2}gt^2 + C_1 t + C_2$ 是例 6.2 中二阶微分方程 $\frac{d^2 s}{dt^2} = g$ 的通解,而 $s = \frac{1}{2}gt^2$ 是其特解.$n(t) = Ce^{kt}$ 是例 6.3 中一阶微分方程 $n'(t) = kn(t)$ 的通解.

5. 微分方程的初始条件

用未知函数及其各阶导数在某个特定点的值作为确定通解中的任意常数而得到特解的条件,称为**初始条件**(initial condition).如例 6.1 中的点 $\left(1, \frac{3}{2}\right)$ 是初始条件.

设微分方程中的未知函数为 $y = y(x)$,如果微分方程是一阶的,通常用来确定任意常数的初始条件是 $y\Big|_{x=x_0} = y_0$.其中 x_0, y_0 都是给定的值.

如果微分方程是二阶的,通常用来确定任意常数的初始条件是

$$y\Big|_{x=x_0} = y_0, \quad y'\Big|_{x=x_0} = y_1$$

其中 x_0, y_0 和 y_1 都是给定的值.

一个微分方程与其初始条件组合在一起构成的问题,称为**初值问题**.求解某初值问题,就是求微分方程满足初始条件的特解的问题.

例如,一阶微分方程的初值问题为

$$\begin{cases} f(x,y,y') = 0 \\ y\Big|_{x=x_0} = y_0 \end{cases}$$

二阶微分方程的初值问题为

$$\begin{cases} f(x,y,y',y'') = 0 \\ y\Big|_{x=x_0} = y_0 \\ y'\Big|_{x=x_0} = y'_0 \end{cases}$$

微分方程的特解的图形是一条积分曲线,称为微分方程的积分曲线,通解的图形是沿 y 轴上下平行移动得到的一族积分曲线,称为积分曲线族.

6.2 一阶微分方程

一阶微分方程的一般形式为

$$F(x,y,y') = 0$$

下面介绍几种常见的一阶微分方程的基本类型及其解法.

6.2.1 可分离变量的微分方程

形如:

$$\frac{\mathrm{d}y}{\mathrm{d}x} = f(x)g(y) \tag{6.1}$$

的微分方程,称为**可分离变量的微分方程**(separable equation).其中 $f(x), g(y)$ 分别是关于 x, y 的函数.

这类方程的特点是:方程经过适当的变形后,可以将含有同一变量的函数与微分分离到等式的同一端.

现在给出微分方程式(6.1)的求解方法.

若 $g(y) \neq 0$ 时,可将方程式(6.1)化为

$$\frac{\mathrm{d}y}{g(y)} = f(x)\mathrm{d}x$$

在上式两边分别对各自的变量积分,得

$$\int \frac{\mathrm{d}y}{g(y)} = \int f(x)\mathrm{d}x + C$$

为了突出一阶微分方程的通解中所含的一个独立的任意常数,在上式中加上了积分常数 C,这时可把 $\displaystyle\int \frac{\mathrm{d}y}{g(y)}$ 和 $\displaystyle\int f(x)\mathrm{d}x$ 分别理解为函数 $\dfrac{1}{g(y)}$ 和 $f(x)$ 的某一

个原函数.

在方程式(6.1)中对 $g(y) = 0$ 应另行讨论(见下面例 6.4). 但在理解的情况下,通常对 $g(y) \neq 0$ 还是 $g(y) = 0$ 不加讨论,都看作在有意义的情况下直接求解(见下面例 6.5). 以后遇到类似的情况,不再讨论.

例 6.4 求微分方程 $\dfrac{\mathrm{d}y}{\mathrm{d}x} = 2xy$ 的通解.

解 当 $y \neq 0$ 时分离变量,得

$$\frac{\mathrm{d}y}{y} = 2x\mathrm{d}x$$

两边积分,得

$$\int \frac{\mathrm{d}y}{y} = \int 2x\mathrm{d}x$$
$$\ln|y| = x^2 + C_1$$
$$|y| = \mathrm{e}^{x^2 + C_1}$$

于是

$$y = \pm\, \mathrm{e}^{C_1}\, \mathrm{e}^{x^2}$$

令 $C = \pm\, \mathrm{e}^{C_1}$,得

$$y = C\mathrm{e}^{x^2}$$

容易验证 $y = 0$ 也是所求微分方程的解,故所求的通解为

$$y = C\mathrm{e}^{x^2}, \quad C \text{ 为任意常数}$$

以后在解微分方程的过程中,如果积分后出现未知函数的对数,为方便起见,可直接把 C_1 设为 $\ln|C|$,在理解的情况下,有时也直接设为 $\ln C$,并对 $C = 0$ 时的情况不再进行讨论. 见例 6.5.

例 6.5 求微分方程 $\dfrac{\mathrm{d}y}{\mathrm{d}x} = \dfrac{y+1}{x-1}$ 满足初始条件 $y\big|_{x=0} = 1$ 的特解.

解 分离变量,得

$$\frac{1}{y+1}\mathrm{d}y = \frac{1}{x-1}\mathrm{d}x$$

两边积分,得

$$\ln|y+1| = \ln|x-1| + \ln|C_1|$$
$$|y+1| = |C_1||x-1|$$
$$y+1 = \pm C_1(x-1)$$

令 $C = \pm C_1$,则

$$y+1 = C(x-1)$$

即所求微分方程的通解为

$$y = C(x-1) - 1, \quad C \text{ 为任意常数}$$

将初始条件 $y\big|_{x=0}=1$ 代入通解,解得 $C=-2$,故所求微分方程的特解为

$$y=-2x+1$$

6.2.2　齐次微分方程

形如:

$$\frac{\mathrm{d}y}{\mathrm{d}x}=f\left(\frac{y}{x}\right) \tag{6.2}$$

的微分方程,称为**齐次微分方程**,简称**齐次方程**.

对于齐次方程,可通过变量代换,化为可分离变量的微分方程.

令 $u=\dfrac{y}{x}$,则

$$y=xu,\quad \frac{\mathrm{d}y}{\mathrm{d}x}=u+x\frac{\mathrm{d}u}{\mathrm{d}x}$$

代入原方程式(6.2),得

$$u+x\frac{\mathrm{d}u}{\mathrm{d}x}=f(u)$$

这是一个关于未知函数为 u,自变量为 x 的可分离变量的微分方程.分离变量,得

$$\frac{\mathrm{d}u}{f(u)-u}=\frac{\mathrm{d}x}{x}$$

两边积分,得

$$\int\frac{\mathrm{d}u}{f(u)-u}=\ln|x|+C,\quad C\text{ 为任意常数}$$

再将 $u=\dfrac{y}{x}$ 代回,即可得原齐次方程式(6.2)的通解.

例 6.6　求微分方程 $xy\dfrac{\mathrm{d}y}{\mathrm{d}x}=y^2+x^2\dfrac{\mathrm{d}y}{\mathrm{d}x}$ 的通解.

解　移项整理,得

$$\frac{\mathrm{d}y}{\mathrm{d}x}=\frac{y^2}{xy-x^2}=\frac{\left(\dfrac{y}{x}\right)^2}{\dfrac{y}{x}-1}$$

这是齐次方程.令 $u=\dfrac{y}{x}$,则 $y=xu,\dfrac{\mathrm{d}y}{\mathrm{d}x}=u+x\dfrac{\mathrm{d}u}{\mathrm{d}x}$,于是有

$$u+x\frac{\mathrm{d}u}{\mathrm{d}x}=\frac{u^2}{u-1}$$

分离变量,得

$$\left(1 - \frac{1}{u}\right)\mathrm{d}u = \frac{\mathrm{d}x}{x}$$

两边积分,得

$$u - \ln|u| + C = \ln|x|$$
$$\ln|xu| = u + C$$

再将 $u = \dfrac{y}{x}$ 代回,即可得原微分方程的通解为

$$\ln|y| = \frac{y}{x} + C, \quad C \text{ 为任意常数}$$

6.2.3　一阶线性微分方程

形如:
$$y' + p(x)y = q(x) \tag{6.3}$$
的微分方程,称为**一阶线性微分方程**(linear first-order differential equation),其中 $p(x), q(x)$ 是 x 的函数,$q(x)$ 称为**自由项**(或非齐次项).

一阶线性微分方程的特点是,方程中 y 和 y' 都是一次的.

若方程式(6.3)中 $q(x) \equiv 0$,则
$$y' + p(x)y = 0 \tag{6.4}$$
称为一阶线性**齐次**(homogeneous)微分方程. 若 $q(x) \not\equiv 0$,则称方程式(6.3)为一阶线性**非齐次**(nonhomogeneous)微分方程,并称方程式(6.4)为对应于方程式(6.3)的线性齐次微分方程.

例如,方程 $y' - (\sin x)y = 0$ 是一阶线性齐次微分方程,方程 $y' - \dfrac{1}{x+1}y = x\mathrm{e}^x$ 是一阶线性非齐次微分方程,而 $yy' + \ln x = \sqrt{y}$ 则不是一阶线性微分方程.

一阶线性齐次微分方程式(6.4)是一个可分离变量的微分方程,分离变量,得
$$\frac{\mathrm{d}y}{y} = -p(x)\mathrm{d}x$$

两边积分,得
$$\int \frac{\mathrm{d}y}{y} = -\int p(x)\mathrm{d}x$$
$$\ln y = -\int p(x)\mathrm{d}x + \ln C$$

化简,即得一阶线性齐次微分方程式(6.4)的通解为
$$y = C\mathrm{e}^{-\int p(x)\mathrm{d}x}$$

其中 C 为任意常数,$\displaystyle\int p(x)\mathrm{d}x$ 为 $p(x)$ 的一个原函数.

现在来讨论一阶线性非齐次微分方程式(6.3)的解法.

对比一阶线性非齐次微分方程式(6.3)与对应齐次微分方程式(6.4)结构的异同点,可以设想:非齐次微分方程式(6.3)的通解应为如下形式:

$$y = C(x)\mathrm{e}^{-\int p(x)\mathrm{d}x}$$

其中 $C(x)$ 为 x 的待定函数. 将其代入微分方程式(6.3),求出 $C(x)$,即可得非齐次微分方程式(6.3)的通解,这种方法称为**常数变易法**(method of variation of constants). 具体步骤如下:

(1) 求出与非齐次微分方程式(6.3)对应的齐次微分方程式(6.4)的通解 $y = C\mathrm{e}^{-\int p(x)\mathrm{d}x}$;

(2) 将上式中的常数 C 换成待定的函数 $C(x)$,设非齐次微分方程式(6.3)的通解为 $y = C(x)\mathrm{e}^{-\int p(x)\mathrm{d}x}$;

(3) 将 $y = C(x)\mathrm{e}^{-\int p(x)\mathrm{d}x}$ 代入方程式(6.3),求出 $C(x)$,即得微分方程式(6.3)的通解.

为此对 $y = C(x)\mathrm{e}^{-\int p(x)\mathrm{d}x}$ 求导,得

$$y' = C'(x)\mathrm{e}^{-\int p(x)\mathrm{d}x} - C(x)p(x)\mathrm{e}^{-\int p(x)\mathrm{d}x}$$

将 y 和 y' 代入微分方程式(6.3),得

$$C'(x)\mathrm{e}^{-\int p(x)\mathrm{d}x} - C(x)p(x)\mathrm{e}^{-\int p(x)\mathrm{d}x} + p(x)C(x)\mathrm{e}^{-\int p(x)\mathrm{d}x} = q(x)$$

即

$$C'(x) = q(x)\mathrm{e}^{\int p(x)\mathrm{d}x}$$

积分,得

$$C(x) = \int q(x)\mathrm{e}^{\int p(x)\mathrm{d}x}\mathrm{d}x + C$$

将上式代入 $y = C(x)\mathrm{e}^{-\int p(x)\mathrm{d}x}$,即得微分方程式(6.3)的通解为

$$y = \mathrm{e}^{-\int p(x)\mathrm{d}x}\left(\int q(x)\mathrm{e}^{\int p(x)\mathrm{d}x}\mathrm{d}x + C\right), \quad C\text{ 为任意常数} \tag{6.5}$$

式(6.5)即为一阶线性非齐次微分方程式(6.3)的通解公式.

将式(6.5)改写成两项之和

$$y = C\mathrm{e}^{-\int p(x)\mathrm{d}x} + \mathrm{e}^{-\int p(x)\mathrm{d}x}\int q(x)\mathrm{e}^{\int p(x)\mathrm{d}x}\mathrm{d}x$$

不难看出,上式右端第一项是对应的线性齐次微分方程式(6.4)的通解,第二项是线性非齐次微分方程式(6.3)的一个特解(在微分方程式(6.3)的通解式(6.5)中取 $C=0$,便得到这个特解).

由此可见,一阶线性非齐次微分方程式(6.3)的通解由两部分组成,第一部分是线性非齐次微分方程式(6.3)的一个特解,第二部分则是对应齐次微分方程式(6.4)的通解.

在解非齐次线性微分方程时,既可以用常数变易方法求解,也可以直接用式 (6.5)求解(公式法),但用公式法求解时,应首先把微分方程化为式(6.3)的标准形式.

例 6.7　求微分方程 $y' + 2xy = xe^{-x^2}$ 的通解.

解法 1(常数变易法)　原微分方程对应齐次微分方程 $y' + 2xy = 0$ 的通解为

$$y = Ce^{-\int 2x dx} = Ce^{-x^2}$$

设原微分方程的通解为

$$y = C(x)e^{-x^2}$$

求导,得

$$y' = C'(x)e^{-x^2} - 2xC(x)e^{-x^2}$$

将 y 和 y' 代入原微分方程,得

$$C'(x)e^{-x^2} - 2xC(x)e^{-x^2} + 2xC(x)e^{-x^2} = xe^{-x^2}$$

即 $C'(x) = x$,积分,得

$$C(x) = \int x dx = \frac{1}{2}x^2 + C$$

将上式代入 $y = C(x)e^{-x^2}$,即得所求微分方程的通解为

$$y = \left(\frac{1}{2}x^2 + C\right)e^{-x^2}, \quad C \text{ 为任意常数}$$

解法 2(公式法)　这里 $p(x) = 2x, q(x) = xe^{-x^2}$,代入通解式(6.5),得

$$y = e^{-\int 2x dx}\left(\int xe^{-x^2}e^{\int 2x dx}dx + C\right)$$

$$= e^{-x^2}\left(\int xe^{-x^2}e^{x^2}dx + C\right)$$

$$= e^{-x^2}\left(\frac{1}{2}x^2 + C\right)$$

即所求微分方程的通解为

$$y = e^{-x^2}\left(\frac{1}{2}x^2 + C\right), \quad C \text{ 为任意常数}$$

例 6.8　求微分方程 $y dx - (2x - y^2)dy = 0$ 的通解.

解　将原微分方程化为

$$\frac{dy}{dx} = \frac{y}{2x - y^2}$$

可以看出这个微分方程既不是未知数 y 的一阶线性微分方程,也不是可分离变量的微分方程,无法用已学过的方法求解.经观察分析可知,如果把 x 看作未知函数,把 y 看作自变量,将原微分方程改写为

$$\frac{dx}{dy} = \frac{2x - y^2}{y}$$

即

$$\frac{\mathrm{d}x}{\mathrm{d}y} - \frac{2}{y}x = -y$$

则它是一个以 y 为自变量, x 为未知函数的一阶线性微分方程.

按一阶线性微分方程的求解方法, 先求它所对应的齐次微分方程 $\dfrac{\mathrm{d}x}{\mathrm{d}y} - \dfrac{2}{y}x = 0$ 的通解为 $x = C_1 y^2$, 再用常数变易法可以求出原微分方程的通解为

$$x = y^2(C - \ln|y|), \quad C \text{ 为任意常数}$$

也可以直接用公式求它的通解.

在解微分方程时, 要根据微分方程中所含变量的特点和微分方程的结构, 灵活采用不同的解法.

6.2.4 伯努利方程

形如

$$\frac{\mathrm{d}y}{\mathrm{d}x} + P(x)y = Q(x)y^n \tag{6.6}$$

的微分方程称为**伯努利**(Bernoulli) 方程, 其中 n 为常数, 且 $n \neq 0, 1$.

伯努利方程是非线性微分方程, 但可通过适当的变量代换, 化为一阶线性微分方程.

事实上, 将方程式(6.6)两边乘以 $(1-n)y^{-n}$, 得

$$(1-n)y^{-n}\frac{\mathrm{d}y}{\mathrm{d}x} + (1-n)P(x)y^{1-n} = (1-n)Q(x)$$

令 $z = y^{1-n}$, 代入上式可得

$$\frac{\mathrm{d}z}{\mathrm{d}x} + (1-n)P(x)z = (1-n)Q(x)$$

这是一个以 x 为自变量, z 为未知函数的一阶线性微分方程. 按一阶线性微分方程的求解方法求出通解后, 再代回原变量 y, 即可得到伯努利方程式(6.6)的通解.

例 6.9 求微分方程 $\dfrac{\mathrm{d}y}{\mathrm{d}x} + \dfrac{1}{x}y = x^2 y^6$ 的通解.

解 这是 $n=6$ 的伯努利方程. 将方程两边乘以 $-5y^{-6}$, 得

$$-5y^{-6}\frac{\mathrm{d}y}{\mathrm{d}x} - \frac{5}{x}y^{-5} = -5x^2, \quad \text{即} \quad \frac{\mathrm{d}y^{-5}}{\mathrm{d}x} - \frac{5}{x}y^{-5} = -5x^2$$

令 $z = y^{-5}$, 代入上式, 得

$$\frac{\mathrm{d}z}{\mathrm{d}x} - \frac{5}{x}z = -5x^2$$

这是关于未知函数 z 的一阶线性微分方程, 这里 $p(x) = -\dfrac{5}{x}$, $q(x) = -5x^2$, 代入通解式(6.5), 得

$$y^{-5} = z = e^{-\int p(x)dx}\left[\int q(x)e^{\int p(x)dx}dx + C\right]$$

$$= e^{\int \frac{5}{x}dx}\left[\int(-5x^2)e^{-\int \frac{5}{x}dx}dx + C\right] = \frac{5}{2}x^3 + Cx^5$$

故原微分方程的通解为

$$y^{-5} = \frac{5}{2}x^3 + Cx^5, \quad C \text{ 为任意常数}$$

6.3　可降阶的二阶微分方程

课件

二阶及二阶以上的微分方程称为**高阶微分方程**(differential equation of higher order). 一般而言,高阶微分方程求解更为困难,而且没有普遍适用的解法,只有几种特殊类型的高阶微分方程可找到求解途径. 本节介绍几种较常见的可用降阶的方法求解的二阶微分方程的解法.

6.3.1　$y'' = f(x)$ 型微分方程

微分方程

$$y'' = f(x) \tag{6.7}$$

的右端是仅含 x 的函数,因此,微分方程式(6.7)只要通过连续 2 次积分就可以得到通解.

例 6.10　求微分方程 $\frac{1}{2}y'' - 4\cos 2x + 3 = 0$ 的通解.

解　该微分方程整理后得

$$y'' = 8\cos 2x - 6$$

连续积分 2 次,得

$$y' = 4\sin 2x - 6x + C_1$$

$$y = -2\cos 2x - 3x^2 + C_1 x + C_2, \quad C_1, C_2 \text{ 为任意常数}$$

这就是所求微分方程的通解.

类似地,对于微分方程 $y^{(n)} = f(x)$,只要通过连续 n 次积分就可以得到通解.

6.3.2　$y'' = f(x, y')$ 型微分方程

微分方程

$$y'' = f(x, y') \tag{6.8}$$

是不显含未知函数 y 的二阶微分方程.

对这种形式的微分方程,可设 $y' = p(x)$,则 $y'' = \dfrac{\mathrm{d}p}{\mathrm{d}x} = p'$,代入微分方程式
(6.8),得到一个关于变量 p 与 x 的一阶微分方程

$$p' = f(x, p)$$

用一阶微分方程的解法求出它的通解为

$$p(x) = \varphi(x, C_1)$$

再代回到原来的变量,得

$$y' = \varphi(x, C_1)$$

再两边积分,得微分方程式(6.8)的通解为

$$y = \int \varphi(x, C_1)\mathrm{d}x + C_2, \quad C_1, C_2 \text{ 为任意常数}$$

例 6.11　求微分方程 $y'' - y' = \mathrm{e}^x + 1$ 的通解.

解　这是不显含未知函数 y 的二阶微分方程. 设 $y' = p(x)$,则 $y'' = p'$,代入
原微分方程有

$$p' - p = \mathrm{e}^x + 1$$

这是关于变量 p 与 x 的一阶线性非齐次微分方程,可以求出它的通解为

$$p = \mathrm{e}^x(x - \mathrm{e}^{-x} + C_1)$$

代回原变量,得

$$y' = \mathrm{e}^x(x - \mathrm{e}^{-x} + C_1)$$

再两边积分, 得

$$y = \int \mathrm{e}^x(x - \mathrm{e}^{-x} + C_1)\mathrm{d}x$$
$$= x\mathrm{e}^x - \mathrm{e}^x - x + C_1\mathrm{e}^x + C_2$$

故所求微分方程的通解为

$$y = x\mathrm{e}^x - \mathrm{e}^x - x + C_1\mathrm{e}^x + C_2, \quad C_1, C_2 \text{ 为任意常数}$$

6.3.3　$y'' = f(y, y')$ 型微分方程

微分方程

$$y'' = f(y, y') \tag{6.9}$$

是不显含自变量 x 的二阶微分方程.

对这种形式的微分方程,可设 $y' = p(y)$,并将 y 看作自变量,则

$$y'' = \frac{\mathrm{d}y'}{\mathrm{d}x} = \frac{\mathrm{d}p}{\mathrm{d}x} = \frac{\mathrm{d}p}{\mathrm{d}y}\frac{\mathrm{d}y}{\mathrm{d}x} = p\frac{\mathrm{d}p}{\mathrm{d}y}$$

代回原微分方程后,得到一个关于变量 p 与 y 的一阶微分方程

$$p\frac{\mathrm{d}p}{\mathrm{d}y} = f(y, p) \tag{6.10}$$

用一阶微分方程的解法便可以求得方程式(6.10)的通解,并设它为

$$p = \varphi(y, C_1)$$

代回原变量,得

$$\frac{\mathrm{d}y}{\mathrm{d}x} = \varphi(y, C_1)$$

分离变量,得

$$\frac{\mathrm{d}y}{\varphi(y, C_1)} = \mathrm{d}x$$

再积分,得微分方程式(6.9)的通解为

$$\int \frac{\mathrm{d}y}{\varphi(y, C_1)} = x + C_2, \quad C_1, C_2 \text{ 为任意常数}$$

例 6.12　求微分方程 $yy'' = 2(y'^2 - y')$ 满足初始条件 $y|_{x=0} = 1, y'|_{x=0} = 2$ 的特解.

解　这是不显含自变量 x 的二阶微分方程. 设 $y' = p(y)$,则 $y'' = p\dfrac{\mathrm{d}p}{\mathrm{d}y}$,代入原微分方程,得

$$yp \frac{\mathrm{d}p}{\mathrm{d}y} = 2(p^2 - p)$$

分离变量,得

$$\frac{1}{(p-1)}\mathrm{d}p = 2\frac{\mathrm{d}y}{y}$$

两边积分,得

$$\ln|p-1| = 2\ln|y| + \ln|C|$$

代回原变量,得

$$\ln|y'-1| = 2\ln|y| + \ln|C|$$

即

$$y' = 1 + C_1 y^2$$

由初始条件 $y|_{x=0} = 1$, $y'|_{x=0} = 2$,得 $C_1 = 1$,所以

$$y' = 1 + y^2$$

再分离变量,得

$$\frac{\mathrm{d}y}{1+y^2} = \mathrm{d}x$$

两边积分,得

$$\arctan y = x + C_2$$

由初始条件 $y|_{x=0} = 1$,得 $C_2 = \dfrac{\pi}{4}$. 故所求微分方程的特解为

$$y = \tan\left(x + \frac{\pi}{4}\right)$$

6.4　二阶常系数线性齐次微分方程

上节讨论了可用降阶法求解的特殊二阶微分方程的解法.本节将讨论二阶常系数线性齐次微分方程的求解方法.

6.4.1　二阶线性微分方程的概念

形如：

$$y'' + p(x)y' + q(x)y = f(x) \tag{6.11}$$

的方程,称为**二阶线性微分方程**(second order linear differential equation).其中 $p(x),q(x),f(x)$ 是 x 的函数.二阶线性微分方程的特点是,微分方程中 y'',y' 和 y 都是一次的.

若微分方程式(6.11)中 $p(x) = p,q(x) = q$,其中 p,q 均为常数,则

$$y'' + py' + qy = f(x) \tag{6.12}$$

称为**二阶常系数线性微分方程**(constant coefficient second order linear differential equation).

(1) 若微分方程式(6.12)中 $f(x) \equiv 0$,即

$$y'' + py' + qy = 0 \tag{6.13}$$

称微分方程式(6.13)为二阶常系数线性齐次微分方程.

(2) 若微分方程式(6.12)中 $f(x) \not\equiv 0$,称微分方程式(6.12)为二阶常系数线性非齐次微分方程,并称微分方程式(6.13)为对应于线性非齐次微分方程式(6.12)的线性齐次微分方程.

本节仅介绍二阶常系数线性齐次微分方程的解法,在介绍二阶常系数线性齐次微分方程的解法之前,下面先介绍二阶常系数线性齐次微分方程解的结构理论.

6.4.2　二阶常系数线性齐次微分方程解的结构

定理 6.1(叠加定理)　如果 $y_1(x)$ 和 $y_2(x)$ 是二阶常系数线性齐次微分方程式(6.13)的解,则它们的线性组合：

$$y(x) = C_1 y_1(x) + C_2 y_2(x) \tag{6.14}$$

也是该微分方程的解,其中 C_1,C_2 为任意常数(可以为复数).

证明　因为 $y_1(x),y_2(x)$ 都是微分方程式(6.13)的解,故有

$$y_1'' + py_1' + qy_1 = 0$$
$$y_2'' + py_2' + qy_2 = 0$$

将式(6.14)和上两式代入微分方程式(6.13)的左端,有

$$
\begin{aligned}
y'' &+ py' + qy \\
&= (C_1 y_1'' + C_2 y_2'') + p(C_1 y_1' + C_2 y_2') + q(C_1 y_1 + C_2 y_2) \\
&= C_1 (y_1'' + py_1' + qy_1) + C_2 (y_2'' + py_2' + qy_2) \\
&= C_1 \cdot 0 + C_2 \cdot 0 = 0
\end{aligned}
$$

所以式(6.14)是微分方程式(6.13)的解.

由定理 6.1 知,只要 $y_1(x), y_2(x)$ 是微分方程式(6.13)的两个特解,则式(6.14)就是微分方程式(6.13)的解,那么它是不是微分方程式(6.13)的通解呢? 如果 $y_1(x)$ 与 $y_2(x)$ 之比为常数,即 $\dfrac{y_1(x)}{y_2(x)} = k$($k$ 为常数),这时

$$
y(x) = C_1 y_1(x) + C_2 y_2(x) = (C_1 k + C_2) y_2(x) = C y_2(x)
$$

实际上这时的 $y(x)$ 只含有一个任意常数,因而式(6.14)不是微分方程式(6.13)的通解. 只有当 $y_1(x)$ 与 $y_2(x)$ 之比不为常数,这时两个任意常数 C_1 与 C_2 是相互独立的,不能合并成一个任意常数,式(6.14)才是微分方程式(6.13)的通解.

定义 6.1　设 $y_1(x)$ 与 $y_2(x)$ 为定义在某区间上的函数,如果存在非零常数 k,使得 $y_1(x) \equiv k y_2(x)$,则称 $y_1(x)$ 与 $y_2(x)$ **线性相关**. 如果对于任意常数 k,$y_1(x) \not\equiv k y_2(x)$,则称 $y_1(x)$ 与 $y_2(x)$ **线性无关**.

例如,函数 e^x 与 $x e^x$,$\sin x$ 与 $\cos x$ 之间线性无关,而 x^2 与 $2x^2$ 之间线性相关.

综合以上分析,有如下定理.

定理 6.2(通解结构定理)　如果 $y_1(x)$ 和 $y_2(x)$ 是线性齐次微分方程式(6.13)的两个线性无关的解,则该微分方程的通解为

$$
y(x) = C_1 y_1(x) + C_2 y_2(x)
$$

其中 C_1, C_2 为两个任意常数.

容易验证 $y_1 = e^x$ 和 $y_2 = e^{2x}$ 都是线性齐次微分方程 $y'' - 3y' + 2y = 0$ 的解,而 y_1, y_2 是线性无关的,因此 $y = C_1 e^x + C_2 e^{2x}$ 是该方程的通解.

以上结论还可推广到二阶以上的线性微分方程. 以上定理是求线性微分方程通解的理论基础.

6.4.3　二阶常系数线性齐次微分方程的解法

由定理 6.2 可知,对二阶常系数线性齐次微分方程式(6.13),只需求出它的两个线性无关的特解 y_1, y_2,即可得到它的通解 $y = C_1 y_1 + C_2 y_2$.

方程式(6.13)的特点是:未知函数 y 与其一阶导数 y'、二阶导数 y'' 分别乘以常数后,可以合并为 0,即 y 与 y',y'' 应为只差一个常数因子的"同类项". 由导数知识可知,这类函数最简单的类型应为指数函数 $y = e^{\lambda x}$(λ 为常数),因此可以假设方

程式(6.13)的特解为 $y = e^{\lambda x}$（λ 为待定常数），而 $y' = \lambda e^{\lambda x}$，$y'' = \lambda^2 e^{\lambda x}$，将 y 与 y'，y''代入微分方程式(6.13)得

$$e^{\lambda x}(\lambda^2 + p\lambda + q) = 0$$

所以

$$\lambda^2 + p\lambda + q = 0 \qquad\qquad\qquad (6.15)$$

也就是说，只要 λ 是代数方程式(6.15)的根，那么 $y = e^{\lambda x}$ 就是微分方程式(6.13)的解. 于是微分方程式(6.13)的求解问题，就转化为求代数方程式(6.15)的根的问题. 把代数方程式(6.15)称为微分方程式(6.13)的**特征方程**(characteristic equation)，把代数方程式(6.15)的根称为微分方程的**特征根**(characteristic root).

因为特征方程式(6.15)是一个关于 λ 的二次方程，所以它的根有三种情况，下面根据特征方程式(6.15)不同的特征根的情形，来讨论与它相应的微分方程式(6.13)的解的不同情况.

(1) 当 $p^2 - 4q > 0$ 时，特征方程式(6.15)有两个不相等的实根 λ_1 和 λ_2，即 $\lambda_1 \neq \lambda_2$，此时方程式(6.13)对应两个特解为 $y_1 = e^{\lambda_1 x}$ 与 $y_2 = e^{\lambda_2 x}$. 又因为

$$\frac{y_1}{y_2} = \frac{e^{\lambda_1 x}}{e^{\lambda_2 x}} = e^{(\lambda_1 - \lambda_2)x} \neq \text{常数}$$

即 y_1, y_2 线性无关，根据解的结构定理，微分方程式(6.13)的通解为

$$y = C_1 e^{\lambda_1 x} + C_2 e^{\lambda_2 x}, \quad C_1, C_2 \text{ 为任意常数}$$

例 6.13 求微分方程 $y'' - 3y' + 2y = 0$ 的通解.

解 其特征方程为

$$\lambda^2 - 3\lambda + 2 = 0, \quad \text{即}(\lambda - 1)(\lambda - 2) = 0$$

得特征方程的根为 $\lambda_1 = 1$，$\lambda_2 = 2$. 于是，原微分方程的通解为

$$y = C_1 e^x + C_2 e^{2x}, \quad C_1, C_2 \text{ 为任意常数}$$

(2) 当 $p^2 - 4q = 0$ 时，特征方程式(6.15)有两个相等的实根 $\lambda_1 = \lambda_2 = -\dfrac{p}{2} = \lambda$，这时只得到微分方程式(6.13)的一个特解 $y_1 = e^{\lambda x}$，还需要找与 y_1 线性无关的另一个解 y_2. 为此，设 $\dfrac{y_2}{y_1} = u(x)$（不是常数），其中 $u(x)$ 为待定函数，假设 y_2 是微分方程式(6.13)的解，则

$$y_2 = u(x)y_1 = u(x)e^{\lambda x}$$
$$y_2' = e^{\lambda x}(u' + \lambda u)$$
$$y_2'' = e^{\lambda x}(u'' + 2\lambda u' + \lambda^2 u)$$

将 y_2，y_2'，y_2''代入微分方程式(6.13)，得

$$e^{\lambda x}[(u'' + 2\lambda u' + \lambda^2 u) + p(u' + \lambda u) + qu] = 0$$

由于对任意的 λ，$e^{\lambda x} \neq 0$. 所以有

$$[u'' + (2\lambda + p)u' + (\lambda^2 + p\lambda + q)u] = 0$$

因为 λ 是特征方程的重根,故

$$\lambda^2 + p\lambda + q = 0, \quad 2\lambda + p = 0$$

于是得 $u'' = 0$,并解得 $u = c_1 x + c_2$. 取其中一个最简单的不为常数的函数 $u = x$,便得到 $y_2 = x\mathrm{e}^{\lambda x}$ 是微分方程式(6.13)的一个与 $y_1 = \mathrm{e}^{\lambda x}$ 线性无关的解. 所以微分方程式(6.13)的通解为

$$y = (C_1 + C_2 x)\mathrm{e}^{\lambda x}, \quad C_1, C_2 \text{ 为任意常数}$$

例 6.14 求微分方程 $\dfrac{\mathrm{d}^2 s}{\mathrm{d}t^2} + 2\dfrac{\mathrm{d}s}{\mathrm{d}t} + s = 0$ 的通解.

解 其特征方程为

$$\lambda^2 + 2\lambda + 1 = 0$$

解得两个相等的实根: $\lambda_1 = \lambda_2 = -1$. 故原微分方程的通解为

$$s = (C_1 + C_2 t)\mathrm{e}^{-t}, \quad C_1, C_2 \text{ 为任意常数}$$

(3) 当 $p^2 - 4q < 0$ 时,特征方程式(6.15)有一对共轭复根 $\lambda_1 = \alpha + \mathrm{i}\beta$,$\lambda_2 = \alpha - \mathrm{i}\beta$,其中 $\alpha = -\dfrac{p}{2}$,$\beta = \dfrac{\sqrt{4q - p^2}}{2}$. 这时微分方程式(6.13)有两个复数形式的解为

$$y_1 = \mathrm{e}^{(\alpha + \mathrm{i}\beta)x}, \quad y_2 = \mathrm{e}^{(\alpha - \mathrm{i}\beta)x}$$

在实际问题中,常用的是实数形式的解. 因此,作如下变形:

由欧拉(Euler)公式 $\mathrm{e}^{\mathrm{i}x} = \cos x + \mathrm{i}\sin x$,得

$$y_1 = \mathrm{e}^{\alpha x}(\cos \beta x + \mathrm{i}\sin \beta x)$$
$$y_2 = \mathrm{e}^{\alpha x}(\cos \beta x - \mathrm{i}\sin \beta x)$$

于是有

$$\frac{1}{2}(y_1 + y_2) = \mathrm{e}^{\alpha x}\cos \beta x$$

$$\frac{1}{2\mathrm{i}}(y_1 - y_2) = \mathrm{e}^{\alpha x}\sin \beta x$$

由定理 6.1 知,函数 $\mathrm{e}^{\alpha x}\cos \beta x$ 与 $\mathrm{e}^{\alpha x}\sin \beta x$ 均为微分方程式(6.13)的解,又由于它们线性无关,因此微分方程式(6.13)的通解为

$$y = \mathrm{e}^{\alpha x}(C_1 \cos \beta x + C_2 \sin \beta x), \quad C_1, C_2 \text{ 为任意的常数}$$

例 6.15 求微分方程 $y'' - 2y' + 2y = 0$ 满足初始条件 $y|_{x=0} = 1, y'|_{x=0} = 0$ 的特解.

解 其特征方程为

$$\lambda^2 - 2\lambda + 2 = 0$$

解得一对共轭复数根 $\lambda = 1 \pm \mathrm{i}$,所以微分方程的通解为

$$y = \mathrm{e}^x(C_1 \cos x + C_2 \sin x)$$

由初始条件 $y|_{x=0} = 1$, $y'|_{x=0} = 0$,求得 $C_1 = 1, C_2 = -1$. 故原微分方程满足初始条件的特解为

$$y = e^x(\cos x - \sin x)$$

经过上面的讨论,可以给出求二阶常系数线性齐次微分方程式(6.13)通解的步骤如下:

(1) 写出微分方程式(6.13)的特征方程 $\lambda^2 + p\lambda + q = 0$;

(2) 求出特征方程式(6.15)的两个特征根 λ_1, λ_2;

(3) 根据特征方程根的三种不同情况,按照表 6.1,求得微分方程式(6.13)的通解.

表 6.1 二阶常系数线性齐次微分方程的通解形式

特征方程 $\lambda^2 + p\lambda + q = 0$ 的两个根 λ_1, λ_2	微分方程 $y'' + py' + qy = 0$ 的通解
两个不相等的实根 $\lambda_1 \neq \lambda_2$	$y = C_1 e^{\lambda_1 x} + C_2 e^{\lambda_2 x}$
两个相等的实根 $\lambda = \lambda_1 = \lambda_2$	$y = (C_1 + C_2 x) e^{\lambda x}$
一对共轭复根 $\lambda_{1,2} = \alpha \pm \beta i$	$y = e^{\alpha x}(C_1 \cos \beta x + C_2 \sin \beta x)$

6.5 微分方程在医药学中的应用

微分方程在医药学方面应用最为广泛,它是建立医药学数学模型的重要方法之一.下面通过一些具体例子介绍微分方程在医药学方面的应用.

6.5.1 肿瘤生长模型

恶性肿瘤是目前威胁人类生命健康的主要杀手,为了定量地研究肿瘤的生长规律,希望建立一个肿瘤生长的数学模型.通过临床观察,人们发现肿瘤细胞的生长有下列现象:

(1) 按照现有手段,肿瘤细胞数目超过 10^{11} 时,临床才可能观察到;

(2) 在肿瘤生长初期,每经过一定的时间,肿瘤细胞数目就增加一倍.

根据上面的观察结果,试建立一个数学模型,来描述恶性肿瘤的生长规律.

设在时刻 t 肿瘤细胞数目为 $n(t)$,由观察(2)可以假设肿瘤细胞的增长速度与当时该细胞数目成正比,比例系数(相对增长率)为 k.则可以得到方程

$$n'(t) = kn$$

用分离变量法得其解为

$$n(t) = n(0)e^{kt} \tag{6.16}$$

根据临床观察(1),可令 $n(0) = 10^{11}$,则

$$n(t) = 10^{11} e^{kt}$$

根据临床观察(2),设细胞增加一倍所需时间为 T,则有

$$n(t+T) = 2n(t) \tag{6.17}$$

将式(6.16)代入式(6.17)后,有 $k = \dfrac{\ln 2}{T}$. 由此可以得到肿瘤细胞的生长规律为

$$n(t) = 10^{11}\,\mathrm{e}^{\frac{t}{T}\ln 2} = 10^{11} \cdot 2^{\frac{t}{T}}$$

上面得到的模型称为指数模型,它能够很好地反映临床观察(1)和观察(2).

6.5.2　传染病模型

由于人们不能去做传染病传播的试验以获取数据,所以通常主要是依据机理分析的方法建立模型. 下面仅对最简单的无移除传染病模型做简要介绍.

模型假设:

(1) 在疾病传播期内被考察地区的总人数 N 不变,不妨设开始时只有一个感染者,且感染者不因死亡、痊愈或隔离而移除;

(2) 感染通过考察地区的人与人之间的接触而传播,接触机会均等,设感染者的增加率与当时的易感染人数(健康)和已感染人数(病人)的乘积成正比,比例系数为 $\alpha > 0$.

设在时刻 t 考察地区的人群中易感染人数和已感染人数分别为 $S(t)$ 和 $I(t)$,根据上面的假设,可得该问题的数学模型为

$$\begin{cases} \dfrac{\mathrm{d}I}{\mathrm{d}t} = \alpha S(t) I(t) \\ I(0) = 1 \end{cases}$$

因为

$$S(t) + I(t) = N$$

所以

$$\begin{cases} \dfrac{\mathrm{d}I}{\mathrm{d}t} = \alpha I(t)\big[N - I(t) \big] \\ I(0) = 1 \end{cases}$$

用分离变量法得微分方程的通解为

$$\frac{1}{N} \ln \frac{I}{N-I} = \alpha t + C \tag{6.18}$$

把 $I(0) = 1$ 代入式(6.18),得

$$C = \frac{1}{N} \ln \frac{1}{N-1}$$

整理后得

$$I = \frac{N\mathrm{e}^{\alpha N t}}{N - 1 + \mathrm{e}^{\alpha N t}}$$

6.5.3 药物动力学一室模型

药物动力学是以应用数学、计算机科学等为工具,对药物、毒物及其代谢物的体内过程进行研究的一门科学.药物在体内的吸收、分布、代谢、消除的过程是相当复杂的,为了便于研究,通常将机体设想成若干个房室,上述体内过程在房室之间进行.根据药物在体内的配置状况,可以分成一室、二室及多室等不同类型的模型.这里仅对最简单的一室模型做简要介绍.

设 $x(t)$ 表示时刻 t 体内的药量,并认为药物从体内消除的过程是一级过程,即消除速率与当时体内的药量成正比,比例系数(称为消除速率常数)为 $k>0$. $c(t)$ 表示时刻 t 体内的血药浓度, v 为药量与血药浓度的比值.将机体看作一个动力学上同质的单元,就得到一室模型,如图 6.1 所示.

假设药物在房室中的分布是均匀的,在时间区间 $[t,t+dt]$ 内,房室内药量的增量可分解为进入房室的药量与从体内消除的药量两部分.即

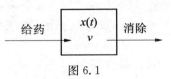

图 6.1

$$dx = \text{进入房室的药量} - \text{从体内消除的药量}$$

当以 a 恒速做静脉滴注时,在时间区间 $[t,t+dt]$ 内,进入房室的药量为 adt,从体内消除的药量为 $kx(t)dt$. 故有

$$dx = adt - kxdt$$

即

$$x' + kx = a$$

这是一阶线性微分方程,解得

$$x(t) = Ce^{-kt} + \frac{a}{k}$$

以初始条件 $x\,|_{t=0} = 0$ 代入,得 $C = -\frac{a}{k}$. 于是药量 $x(t)$ 与时间 t 的关系为

$$x(t) = \frac{a}{k}(1 - e^{-kt})$$

血药浓度 $c(t)$ 与时间 t 的关系为

$$c(t) = \frac{a}{kv}(1 - e^{-kt})$$

6.5.4 血红细胞沉降模型

血液中,红细胞的比重大约是 1.06,血泵是 1.03,因此,把血液静置于容器中,红细胞在重力作用下,在血液悬浮液中缓慢地沉降,其沉降速率,简称为血沉 ESR.

设红细胞质量为 m,同体积的血泵质量为 m_0,令 v 表示红细胞向下沉降的速度,按牛顿第二定律有

$$m\frac{\mathrm{d}v}{\mathrm{d}t} = mg - m_0g - f$$

这个式子左端是红细胞质量 m 与其运动加速度 $\dfrac{\mathrm{d}v}{\mathrm{d}t}$ 之积,应等于在上下方向上作用在这个细胞上的诸力之和:mg 是重力对红细胞的作用,$-m_0g$ 是血泵阻碍血细胞下沉的浮力,而 f 是血泵对于血细胞的阻力,也是抵制沉降运动的,方向向上,故前面也加负号. 从而上式可改写成

$$\frac{\mathrm{d}v}{\mathrm{d}t} = \frac{m-m_0}{m}g - \frac{f}{m} \tag{6.19}$$

按流体力学理论,黏滞力 f 与运动速度 v 成正比,设比例系数为 μ,这样,除 $f=\mu v$ 外,m,m_0 和 g 都是常数,因此方程式(6.19)可写成

$$\frac{\mathrm{d}v}{\mathrm{d}t} = G - Kv$$

其中 $G = \dfrac{m-m_0}{m}g$,$K = \dfrac{\mu}{m}$. 这是一个关于未知函数 v 的一阶线性微分方程.

习　题　6

1. 试说出下列各微分方程的阶数,并指出哪些是线性微分方程.

(1) $x(y')^2 - 2yy' + x = 0$;
(2) $(y'')^3 + 5(y')^4 - y^5 + x^7 = 0$;

(3) $xy''' + 2y'' + x^2y = 0$;
(4) $(x^2 - y^2)\mathrm{d}x + (x^2 + y^2)\mathrm{d}y = 0$;

(5) $(7x - 6y)\mathrm{d}x + (x + 2)\mathrm{d}y = 0$.

2. 在下列各题中,指出各函数是否是已给的微分方程解.

(1) 函数:$y = 5x^2$,微分方程:$xy' = 2y$;

(2) 函数:$y = \dfrac{c^2 - x^2}{2x}$,微分方程:$(x + y)\mathrm{d}x + x\mathrm{d}y = 0$;

(3) 函数:$y = \dfrac{1}{x}$,微分方程:$y'' = x^2 + y^2$;

(4) 函数:$y = 3\sin x - 4\cos x$,微分方程:$y'' + y = 0$;

(5) 函数:$y = C_1\mathrm{e}^{\lambda_1 x} + C_2\mathrm{e}^{\lambda_2 x}$,微分方程:$y'' - (\lambda_1 + \lambda_2)y' + \lambda_1\lambda_2 y = 0$;

(6) 函数:$x = C_1\cos\omega t + C_2\sin\omega t$,微分方程:$\dfrac{\mathrm{d}^2 x}{\mathrm{d}t^2} + \omega^2 x = 0$.

3. 求下列微分方程的通解.

(1) $x\mathrm{d}y + \mathrm{d}x = y\mathrm{d}x$;
(2) $y' = y^2\sin x$;

(3) $2x\mathrm{d}x + 3y\mathrm{d}y = 3x^2y\mathrm{d}y + 2xy^2\mathrm{d}x$;
(4) $(\mathrm{e}^{x+y} - \mathrm{e}^x)\mathrm{d}x + (\mathrm{e}^{x+y} + \mathrm{e}^y)\mathrm{d}y = 0$;

(5) $\dfrac{\mathrm{d}y}{\mathrm{d}x} = 10^{x+y}$;
(6) $(y+1)^2\dfrac{\mathrm{d}y}{\mathrm{d}x} + x^3 = 0$.

4. 求下列微分方程满足初始条件的特解.

(1) $y' = \mathrm{e}^{2x-y}, y\mid_{x=0} = 0$;

(2) $y'\sin x = y\ln y, y\mid_{x=\frac{\pi}{2}} = \mathrm{e}$;

(3) $(1+x^2)y\mathrm{d}y - \arctan x\mathrm{d}x = 0, y\mid_{x=0} = 1$;

(4) $xy\mathrm{d}y + \mathrm{d}x = y^2\mathrm{d}x + y\mathrm{d}y, y\mid_{x=0} = 2$.

5. 求下列微分方程的通解或满足初始条件的特解.

(1) $y^2 + x^2\dfrac{\mathrm{d}y}{\mathrm{d}x} = xy\dfrac{\mathrm{d}y}{\mathrm{d}x}$;   (2) $xy' - y - \sqrt{y^2 - x^2} = 0$;

(3) $y' = \dfrac{x}{y} + \dfrac{y}{x}, y\mid_{x=1} = 2$;   (4) $(x^3 + y^3)\mathrm{d}x - xy^2\mathrm{d}y = 0, y\mid_{x=1} = 0$;

(5) $y' = \dfrac{y}{y-x}, y\mid_{x=1} = 1$.

(**提示** 解法①:把微分方程化为 $\dfrac{\mathrm{d}y}{\mathrm{d}x} = \varphi\left(\dfrac{y}{x}\right)$ 形式,然后设 $u = \dfrac{y}{x}$;解法②:化为以 y 为自变量,x 为未知函数的一阶线性微分方程.)

6. 求下列微分方程的通解.

(1) $y' - 2xy = \mathrm{e}^{x^2}\cos x$;   (2) $xy' - 3y = x^2$;

(3) $y' - \dfrac{2}{x+1}y = (x+1)^3$;   (4) $(1+x^2)y' - 2xy = (1+x^2)^2$;

(5) $y'\cos^2 x + y - \tan x = 0$;   (6) $y' + \dfrac{xy}{2(1-x^2)} - \dfrac{x}{2} = 0$;

(7) $y' + \dfrac{2}{x}y = 3x^2 y^{\frac{4}{3}}$;   (8) $\dfrac{\mathrm{d}y}{\mathrm{d}x} + \dfrac{y}{x} = a(\ln x)y^2$.

7. 求下列微分方程满足初始条件的特解.

(1) $\dfrac{\mathrm{d}y}{\mathrm{d}x} + 3y = 8, y\mid_{x=0} = 2$;

(2) $y' + 2xy - x\mathrm{e}^{-x^2}\sin x = 0, y\mid_{x=0} = 1$;

(3) $2xy' = y - x^3, y\mid_{x=1} = 0$;

(4) $\dfrac{\mathrm{d}x}{\mathrm{d}y} + \cot y \cdot x = \cos y, y\mid_{x=\frac{\pi}{6}} = 1$.

8. 求下列微分方程的通解或满足初始条件的特解.

(1) $y'' = \mathrm{e}^{-x} + 4\sin 2x + 1$;   (2) $y'' = \mathrm{e}^{2x} - \cos x$;

(3) $y'' = y' + x$;   (4) $y''(1+\mathrm{e}^x) + y' = 0$;

(5) $2yy'' + (y')^2 = 0$;   (6) $y'' = 1 + (y')^2$;

(7) $y''y^3 + 64 = 0, y\mid_{x=0} = 4, y'\mid_{x=0} = 2$;

(8) $(1+x^2)y'' = 2xy', y\mid_{x=0} = 1, y'\mid_{x=0} = 3$;

(9) $y'' = 3\sqrt{y}, y\mid_{x=0} = 1, y'\mid_{x=0} = 2$.

9. 求下列微分方程的通解或满足初始条件的特解.

(1) $2y'' + y' - y = 0$;   (2) $y'' - 6y' + 13y = 0$;

(3) $y'' - 6y' + 9y = 0$;   (4) $y'' + 8y' + 15y = 0$;

(5) $\dfrac{\mathrm{d}^2 y}{\mathrm{d}x^2} + 4\dfrac{\mathrm{d}y}{\mathrm{d}x} + 6y = 0, y\mid_{x=0} = 1, y'\mid_{x=0} = 0$;

(6) $4y'' + 4y' + y = 0, y\mid_{x=0} = 6, y'\mid_{x=0} = 10$;

(7) $y'' + 4y' = 0, y\mid_{x=1} = 1, y'\mid_{x=1} = -4$;

(8) $y'' + 4y' + 29y = 0, y\mid_{x=0} = 0, y'\mid_{x=0} = 15$.

10. 设曲线过点 $(1,1)$，且曲线上任意点 $M(x,y)$ 处的切线在 y 轴上截距是切点纵坐标的 3 倍，求此曲线的方程.

11. 设曲线通过 $(\pi,1)$ 点，且在 (x,y) 处的切线斜率为 $\dfrac{1}{x}(\sin x - y)$，求曲线的方程.

12. 物体在空气中的冷却速度与物体和空气的温度之差成正比，已知空气温度为 $20\ ℃$，如果物体在 20 分钟内由 $100\ ℃$ 降至 $60\ ℃$，问要使物体温度降至 $30\ ℃$，需用多长时间？

第 7 章 概率论基础

阅读材料

客观世界中存在三种现象:确定性现象、随机性现象和模糊现象.研究这三类现象的数量规律而产生相应的三类数学理论:经典数学、概率论与数理统计和模糊数学.本章介绍的概率论是研究随机性现象的一门学科,它的基本原理和方法是医学统计学、卫生统计学、临床流行病学等学科的基础.

7.1 随机事件及概率

概率论就是研究随机现象统计规律性的一门数学学科.本节将在中学内容的基础上,从随机现象开始,通过随机试验,回顾复习随机事件及其概率的相关概念.

7.1.1 随机试验与随机事件

1. 随机试验

客观世界中普遍存在一类自然现象,可以在相同条件下对其进行重复观察或试验(可重复性),试验出现或产生多种不同的结果,并且可能产生的全部结果在试验前是可知的(结果可知性),但每次试验会产生哪种结果在试验前是不可知的,具有很强的偶然性(不确定性),这种现象称之为随机现象.对随机现象进行观察或试验统称为**随机试验**(random test).例如,观察人群中 A,B,O 血型的分布,这就是一个随机试验.在观察之前,某人可能的血型只有四种,即 A,B,O 和 AB,这是在未做随机试验前就知道的所有可能结果,但就一次试验而言,某人的血型在未做观察之前是不知道的,但可以肯定他是四种结果中的一个,且只能是一个.

2. 随机事件

在随机试验中可能发生也可能不发生的事件,称为**随机事件**(random event),简称**事件**,常用大写字母 A,B,C 等符号表示.试验中,如果出现某事件 A,就称事件 A 发生了.反之,称事件 A 不发生.例如,以 A 表示"一个人的血型是 A 型",这是一个随机事件,当观察某个人时,A 要么发生,要么不发生.

有些随机事件可以看成是由某些事件组合而成的,而有些事件则不能分解为其他事件的组合,根据这种特征,随机事件又分为基本事件和复合事件.

(1) 基本事件:在一次随机试验中某事件 $A_i (i = 1,2,\cdots,n)$ 要么发生,要么不发生,且所有 $A_i (i = 1,2,\cdots,n)$ 的和是随机试验的所有可能结果,则称 $A_i (i = 1, 2,\cdots,n)$ 为**基本事件**(elementary event).

基本事件是一种最简单的不能分解为其他事件组合的事件.例如掷一颗骰子的试验中,观察出现的点数,"1 点""2 点"……"6 点"都是基本事件.而"偶数点"是随机事件,但不是基本事件,它是由"2 点""4 点"和"6 点"这三个基本事件组合而成的事件.

(2) 复合事件:由两个或两个以上基本事件组合而成的事件称为**复合事件**(composite event).如"偶数点""点数小于 5"都是复合事件.

3. 必然事件和不可能事件

在每次试验中一定发生的事件称为**必然事件**(certain event),记为 Ω;在每次试验中一定不发生的事件称为**不可能事件**(impossible event),记为 $\varnothing$.例如,在掷一颗骰子观察其点数的试验中,"点数小于 7"是必然事件,"点数不小于 7"是不可能事件.必然事件和不可能事件在本质上都是确定性事件,但由于概率论所研究的都是随机事件,因此,为了今后讨论问题的方便,可将必然事件和不可能事件看作两个情况特殊的随机事件,放在随机事件中加以讨论.

4　样本空间

在研究事件的关系和事件的运算时,应用集合论的观点比较容易理解,样本空间就是把随机试验及其全部结果与集合建立对应关系,从而用集合的知识来研究随机事件.

一个随机试验,可能产生的全部结果在试验前是可知的,但每一次试验会产生哪种结果在试验前是不可知的,把随机试验的每一种可能结果称为一个**样本点**(sample point),把可能产生的全部结果(所有样本点)所构成的集合称为**样本空间**(sample space).例如,掷一颗骰子观察其点数,就是一个随机试验,设 $\omega_i (i = 1, 2,\cdots,6)$ 表示出现"i 点",即 $\omega_i = \{i \text{ 点}\} (i = 1,2,\cdots,6)$,则该随机试验的样本空间可记为 $\Omega = \{\omega_1,\omega_2,\cdots,\omega_6\}$,也可简记为 $\Omega = \{1,2,3,4,5,6\}$,其中的 6 个数字(元素)表示随机试验的 6 个样本点.事件 A "出现奇数点",可以由样本空间中的 3 个样本点构成,可表示为 $A = \{1,3,5\}$,它是 Ω 的一个子集.

7.1.2　概率的定义

在随机试验中,人们不仅关心试验中会出现哪些事件,更重要的是想知道事件 A 发生的可能性大小,也就是事件 A 发生的**概率**(probability).概率是随机事件发生的可能性大小的度量. 本节将根据随机试验的条件, 分别给出概率的统计定义和古典定义.

1. 概率的统计定义

从表面上看, 随机事件在一次试验中发生或不发生似乎看不出什么规律, 但是, 在同样的条件下, 经过长期的观察或试验可以发现它们具有某种规律性. 为了说明这种规律性, 下面先给出频率的概念.

（1）频率: 如果在 n 次重复试验中, 事件 A 发生了 k 次, 则称比值 $\dfrac{k}{n}$ 是事件 A 在这 n 次试验中发生的频率, 记作 $f_n(A)$, 即

$$f_n(A) = \frac{k}{n}$$

如医学中所谓的患病率、治愈率、死亡率等都是指频率.

（2）频率的稳定性: 人们经过长期的实践发现, 虽然随机事件在某次试验中可能出现也可能不出现, 但是, 对于可重复进行的试验, 当试验次数 n 逐渐增大时, 事件 A 的频率 $f_n(A)$ 都逐渐稳定于某个常数 p, 即呈现出"稳定性". 频率的这种稳定性充分说明了随机事件出现的可能性是事件本身固有的一种客观属性, 因此, 可以对它进行度量, 并可以用频率来描述概率, 由此引出了概率的统计定义.

定义 7. 1　在一组不变的条件下, 进行大量重复试验, 随机事件 A 出现的频率 $f_n(A) = \dfrac{k}{n}$ 稳定地在某个固定的数值 p 的附近摆动, 称这个稳定值 p 为随机事件 A 的概率, 记为 $P(A) = p$.

由定义 7. 1 可知, 在实际问题中, 当试验的次数足够大时, 可以用频率来估计概率的大小, 且随着试验次数的增加, 用频率来估计概率的精度越来越高.

频率的稳定性为用统计方法求概率开拓了道路. 在实际中, 当概率不易求出时, 人们常取试验次数很大时的事件的频率作为概率的估计值, 称此概率为统计概率, 这种确定概率的方法称为频率方法. 因此, 常将定义 7. 1 称为**概率的统计定义** (the statistical definition of probability).

例如, 抛一枚均匀的硬币, 因为已知出现正、反面的可能性相同, 各为 $\dfrac{1}{2}$, 足球裁判就用抛硬币的方法让双方队长选择场地, 以示机会均等.

上述问题中的机会及医学中的患病率、治愈率、死亡率等都是事件 A 发生的频率, 当观察对象相当多时, 可以理解为相应的概率, 并就用频率的值来估计相应的概率, 并记为 $P(A)$.

2. 概率的古典定义

在各种随机试验中, 有一类最简单的随机试验, 这类随机试验在概率论发展初

期是主要的研究对象. 它具有以下两个特点:

(1) 试验的所有可能结果是有限的, 称为有限性.

(2) 在每次试验中, 每个基本事件出现的可能性相同, 称为等可能性. 在概率论中, 把具有以上两种特点的随机试验模型称为古典概率模型, 即**古典概型**. 对于古典概型, 其求概率的问题实际上就转化为计数问题, 可按下面的定义直接计算事件的概率.

定义 7.2　若随机试验为古典概型, 设所有的基本事件的总数为 n, 事件 A 中含有 k 个基本事件, 则事件 A 发生的概率

$$P(A) = \frac{A\,\text{中所包含的基本事件数}}{\text{基本事件总数}} = \frac{k}{n}$$

定义 7.2 称为**概率的古典定义**(the classical definition of probability).

利用概率的古典定义计算随机事件 A 的概率, 首先要验证随机试验满足古典概型的特点, 然后确定随机试验所包含的基本事件总数 n 和事件 A 中包含的基本事件数 k, 进而可求出 $P(A) = \frac{k}{n}$. 称此概率为古典概率, 这种确定概率的方法称为古典方法. 在这些计算中, 常常要用到排列与组合的公式.

例 7.1　从有 9 件正品、3 件次品的箱子中抽取两次, 每次一件, 按两种方式抽取: (1) 不放回; (2) 有放回. 求事件 $A = \{$取得两件正品$\}$ 和事件 $B = \{$取得一件正品、一件次品$\}$ 的概率.

解　(1) 从 12 件产品中不放回抽取两件, 试验所含的基本事件数为 C_{12}^2, A 包含的基本事件数为 C_9^2, B 包含的基本事件数为 $2C_9^1 \cdot C_3^1$, 所以

$$P(A) = \frac{C_9^2}{C_{12}^2} = \frac{9 \times 8}{12 \times 11} = \frac{6}{11}, \quad P(B) = \frac{2C_9^1 \cdot C_3^1}{C_{12}^2} = \frac{2 \times 9 \times 3}{12 \times 11} = \frac{9}{22}$$

(2) 从 12 件产品中有放回抽取两件, 试验所含的基本事件数为 12^2, A 包含的基本事件数为 9^2, B 包含的基本事件数为 $9 \times 3 + 3 \times 9$, 所以

$$P(A) = \frac{9^2}{12^2} = \left(\frac{3}{4}\right)^2, \quad P(B) = \frac{2 \times 9 \times 3}{12 \times 12} = \frac{3}{8}$$

例 7.2　将 n 个球随意地放入 $N(N \geqslant n)$ 个箱子中, 假设每个球都等可能地放入任意一个箱子, 求下列各事件的概率.

(1) 指定的 n 个箱子各放一个球;

(2) 每个箱子最多放入一个球;

(3) 某指定的箱子里恰好放入 $k(k \leqslant n)$ 个球.

解　将 n 个球随意地放入 N 个箱子中, 共有 N^n 种放法, 记 (1), (2), (3) 的事件分别为 A, B, C.

(1) 将 n 个球放入指定的 n 个箱子, 每个箱子各有一球, 其放法有 $n!$ 种, 故有

$$P(A) = \frac{n!}{N^n}$$

（2）每个箱子最多放入一个球，等价于先从 N 个箱子中任选出 n 个，然后每个箱子中放入一球，其放法有 $C_N^n \cdot n!$ 种，故有

$$P(B) = \frac{C_N^n \cdot n!}{N^n}$$

（3）先任取 k 个球（有 C_n^k 种取法）放入指定的箱子中，然后将其余的 $n-k$ 个球随意地放入其余 $N-1$ 个箱子中，共有 $(N-1)^{n-k}$ 种放法，故有

$$P(C) = \frac{C_n^k (N-1)^{n-k}}{N^n}$$

7.2　概率的性质及基本公式

通过以上的讨论可知，应用频率方法或古典方法确定事件的概率具有很大的不确定性或局限性，以下介绍概率的性质及其基本公式，利用这些性质和公式可以使概率的计算化难为易.

7.2.1　概率的三条公理

由概率的定义可知，随机事件的概率具有以下三个基本性质（称为概率的三条公理）：

（1）对于任何事件 A，有 $0 \leqslant P(A) \leqslant 1$；

（2）对于必然事件 Ω 和不可能事件 $\varnothing$，有 $P(\Omega) = 1$，$P(\varnothing) = 0$；

（3）对于两两互不相容事件 $A_1, A_2, \cdots, A_n, \cdots$，有

$$P(A_1 \bigcup A_2 \bigcup \cdots \bigcup A_n \bigcup \cdots) = P(A_1) + P(A_2) + \cdots + P(A_n) + \cdots$$
$$= \sum_{i=1}^{+\infty} P(A_i)$$

由概率的三条公理，可以推导出概率的其他性质.

7.2.2　概率的加法

性质 7.1（有限可加性）　设有限个事件 $A_1, A_2, \cdots, A_n$ 两两相斥，则

$$P(A_1 + A_2 + \cdots + A_n) = P(A_1) + P(A_2) + \cdots + P(A_n) = \sum_{i=1}^{n} P(A_i)$$

性质 7.2　对任何事件 A，有 $P(\bar{A}) = 1 - P(A)$.

证明　由 $A\bar{A} = \varnothing$ 且 $A \bigcup \bar{A} = \Omega$ 及性质 7.1，有

$$P(\Omega) = P(A \bigcup \bar{A}) = P(A) + P(\bar{A})$$

即

$$P(A) + P(\bar{A}) = 1$$

从而有

$$P(\bar{A}) = 1 - P(A)$$

性质 7.3　设 A,B 为两个事件,且 $B \subset A$,则 $P(A - B) = P(A) - P(B)$.

性质 7.4(加法定理)　设 A,B 为任意两个事件,则

$$P(A \bigcup B) = P(A) + P(B) - P(AB)$$

证明　$A \bigcup B = A \bigcup (B - AB)$,且 $A(B - AB) = \varnothing$,由性质 7.1 和性质7.3 得

$$P(A \bigcup B) = P[A + (B - AB)] = P(A) + P(B) - P(AB)$$

$n(n \geqslant 3)$ 个事件的概率加法公式为

$$P(\bigcup_{i=1}^{n} A_i) = \sum_{i=1}^{n} P(A_i) - \sum_{1 \leqslant i < j \leqslant n} P(A_i A_j)$$
$$+ \sum_{1 \leqslant i < j < k \leqslant n} P(A_i A_j A_k) + \cdots + (-1)^{n-1} P(A_1 A_2 \cdots A_n)$$

例 7.3　设 $P(A) = \dfrac{1}{3}, P(B) = \dfrac{1}{2}$,分别在下列条件下求 $P(B\bar{A})$.

(1) $A \subset B$;　　(2) A 与 B 互斥;　　(3) $P(AB) = \dfrac{1}{8}$.

解　$P(B\bar{A}) = P(B - AB) = P(B) - P(AB)$.

(1) $A \subset B$,则 $P(AB) = P(A)$,因此

$$P(B\bar{A}) = P(B) - P(AB) = P(B) - P(A) = \frac{1}{6}$$

(2) 若 A,B 互斥,则 $P(AB) = 0$,因此

$$P(B\bar{A}) = P(B) - P(AB) = \frac{1}{2}$$

(3) $P(AB) = \dfrac{1}{8}$,因此

$$P(B\bar{A}) = P(B) - P(AB) = \frac{1}{2} - \frac{1}{8} = \frac{3}{8}$$

例 7.4　一批产品共有 50 个,其中 45 个是合格品,还有 5 个是次品,从这批产品中随机抽 3 个,求其中有次品的概率.

解　设 A 表示取出的 3 个产品中有次品,用 $A_i(i = 1, 2, 3)$ 分别表示取出的 3 个产品中有 $i(i = 1, 2, 3)$ 个次品,于是 $A = A_1 + A_2 + A_3$. 而

$$P(A_1) = \frac{C_5^1 C_{45}^2}{C_{50}^3} \approx 0.252\,6$$

$$P(A_2) = \frac{C_5^2 C_{45}^1}{C_{50}^3} \approx 0.023\,0$$

$$P(A_3) = \frac{C_5^3 C_{45}^0}{C_{50}^3} \approx 0.000\,5$$

于是根据加法定理得

$$P(A) = P(A_1) + P(A_2) + P(A_3) \approx 0.276$$

7.2.3 概率的乘法

在实际中,有时会遇到这样的情况:已知某一事件 A 已经发生,求在 A 发生条件下的另一事件 B 的概率,即所谓的条件概率. 概率的乘法是在条件概率的基础上给出的,为此,下面先介绍条件概率.

1. 条件概率

定义 7.3 设 A,B 是随机试验中的两个事件,且 $P(B) > 0$,在事件 A 已经发生的条件下,事件 B 发生的概率称为**条件概率**(the conditional probability),记为

$$P(B \mid A) = \frac{P(AB)}{P(A)}$$

条件概率是考虑在某事件 A 已发生的条件下 B 事件发生的可能性大小,与不考虑 A 发生的条件下 B 事件发生的可能性大小是不一样的. 如:10 张彩票中有 2 张能中奖,甲、乙两人各抽奖一次,抽前乙关心的是自己抽到奖的概率,令 $A = \{$乙抽到奖$\}$,则有 $P(A) = \frac{2}{10}$(这是无条件下的概率);若甲先抽,乙就会关心甲抽奖的结果,因为这会影响到他抽到"奖"的可能性. 设 $B = \{$甲抽到奖$\}$,则在 B 发生的条件下,乙只能从剩下的 9 张彩票中抽,只有 1 张中奖彩票,事件 A 发生的概率只能为 $\frac{1}{9}$. 可见考虑在事件 B 已经发生条件下,事件 A 发生的概率是有实际意义的. 如果考虑抽奖以后再开奖,B 和 A 得奖的概率是一样的,均为 $\frac{2}{10}$. 可见两者的概率不一样.

例 7.5 设胃癌病人能存活 3 年的概率为 0.89,能存活 5 年的概率为 0.83,若现在有一位胃癌病人已存活 3 年,则他能再存活 2 年的概率是多少?

解 设 $A = \{$胃癌病人能存活 5 年$\}$,$B = \{$胃癌病人能存活 3 年$\}$. 因为 $A \subset B$,所以

$$P(AB) = P(A) = 0.83$$

$P\{$已存活 3 年的胃癌病人再活 2 年$\}$

$$= P(A \mid B) = \frac{P(AB)}{P(B)} = \frac{P(A)}{P(B)} = \frac{0.83}{0.89} = 0.93$$

也可以理解为已活 3 年的 100 位胃癌病人中大约有 93 位能再活 2 年.

2. 概率的乘积定理

定理 7.1(概率乘法公式)　由条件概率的定义得
$$P(AB) = P(A)P(B|A) = P(B)P(A|B)$$
这就是概率的乘法公式. 此公式可推广到更一般情形, 即多个事件积的概率:
$$P(A_1 A_2 \cdots A_n) = P(\bigcap_{i=1}^{n} A_i)$$
$$= P(A_1) \cdot P(A_2|A_1) \cdot P(A_3|A_1 A_2) \cdot \cdots$$
$$\cdot P(A_n|A_1 A_2 \cdots A_{n-1})$$

例 7.6　计算机房有 10 台机器, 其中一台是坏的. 现有 4 名学生同时上机, 他们依次随机地选择一台计算机, 求 4 名学生都选到好机器的概率.

解　令
$$A_i = \{\text{第 } i \text{ 个学生选到好机器}\}, \quad i = 1, 2, 3, 4$$
则
$$P(A_1) = \frac{9}{10}, \quad P(A_2|A_1) = \frac{8}{9}$$
$$P(A_3|A_1 A_2) = \frac{7}{8}, \quad P(A_4|A_1 A_2 A_3) = \frac{6}{7}$$
由概率的乘法公式得
$$P(A_1 A_2 A_3 A_4)$$
$$= P(A_1) \cdot P(A_2|A_1) \cdot P(A_3|A_1 A_2) \cdot P(A_4|A_1 A_2 A_3)$$
$$= \frac{9}{10} \times \frac{8}{9} \times \frac{7}{8} \times \frac{6}{7} = \frac{3}{5}$$

例 7.7　设袋中有 5 个红球、3 个黑球、2 个白球.(1) 不放回地摸取三次, 每次一球;(2) 有放回地摸取三次, 每次一球. 求第三次才摸到白球的概率.

解　第三次才摸到白球, 意味着第一次、第二次摸到的是红球或黑球. 设
$$A = \{\text{第一次没有摸到白球}\}$$
$$B = \{\text{第二次没有摸到白球}\}$$
$$C = \{\text{第三次摸到白球}\}$$
则
$$ABC = \{\text{第三次才摸到白球}\}$$
(1) 无放回摸取时, 有
$$P(A) = \frac{8}{10}, \quad P(B|A) = \frac{7}{9}, \quad P(C|AB) = \frac{2}{8}$$
因而
$$P(ABC) = P(A) \cdot P(B|A) \cdot P(C|AB) = \frac{8}{10} \times \frac{7}{9} \times \frac{2}{8} = \frac{7}{45}$$
(2) 有放回摸取时, 有

$$P(A) = \frac{8}{10}, \quad P(B \mid A) = \frac{8}{10}, \quad P(C \mid AB) = \frac{2}{10}$$

因而

$$P(ABC) = P(A) \cdot P(B \mid A) \cdot P(C \mid AB) = \frac{8}{10} \times \frac{8}{10} \times \frac{2}{10} = \frac{16}{125}$$

3. 事件的独立性

实际上,一个事件发生与否会受到另一事件发生的影响. 一般地,一个事件发生与否,是否会影响和改变另一事件的概率,取决于这两个事件之间是否存在某种相互关联性. 为此,引入一个新的概念——事件的独立性.

定义 7.4　对任意两个事件 A 与 B,若 $P(AB) = P(A) \cdot P(B)$,则称**事件 A 与 B 相互独立**(B is independent of A).

如某人掷一颗骰子两次,第一次骰子出现的点数 A 并不会影响第二次骰子出现的点数 B,此时有 $P(B) = P(B \mid A)$,当 $P(B) \neq 0$ 时,有

$$P(AB) = P(A)P(B)$$

定理 7.2　事件 A 与 B 独立的充要条件是

$$P(B \mid A) = P(B), \quad P(A) > 0$$

或

$$P(A \mid B) = P(A), \quad P(B) > 0$$

例 7.8　甲、乙两人单独地解答同一道习题,甲能答对的概率是 0.8,乙能答对的概率是 0.9. 试求:(1) 两个人都答对的概率;(2) 至少有一个人答对的概率.

解　(1) 设 $A = \{$甲答对$\}$,$B = \{$乙答对$\}$,则 $P(A) = 0.8$,$P(B) = 0.9$,A 与 B 相互独立,两人都答对为事件 AB ,则有

$$P(AB) = P(A) \cdot P(B) = 0.8 \times 0.9 = 0.72$$

(2) 至少有一人答对的事件为 $A \bigcup B$,因此可用概率加法公式求 $P(A \bigcup B)$,则有

$$P(A \bigcup B) = P(A) + P(B) - P(AB) = 0.8 + 0.9 - 0.8 \times 0.9 = 0.98$$

对于多个事件相互独立的理解,可从它们相互间是否存在影响来判断.

定义 7.5　设有 n 个事件 $A_1, A_2, \cdots, A_n$,假如对所有可能的 $1 \leqslant i < j < k < \cdots \leqslant n$,以下等式均成立:

$$P(A_i A_j) = P(A_i)P(A_j)$$

$$P(A_i A_j A_k) = P(A_i)P(A_j)P(A_k)$$

$$\cdots$$

$$P(A_1 A_2 \cdots A_n) = P(A_1)P(A_2) \cdots P(A_n)$$

则称这 n 个事件是相互独立的. 从定义 7.5 可以看出,n 个事件独立要求两两独立、三三独立等,因此,事件之间两两独立并不能保证多个事件之间相互独立.

一般情况下,要证明 n 个事件相互独立是比较困难的. 在实际中,往往是根据

实际问题的背景来判断其相互间的独立性.

例7.9 设某种高射炮的命中率为 0.6,若有一架敌机入侵领空,欲以 99% 以上的概率击中它,问至少需要多少门高射炮同时射击?

解 设至少需要 n 门高射炮,$A_k = \{$第 k 门高射炮击中敌机$\}$,由题意知 A_k 之间相互独立,即射中敌机是不相互影响的.且 $P(A_k) = 0.6(k = 1, 2, \cdots, n)$. 由题意知

$$P(A_1 \bigcup A_2 \cdots \bigcup A_n) = 1 - P(\overline{\bigcup_{k=1}^{n} A_k}) = 1 - \prod_{k=1}^{n} P(\bar{A}_k)$$
$$= 1 - (0.4)^n > 0.99$$

即

$$(0.4)^n < 0.01, \quad n > \frac{\lg 0.01}{\lg 0.4} \approx 5.026$$

所以至少需要 6 门高射炮.

7.2.4 全概率公式及贝叶斯公式

由于事物普遍存在联系,复杂的事件往往可以分解成若干个简单事件. 为此,在概率论研究中,常常把一个复杂事件分解为若干互不相容的简单事件之和,再分别计算这些简单事件的概率,最后利用概率的可加性得到所求的结果. 解决这种类型的问题,全概率公式起到重要的作用.

1. 全概率公式

定理 7.3(全概率公式) 设 $A_1, A_2, \cdots, A_n$ 是两两互不相容的事件,$P(A_i) > 0$ $(i = 1, 2, \cdots, n)$,且 $\bigcup_{i=1}^{n} A_i = \Omega$,则对于任意事件 B,有

$$P(B) = \sum_{i=1}^{n} P(A_i) P(B \mid A_i)$$

证 因为
$$B = B\Omega = B(A_1 + A_2 + \cdots + A_n) = BA_1 + BA_2 + \cdots + BA_n$$

且
$$(BA_i)(BA_j) = B(A_i A_j) = \varnothing, \quad i \neq j$$

故
$$P(B) = P(BA_1) + P(BA_2) + \cdots + P(BA_n)$$
$$= P(A_1)P(B \mid A_1) + P(A_2)P(B \mid A_2) + \cdots + P(A_n)P(B \mid A_n)$$
$$= \sum_{i=1}^{n} P(A_i)P(B \mid A_i)$$

满足定理 7.3 条件的事件组 $A_1, A_2, \cdots, A_n$ 是一个完备事件组. 利用全概率公

式的关键是找到这样一个完备事件组,使复杂事件 B 的发生是由完备事件组 A_1, $A_2,\cdots,A_n$ 中各事件的发生所致,然后将 B 分解给各 $A_i(i=1,2,\cdots,n)$,即 BA_i $(i=1,2,\cdots,n)$,这样,复杂事件 B 的概率就转化为求 n 个互不相容的简单事件 $BA_i(i=1,2,\cdots,n)$ 的概率之和.

例7.10 设某批产品中甲、乙、丙三个厂家的产量分别占 $45\%,35\%,20\%$,各厂产品中次品率分别为 $4\%,2\%$ 和 5%. 现从中任取一件,求取到的恰好是次品的概率.

解 设
$$B = \{任取一件,恰好是次品\}, \quad A_1 = \{取到甲厂生产的\}$$
$$A_2 = \{取到乙厂生产的\}, \quad A_3 = \{取到丙厂生产的\}$$
则 A_1,A_2,A_3 构成完备事件组,且
$$P(A_1) = 0.45, \quad P(A_2) = 0.35, \quad P(A_3) = 0.2$$
又
$$P(B|A_1) = 0.04, \quad P(B|A_2) = 0.02, \quad P(B|A_3) = 0.05$$
由全概率公式得
$$P(B) = \sum_{i=1}^{3} P(A_i)P(B|A_i)$$
$$= 0.45 \times 0.04 + 0.35 \times 0.02 + 0.20 \times 0.05 = 0.035$$

例7.11 12 个乒乓球中有 9 个新的、3 个旧的,第一次比赛取出了 3 个,用完后放回去,第二次比赛又取出 3 个,求第二次取到的 3 个球中有 2 个新球的概率.

解 设 A_i 为第一次比赛取到了 i 个新球$(i=0,1,2,3)$,A_i 构成完备事件组. 设 B 为第二次取到的 3 个球中有 2 个新球. 则有
$$P(A_0) = \frac{C_3^3}{C_{12}^3} = \frac{1}{220}, \quad P(B|A_0) = \frac{C_9^2 C_3^1}{C_{12}^3} = \frac{27}{55}$$
$$P(A_1) = \frac{C_9^1 C_3^2}{C_{12}^3} = \frac{27}{220}, \quad P(B|A_1) = \frac{C_8^2 C_4^1}{C_{12}^3} = \frac{28}{55}$$
$$P(A_2) = \frac{C_9^2 C_3^1}{C_{12}^3} = \frac{27}{55}, \quad P(B|A_2) = \frac{C_7^2 C_5^1}{C_{12}^3} = \frac{21}{44}$$
$$P(A_3) = \frac{C_9^3}{C_{12}^3} = \frac{21}{55}, \quad P(B|A_3) = \frac{C_6^2 C_6^1}{C_{12}^3} = \frac{9}{22}$$
根据全概率公式有
$$P(B) = \sum_{i=0}^{3} P(A_i)P(B|A_i)$$
$$= \frac{1}{220} \cdot \frac{27}{55} + \frac{27}{220} \cdot \frac{28}{55} + \frac{27}{55} \cdot \frac{21}{44} + \frac{21}{55} \cdot \frac{9}{22} = 0.455$$

2. 贝叶斯公式

利用全概率公式,可以求出复杂事件 B 的概率. 但实际中有时还要解决这样的

问题:求在 B 发生的条件下 $A_i(i=1,2,\cdots,n)$ 发生的概率,即求 $P(A_i|B)$. 这个问题也称为逆概率问题,贝叶斯公式就是解决这一问题的有效工具.

　　定理 7.4　设 $A_1,A_2,\cdots,A_n$ 是一完备事件,且 $P(A_i)>0(i=1,2,\cdots,n)$,B 为任一事件,且 $P(B)>0$,则在已知事件 B 发生的条件下,事件 $A_j(j=1,2,\cdots,n)$ 发生的条件概率为

$$P(A_j\,|\,B)=\frac{P(B\,|\,A_j)P(A_j)}{P(B)}=\frac{P(B\,|\,A_j)P(A_j)}{\sum_{i=1}^{n}P(B\,|\,A_i)P(A_i)}$$

称此公式为**贝叶斯**(Bayes)**公式**,又称为**逆概率公式**.

　　例 7.12　某电子设备制造厂所用的元件是由三家元件制造厂提供的. 根据以往的记录,这三家制造厂提供产品的次品率如表 7.1 所示.

表 7.1

元件制造厂	次品率	提供元件的份额
1	0.02	0.15
2	0.01	0.80
3	0.03	0.05

设这三家工厂的产品在仓库中是均匀混合的,并且无区别标志.

(1) 在仓库中随机地取一只元件,求它是次品的概率;

(2) 在仓库中随机地取一只元件,若已知取到的是次品,问该次品出自哪一家工厂的可能性最大?

　　解　(1) 设 A 为"取到次品",$B_i(i=1,2,3)$ 为"取到第 i 家工厂生产的产品",则
$$P(A)=P(B_1)\,P(A\,|\,B_1)+P(B_2)\,P(A\,|\,B_2)+P(B_3)\,P(A\,|\,B_3)$$
$$=0.02\times0.15+0.01\times0.80+0.03\times0.05=0.012\,5$$

(2) 实际上,该问题是求条件概率. 由贝叶斯公式有
$$P(B_i\,|\,A)=\frac{P(AB_i)}{P(A)}=\frac{P(B_i)P(A\,|\,B_i)}{\sum_{i=1}^{3}P(B_i)P(A\,|\,B_i)}$$

求出
$$P(B_1\,|\,A)=0.24,\quad P(B_2\,|\,A)=0.64,\quad P(B_3\,|\,A)=0.12$$

结果表明,这只次品来自第二家工厂的可能性最大.

　　贝叶斯公式无论在理论上还是在应用上都是一个非常重要的公式. 特别在临床诊断中,贝叶斯公式是计算机自动诊断或辅助诊断的基本工具.

　　例 7.13　在某种诊断肝癌的试验中,记"试验反应是阳性"为事件 B,记"被诊断者患肝癌"为事件 A. 经大量的临床应用可知,这种诊断肝癌的试验有以下效果:真阳性率为 $P(B|A)=0.94$,真阴性率为 $P(\bar{B}|\bar{A})=0.96$. 现对一群人进行肝癌

普查,假设被试验的人中患肝癌的概率为 0.003,今有一人经试验反应为阳性,求此人患肝癌的概率.

解　根据题意,$P(A) = 0.003, P(\bar{A}) = 0.997$ 构成一个完备事件组,且

$$P(B|A) = 0.94, \quad P(B|\bar{A}) = 1 - P(\bar{B}|\bar{A}) = 0.04$$

则由贝叶斯公式得

$$P(A|B) = \frac{P(A)P(B|A)}{P(A)P(B|A) + P(\bar{A})(B|\bar{A})}$$

$$= \frac{0.003 \times 0.940}{0.003 \times 0.940 + 0.997 \times 0.040} = 0.066$$

故此人患肝癌的概率为 0.066.

7.2.5　独立重复试验和伯努利概型

随机试验中,在相同条件下重复试验,由于保持试验条件不变,各次试验的结果是相互独立的,也就是在每次试验中,同一事件发生的概率相同,称这样一系列重复试验为**独立重复试验**.在独立重复试验中,如果每次试验可能的结果只有两个,如掷一枚硬币观察其出现正面还是反面;抽取一件产品检验其是正品还是次品;一颗种子发芽或不发芽等.有些试验虽然可能的结果不止两个,但总是可以将感兴趣的试验结果定义为 A,而所有其他结果都定义为 $\bar{A}$,这样该试验也就只含有 A 和 $\bar{A}$ 这两个对立的结果了.将这样的试验独立地重复 n 次,称为 n 重伯努利试验(Bernoulli test),针对 n 重伯努利试验给出的概率模型,称为**伯努利概型**.

一般地,设一次试验中 A 出现的概率为 $p(0 < p < 1)$,则在 n 重伯努利试验中事件 A 恰好出现了 k 次的概率为

$$P_n(k) = C_n^k p^k (1-p)^{n-k} = C_n^k p^k q^{n-k}, \quad k = 0, 1, 2, \cdots, n; q = 1 - p$$

例 7.14　某药治疗某病的治愈率为 60%,现用该药试治某病 5 例,问治愈 3 例的概率是多少?

解　根据题意,治愈的概率是 0.6,未治愈的概率是 0.4,这是 $n = 5$ 的伯努利概型,所以所求概率为

$$P_5(3) = C_5^3 (0.6)^3 (0.4)^2 = 0.346$$

例 7.15　某彩票每周开奖一次,每次只有百万分之一中奖的机率.若你每周买一张彩票,坚持买 10 年(每年 52 周),问你从未中过奖的概率是多少?

解　每周买一张,不中奖的概率是 $1 - 10^{-6}$,十年中共购买 520 次,且每次开奖都相互独立,所以 10 年中从未中过奖的概率为

$$p = (1 - 10^{-6})^{520} = 0.99948$$

7.3　随机变量及其概率分布

前几节研究的是事件发生的概率,但对于随机试验中某事件发生的概率还可以用另一种形式表达,如:掷一颗骰子得到的点数,分别用 $1,2,3,4,5,6$ 来表示;测试一个灯泡的使用寿命,结果对应着 $(0,+\infty)$ 中的一个实数,等等,从这些随机试验可以看出,随机事件和实数之间存在着某种客观联系. 而且,有的随机试验问题与数无关,只要稍加处理也可用数表示. 例如:投篮一次"命中"可用 1 表示,"没有命中"可用 0 表示;从一批产品中随机抽取一个检验,"次品"用 0 表示,"合格品"用 1 表示,等等.

由此可知,有些随机试验结果可以用数量表示,有些随机试验结果表面上与数无关,但经过观察分析后也可用数量表示. 这样就能够把随机试验的所有可能的结果(样本点)与常数之间建立对应的关系. 由于事件发生与否在试验之前是未知的,因此,随机事件发生的可能结果就可以用一个变量表示,而且变量取不同的可能结果所得到的概率也不同,于是,可以用变量与函数的关系来研究随机现象.

7.3.1　随机变量及其分布函数

1. 随机变量的概念

如前所述,如果把事件看作是变量的话,每次试验它可以取不同的值. 因此,可以用变量来描述事件发生的可能结果.

随机变量:设某随机试验的样本空间是 Ω,如果对于每一个样本点 $\omega \in \Omega$,都有唯一的实数 $X(\omega)$ 与它相对应,即变量 X 的取值取决于随机试验的基本结果 ω ,则称该变量 $X(\omega)$ 为**随机变量**(random variable). 随机变量常用大写字母 X,Y,Z 等表示,其取值用小写字母 x,y,z 等表示.

例如:(1) 单位时间内某电话交换台收到的呼叫次数用 X 表示,它是一个随机变量. 则事件"收到不少于 1 次呼叫"可表示为 $\{X \geqslant 1\}$,事件"没有收到呼叫"可表示为 $\{X=0\}$.

(2) 某手术试验,令

$$X = \begin{cases} 1, & 手术成功 \\ 0, & 手术失败 \end{cases}$$

则 X 是一个随机变量. 当然,也可以令

$$Y = \begin{cases} 1, & 手术成功 \\ -1, & 手术失败 \end{cases}$$

则 Y 也是一个随机变量. X 与 Y 定义在同一个样本空间上,但它们的对应法则不

同,是两个不同的随机变量.

随机变量是由随机试验的结果所决定的变量."随机"性表现在,随机变量取什么值,在试验前无法确知,要随机会而定.引入随机变量的概念后,随机事件就可以用随机变量的取值或取值范围来表示,从而把对随机事件的研究转化为对随机变量的研究,这是运用各种数学工具研究随机现象的基础.

2. 随机变量的分布函数

对于随机变量 X,不仅要知道 X 取哪些值,还要知道 X 取这些值的概率,而且更重要的是想知道 X 在某区间内取值的概率.为此,引入分布函数的概念.

定义 7.6 设 X 是一个随机变量,对于任意实数 x,令

$$F(x) = P\{X \leqslant x\}$$

称 $F(x)$ 为随机变量 X 的概率分布函数,简称**分布函数**(distribution function).

如果将随机变量 X 看作数轴上随机点的坐标,分布函数 $F(x)$ 的值就表示 X 落在区间 $(-\infty, x]$ 的概率.

分布函数有如下基本性质:

(1) 对于任意实数 x,$0 \leqslant F(x) \leqslant 1$;

(2) $F(-\infty) = \lim\limits_{x \to -\infty} F(x) = 0$,$F(+\infty) = \lim\limits_{x \to +\infty} F(x) = 1$;

(3) $F(x)$ 是单调非减函数,即对于任意 $x_1 < x_2$,有 $F(x_1) \leqslant F(x_2)$;

(4) $F(x)$ 右连续,即 $F(x) = F(x+0)$.

依据分布函数性质,有

$$P(a < X \leqslant b) = P(X \leqslant b) - P(X \leqslant a) = F(b) - F(a);$$
$$P(X > a) = 1 - P(X \leqslant a) = 1 - F(a);$$
$$P(X < b) = F(b-0);$$
$$P(X = a) = F(a) - F(a-0).$$

上述所定义的分布函数是对一般随机变量而言的.一般来说,随机变量因取值方式不同,通常分为离散型随机变量和非离散型随机变量两类,在非离散型随机变量中最重要的是连续型随机变量.以下主要讨论连续型和离散型这两种随机变量的分布特征.

7.3.2 离散型随机变量及其概率分布

定义 7.7 设随机变量 X 只可能取值 $x_1, x_2, \cdots, x_n, \cdots$,且

$$P\{X = x_i\} = P(x_i) = p_i, \quad i = 1, 2, \cdots$$

则称随机变量 X 为**离散型随机变量**(discrete random variable),上式为随机变量 X 的**概率分布**(probability distribution)或称为**分布列**.

随机变量 X 的分布列也可用表 7.2 表示.

表 7.2

X	x_1	x_2	x_3	$\cdots$	x_n	$\cdots$
P	p_1	p_2	p_3	$\cdots$	p_n	$\cdots$

分布列具有下列性质:

(1) $p_i \geqslant 0 (i = 1, 2, \cdots)$;

(2) $\sum\limits_{i=1}^{\infty} p_i = 1$.

依据分布函数的定义,离散型随机变量的分布函数可写成

$$F(x) = P\{X \leqslant x\} = \sum_{x_i \leqslant x} P\{X = x_i\} = \sum_{x_i \leqslant x} p_i$$

例 7.16　有一批产品共 40 件,其中有 3 件次品. 从中随机抽取 5 件,以 X 表示取到次品的件数,求 X 的分布列及分布函数.

解　随机变量 X 可能取到的值为 $0, 1, 2, 3$,按古典概率计算事件 $\{X = k\}$ $(k = 0, 1, 2, 3)$ 的概率,得 X 的概率分布为

$$P\{X = k\} = \frac{C_3^k C_{37}^{5-k}}{C_{40}^5}, \quad k = 0, 1, 2, 3$$

如表 7.3 所示.

表 7.3

X	0	1	2	3
P	0.662 4	0.301 1	0.035 4	0.001 1

当 $x < 0$ 时,有

$$F(x) = P\{X \leqslant x\} = 0$$

当 $0 \leqslant x < 1$ 时,有

$$F(x) = \sum_{k \leqslant x} P\{X = k\} = P\{X = 0\} = 0.662 4$$

当 $1 \leqslant x < 2$ 时,有

$$F(x) = \sum_{k \leqslant x} P\{X = k\} = P\{X = 0\} + P\{X = 1\} = 0.963 5$$

类似地可求得,当 $2 \leqslant x < 3$ 时,有

$$F(x) = P\{X = 0\} + P\{X = 1\} + P\{X = 2\} = 0.998 9$$

当 $x \geqslant 3$ 时,有

$$F(x) = 1$$

故随机变量的分布函数为

$$F(x) = \begin{cases} 0, & x < 0 \\ 0.662 4, & 0 \leqslant x < 1 \\ 0.963 5, & 1 \leqslant x < 2 \\ 0.998 9, & 2 \leqslant x < 3 \\ 1, & x \geqslant 3 \end{cases}$$

下面介绍几种常见离散型随机变量的分布.

1. 二点分布

若随机变量 X 只有两个可能的取值 0 和 1,其概率分布如表 7.4 所示.

表 7.4

X	0	1
P	$1-p$	p

或

$$P(X=x) = p^x (1-p)^{1-x}, \quad x=0,1$$

则称 X 服从参数为 $p(0<p<1)$ 的**两点分布**(two-point distribution)(也称 **0-1 分布**).

例如,可以把手术试验"成功"看作"1","不成功"看作"0";化验结果为"阳性"看作"1","阴性"看作"0",等等. 所以二点分布是最简单的分布.

2. 二项分布

设 X 表示 n 重伯努利试验中事件 A 发生的次数,则 X 所有可能的取值为 $0,1,\cdots,n$,且相应的概率为

$$P\{X=k\} = C_n^k p^k (1-p)^{n-k} = C_n^k p^k q^{n-k}$$
$$q=1-p, \quad k=0,1,\cdots,n \tag{7.1}$$

称 X 服从参数为 n,p 的二项分布,记作 $X \sim B(n,p)$.

当 $n=1$ 时,式(7.1)变为

$$P(X=k) = p^k (1-p)^{1-k}, \quad k=0,1$$

这是二点分布. 即二点分布是二项分布在 $n=1$ 时的特殊情况.

例 7.17 假设 1 名医生治疗肺炎的治愈率为 0.95,X 表示治疗肺炎的结果,求 X 的概率分布.

解 1 个病人经医生治疗,只有"治愈"和"未治愈"两个结果,所以 X 只可能取 0,1 两个值("0"表示未治愈,"1"表示治愈). X 的概率分布如表 7.5 所示.

表 7.5

X	0	1
P	0.05	0.95

例 7.18 甲、乙两名棋手约定进行 10 盘比赛,以赢的盘数较多者为胜. 假设每盘棋甲赢的概率都为 0.6,乙赢的概率为 0.4,且各盘比赛相互独立,问甲、乙获胜的概率各为多少?

解 每一盘棋可看作一次伯努利试验. 设 X 为甲赢的盘数,则 $X \sim B(10,0.6)$,即

$$P(X = k) = C_{10}^k 0.6^k 0.4^{10-k}, \quad k = 0, 1, \cdots, 10$$

按约定,甲只要赢 6 盘或 6 盘以上即可获胜. 所以

$$P\{甲获胜\} = P\{X \geqslant 6\} = \sum_{k=6}^{10} C_{10}^k (0.6)^k (0.4)^{10-k} = 0.633\ 1$$

若乙获胜,则甲赢棋的盘数 $X \leqslant 4$,即

$$P\{乙获胜\} = P\{X \leqslant 4\} = \sum_{k=0}^{4} C_{10}^k (0.6)^k (0.4)^{10-k} = 0.166\ 2$$

3. 泊松分布

若一个随机变量 X 的概率分布为

$$P\{X = k\} = \frac{\lambda^k}{k!} e^{-\lambda}, \quad k = 0, 1, 2, \cdots$$

其中 $\lambda > 0$ 为参数,则称 X 服从参数为 λ 的**泊松分布**(Poisson distribution),记作 $X \sim p(\lambda)$.

例 7.19　某商店根据过去的销售记录知道,某种商品每月的销售量可以用 $\lambda = 10$ 的泊松分布来描述. 为了以 95% 以上的把握保证不脱销,问商店在月底至少应进多少件该种商品(假设只在月底进货)?

解　设该商店每月的销售量为 X,据题意 $X \sim p(10)$. 设月底存货为 a 件,则当 $X \leqslant a$ 时就不会脱销. 即求 a 使得

$$P\{X \leqslant a\} = \sum_{k=0}^{a} \frac{10^k}{k!} e^{-10} \geqslant 0.95$$

查泊松分布表可得

$$\sum_{k=0}^{14} \frac{10^k}{k!} e^{-10} \approx 0.916\ 6 < 0.95, \quad \sum_{k=0}^{15} \frac{10^k}{k!} e^{-10} \approx 0.951\ 3 > 0.95$$

于是这家商店只要在月底保证存货不少于 15 件就能以 95% 以上的把握保证下月该商品不会脱销.

定理 7.5(泊松定理)　设随机变量序列 X_n 服从二项分布 $B(n, p_n)$(这里概率 p_n 与 n 有关),若 p_n 满足 $\lim_{n \to +\infty} np_n = \lambda > 0$($\lambda$ 为常数),则有

$$\lim_{n \to +\infty} P\{X = k\} = \lim_{n \to +\infty} C_n^k p^k (1-p)^{n-k} = \frac{\lambda^k}{k!} e^{-\lambda}, \quad k = 0, 1, 2, \cdots$$

在实际应用中,当 n 比较大,p 较小,而 np 不太大时,可直接利用以下近似公式:

$$C_n^k p^k (1-p)^{n-k} \approx \frac{\lambda^k}{k!} e^{-\lambda}$$

其中 $\lambda = np$.

例 7.20　我国胃癌发病率占恶性肿瘤的第一位约 20/10 万,那么 1 000 人中有 2 人得胃癌的概率有多大?

解　本例 $n = 1\ 000$,胃癌发病概率 $\pi = 2/10\ 000$,其中患胃癌的人数服从二项

分布. 因为 π 很小, n 很大, 所以可以认为患胃癌的人数近似服从 $\lambda = n\pi = 1\,000 \times$ $\dfrac{2}{10\,000} = 0.2$ 的 Poisson 分布. 按照上述公式得

$$P\{2\} = \mathrm{e}^{-0.2} \cdot \dfrac{0.2^2}{2!} = 0.016$$

7.3.3 连续型随机变量及其概率密度函数

定义 7.8 如果对于随机变量 X 的分布函数 $F(x)$, 存在函数 $f(x) \geqslant 0$ $(-\infty < x < +\infty)$, 使得对于任意实数 x, 有

$$F(x) = P\{X \leqslant x\} = \int_{-\infty}^{x} f(x)\mathrm{d}x$$

则称 X 为**连续型随机变量**(continuous random variable), 函数 $f(x)$ 称为 X 的**概率密度函数**(probability density function)(简称**密度函数**或**概率密度**).

显然, 密度函数具有下列性质.

(1) 非负性: $f(x) \geqslant 0 (-\infty < x < +\infty)$;

(2) $\displaystyle\int_{-\infty}^{+\infty} f(x)\mathrm{d}x = F(+\infty) = P(X \leqslant +\infty) = 1$.

反之可以证明, 一个函数如果满足上述性质, 则该函数可以作为某连续型随机变量的概率密度函数. 密度函数有明显的几何意义, 即密度函数曲线与 X 轴所包围的面积为 1.

根据定义可知, 连续型随机变量的分布函数还有以下特性.

(1) 如果已知一个连续型随机变量 X 的密度函数, 则可以求得其分布函数 $F(x)$, 且对于任意实数 a 和 $b(a < b)$, 有

$$P\{a < X \leqslant b\} = F(b) - F(a) = \int_{a}^{b} f(x)\mathrm{d}x$$

(2) 对任何实数 C, 由定积分知识可知, $P(X = C) = 0$.

这表明连续随机变量取单点值的概率为 0, 这也说明了概率为零的事件不一定是不可能事件. 一般地, 连续型随机变量有

$$\int_{a}^{b} f(x)\mathrm{d}x = P(a < X < b) = P(a < X \leqslant b)$$
$$= P(a \leqslant X < b) = P(a \leqslant X \leqslant b)$$

(3) 如果 $f(x)$ 在点 x 处连续, 则

$$F'(x) = f(x)$$

例 7.21 设随机变量 X 的概率密度为

$$f(x) = \begin{cases} A\cos x, & |x| \leqslant \dfrac{\pi}{2} \\ 0, & |x| > \dfrac{\pi}{2} \end{cases}$$

求：(1) 常数 A；(2) $P\left\{0 < X < \dfrac{\pi}{4}\right\}$.

解　(1) 由概率密度函数性质知

$$1 = \int_{-\infty}^{+\infty} f(x)\mathrm{d}x = \int_{-\frac{\pi}{2}}^{\frac{\pi}{2}} A\cos x\mathrm{d}x = A\sin x\Big|_{-\frac{\pi}{2}}^{\frac{\pi}{2}} = 2A$$

因此，$A = \dfrac{1}{2}$.

(2) $P\left\{0 < X < \dfrac{\pi}{4}\right\} = \int_0^{\frac{\pi}{4}} \dfrac{1}{2}\cos x\mathrm{d}x = \dfrac{1}{2}\sin x\Big|_0^{\frac{\pi}{4}} = \dfrac{\sqrt{2}}{4}$.

下面介绍几种常见连续型随机变量的分布.

1. 均匀分布

一个随机变量 X，如果其密度函数为

$$f(x) = \begin{cases} \dfrac{1}{b-a}, & a \leqslant x \leqslant b \\ 0, & \text{其他} \end{cases}$$

则称 X 服从 $[a,b]$ 上的**均匀分布**(uniform distribution)，记作 $X \sim U(a,b)$.

例 7.22　某公共汽车站每隔 5 分钟有一辆车通过，可将车站上候车的乘客全部运走. 设乘客在两趟车之间的任何时刻到站都是等可能的，求乘客候车时间不超过 3 分钟的概率.

解　设乘客到达汽车站的时刻为 X，他到站前最后离去公共汽车到站时刻为 t_0，将要来到的下一辆车的到站时刻为 $t_0 + 5$. 据题意，X 服从 $[t_0, t_0 + 5]$ 上的均匀分布，其密度函数为

$$f(x) = \begin{cases} \dfrac{1}{5}, & t_0 \leqslant x \leqslant t_0 + 5 \\ 0, & \text{其他} \end{cases}$$

乘客候车时间不超过 3 分钟的概率，即 X 落在区间 $[t_0 + 2, t_0 + 5]$ 内的概率为

$$P\{t_0 + 2 \leqslant X \leqslant t_0 + 5\} = \int_{t_0+2}^{t_0+5} \dfrac{1}{5}\mathrm{d}x = \dfrac{3}{5} = 0.6$$

2. 指数分布

一个随机变量 X，如果其密度函数为

$$f(x) = \begin{cases} \lambda\mathrm{e}^{-\lambda x}, & x \geqslant 0 \\ 0, & x < 0 \end{cases}$$

其中 $\lambda > 0$ 为参数，则称 X 服从参数为 λ 的**指数分布**(exponent distribution)，记作 $X \sim \mathrm{Exp}(\lambda)$.

例 7.23　假设某种热水器首次发生故障的时间 X（单位：小时）服从指数分布 $\mathrm{Exp}(0.002)$，求：该热水器在 100 小时内需要维修的概率是多少？

解 X 的密度函数为

$$f(x) = \begin{cases} 0.002\mathrm{e}^{-0.002x}, & x \geqslant 0 \\ 0, & x < 0 \end{cases}$$

100 小时内需要维修的概率为

$$P\{X \leqslant 100\} = \int_{-\infty}^{100} f(x)\mathrm{d}x = \int_{0}^{100} 0.002\mathrm{e}^{-0.002x}\mathrm{d}x$$

$$= 1 - \mathrm{e}^{-0.2} = 0.181\ 3$$

3. 正态分布

一个连续型随机变量 X,如果其密度函数为

$$f(x) = \frac{1}{\sqrt{2\pi}\sigma}\mathrm{e}^{-\frac{(x-\mu)^2}{2\sigma^2}}, \quad -\infty < x < +\infty$$

其中 μ,σ 为常数,$-\infty < \mu < +\infty, \sigma > 0$,则称 X 服从参数为 μ 和 σ^2 的**正态分布**(normal distribution),记作 $X \sim N(\mu, \sigma^2)$.

$\mu = 0, \sigma = 1$ 的正态分布称为**标准正态分布**(standard normal distribution),记作 $N(0,1)$.

一般正态分布 $N(\mu, \sigma^2)$ 可以通过线性变换

$$Z = \frac{X - \mu}{\sigma} \tag{7.2}$$

转化为标准正态分布 $N(0,1)$. 此时,它的密度函数为

$$f(x) = \frac{1}{\sqrt{2\pi}}\mathrm{e}^{-\frac{x^2}{2}}, \quad -\infty < x < +\infty$$

由连续型随机变量分布函数与密度函数的关系知,标准正态分布的分布函数为

$$F(x) = \int_{-\infty}^{x} \frac{1}{\sqrt{2\pi}}\mathrm{e}^{-\frac{t^2}{2}}\mathrm{d}t$$

记为 $\Phi(x)$,即

$$\Phi(x) = \int_{-\infty}^{x} \frac{1}{\sqrt{2\pi}}\mathrm{e}^{-\frac{t^2}{2}}\mathrm{d}t, \quad -\infty < x < +\infty$$

由定积分知识容易证明,$\Phi(x) = 1 - \Phi(-x)$.

由于标准正态分布的分布函数 $\Phi(x) = \int_{-\infty}^{x} \frac{1}{\sqrt{2\pi}}\mathrm{e}^{-\frac{t^2}{2}}\mathrm{d}t$ 不易直接计算,所以为了实用的方便,有专门的标准正态分布表(附录 3)供查用. 对于给定的 $x > 0$ 的值,可以直接利用标准正态分布表求相应的概率;对于 $x < 0$ 的值,可先利用公式 $\Phi(x) = 1 - \Phi(-x)$,然后查表求得.

例 7.24 设 $X \sim N(0,1)$,求 $P\{X \leqslant 2.35\}$ 和 $P\{|X| < 1.54\}$.

解 查附录 3 表可得

$$P\{X \leqslant 2.35\} = \Phi(2.35) = 0.9906$$

$$P\{|X| < 1.54\} = P\{-1.54 < X < 1.54\} = \Phi(1.54) - \Phi(-1.54)$$
$$= \Phi(1.54) - [1 - \Phi(1.54)] = 2\Phi(1.54) - 1$$
$$= 2 \times 0.9382 - 1 = 0.8764$$

对于一般正态分布 $N(\mu, \sigma^2)$,求其相应的概率,可先用公式

$$P\{a < X \leqslant b\} = F(b) - F(a) = \Phi\left(\frac{b - \mu}{\sigma}\right) - \Phi\left(\frac{a - \mu}{\sigma}\right)$$

转化为标准正态分布,然后利用标准正态分布表求相应的概率.

例 7.25　设随机变量 $X \sim N(10, 2^2)$,求 $P\{8 < X < 14\}$.

解　$\mu = 10, \sigma = 2$,则

$$P\{8 < X < 14\} = F(14) - F(8)$$
$$= \Phi\left(\frac{14 - 10}{2}\right) - \Phi\left(\frac{8 - 10}{2}\right)$$
$$= \Phi(2) - \Phi(-1)$$
$$= 0.9773 - (1 - 0.8413) = 0.8186$$

例 7.26　$X \sim N(\mu, \sigma^2)$,求 $P\{|X - \mu| < \sigma\}, P\{|X - \mu| < 2\sigma\}, P\{|X - \mu| < 3\sigma\}$.

解　由公式得

$$P\{|X - \mu| < \sigma\} = F(\mu + \sigma) - F(\mu - \sigma)$$
$$= \Phi(1) - \Phi(-1) = 0.6826$$

同理

$$P\{|X - \mu| < 2\sigma\} = 0.9544$$
$$P\{|X - \mu| < 3\sigma\} = 0.9974$$

正态随机变量 X 的取值位于均值 μ 附近的密集程度可用标准差 σ 为单位来度量,而且 X 的取值几乎全部落在区间 $(\mu - 3\sigma, \mu + 3\sigma)$ 之内,所以有时称 3σ 为极限误差.

7.4　随机变量的数字特征

分布函数在概率意义上给随机变量以完整的刻画,但在许多实际问题的研究中,要确定某一随机变量的概率分布往往并不容易.就某些实际问题而言,我们更关心随机变量的某些特征,如集中趋势和离散趋势等.如:在研究水稻品种的优劣时,往往关心的是稻穗的平均稻谷粒数;在评价两名射手的射击水平时,通常是通过比较两名射手在多次射击试验中命中环数的平均值来区别水平高低;在检验自动包装机的生产性能时,则要考察产品的重量与标准重量的偏离程度,偏离程度越小,说明包装机稳定性越好.

把一些与随机变量的概率分布密切相关且能反映随机变量某些方面重要特征的数值称为随机变量的**数字特征**,这些数字特征能更简单、更直接、更实用地反映随机变量的本质.本节将讨论随机变量最基本的数字特征,即数学期望和方差.

7.4.1 数学期望

1. 离散型随机变量数学期望

为了说明随机变量数学期望的含义和计算方法,先看一个例子.

例 7.27 某两名射手在相同条件下进行射击,其命中环数 X 及其概率如表7.6所示,试问哪名射手的技术更好些?

表 7.6

X（环）	8	9	10
甲	0.1	0.4	0.5
乙	0.3	0.3	0.4

解 为了比较两名射手的技术,考察甲、乙射手平均命中的环数:

$$\overline{X_甲} = 8 \times 0.1 + 9 \times 0.4 + 10 \times 0.5 = 9.4（环）$$
$$\overline{X_乙} = 8 \times 0.3 + 9 \times 0.3 + 10 \times 0.4 = 9.1（环）$$

结果说明,从平均水平看,若甲、乙进行多次射击,则甲的平均命中环数为 9.4,而乙的平均命中环数为 9.1,这说明甲的射击技术比乙好些.

在例 7.27 中,平均命中环数是以命中环数 X 的所有不同取值,分别乘以相应的概率后再相加得到的.这种既考虑随机变量取值,同时又考虑其取相应值的概率而确定出的随机变量的平均值,就是离散型随机变量的数学期望.

定义 7.10 设随机变量 X 的分布列为 $P\{X = x_i\} = p_i (i = 1, 2, \cdots)$,如果 $\sum\limits_{i=1}^{\infty} |x_i| \, p_i$ 存在,则称 $\sum\limits_{i=1}^{\infty} x_i p_i$ 为随机变量 X 的**数学期望**(mathematical expectation)或称为**均值**(mean),记作 EX,即

$$EX = \sum_{i=1}^{\infty} x_i p_i$$

例 7.28 设有某病采用手术治疗,根据观察统计:术中死亡的概率为 0.25,术后有严重并发症的概率为 0.2,术后有轻度并发症的概率为 0.2,术后痊愈的概率为 0.35.根据治疗效果给出评分标准:术中死亡记 0 分,术后有严重并发症记 40 分,术后有轻度并发症记 60 分,术后痊愈记 100 分.若规定平均效果 60 分为合格,试问施行这种手术的效果是否合格?

解 设效果的评分为随机变量 ζ,则 ζ 的分布如表 7.7 所示.

表 7.7

ζ	0	40	60	100
P	0.25	0.20	0.20	0.35

由定义 7.10,得

$$E\zeta = 0 \times 0.25 + 40 \times 0.20 + 60 \times 0.20 + 100 \times 0.35 = 55(分)$$

即这种手术的治疗效果不合格.

例 7.29　设 $X \sim p(\lambda)$,求 EX.

解　由定义 7.10,得

$$EX = \sum_{k=0}^{\infty} k \frac{\lambda^k}{k!} e^{-\lambda} = e^{-\lambda} \lambda \sum_{k=1}^{\infty} \frac{\lambda^{k-1}}{(k-1)!} = e^{-\lambda} \lambda e^{\lambda} = \lambda$$

2. 连续型随机变量数学期望

对于连续型随机变量数学期望,可以类比离散型随机变量数学期望,把求和 "$\sum\limits_{i=1}^{+\infty}$",视为求积分 "$\int_{-\infty}^{+\infty}$",从而有如下定义.

定义 7.11　设连续型随机变量 X 的概率密度为 $f(x)$,若积分 $\int_{-\infty}^{+\infty} |x| f(x) \mathrm{d}x$ 存在,则称积分 $\int_{-\infty}^{+\infty} x f(x) \mathrm{d}x$ 为 X 的数学期望,记为 EX,即 $EX = \int_{-\infty}^{+\infty} x f(x) \mathrm{d}x$;若积分 $\int_{-\infty}^{+\infty} |x| f(x) \mathrm{d}x$ 不存在,则称 X 的数学期望不存在.

连续型随机变量的期望 EX 反映了随机变量 X 取值的"平均水平". 假如 X 表示寿命,则 EX 就表示平均寿命;假如 X 表示重量,EX 就表示平均重量. 从分布的角度看,数学期望是分布的中心位置.

例 7.30　随机变量 X 的分布密度为 $f(x) = \begin{cases} 2x, & 0 \leqslant x \leqslant 1 \\ 0, & 其他 \end{cases}$,求 EX.

解　$EX = \int_{-\infty}^{+\infty} x f(x) \mathrm{d}x = \int_0^1 x \cdot 2x \mathrm{d}x = \dfrac{2}{3}$.

例 7.31　设 $X \sim N(\mu, \sigma^2)$,求 EX.

解　$EX = \int_{-\infty}^{+\infty} \dfrac{x}{\sqrt{2\pi}\sigma} e^{-\frac{(x-\mu)^2}{2\sigma^2}} \mathrm{d}x$

$$= \int_{-\infty}^{+\infty} \dfrac{x-\mu}{\sqrt{2\pi}\sigma} e^{-\frac{(x-\mu)^2}{2\sigma^2}} \mathrm{d}x + \mu \int_{-\infty}^{+\infty} \dfrac{1}{\sqrt{2\pi}\sigma} e^{-\frac{(x-\mu)^2}{2\sigma^2}} \mathrm{d}x$$

$$= \dfrac{1}{\sqrt{2\pi}} \int_{-\infty}^{+\infty} t e^{-\frac{t^2}{2}} \mathrm{d}t + \mu = \mu.$$

3. 随机变量函数的数学期望

定理 7.6　设 X 是一个随机变量,$g(x)$ 为连续实函数.

（1）若 X 是离散型随机变量，其概率分布为 $P\{X = x_i\} = p_i (i = 1, 2, \cdots)$，如果 $\displaystyle\sum_{i=1}^{\infty} |g(x_i)| \, p_i$ 存在，则 $Eg(X)$ 存在，且

$$EY = Eg(X) = \sum_{i=1}^{\infty} g(x_i) p_i$$

（2）若 X 是连续型随机变量，其密度函数为 $f_X(x)$，如果积分 $\displaystyle\int_{-\infty}^{+\infty} |g(x)| \, f_X(x)\mathrm{d}x$ 存在，则 $Eg(X)$ 存在，且

$$EY = Eg(X) = \int_{-\infty}^{+\infty} g(x) f_X(x)\mathrm{d}x$$

例 7.32　设 X 的概率分布如表 7.8 所示，求 $E(X - EX)^2$.

表 7.8

X	0	1	2
P	1/10	6/10	3/10

解　先求 EX，有

$$EX = 0 \times \frac{1}{10} + 1 \times \frac{6}{10} + 2 \times \frac{3}{10} = 1.2$$

则

$$E(X - EX)^2 = (0 - 1.2)^2 \times \frac{1}{10} + (1 - 1.2)^2 \times \frac{6}{10} + (2 - 1.2)^2 \times \frac{3}{10}$$

$$= 0.36$$

例 7.33　对例 7.30 中分布，求 EX^2.

解　$EX^2 = \displaystyle\int_{-\infty}^{+\infty} x^2 f(x)\mathrm{d}x = \int_0^1 x^2 \cdot 2x\mathrm{d}x = \frac{1}{2}$.

4. 数学期望的性质

（1）$E(c) = c$，c 为常数；

（2）$E(cX) = cEX$，c 为常数；

（3）$E(X_1 + X_2 + \cdots + X_n) = EX_1 + EX_2 + \cdots + EX_n$；

（4）如果 X_1, X_2 独立，则 $E(X_1 X_2) = EX_1 \cdot EX_2$.

7.4.2　方差

　　数学期望描述的是随机变量概率分布的集中趋势，也就是描述随机变量取值主要集中在什么位置. 但是，只知道这点还不够，很多情况下还需要知道随机变量取值离集中位置的远近程度，即取值的集中程度或离散程度，测量随机变量取值离散程度的尺度就是下面介绍的方差.

定义 7.12　设 X 是一个随机变量,其数学期望为 EX,如果 $E(X-EX)^2$ 存在,则称 $E(X-EX)^2$ 为 X 的**方差**(variance),记作 DX,即 $DX = E(X-EX)^2$,称 $\sqrt{DX}$ 为**标准差**(standard deviation).

由方差的定义可知,方差是一个非负数. 方差大的随机变量,其取值分布较分散;方差小的随机变量,其分布取值较集中,集中在其均值附近. 因此,方差是刻画随机变量取值分散程度的一个数字特征.

由数学期望的性质,可以得到方差的简化计算式为

$$DX = EX^2 - (EX)^2$$

方差有如下性质:

(1) 设 C 为常数,则 $DC = 0$;

(2) 如果 X 为随机变量,C 为常数,则 $D(CX) = C^2 DX$;

(3) 如果 X 为随机变量,C 为常数,则有 $D(X+C) = DX$;

(4) 如果 n 个随机变量 $X_1, X_2, \cdots, X_n$ 相互独立,则

$$D(X_1 \pm X_2 \pm \cdots \pm X_n) = DX_1 + DX_2 + \cdots + DX_n$$

由性质(2),(3)可得

$$D(aX + b) = a^2 DX, \quad a,b \text{ 为任意常数}$$

例 7.34　设 X 服从二点分布,求 EX, DX.

解　由定义,有

$$EX = 1 \times p + 0 \times q = p, \quad EX^2 = 1 \times p + 0 \times q = p$$

所以

$$DX = EX^2 - (EX)^2 = p - p^2 = pq$$

例 7.35　设 $X \sim B(n, p)$,求 EX, DX.

解　设 $X_i(i = 1, 2, \cdots, n)$ 为二点分布,则

$$X = X_1 + X_2 + \cdots + X_n$$

因此

$$EX = E(X_1 + X_2 + \cdots + X_n) = EX_1 + EX_2 + \cdots + EX_n = np$$

所以

$$DX = D(X_1 + X_2 + \cdots + X_n) = \sum_{i=1}^{n} DX_i = npq$$

例 7.36　设 $X \sim \text{Exp}(\lambda)$,求 DX.

解　由定义,得

$$EX = \int_{-\infty}^{+\infty} x f(x) \mathrm{d}x = \int_{0}^{+\infty} x \lambda \mathrm{e}^{-\lambda x} \mathrm{d}x$$

$$= \frac{1}{\lambda} \int_{0}^{+\infty} (\lambda x) \mathrm{e}^{-\lambda x} \mathrm{d}(\lambda x) = \frac{1}{\lambda} \int_{0}^{+\infty} t \mathrm{e}^{-t} \mathrm{d}t = \frac{1}{\lambda}$$

$$EX^2 = \int_{-\infty}^{+\infty} x^2 f(x) \mathrm{d}x = \int_{0}^{+\infty} x^2 \lambda \mathrm{e}^{-\lambda x} \mathrm{d}x$$

$$= \frac{1}{\lambda^2} \int_0^{+\infty} (\lambda x)^2 e^{-\lambda x} d(\lambda x) = \frac{1}{\lambda^2} \int_0^{+\infty} t^2 e^{-t} dt$$

$$= -\frac{1}{\lambda^2} \left(t^2 e^{-t} \Big|_0^{+\infty} - 2 \int_0^{+\infty} t e^{-t} dt \right) = \frac{2}{\lambda^2} \int_0^{+\infty} t e^{-t} dt$$

$$= \frac{2}{\lambda^2} \left(-t e^{-t} \Big|_0^{+\infty} + \int_0^{+\infty} e^{-t} dt \right) = \frac{2}{\lambda^2}$$

所以

$$DX = EX^2 - (EX)^2 = \frac{2}{\lambda^2} - \left(\frac{1}{\lambda} \right)^2 = \frac{1}{\lambda^2}$$

习　题　7

1. 把 10 本书随机放在书架上,其中指定的 3 本放在一起的概率是多少?

2. 设 A, B, C 构成一完备事件组,且 $P(A) = 0.5, P(\bar{B}) = 0.7$,求 $P(C)$.

3. 设 A, B 是两事件,$P(A) = 0.4, P(A \bigcup B) = 0.76$,当 A, B 独立时,求 $P(B)$.

4. 一次抛掷三枚匀称的分币,求下列事件的概率.

(1) 正好一个正面朝上;

(2) 正好两个正面朝上;

(3) 至少一个正面朝上.

5. 电路元件 A 与两个并联的元件 B, C 串联而成,若 A, B, C 损坏与否是相互独立的,且它们损坏的概率依次为 $0.3, 0.2, 0.1$,则电路断路的概率是多少?

6. 设 10 件产品中有 4 件不合格品,从中任取两件,已知两件中有一件是不合格品,求另一件也是不合格品的概率.

7. 一种零件的加工由三道工序组成,第一道工序的废品率为 p_1,第二道工序的废品率为 p_2,第三道工序的废品率为 p_3,求该零件为成品率的概率.

8. 三人独立破译一密码,他们能单独译出的概率分别为 $0.2, 0.35, 0.25$,求此密码能够被破译的概率.

9. 一批种子的发芽率为 0.9,出芽后的幼苗成活率为 0.8,在这批种子中,随机抽取一粒,求这粒种子能成长为幼苗的概率.

10. 某大学有研究生和本科生人数如表 7.9 所示.

表 7.9　　　　　　　　　　　　(单位:人)

	研究生	本科生	合　计
女　生	200	450	650
男　生	500	850	1 350
合　计	700	1 300	2 000

从该大学中任意抽选 1 名学生,求:

(1) 该学生是研究生的概率 $P(A)$;

（2）该学生是女生的概率 $P(B)$；

（3）$P(B|A)$.

11. 假定患有肺结核的人,通过接受胸透,被诊断出患有肺结核的概率为 95%；而未患有肺结核的人,通过透视,被误诊为有病的概率为 0.2%.又设某城市居民患肺结核的概率为 0.1%.若从该城市居民中随机抽出一个人来,通过透视被诊断为有肺结核,问这个人确实患肺结核的概率是多少?

12. 一射手对同一目标进行 4 次射击,若至少有一次命中的概率是 $\dfrac{80}{81}$,则该射手射击一次命中的概率是多少?

13. 已知随机变量 X 只能取 $-1,0,1,2$ 四个数值,其相应的概率依次是 $\dfrac{1}{2c},\dfrac{1}{4c},\dfrac{1}{8c},\dfrac{1}{16c}$,求常数 c.

14. 已知 X 的概率分布为 $\begin{bmatrix} -1 & 1 \\ 0.6 & 0.4 \end{bmatrix}$,求 X 的分布函数 $F(x)$.

15. 已知离散型随机变量 X 可能取到的值为 $-1,0,1$,且 $E(X)=0.1,E(X^2)=0.9$,求 X 的概率分布.

16. 若随机变量 X 在 $[1,6]$ 上服从均匀分布,则方程 $x^2+Xx+1=0$ 有实根的概率是多少?

17. 设离散型随机变量 X 的分布函数为

$$F(x)=\begin{cases} 0, & x<-1 \\ a, & -1\leqslant x<1 \\ \dfrac{2}{3}-a, & 1\leqslant x<2 \\ a+b, & x\geqslant 2 \end{cases}$$

且 $P(X=2)=\dfrac{1}{2}$,求 a,b.

18. 设 $X\sim N(3,2^2)$,若 $P(X<c)=P(X\geqslant c)$,求 c.

19. 某商店收进甲厂生产的产品 20 箱、乙厂生产的同种产品 15 箱,甲厂每箱 80 个,其中废品为 6 个,乙厂每箱装 100 个,其中废品是 5 个.

（1）任取一箱,从中任取一个为废品的概率.

（2）若将所有产品开箱混放,求任取一个为废品的概率.

20. 玻璃杯成箱出售,每箱 16 只,假设各箱含 0、1 和 2 只残次品的概率为 0.8,0.1,0.1,一顾客欲购买一箱玻璃杯,在购买时售货员任取一箱,开箱随意查看 3 只,若无残次品则买下,否则退回,求顾客买下的概率.

21. 设甲箱中有 2 个白球、1 个黑球,乙箱中有 1 个白球、2 个黑球,现从甲箱中任取 2 个球放入乙箱,再从乙箱中任取 1 球,问取得白球的概率是多少? 若已知从乙箱中取出的是白球,则从甲箱中取得的也是两个白球的概率是多少?

22. 有 50 个乒乓球,其中 20 只黄球、30 个白球,今有甲随机地从盒中取 2 个球,取后不放回,乙再从盒中取 1 个球,则乙取到黄球的概率是多少?

23. 甲、乙两人独立地对同一目标各射一次,其命中率分别为 0.6 和 0.5,现已知目标被命中,则它仅由甲射中的概率是多少? 甲、乙同时射击中的概率是多少?

24. 一批产品 20 个,其中有 5 个次品,从这批产品中随意抽取 4 个,求这 4 个产品中的次

品数 X 的分布列.

25. 已知某单位一天内烧坏灯泡的个数 X 服从泊松分布,且一天内不烧坏灯泡的概率为 $\frac{1}{e}$,求一天内烧坏灯泡多于 2 个的概率.

26. 设连续型随机变量 X 的分布函数为

$$F(x) = \begin{cases} 0, & x \leqslant -a \\ A + B \arcsin \dfrac{x}{a}, & -a < x < a \\ 1, & x \geqslant a \end{cases}$$

其中 $a > 0$,试求:(1) 系数 A, B;(2) 求 $P\left(|X| < \dfrac{a}{2}\right)$;(3) X 的分布密度函数.

27. 设随机变量 X 的分布密度函数为

$$f(x) = \begin{cases} \dfrac{A}{\sqrt{1-x^2}}, & |x| < 1 \\ 0, & \text{其他} \end{cases}$$

试求:(1) 系数 A;(2) $P\left\{\dfrac{1}{2} < X < 2\right\}$;(3) X 的分布函数 $F(x)$.

28. 设随机变量 X 在 $[2,5]$ 上服从均匀分布,现对 X 进行三次独立观测,试求有两次观测值在区间内的概率.

29. 某高校入学考试的数学成绩服从正态分布 $N(65,100)$,如果 85 分以上为优秀,问数学成绩优秀的考生大致占总人数的百分之几?

第8章 线性代数基础

阅读材料

    线性代数(linear algebra)是一门研究矩阵和向量间的线性关系的学科,它是代数学的重要分支,在理、工、农、医、经济管理等学科领域中都有着重要的应用,特别是随着计算机的日益普及,更加促进了线性代数的广泛运用. 在医药专业的学习中,线性代数成为以后学习生物医学统计学、生物数学等学科的重要基础知识.

    本章主要介绍行列式、矩阵理论、线性方程组以及矩阵的特征值和特征向量.

8.1 行 列 式

    行列式是求解线性方程组的有效工具,利用行列式可以求解 n 元线性方程组. 本节将在二阶和三阶行列式的基础上,介绍 n 阶行列式的概念、性质和计算.

8.1.1 行列式的概念

    在中学,通过解二元和三元线性方程组引出了二阶和三阶行列式的定义和计算,为了介绍 n 阶行列式的概念,在此,先对二阶和三阶行列式进行简单的复习.

1. 二元方程组和二阶行列式

    引例 用消元法解二元方程组 $\begin{cases} a_{11}x_1 + a_{12}x_2 = b_1 \\ a_{21}x_1 + a_{22}x_2 = b_2 \end{cases}$,可得

$$x_1 = \frac{a_{22}b_1 - a_{12}b_2}{a_{11}a_{22} - a_{12}a_{21}}, \quad x_2 = \frac{a_{11}b_2 - a_{21}b_1}{a_{11}a_{22} - a_{12}a_{21}} \tag{8.1}$$

可以看出,方程解的分母是由未知数的系数构成的,将四个系数排成

$$\begin{matrix} a_{11} & a_{12} \\ a_{21} & a_{22} \end{matrix}$$

形式的数表,表达式 $a_{11}a_{22} - a_{12}a_{21}$ 称为由以上数表所确定的二阶**行列式** (determinant),并记作

$$\begin{vmatrix} a_{11} & a_{12} \\ a_{21} & a_{22} \end{vmatrix}$$

即

$$\begin{vmatrix} a_{11} & a_{12} \\ a_{21} & a_{22} \end{vmatrix} = a_{11}a_{22} - a_{12}a_{21} \qquad (8.2)$$

同理，$a_{22}b_1 - a_{12}b_2$ 可记成 $\begin{vmatrix} b_1 & a_{12} \\ b_2 & a_{22} \end{vmatrix}$，$a_{11}b_2 - a_{21}b_1$ 可记成 $\begin{vmatrix} a_{11} & b_1 \\ a_{21} & b_2 \end{vmatrix}$，它们都含有两行、两列，且由上式可知，二阶行列式是两个代数式的代数和，第一项是从左上角到右下角的对角线上的两个元素的乘积，取正号；第二项是从右上角到左下角的

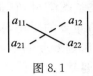

对角线上的两个元素的乘积，取负号. 如图 8.1 所示，把自左上角 a_{11} 往右下角 a_{22} 的实连线称为主对角线，把自右上角 a_{12} 往左下角 a_{21} 的虚连线称为副对角线. 于是二阶行列式便是主对角线

图 8.1   元素之积减去副对角线元素之积.

若记

$$D = \begin{vmatrix} a_{11} & a_{12} \\ a_{21} & a_{22} \end{vmatrix}, \quad D_1 = \begin{vmatrix} b_1 & a_{12} \\ b_2 & a_{22} \end{vmatrix}, \quad D_2 = \begin{vmatrix} a_{11} & b_1 \\ a_{21} & b_2 \end{vmatrix}$$

则式(8.1)用行列式表示就可写成

$$x_1 = \frac{D_1}{D}, \quad x_2 = \frac{D_2}{D}$$

2. 三阶行列式

记

$$\begin{vmatrix} a_{11} & a_{12} & a_{13} \\ a_{21} & a_{22} & a_{23} \\ a_{31} & a_{32} & a_{33} \end{vmatrix} = a_{11}a_{22}a_{33} + a_{12}a_{23}a_{31} + a_{13}a_{21}a_{32}$$

$$- a_{11}a_{23}a_{32} - a_{12}a_{21}a_{33} - a_{13}a_{22}a_{31} \qquad (8.3)$$

称其为三阶行列式. 该三阶行列式由 6 项代数和构成，3 正 3 负，每一项均为不同行不同列的三个元素之积. 通过图 8.2 的分析可知，三阶行列式的运算规律遵循下列对角线法则：实线上的 3 个元素的乘积构成的 3 项取正号，虚线上的 3 个元素的乘积构成的 3 项取负号.

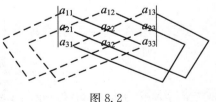

图 8.2

进一步分析可知，二阶行列式(8.2)由 2 项代数和构成，其中每一项的行标（a 的第一个下标）按自然数顺序排列后，列标（a 的第二个下标）分别是 1 和 2 的两种不同的排列 12 和 21. 三阶行列式(8.3)由 6 项代数和构成，其中每一项的行标按自然数顺序排列后，列标分别是 123 的六种不同的排列 123,231,312,132,213 和 321. 依次类推，可考虑通过列标的不同排列，来定义四阶以上的行列式. 为此，下面

先给出排列与逆序的概念.

3. 排列与逆序

由 n 个自然数 $1,2,\cdots,n$ 组成的不重复的有确定次序的排列,称为一个 n **级排列**(简称**排列**).例如,123 和 213 都是 3 级排列,13542 是一个 5 级排列.

在一个 n 级排列 $j_1 j_2 \cdots j_t \cdots j_s \cdots j_n$ 中,若数 $j_t > j_s$(大数 j_t 排在小数 j_s 的前面),则称数 j_t 与 j_s 构成一个逆序.如式(8.3)中的项 $a_{11} a_{23} a_{32}$,其各元素的列标构成的排列为 132,其中 $3>2$,而 3 排在 2 前,就称 3 与 2 构成了一个逆序.而 $a_{13} a_{22} a_{31}$ 的各元素第二下标排列为 321,其中 3 与 2,3 与 1,2 与 1 就构成了 3 个逆序.把排列 $j_1 j_2 \cdots j_n$ 中的逆序的总数称为这个排列的**逆序数**,记为 $t(j_1 j_2 \cdots j_n)$.逆序数为偶数的排列称为**偶排列**,逆序数为奇数的排列称为**奇排列**.例如,排列 32514 的逆序数为 5,即 $t(32514)=5$,所以排列 32514 为奇排列.

4. n 阶行列式的定义

通过对三阶行列式(8.3)的分析可知如下性质.

(1)在每项元素列标构成的三级排列中,所有不同的三级排列共有 $3!=6$ 个,对应三阶行列式共有 6 项.

(2)每项的符号是:当该项元素的行标按自然数顺序排列后,若对应的列标构成的排列是偶排列则取正号,是奇排列则取负号.因此,三阶行列式可定义为

$$\begin{vmatrix} a_{11} & a_{12} & a_{13} \\ a_{21} & a_{22} & a_{23} \\ a_{31} & a_{32} & a_{33} \end{vmatrix} = \sum_{(j_1 j_2 j_3)} (-1)^{t(j_1 j_2 j_3)} a_{1j_1} a_{2j_2} a_{3j_3}$$

其中 $\displaystyle\sum_{(j_1 j_2 j_3)}$ 是对所有不同的三级排列 $j_1 j_2 j_3$ 求和.

类似地,有下面 n 阶行列式的定义.

定义 8.1　由 n^2 个数 $a_{ij}(i,j=1,2,\cdots,n)$ 构成的记号

$$\begin{vmatrix} a_{11} & a_{12} & \cdots & a_{1n} \\ a_{21} & a_{22} & \cdots & a_{2n} \\ \vdots & \vdots & & \vdots \\ a_{n1} & a_{n2} & \cdots & a_{nn} \end{vmatrix} = \sum_{(j_1 j_2 \cdots j_n)} (-1)^{t(j_1 j_2 \cdots j_n)} a_{1j_1} a_{2j_2} \cdots a_{nj_n} \tag{8.4}$$

称为 n **阶行列式**(n-order determinant).其中 a_{ij} 称为行列式的元素,i 表示元素所在的行,j 表示元素所在的列.$\displaystyle\sum_{(j_1 j_2 \cdots j_n)}$ 表示对 $j_1 j_2 \cdots j_n$ 所有不同的 n 级排列求和,共有 $n!$ 项.每一项都是取自行列式中的既不同行又不同列的 n 个元素的乘积再乘以 $(-1)^{t(j_1 j_2 \cdots j_n)}$,$(-1)^{t(j_1 j_2 \cdots j_n)} a_{1j_1} a_{2j_2} \cdots a_{nj_n}$ 称为行列式的一般项.

由行列式的定义可知,一阶行列式 $|a_{11}|=a_{11}$($|a_{11}|$ 是一个数,不是 a_{11} 的绝对值),二、三阶的行列式用定义计算也较为方便,但当行列式的阶数比较大时,用定

义计算就比较麻烦. 显然,低阶行列式的计算要比高阶行列式的计算简便,于是,我们自然地考虑用低阶行列式来表示高阶行列式的问题. 为此,引进余子式和代数余子式的概念.

5. 余子式和代数余子式

在 n 阶行列式中,把元素 a_{ij} 所在的第 i 行和第 j 列划去后,剩余的 $n-1$ 阶行列式叫作元素 a_{ij} 的**余子式**(complement minor),记作 M_{ij};记 $A_{ij} = (-1)^{i+j}M_{ij}$,$A_{ij}$ 叫作元素 a_{ij} 的**代数余子式**(algebraic complement).

例如,4 阶行列式

$$D = \begin{vmatrix} a_{11} & a_{12} & a_{13} & a_{14} \\ a_{21} & a_{22} & a_{23} & a_{24} \\ a_{31} & a_{32} & a_{33} & a_{34} \\ a_{41} & a_{42} & a_{43} & a_{44} \end{vmatrix}$$

中元素 a_{32} 的余子式和代数余子式分别为

$$M_{32} = \begin{vmatrix} a_{11} & a_{13} & a_{14} \\ a_{21} & a_{23} & a_{24} \\ a_{41} & a_{43} & a_{44} \end{vmatrix}, \quad A_{32} = (-1)^{2+3}M_{32} = -M_{32}$$

利用代数余子式,可以将高阶行列式进行降阶,从而简化计算.

定理 8.1 n 阶行列式等于它的任一行(列)的各元素与其对应的代数余子式乘积之和,即

$$D = a_{i1}A_{i1} + a_{i2}A_{i2} + \cdots + a_{in}A_{in}, \quad i = 1, 2, \cdots, n$$

或

$$D = a_{1j}A_{1j} + a_{2j}A_{2j} + \cdots + a_{nj}A_{nj}, \quad j = 1, 2, \cdots, n$$

运用定理 8.1 计算行列式的值时,往往选择含有 0 元素最多的那一行或列来展开计算.

例 8.1 计算 $D = \begin{vmatrix} 5 & 1 & -1 & 1 \\ -11 & 1 & 3 & -1 \\ 0 & 0 & 1 & 0 \\ -5 & -5 & 3 & 0 \end{vmatrix}$ 的值.

解 利用定理 8.1 将行列式 D 按第 3 行展开,因为除了 $a_{33} = 1$ 外,其余的 a_{31}, a_{32}, a_{34} 都为 0,因而 D 展开后得

$$D = 0 + 0 + 1 \times (-1)^{3+3} \begin{vmatrix} 5 & 1 & 1 \\ -11 & 1 & -1 \\ -5 & -5 & 0 \end{vmatrix} + 0 = \begin{vmatrix} 5 & 1 & 1 \\ -11 & 1 & -1 \\ -5 & -5 & 0 \end{vmatrix}$$

此时得到一个 3 阶行列式,可以按第 3 行继续降阶,得

$$D = (-5)(-1)^{3+1}\begin{vmatrix} 1 & 1 \\ 1 & -1 \end{vmatrix} + (-5)(-1)^{3+2}\begin{vmatrix} 5 & 1 \\ -11 & -1 \end{vmatrix} + 0$$

$$= (-5) \times 1 \times (-2) + (-5) \times (-1) \times 6 = 40$$

例 8.2　证明行列式 $D = \begin{vmatrix} a_{11} & & & 0 \\ a_{21} & a_{22} & & \\ \vdots & \vdots & \ddots & \\ a_{n1} & a_{n2} & \cdots & a_{nn} \end{vmatrix} = a_{11}a_{22}\cdots a_{nn}.$

证明　利用定理 8.1 将行列式按第 1 行展开,下一个 $n-1$ 阶行列式再按第 1 行展开,有

$$D = a_{11} \cdot (-1)^{1+1}\begin{vmatrix} a_{22} & 0 & 0 & 0 \\ a_{32} & a_{33} & 0 & 0 \\ \vdots & \vdots & \ddots & 0 \\ a_{n2} & a_{n3} & \cdots & a_{nn} \end{vmatrix}$$

$$= a_{11} \cdot a_{22}(-1)^{1+1}\begin{vmatrix} a_{33} & 0 & 0 & 0 \\ a_{43} & a_{44} & 0 & 0 \\ \vdots & \vdots & \ddots & 0 \\ a_{n3} & a_{n4} & \cdots & a_{nn} \end{vmatrix}$$

这样逐步推下去,得到 $D = a_{11}a_{22}\cdots a_{nn}.$

通过上面的讨论可知,当行列式的阶数比较大时,用代数余子式将高阶行列式逐次降阶的方法计算行列式,其计算量还是很大的. 实际计算中,常利用行列式的性质来简化计算行列式.

8.1.2　行列式的性质与计算

1. 行列式的性质

记

$$D = \begin{vmatrix} a_{11} & a_{12} & \cdots & a_{1n} \\ a_{21} & a_{22} & \cdots & a_{2n} \\ \vdots & \vdots & & \vdots \\ a_{n1} & a_{n2} & \cdots & a_{nn} \end{vmatrix} = \det(a_{ij}), \quad D^{\mathrm{T}} = \begin{vmatrix} a_{11} & a_{21} & \cdots & a_{n1} \\ a_{12} & a_{22} & \cdots & a_{n2} \\ \vdots & \vdots & & \vdots \\ a_{1n} & a_{2n} & \cdots & a_{nn} \end{vmatrix}$$

行列式 D^{T} 称为行列式 D 的**转置行列式**.

性质 8.1　行列式与它的转置行列式相等.

此性质说明在行列式中行列式的行和列的地位是对等的. 因此,行列式中凡是对行成立的性质,对列也同样成立.

性质 8.2 互换行列式的两行（列），行列式变号.（互换 i,j 两行，记作 $\alpha_i \leftrightarrow \alpha_j$；互换 i,j 两列，记作 $\beta_i \leftrightarrow \beta_j$.）

推论 如果行列式有两行（列）完全相同，则此行列式等于零.

事实上，把这两行互换，行列式没有改变，但由性质 8.2 知道 $D=-D$，故 $D=0$.

性质 8.3 行列式的某一行（列）中所有的元素都乘以同一数 $k(k\neq 0)$，等于 k 乘以此行列式（第 i 行乘以 k，记作 $k\alpha_i$；第 i 列乘以 k，记作 $k\beta_i$.）即

$$\begin{vmatrix} a_{11} & a_{12} & \cdots & a_{1n} \\ \vdots & \vdots & & \vdots \\ ka_{i1} & ka_{i2} & \cdots & ka_{in} \\ \vdots & \vdots & & \vdots \\ a_{n1} & a_{n2} & \cdots & a_{nn} \end{vmatrix} = k \begin{vmatrix} a_{11} & a_{12} & \cdots & a_{1n} \\ \vdots & \vdots & & \vdots \\ a_{i1} & a_{i2} & \cdots & a_{in} \\ \vdots & \vdots & & \vdots \\ a_{n1} & a_{n2} & \cdots & a_{nn} \end{vmatrix}$$

推论 行列式中如果有两行（列）元素成比例，则此行列式等于零.

性质 8.4 若行列式的某一行（列）的元素都是两数之和，则此行列式等于两个行列式之和，即

$$\begin{vmatrix} a_{11} & a_{12} & \cdots & a_{1n} \\ \vdots & \vdots & & \vdots \\ a_{i1}+b_{i1} & a_{i2}+b_{i2} & \cdots & a_{in}+b_{in} \\ \vdots & \vdots & & \vdots \\ a_{n1} & a_{n2} & \cdots & a_{nn} \end{vmatrix}$$

$$= \begin{vmatrix} a_{11} & a_{12} & \cdots & a_{1n} \\ \vdots & \vdots & & \vdots \\ a_{i1} & a_{i2} & \cdots & a_{in} \\ \vdots & \vdots & & \vdots \\ a_{n1} & a_{n2} & \cdots & a_{nn} \end{vmatrix} + \begin{vmatrix} a_{11} & a_{12} & \cdots & a_{1n} \\ \vdots & \vdots & & \vdots \\ b_{i1} & b_{i2} & \cdots & b_{in} \\ \vdots & \vdots & & \vdots \\ a_{n1} & a_{n2} & \cdots & a_{nn} \end{vmatrix}$$

推论 把行列式的某一行（列）的各元素乘以同一数然后加到另一行（列）对应的元素上去，行列式不变.（第 j 行的 k 倍加到第 i 行上，记作 $\alpha_i + k\alpha_j$；第 j 列的 k 倍加到第 i 列上，记作 $\beta_i + k\beta_j$.）

$$\begin{vmatrix} a_{11} & a_{12} & \cdots & a_{1n} \\ \vdots & \vdots & & \vdots \\ a_{i1}+ka_{j1} & a_{i2}+ka_{j2} & \cdots & a_{in}+ka_{jn} \\ \vdots & \vdots & & \vdots \\ a_{j1} & a_{j2} & \cdots & a_{jn} \\ \vdots & \vdots & & \vdots \\ a_{n1} & a_{n2} & \cdots & a_{nn} \end{vmatrix}$$

$$= \begin{vmatrix} a_{11} & a_{12} & \cdots & a_{1n} \\ \vdots & \vdots & & \vdots \\ a_{i1} & a_{i2} & \cdots & a_{in} \\ \vdots & \vdots & & \vdots \\ a_{j1} & a_{j2} & \cdots & a_{jn} \\ \vdots & \vdots & & \vdots \\ a_{n1} & a_{n2} & \cdots & a_{nn} \end{vmatrix} + k \begin{vmatrix} a_{11} & a_{12} & \cdots & a_{1n} \\ \vdots & \vdots & & \vdots \\ a_{j1} & a_{j2} & \cdots & a_{jn} \\ \vdots & \vdots & & \vdots \\ a_{j1} & a_{j2} & \cdots & a_{jn} \\ \vdots & \vdots & & \vdots \\ a_{n1} & a_{n2} & \cdots & a_{nn} \end{vmatrix} = \begin{vmatrix} a_{11} & a_{12} & \cdots & a_{1n} \\ \vdots & \vdots & & \vdots \\ a_{i1} & a_{i2} & \cdots & a_{in} \\ \vdots & \vdots & & \vdots \\ a_{j1} & a_{j2} & \cdots & a_{jn} \\ \vdots & \vdots & & \vdots \\ a_{n1} & a_{n2} & \cdots & a_{nn} \end{vmatrix}$$

性质 8.5　若行列式中有一行(列)元素全是零,则此行列式等于零.

2. 行列式的计算

称 n 阶行列式 $D = \begin{vmatrix} a_{11} & a_{12} & \cdots & a_{1n} \\ 0 & a_{22} & \cdots & a_{2n} \\ \vdots & \vdots & & \vdots \\ 0 & 0 & \cdots & a_{nn} \end{vmatrix}$ 为**上三角形行列式**.形如例 8.2 的行

列式称为**下三角形行列式**,上三角形行列式和下三角形行列式统称为**三角形行列式**.由例 8.2 的证明过程可知,n 阶三角形行列式的值等于它的主对角线上的元素的乘积,即 $D = a_{11}a_{22}\cdots a_{nn}$.

在行列式的计算中,常用的一种方法就是利用行列式的性质把行列式化为上(下)三角形行列式,然后计算主对角线上元素的积,便得到行列式的值.

例 8.3　计算行列式 $\begin{vmatrix} 2 & -2 & 3 & 4 \\ 3 & 2 & 1 & 3 \\ -1 & 3 & 2 & 1 \\ 3 & 4 & -3 & 5 \end{vmatrix}$.

分析　从理论上来说,只要第一行、第一列的元素不为零,就可以把第一列其余元素全化为零.如本例,只要第一行乘 $-\dfrac{3}{2}$ 加到第二行;第一行乘 $\dfrac{1}{2}$ 加到第三行;第一行乘 $-\dfrac{3}{2}$ 加到第四行,其结果就是

$$\begin{vmatrix} 2 & -2 & 3 & 4 \\ 0 & * & * & * \\ 0 & * & * & * \\ 0 & * & * & * \end{vmatrix}$$

照此进行下去,是可以把行列式化成上三角形行列式的.但这样做的话,就无法避免分数运算,从而增加计算量.分数运算是行列式计算中尽可能避免的事情.为此,计算之前,观察行列式中是否有 1,如果有,借助行列式的性质,把它置换到第一行第一列的位置.如本例中第二行第三列的元素是 1,通过行列式的性质将这个元素置换到第一行第一列的位置,然后再继续计算.

解

$$
\begin{vmatrix}
2 & -2 & 3 & 4 \\
3 & 2 & 1 & 3 \\
-1 & 3 & 2 & 1 \\
3 & 4 & -3 & 5
\end{vmatrix}
\overset{\alpha_1 \leftrightarrow \alpha_2}{=} -
\begin{vmatrix}
3 & 2 & 1 & 3 \\
2 & -2 & 3 & 4 \\
-1 & 3 & 2 & 1 \\
3 & 4 & -3 & 5
\end{vmatrix}
\overset{\beta_1 \leftrightarrow \beta_3}{=}
\begin{vmatrix}
1 & 2 & 3 & 3 \\
3 & -2 & 2 & 4 \\
2 & 3 & -1 & 1 \\
-3 & 4 & 3 & 5
\end{vmatrix}
$$

$$
\overset{\substack{\alpha_2+(-3)\times\alpha_1 \\ \alpha_3+(-2)\times\alpha_1 \\ \alpha_4+3\times\alpha_1}}{=}
\begin{vmatrix}
1 & 2 & 3 & 3 \\
0 & -8 & -7 & -5 \\
0 & -1 & -7 & -5 \\
0 & 10 & 12 & 14
\end{vmatrix}
\overset{\substack{(-1)\times\alpha_2 \\ (-1)\times\alpha_3}}{=}
\begin{vmatrix}
1 & 2 & 3 & 3 \\
0 & 8 & 7 & 5 \\
0 & 1 & 7 & 5 \\
0 & 10 & 12 & 14
\end{vmatrix}
$$

$$
\overset{\alpha_2 \leftrightarrow \alpha_3}{=} -
\begin{vmatrix}
1 & 2 & 3 & 3 \\
0 & 1 & 7 & 5 \\
0 & 8 & 7 & 5 \\
0 & 10 & 12 & 14
\end{vmatrix}
\overset{\substack{\alpha_3+(-8)\times\alpha_2 \\ \alpha_4+(-10)\times\alpha_2}}{=} -
\begin{vmatrix}
1 & 2 & 3 & 3 \\
0 & 1 & 7 & 5 \\
0 & 0 & -49 & -35 \\
0 & 0 & -58 & -36
\end{vmatrix}
$$

$$
\overset{\substack{(-1)\times\alpha_3 \\ (-1)\times\alpha_4}}{=} -
\begin{vmatrix}
1 & 2 & 3 & 3 \\
0 & 1 & 7 & 5 \\
0 & 0 & 49 & 35 \\
0 & 0 & 58 & 36
\end{vmatrix}
\overset{\substack{(\frac{1}{7})\times\alpha_3 \\ (\frac{1}{2})\times\alpha_4}}{=} -7\times2
\begin{vmatrix}
1 & 2 & 3 & 3 \\
0 & 1 & 7 & 5 \\
0 & 0 & 7 & 5 \\
0 & 0 & 29 & 18
\end{vmatrix}
$$

$$
\overset{\alpha_4+(-4)\times\alpha_3}{=} -14
\begin{vmatrix}
1 & 2 & 3 & 3 \\
0 & 1 & 7 & 5 \\
0 & 0 & 7 & 5 \\
0 & 0 & 1 & -2
\end{vmatrix}
\overset{\alpha_3 \leftrightarrow \alpha_4}{=} 14
\begin{vmatrix}
1 & 2 & 3 & 3 \\
0 & 1 & 7 & 5 \\
0 & 0 & 1 & -2 \\
0 & 0 & 7 & 5
\end{vmatrix}
$$

$$
\overset{\alpha_4+(-7)\times\alpha_3}{=} 14
\begin{vmatrix}
1 & 2 & 3 & 3 \\
0 & 1 & 7 & 5 \\
0 & 0 & 1 & -2 \\
0 & 0 & 0 & 19
\end{vmatrix}
$$

$$
= 14\times1\times1\times1\times19 = 266
$$

例 8.4 计算

$$
D =
\begin{vmatrix}
3 & 1 & 1 & 1 \\
1 & 3 & 1 & 1 \\
1 & 1 & 3 & 1 \\
1 & 1 & 1 & 3
\end{vmatrix}
$$

解 这个行列式的特点是各列 4 个数之和都是 6. 现把第 2,3,4 行同时加到第一行,提出公因子 6,然后各行减去第一行,得

$$D = \begin{vmatrix} 6 & 6 & 6 & 6 \\ 1 & 3 & 1 & 1 \\ 1 & 1 & 3 & 1 \\ 1 & 1 & 1 & 3 \end{vmatrix} = 6 \begin{vmatrix} 1 & 1 & 1 & 1 \\ 1 & 3 & 1 & 1 \\ 1 & 1 & 3 & 1 \\ 1 & 1 & 1 & 3 \end{vmatrix}$$

$$= 6 \begin{vmatrix} 1 & 1 & 1 & 1 \\ 0 & 2 & 0 & 0 \\ 0 & 0 & 2 & 0 \\ 0 & 0 & 0 & 2 \end{vmatrix} = 48$$

性质 8.6　行列式某一行(列)的元素与另一行(列)的对应元素的代数余子式乘积之和等于零. 即

$$a_{i1}A_{j1} + a_{i2}A_{j2} + \cdots + a_{in}A_{jn} = 0, \quad i \neq j$$

或

$$a_{1i}A_{1j} + a_{2i}A_{2j} + \cdots + a_{ni}A_{nj} = 0, \quad i \neq j$$

证明　把行列式 $D = \det(a_{ij})$ 按第 j 行展开,有

$$a_{j1}A_{j1} + a_{j2}A_{j2} + \cdots + a_{jn}A_{jn} = \begin{vmatrix} a_{11} & \cdots & a_{1n} \\ \vdots & & \vdots \\ a_{i1} & \cdots & a_{in} \\ \vdots & & \vdots \\ a_{j1} & \cdots & a_{jn} \\ \vdots & & \vdots \\ a_{n1} & \cdots & a_{nn} \end{vmatrix}$$

在上式中把 a_{jk} 换成 $a_{ik}(k=1,\cdots,n)$,可得

$$a_{i1}A_{j1} + a_{i2}A_{j2} + \cdots + a_{in}A_{jn} = \begin{vmatrix} a_{11} & \cdots & a_{1n} \\ \vdots & & \vdots \\ a_{i1} & \cdots & a_{in} \\ \vdots & & \vdots \\ a_{j1} & \cdots & a_{jn} \\ \vdots & & \vdots \\ a_{n1} & \cdots & a_{nn} \end{vmatrix} \begin{array}{l} \\ \\ \cdots\cdots\cdots\cdots\cdots 第 i 行 \\ \\ \cdots\cdots\cdots\cdots\cdots 第 j 行 \\ \\ \\ \end{array}$$

当 $i \neq j$ 时,上式右端行列式中有两行对应元素相同,故行列式等于零,即得

$$a_{j1}A_{j1} + a_{j2}A_{j2} + \cdots + a_{jn}A_{jn} = 0, \quad i \neq j$$

上述证法如按列进行,即可得

$$a_{1i}A_{1j} + a_{2i}A_{2j} + \cdots + a_{ni}A_{nj} = 0, \quad i \neq j$$

8.1.3　克拉默法则

从本节的引例中看出,用行列式可以求解二元线性方程组

$$\begin{cases} a_{11}x_1 + a_{12}x_2 = b_1 \\ a_{21}x_1 + a_{22}x_2 = b_2 \end{cases}$$

若记

$$D = \begin{vmatrix} a_{11} & a_{12} \\ a_{21} & a_{22} \end{vmatrix}, \quad D_1 = \begin{vmatrix} b_1 & a_{12} \\ b_2 & a_{22} \end{vmatrix}, \quad D_2 = \begin{vmatrix} a_{11} & b_1 \\ a_{21} & b_2 \end{vmatrix}$$

则在系数行列式 $D \neq 0$ 的条件下,二元线性方程组有唯一的解,即

$$x_1 = \frac{D_1}{D}, \quad x_2 = \frac{D_2}{D}$$

同理,对于三元线性方程组

$$\begin{cases} a_{11}x_1 + a_{12}x_2 + a_{13}x_3 = b_1 \\ a_{21}x_1 + a_{22}x_2 + a_{23}x_3 = b_2 \\ a_{31}x_1 + a_{32}x_2 + a_{33}x_3 = b_3 \end{cases}$$

其系数行列式

$$D = \begin{vmatrix} a_{11} & a_{12} & a_{13} \\ a_{21} & a_{22} & a_{23} \\ a_{31} & a_{32} & a_{33} \end{vmatrix}$$

当 $D \neq 0$ 时,有唯一解,即

$$x_1 = \frac{D_1}{D}, \quad x_2 = \frac{D_2}{D}, \quad x_3 = \frac{D_3}{D}$$

其中

$$D_1 = \begin{vmatrix} b_1 & a_{12} & a_{13} \\ b_2 & a_{22} & a_{23} \\ b_3 & a_{32} & a_{33} \end{vmatrix}, \quad D_2 = \begin{vmatrix} a_{11} & b_1 & a_{13} \\ a_{21} & b_2 & a_{23} \\ a_{31} & b_3 & a_{33} \end{vmatrix}, \quad D_3 = \begin{vmatrix} a_{11} & a_{12} & b_1 \\ a_{21} & a_{22} & b_2 \\ a_{31} & a_{32} & b_3 \end{vmatrix}$$

类似地,利用 n 阶行列式可以求解含有 n 个未知数 $x_1, x_2, \cdots, x_n$ 的 n 个方程的 n 元线性方程组

$$\begin{cases} a_{11}x_1 + a_{12}x_2 + \cdots a_{1n}x_n = b_1 \\ a_{21}x_1 + a_{22}x_2 + \cdots a_{2n}x_n = b_2 \\ \qquad\qquad \cdots\cdots \\ a_{n1}x_1 + a_{n2}x_2 + \cdots a_{nn}x_n = b_n \end{cases} \tag{8.5}$$

克拉默(Cramer)法则　　如果式(8.5)的系数行列式不等于零,即

$$D = \begin{vmatrix} a_{11} & \cdots & a_{1n} \\ \vdots & & \vdots \\ a_{n1} & \cdots & a_{nn} \end{vmatrix} \neq 0$$

那么,方程组式(8.5)有唯一解,即

$$x_1 = \frac{D_1}{D}, \quad x_2 = \frac{D_2}{D}, \quad \cdots, \quad x_n = \frac{D_n}{D}$$

其中 $D_j (j = 1, 2, \cdots, n)$ 是把系数行列式 D 中第 j 列的元素用方程组右端的常数项代替后所得到的 n 阶行列式,即

$$D_j = \begin{vmatrix} a_{11} & \cdots & a_{1,j-1} & b_1 & a_{1,j+1} & \cdots & a_{1n} \\ \vdots & & \vdots & \vdots & \vdots & & \vdots \\ a_{n1} & \cdots & a_{n,j-1} & b_n & a_{n,j+1} & \cdots & a_{nn} \end{vmatrix}$$

例 8.5 解线性方程组

$$\begin{cases} 2x_1 + x_2 - 5x_3 + x_4 = 8 \\ x_1 - 3x_2 - 6x_4 = 9 \\ 2x_2 - x_3 + 2x_4 = -5 \\ x_1 + 4x_2 - 7x_3 + 6x_4 = 0 \end{cases}$$

解

$$D = \begin{vmatrix} 2 & 1 & -5 & 1 \\ 1 & -3 & 0 & -6 \\ 0 & 2 & -1 & 2 \\ 1 & 4 & -7 & 6 \end{vmatrix} = \begin{vmatrix} 0 & 7 & -5 & 13 \\ 1 & -3 & 0 & -6 \\ 0 & 2 & -1 & 2 \\ 0 & 7 & -7 & 12 \end{vmatrix}$$

$$= - \begin{vmatrix} 7 & -5 & 13 \\ 2 & -1 & 2 \\ 7 & -7 & 12 \end{vmatrix} = - \begin{vmatrix} -3 & -5 & 3 \\ 0 & -1 & 0 \\ -7 & -7 & -2 \end{vmatrix}$$

$$= \begin{vmatrix} -3 & 3 \\ -7 & -2 \end{vmatrix} = 27$$

$$D_1 = \begin{vmatrix} 8 & 1 & -5 & 1 \\ 9 & -3 & 0 & -6 \\ -5 & 2 & -1 & 2 \\ 0 & 4 & -7 & 6 \end{vmatrix} = 81, \quad D_2 = \begin{vmatrix} 2 & 8 & -5 & 1 \\ 1 & 9 & 0 & -6 \\ 0 & -5 & -1 & 2 \\ 1 & 0 & -7 & 6 \end{vmatrix} = -108$$

$$D_3 = \begin{vmatrix} 2 & 1 & 8 & 1 \\ 1 & -3 & 9 & -6 \\ 0 & 2 & -5 & 2 \\ 1 & 4 & 0 & 6 \end{vmatrix} = -27, \quad D_4 = \begin{vmatrix} 2 & 1 & -5 & 8 \\ 1 & -3 & 0 & 9 \\ 0 & 2 & -1 & -5 \\ 1 & 4 & -7 & 0 \end{vmatrix} = 27$$

于是得

$$x_1 = 3, \quad x_2 = -4, \quad x_3 = -1, \quad x_4 = 1$$

8.2 矩 阵

矩阵是数学中的一个重要内容,是线性代数的主要研究对象之一. 在矩阵的理论中,矩阵的运算起着重要的作用,本节首先给出矩阵的概念,然后着重讨论矩阵

的运算.

8.2.1 矩阵的概念

定义 8.2 由 $m \times n$ 个数 $a_{ij}(i=1,2,\cdots,m; j=1,2,\cdots,n)$ 排成的 m 行 n 列的数表:

$$
\begin{matrix}
a_{11} & a_{12} & \cdots & a_{1n} \\
a_{21} & a_{22} & \cdots & a_{2n} \\
\vdots & \vdots & & \vdots \\
a_{m1} & a_{m2} & \cdots & a_{mn}
\end{matrix}
$$

称为 m 行 n 列矩阵,简称 $m \times n$ **矩阵**(matrix). 为表示它是一个整体,总是加一个括弧,并用大写字母表示它,记作

$$
\boldsymbol{A} = \begin{bmatrix}
a_{11} & a_{12} & \cdots & a_{1n} \\
a_{21} & a_{22} & \cdots & a_{2n} \\
\vdots & \vdots & & \vdots \\
a_{m1} & a_{m2} & \cdots & a_{mn}
\end{bmatrix}
$$

括弧中的 $m \times n$ 个数称为矩阵 $\boldsymbol{A}$ 的元素,数 a_{ij} 称为矩阵 $\boldsymbol{A}$ 的第 i 行第 j 列元素,矩阵 $\boldsymbol{A}$ 可简记作 $\boldsymbol{A}=(a_{ij})$ 或 $\boldsymbol{A}=(a_{ij})_{m \times n}$. $m \times n$ 矩阵 $\boldsymbol{A}$ 也记作 $\boldsymbol{A}_{m \times n}$.

元素是实数的矩阵称为**实矩阵**,元素是复数的矩阵称为**复矩阵**. 本书中的矩阵若无特别说明,都指实矩阵.

行数与列数都等于 n 的矩阵称为 n 阶矩阵或 n 阶**方阵**. n 阶矩阵 $\boldsymbol{A}$ 也记作 $\boldsymbol{A}_n$ 或 $(a_{ij})_n$.

所有元素均为零的矩阵称为**零矩阵**(zero matrix),记作 $\boldsymbol{O}_{m \times n}$. 注意不同型的零矩阵记法是不同的.

如 3 阶和 4 阶零方阵分别记为

$$
\boldsymbol{O}_3 = \begin{bmatrix}
0 & 0 & 0 \\
0 & 0 & 0 \\
0 & 0 & 0
\end{bmatrix}, \quad
\boldsymbol{O}_4 = \begin{bmatrix}
0 & 0 & 0 & 0 \\
0 & 0 & 0 & 0 \\
0 & 0 & 0 & 0 \\
0 & 0 & 0 & 0
\end{bmatrix}
$$

只有一行的矩阵 $\boldsymbol{A}=(a_1 a_2 \cdots a_n)$ 称为**行矩阵**(row matrix),又称**行向量**. 为避免元素间的混淆,行矩阵也记作 $\boldsymbol{A}=(a_1, a_2, \cdots, a_n)$.

只有一列的矩阵 $\boldsymbol{B} = \begin{bmatrix} b_1 \\ b_2 \\ \vdots \\ b_n \end{bmatrix}$ 称为**列矩阵**(column matrix),又称**列向量**.

两个矩阵的行数相等同时列数也相等,则称它们是同型矩阵. 如 $\boldsymbol{A}=(a_{ij})_{m \times n}$

与 $\boldsymbol{B} = (b_{ij})_{m \times n}$ 是同型矩阵;若它们对应的元素都相等,即

$$a_{ij} = b_{ij}, \quad i = 1, 2, \cdots, m; j = 1, 2, \cdots, n$$

那么就称矩阵 $\boldsymbol{A}$ 与矩阵 $\boldsymbol{B}$ 相等,记作

$$\boldsymbol{A} = \boldsymbol{B}$$

在 n 阶方阵中由左上角向右下角所引的对角线称为主对角线. $a_{ii} (i = 1, 2, \cdots, n)$ 称为方阵 $(a_{ij})_n$ 的对角线元素. 把对角线元素都是 1,其余元素都是 0 的 n 阶方阵称为 n 阶**单位阵**(identity matrix),记为 $\boldsymbol{I}_n$. 如 3 阶和 4 阶单位阵记为

$$\boldsymbol{I}_3 = \begin{pmatrix} 1 & 0 & 0 \\ 0 & 1 & 0 \\ 0 & 0 & 1 \end{pmatrix}, \quad \boldsymbol{I}_4 = \begin{pmatrix} 1 & 0 & 0 & 0 \\ 0 & 1 & 0 & 0 \\ 0 & 0 & 1 & 0 \\ 0 & 0 & 0 & 1 \end{pmatrix}$$

除对角线元素外,其余元素都是零的方阵称**对角矩阵**(diagonal matrix). 如:

$$\boldsymbol{\Lambda} = \begin{pmatrix} \lambda_1 & 0 & \cdots & 0 \\ 0 & \lambda_2 & \cdots & 0 \\ \vdots & \vdots & & \vdots \\ 0 & 0 & \cdots & \lambda_n \end{pmatrix}$$

对角矩阵也记作 $\boldsymbol{\Lambda} = \mathrm{diag}(\lambda_1, \lambda_2, \cdots, \lambda_n)$.

形如:

$$\begin{pmatrix} a_{11} & a_{12} & \cdots & a_{1n} \\ 0 & a_{22} & \cdots & a_{2n} \\ \vdots & \vdots & & \vdots \\ 0 & 0 & \cdots & a_{nn} \end{pmatrix}, \quad \begin{pmatrix} a_{11} & 0 & \cdots & 0 \\ a_{21} & a_{22} & \cdots & 0 \\ \vdots & \vdots & & \vdots \\ a_{n1} & a_{n2} & \cdots & a_{nn} \end{pmatrix}$$

的方阵分别称为**上三角形矩阵**和**下三角形矩阵**.

矩阵的应用非常广泛,下面仅举几例说明.

例 8.6　某厂向 3 个商店发送 4 种产品的数量可列成矩阵

$$\boldsymbol{A} = \begin{pmatrix} a_{11} & a_{12} & a_{13} & a_{14} \\ a_{21} & a_{22} & a_{23} & a_{24} \\ a_{31} & a_{32} & a_{33} & a_{34} \end{pmatrix}$$

其中 a_{ij} 为工厂向第 i 店发送第 j 种产品的数量.

这 4 种产品的单价及重量也可列成矩阵

$$\boldsymbol{B} = \begin{pmatrix} b_{11} & b_{12} \\ b_{21} & b_{22} \\ b_{31} & b_{32} \\ b_{41} & b_{42} \end{pmatrix}$$

其中 b_{i1} 为第 i 种产品的单价,b_{i2} 为第 i 种产品的重量.

例 8.7　4 个城市间的航线如图 8.3 所示.若令

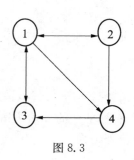

图 8.3

$$a_{ij} = \begin{cases} 1, & \text{从 } i \text{ 市到 } j \text{ 市有 } 1 \text{ 条航线} \\ 0, & \text{从 } i \text{ 市到 } j \text{ 市没有航线} \end{cases}$$

则图 8.3 可用矩阵表示为

$$A = (a_{ij}) = \begin{pmatrix} 0 & 1 & 1 & 1 \\ 1 & 0 & 0 & 1 \\ 1 & 0 & 0 & 0 \\ 0 & 0 & 1 & 0 \end{pmatrix}$$

一般地,若干个点之间的通道都可用这样的矩阵表示.

8.2.2 矩阵的运算

1. 矩阵的加法

定义 8.3 设有两个 $m \times n$ 矩阵 $A = (a_{ij})$ 和 $B = (b_{ij})$,那么矩阵 A 与 B 的和记作 $A + B$,规定为

$$A + B = \begin{pmatrix} a_{11} + b_{11} & a_{12} + b_{12} & \cdots & a_{1n} + b_{1n} \\ a_{21} + b_{21} & a_{22} + b_{22} & \cdots & a_{2n} + b_{2n} \\ \vdots & \vdots & & \vdots \\ a_{m1} + b_{m1} & a_{m2} + b_{m2} & \cdots & a_{mn} + b_{mn} \end{pmatrix}$$

应该注意,只有当两个矩阵是同型矩阵时,这两个矩阵才能进行加法运算.

矩阵加法满足下列运算规律(设 A, B, C 都是同型矩阵):

(1) $A + B = B + A$;

(2) $(A + B) + C = A + (B + C)$.

设矩阵 $A = (a_{ij})$,记 $-A = (-a_{ij})$. $-A$ 称为矩阵 A 的**负矩阵**. 显然有

$$A + (-A) = O$$

由此规定矩阵减法为

$$A - B = A + (-B)$$

2. 数与矩阵相乘

定义 8.4 数 λ 与矩阵 A 的乘积记作 λA 或 $A\lambda$,规定为

$$\lambda A = A\lambda = \begin{pmatrix} \lambda a_{11} & \lambda a_{12} & \cdots & \lambda a_{1n} \\ \lambda a_{21} & \lambda a_{22} & \cdots & \lambda a_{2n} \\ \vdots & \vdots & & \vdots \\ \lambda a_{m1} & \lambda a_{m2} & \cdots & \lambda a_{mn} \end{pmatrix}$$

数乘矩阵满足下列运算规律(设 A, B 为同型矩阵,λ, μ 为常数):

(1) $(\lambda\mu)A = \lambda(\mu A)$;

（2）$(\lambda+\mu)\boldsymbol{A}=\lambda\boldsymbol{A}+\mu\boldsymbol{A}$；

（3）$\lambda(\boldsymbol{A}+\boldsymbol{B})=\lambda\boldsymbol{A}+\lambda\boldsymbol{B}$.

矩阵相加与数乘矩阵运算统称为矩阵的线性运算.

3. 矩阵的乘法

把第一个矩阵的第 i 行和第二个矩阵的第 j 列的元素对应相乘的代数和规定为新矩阵的一个元素，如：

$$\begin{pmatrix} a_{11} & a_{12} & a_{13} \\ a_{21} & a_{22} & a_{23} \end{pmatrix} \begin{pmatrix} b_{11} & b_{12} \\ b_{21} & b_{22} \\ b_{31} & b_{32} \end{pmatrix}$$

$$= \begin{pmatrix} a_{11}b_{11}+a_{12}b_{21}+a_{13}b_{31} & a_{11}b_{12}+a_{12}b_{22}+a_{13}b_{32} \\ a_{21}b_{11}+a_{22}b_{21}+a_{23}b_{31} & a_{21}b_{12}+a_{22}b_{22}+a_{23}b_{32} \end{pmatrix}$$

$$= \begin{pmatrix} c_{11} & c_{12} \\ c_{21} & c_{22} \end{pmatrix}$$

其中新元素 $c_{ij}=a_{i1}b_{1j}+a_{i2}b_{2j}+a_{i3}b_{3j}(i=1,2;j=1,2)$.

定义 8.5　设 $\boldsymbol{A}=(a_{ij})$ 是一个 $m\times s$ 矩阵，$\boldsymbol{B}=(b_{ij})$ 是一个 $s\times n$ 矩阵，那么规定矩阵 $\boldsymbol{A}$ 与矩阵 $\boldsymbol{B}$ 的乘积是一个 $m\times n$ 矩阵 $\boldsymbol{C}=(c_{ij})$，其中

$$c_{ij}=a_{i1}b_{1j}+a_{i2}b_{2j}+\cdots+a_{is}b_{sj}=\sum_{k=1}^{s}a_{ik}b_{kj},\quad i=1,2,\cdots,m;j=1,2,\cdots,n$$

并把此乘积记作 $\boldsymbol{C}_{m\times n}=\boldsymbol{A}_{m\times k}\boldsymbol{B}_{k\times n}$ 或 $\boldsymbol{C}=\boldsymbol{AB}$. 此时称 $\boldsymbol{A}$ 为左矩阵，$\boldsymbol{B}$ 为右矩阵. $\boldsymbol{AB}$ 常读作 $\boldsymbol{A}$ 左乘 $\boldsymbol{B}$ 或 $\boldsymbol{B}$ 右乘 $\boldsymbol{A}$.

注意　在矩阵的乘法中，只有当左矩阵的列数等于右矩阵的行数时，两个矩阵才能相乘.

例 8.8　求矩阵 $\boldsymbol{A}=\begin{pmatrix} 1 & 0 & 3 & -1 \\ 2 & 1 & 0 & 2 \end{pmatrix}$ 与 $\boldsymbol{B}=\begin{pmatrix} 4 & 1 & 0 \\ -1 & 1 & 3 \\ 2 & 0 & 1 \\ 1 & 3 & 4 \end{pmatrix}$ 的乘积 $\boldsymbol{AB}$.

解　$\boldsymbol{AB}=\begin{pmatrix} 1 & 0 & 3 & -1 \\ 2 & 1 & 0 & 2 \end{pmatrix}\begin{pmatrix} 4 & 1 & 0 \\ -1 & 1 & 3 \\ 2 & 0 & 1 \\ 1 & 3 & 4 \end{pmatrix}$

$$=\left(\begin{array}{cc} 1\times4+0\times(-1)+3\times2+(-1)\times1 & 1\times1+0\times1+3\times0+(-1)\times3 \\ 2\times4+1\times(-1)+0\times2+2\times1 & 2\times1+1\times1+0\times0+2\times3 \\ 1\times0+0\times3+3\times1+(-1)\times4 & \\ 2\times0+1\times3+0\times1+2\times4 & \end{array}\right.$$

$$= \begin{bmatrix} 9 & -2 & -1 \\ 9 & 9 & 11 \end{bmatrix}$$

例 8.9 求矩阵 $A = \begin{bmatrix} -2 & 4 \\ 1 & -2 \end{bmatrix}$ 与 $B = \begin{bmatrix} 2 & 4 \\ -3 & -6 \end{bmatrix}$ 的乘积 AB 及 BA.

解

$$AB = \begin{bmatrix} -2 \times 2 + 4 \times (-3) & -2 \times 4 + 4 \times (-6) \\ 1 \times 2 + (-2) \times (-3) & 1 \times 4 + (-2) \times (-6) \end{bmatrix} = \begin{bmatrix} -16 & -32 \\ 8 & 16 \end{bmatrix}$$

$$BA = \begin{bmatrix} 2 \times (-2) + 4 \times 1 & 2 \times 4 + 4 \times (-2) \\ (-3) \times (-2) + (-6) \times 1 & (-3) \times 4 + (-6) \times (-2) \end{bmatrix} = \begin{bmatrix} 0 & 0 \\ 0 & 0 \end{bmatrix}$$

在矩阵乘法中必须注意矩阵相乘的条件和顺序. 如在例 8.8 中 AB 有意义而 BA 没有意义. 又若 A 是 $m \times n$ 矩阵, B 是 $n \times m$ 矩阵, 则 AB 和 BA 都有意义, 但 AB 是 m 阶方阵, BA 是 n 阶方阵, 当 $m \neq n$ 时, $AB \neq BA$. 即使 $m = n$, 即 A, B 是同型方阵, AB 和 BA 也可以不相等, 如例 8.9. 总之, 矩阵的乘法不满足交换律, 即在一般情形下, $AB \neq BA$.

对于两个 n 阶方阵 A, B, 若 $AB = BA$, 则称方阵 A 与 B 是可交换的.

例 8.9 还表明, 矩阵 $A \neq O, B \neq O$, 但却有 $BA = O$. 这就说明:若有两个矩阵 A, B 满足 $AB = O$, 不能得出 $A = O$ 或 $B = O$ 的结论;若 $A \neq O$ 而 $A(X - Y) = O$, 也不能得出 $X = Y$ 的结论. 即矩阵乘法不满足消去律.

矩阵的乘法虽不满足交换律, 但仍满足下列结合律和分配律:

(1) $(A_{m \times n} B_{n \times s}) C_{s \times t} = A_{m \times n} (B_{n \times s} C_{s \times t})$;

(2) $\lambda(AB) = (\lambda A)B = A(\lambda B)$ (其中 λ 为常数);

(3) $A(B + C) = AB + AC$;

(4) $(B + C)A = BA + CA$.

以上结合律和分配律可以根据矩阵乘法、加法、数乘定义直接得到, 请读者自证.

例 8.10 设有两个线性变换:

$$\begin{cases} y_1 = 2x_1 + x_2 + 3x_3 \\ y_2 = x_1 - 2x_2 + 5x_3 \end{cases}$$

$$\begin{cases} x_1 = t_1 + t_2 \\ x_2 = 2t_1 - t_2 \\ x_3 = -t_1 + 2t_2 \end{cases}$$

将 y_1, y_2 分别用 t_1, t_2 线性表示.

解 先将两个线性变换分别写成矩阵形式:

$$\begin{bmatrix} y_1 \\ y_2 \end{bmatrix} = \begin{bmatrix} 2 & 1 & 3 \\ 1 & -2 & 5 \end{bmatrix} \begin{bmatrix} x_1 \\ x_2 \\ x_3 \end{bmatrix}, \quad \begin{bmatrix} x_1 \\ x_2 \\ x_3 \end{bmatrix} = \begin{bmatrix} 1 & 1 \\ 2 & -1 \\ -1 & 2 \end{bmatrix} \begin{bmatrix} t_1 \\ t_2 \end{bmatrix}$$

由矩阵乘法,有

$$\begin{bmatrix} y_1 \\ y_2 \end{bmatrix} = \begin{pmatrix} 2 & 1 & 3 \\ 1 & -2 & 5 \end{pmatrix} \begin{pmatrix} 1 & 1 \\ 2 & -1 \\ -1 & 2 \end{pmatrix} \begin{pmatrix} t_1 \\ t_2 \end{pmatrix} = \begin{pmatrix} 1 & 7 \\ -8 & 13 \end{pmatrix} \begin{pmatrix} t_1 \\ t_2 \end{pmatrix}$$

得

$$\begin{cases} y_1 = t_1 + 7t_2 \\ y_2 = -8t_1 + 13t_2 \end{cases}$$

4. 矩阵的转置

定义 8.6 把矩阵 A 的行换成同序数的列得到的一个新矩阵,叫作矩阵 A 的**转置矩阵**(transfer matrix),记作 A^{T}. 即

$$A = \begin{pmatrix} a_{11} & a_{12} & \cdots & a_{1n} \\ a_{21} & a_{22} & \cdots & a_{2n} \\ \vdots & \vdots & & \vdots \\ a_{m1} & a_{m2} & \cdots & a_{mn} \end{pmatrix}_{m \times n}$$

则

$$A^{\mathrm{T}} = \begin{pmatrix} a_{11} & a_{21} & \cdots & a_{m1} \\ a_{12} & a_{22} & \cdots & a_{m2} \\ \vdots & \vdots & & \vdots \\ a_{1n} & a_{2n} & \cdots & a_{mn} \end{pmatrix}_{n \times m}$$

例如矩阵 $A = \begin{pmatrix} 1 & 2 & 0 \\ 3 & -1 & 1 \end{pmatrix}$ 的转置矩阵为 $A^{\mathrm{T}} = \begin{pmatrix} 1 & 3 \\ 2 & -1 \\ 0 & 1 \end{pmatrix}$.

矩阵的转置也是一种运算,满足下列运算规律:

(1) $(A^{\mathrm{T}})^{\mathrm{T}} = A$;

(2) $(A + B)^{\mathrm{T}} = A^{\mathrm{T}} + B^{\mathrm{T}}$;

(3) $(\lambda A)^{\mathrm{T}} = \lambda A^{\mathrm{T}}$;

(4) $(AB)^{\mathrm{T}} = B^{\mathrm{T}} A^{\mathrm{T}}$.

其中 λ 为实数,运算规律中前三式显然成立,对(4)式的推证仅用例子加以说明.

例 8.11 已知 $A = \begin{pmatrix} 2 & 0 & -1 \\ 1 & 3 & 2 \end{pmatrix}$,$B = \begin{pmatrix} 1 & 7 & -1 \\ 4 & 2 & 3 \\ 2 & 0 & 1 \end{pmatrix}$,验证 $(AB)^{\mathrm{T}} = B^{\mathrm{T}} A^{\mathrm{T}}$.

证明 因为

$$AB = \begin{pmatrix} 2 & 0 & -1 \\ 1 & 3 & 2 \end{pmatrix} \begin{pmatrix} 1 & 7 & -1 \\ 4 & 2 & 3 \\ 2 & 0 & 1 \end{pmatrix} = \begin{pmatrix} 0 & 14 & -3 \\ 17 & 13 & 10 \end{pmatrix}$$

$$(AB)^{\mathrm{T}} = \begin{bmatrix} 0 & 17 \\ 14 & 13 \\ -3 & 10 \end{bmatrix}, \quad A^{\mathrm{T}} = \begin{bmatrix} 2 & 1 \\ 0 & 3 \\ -1 & 2 \end{bmatrix}, \quad B^{\mathrm{T}} = \begin{bmatrix} 1 & 4 & 2 \\ 7 & 2 & 0 \\ -1 & 3 & 1 \end{bmatrix}$$

$$B^{\mathrm{T}} A^{\mathrm{T}} = \begin{bmatrix} 1 & 4 & 2 \\ 7 & 2 & 0 \\ -1 & 3 & 1 \end{bmatrix} \begin{bmatrix} 2 & 1 \\ 0 & 3 \\ -1 & 2 \end{bmatrix} = \begin{bmatrix} 0 & 17 \\ 14 & 13 \\ -3 & 10 \end{bmatrix}$$

故验证了 $(AB)^{\mathrm{T}} = B^{\mathrm{T}} A^{\mathrm{T}}$.

设 A 是 n 阶方阵,如果满足 $A^{\mathrm{T}} = A$,即 $a_{ij} = a_{ji}(i,j=1,2,\cdots,n)$,那么 A 称为**对称矩阵**(symmetric matrix),简称**对称阵**. 例如

$$A = \begin{bmatrix} 1 & 3 & 2 \\ 3 & 0 & -2 \\ 2 & -2 & 4 \end{bmatrix}$$

则

$$A^{\mathrm{T}} = \begin{bmatrix} 1 & 3 & 2 \\ 3 & 0 & -2 \\ 2 & -2 & 4 \end{bmatrix}$$

即 $A^{\mathrm{T}} = A$,故 A 是对称矩阵.

对称阵的特点是:它的元素以对角线为对称轴对应相同.

如果满足 $A^{\mathrm{T}} = -A$,那么称 A 为**反对称矩阵**.

设 A 是 n 阶实数方阵,如果有 $A^{\mathrm{T}} A = A A^{\mathrm{T}} = I$,那么 A 称为**正交矩阵**(orthogonal matrix),简称**正交阵**. 例如

$$\begin{bmatrix} 1 & 0 \\ 0 & -1 \end{bmatrix}, \quad \begin{bmatrix} \cos\theta & -\sin\theta \\ \sin\theta & \cos\theta \end{bmatrix}, \quad \begin{bmatrix} 0 & -1 \\ -1 & 0 \end{bmatrix}, \quad \begin{bmatrix} 1 & 0 & 0 \\ 0 & 1 & 0 \\ 0 & 0 & 1 \end{bmatrix}$$

由定义可以验证这些都是正交矩阵. 由正交矩阵的定义可得正交矩阵的另一个重要性质:正交矩阵 $A_{n \times n}$ 中每一行(列)的 n 个元素的平方和等于 1;不同行(列)对应元素的乘积和等于 0. 读者可用以上矩阵自行验证正交矩阵性质.

5. 方阵的行列式

定义 8.7 由 n 阶方阵 A 的元素构成的行列式(各元素的位置不变),称为方阵 A 的行列式,记作 $|A|$ 或 $\det A$.

注意 方阵与行列式是两个不同的概念,n 阶方阵是 n^2 个数按一定方式排成的数表,而 n 阶行列式则是这些数按一定的运算法则所确定的一个数值.

由 A 确定的 $|A|$ 满足下述运算规律(设 A,B 为 n 阶方阵,λ 为常数):

(1) $|A^{\mathrm{T}}| = |A|$;

(2) $|\lambda \boldsymbol{A}| = \lambda^n |\boldsymbol{A}|$；

(3) $|\boldsymbol{AB}| = |\boldsymbol{A}| |\boldsymbol{B}|$.

$\boldsymbol{A}, \boldsymbol{B}$ 为 n 阶方阵，一般来说，$\boldsymbol{AB} \neq \boldsymbol{BA}$，但是，由式(3)可知有

$$|\boldsymbol{AB}| = |\boldsymbol{A}| |\boldsymbol{B}| = |\boldsymbol{B}| |\boldsymbol{A}| = |\boldsymbol{BA}|$$

即有

$$|\boldsymbol{AB}| = |\boldsymbol{BA}|$$

成立.

例 8.12　设 $\boldsymbol{A} = \begin{pmatrix} 2 & 1 \\ 3 & 2 \end{pmatrix}, \boldsymbol{B} = \begin{pmatrix} 3 & 2 \\ 4 & 1 \end{pmatrix}$，求 $\boldsymbol{AB}, \boldsymbol{BA}$ 及 $|\boldsymbol{AB}|$ 的值.

解　由题意，得

$$\boldsymbol{AB} = \begin{pmatrix} 2 & 1 \\ 3 & 2 \end{pmatrix} \begin{pmatrix} 3 & 2 \\ 4 & 1 \end{pmatrix} = \begin{pmatrix} 10 & 5 \\ 17 & 8 \end{pmatrix}$$

$$\boldsymbol{BA} = \begin{pmatrix} 3 & 2 \\ 4 & 1 \end{pmatrix} \begin{pmatrix} 2 & 1 \\ 3 & 2 \end{pmatrix} = \begin{pmatrix} 12 & 7 \\ 11 & 6 \end{pmatrix} \neq \boldsymbol{AB}$$

但

$$|\boldsymbol{AB}| = \begin{vmatrix} 10 & 5 \\ 17 & 8 \end{vmatrix} = \begin{vmatrix} 12 & 7 \\ 11 & 6 \end{vmatrix} = |\boldsymbol{BA}| = -5$$

或另解

$$|\boldsymbol{AB}| = |\boldsymbol{A}| |\boldsymbol{B}| = \begin{vmatrix} 2 & 1 \\ 3 & 2 \end{vmatrix} \begin{vmatrix} 3 & 2 \\ 4 & 1 \end{vmatrix} = 1 \times (-5) = -5$$

8.2.3　逆矩阵

在代数学中，对给定的一个不为零的数 a，总存在唯一一个数 $\dfrac{1}{a}$，且有

$$a \cdot \frac{1}{a} = a \cdot a^{-1} = a^{-1} \cdot a = 1$$

仿照上述关系式，在矩阵中引入逆矩阵的概念.

定义 8.8　对于 n 阶方阵 $\boldsymbol{A}$，如果有一个 n 阶方阵 $\boldsymbol{B}$，使 $\boldsymbol{AB} = \boldsymbol{BA} = \boldsymbol{I}$，则说矩阵 $\boldsymbol{A}$ 是可逆的，并把矩阵 $\boldsymbol{B}$ 称为 $\boldsymbol{A}$ 的**逆矩阵**(inverse matrix)，简称**逆阵**. 记为 $\boldsymbol{B} = \boldsymbol{A}^{-1}$.

注意　$\boldsymbol{A}^{-1}$ 是矩阵 $\boldsymbol{A}$ 的逆矩阵记号，不能理解为矩阵 $\boldsymbol{A}$ 的倒数.

容易验证，如果矩阵 $\boldsymbol{A}$ 是可逆的，那么 $\boldsymbol{A}$ 的逆矩阵是唯一的.

一个 n 阶矩阵 $\boldsymbol{A}$ 在什么条件下有逆矩阵呢？ 如果 $\boldsymbol{A}$ 有逆矩阵，那么如何求出它的逆矩阵呢？ 为此，有以下定义和定理.

定义 8.9　设 A 是 n 阶方阵，若 $|\boldsymbol{A}| \neq 0$，则称方阵 $\boldsymbol{A}$ 为**非奇异矩阵**(nonsingular matrix)；若 $|\boldsymbol{A}| = 0$，则称方阵 $\boldsymbol{A}$ 为**奇异矩阵**(singular matrix).

定理 8.2 方阵 A 逆矩阵存在的充分必要条件是 A 为非奇异矩阵，且

$$A^{-1} = \frac{1}{|A|} A^*$$

其中 A^* 称为方阵 A 的**伴随矩阵**(adjoint matrix)，它是 $|A|$ 的各元素的代数余子式所构成的方阵，即

$$A^* = \begin{pmatrix} A_{11} & A_{21} & \cdots & A_{n1} \\ A_{12} & A_{22} & \cdots & A_{n2} \\ \vdots & \vdots & & \vdots \\ A_{1n} & A_{2n} & \cdots & A_{nn} \end{pmatrix}$$

证明略.

例 8.13 求矩阵 $A = \begin{pmatrix} 1 & 2 & 3 \\ 2 & 2 & 1 \\ 3 & 4 & 3 \end{pmatrix}$ 的逆矩阵.

解 $|A| = \begin{vmatrix} 1 & 2 & 3 \\ 2 & 2 & 1 \\ 3 & 4 & 3 \end{vmatrix} = 2 \neq 0$，由定理 8.2 知逆矩阵 A^{-1} 存在. 且 $|A|$ 的各元素的代数余子式为

$$A_{11} = (-1)^{1+1} \begin{vmatrix} 2 & 1 \\ 4 & 3 \end{vmatrix} = 2, \quad A_{12} = (-1)^{1+2} \begin{vmatrix} 2 & 1 \\ 3 & 3 \end{vmatrix} = -3, \quad A_{13} = 2$$

$$A_{21} = 6, \quad A_{22} = -6, \quad A_{23} = 2, \quad A_{31} = -4, \quad A_{32} = 5, \quad A_{33} = -2$$

所以

$$A^* = \begin{pmatrix} A_{11} & A_{21} & A_{31} \\ A_{12} & A_{22} & A_{32} \\ A_{13} & A_{23} & A_{33} \end{pmatrix} = \begin{pmatrix} 2 & 6 & -4 \\ -3 & -6 & 5 \\ 2 & 2 & -2 \end{pmatrix}$$

故

$$A^{-1} = \frac{1}{|A|} A^* = \frac{1}{2} \begin{pmatrix} 2 & 6 & -4 \\ -3 & -6 & 5 \\ 2 & 2 & -2 \end{pmatrix} = \begin{pmatrix} 1 & 3 & -2 \\ -\frac{3}{2} & -3 & \frac{5}{2} \\ 1 & 1 & -1 \end{pmatrix}$$

定理 8.3 若 $AB = I$(或 $BA = I$)，则 $B = A^{-1}$.

证明 $|A| \cdot |B| = |I| = 1$，故 $|A| \neq 0$，因而 A^{-1} 存在，于是

$$B = IB = (A^{-1}A)B = A^{-1}(AB) = A^{-1}I = A^{-1}$$

关于逆矩阵有如下运算性质：

(1) 若 A 可逆，则 A^{-1} 亦可逆，且 $(A^{-1})^{-1} = A$；

(2) 若 A 可逆，数 $\lambda \neq 0$，则 λA 可逆，且 $(\lambda A)^{-1} = \frac{1}{\lambda} A^{-1}$；

(3) 若 A, B 为同阶矩阵且均可逆，则 AB 亦可逆，且 $(AB)^{-1} = B^{-1} A^{-1}$；

（4）若 $\boldsymbol{A}$ 可逆，则 $\boldsymbol{A}^{\mathrm{T}}$ 亦可逆，且 $(\boldsymbol{A}^{\mathrm{T}})^{-1}=(\boldsymbol{A}^{-1})^{\mathrm{T}}$.

性质（1）、性质（2）的证明简单，留给读者自证. 现证明性质（3）、性质（4）如下.

性质（3）证明：

$$(\boldsymbol{AB})(\boldsymbol{B}^{-1}\boldsymbol{A}^{-1})=\boldsymbol{A}(\boldsymbol{BB}^{-1})\boldsymbol{A}^{-1}=\boldsymbol{AIA}^{-1}=\boldsymbol{AA}^{-1}=\boldsymbol{I}$$

即

$$(\boldsymbol{AB})^{-1}=\boldsymbol{B}^{-1}\boldsymbol{A}^{-1}$$

性质（3）可推广到任意有限个同阶可逆矩阵的情形，即若 $\boldsymbol{A}_1,\boldsymbol{A}_2,\cdots,\boldsymbol{A}_n$ 是 n 个同阶可逆矩阵，则 $\boldsymbol{A}_1\boldsymbol{A}_2\cdots\boldsymbol{A}_n$ 亦可逆，且

$$(\boldsymbol{A}_1\boldsymbol{A}_2\cdots\boldsymbol{A}_n)^{-1}=\boldsymbol{A}_n^{-1}\cdots\boldsymbol{A}_2^{-1}\boldsymbol{A}_1^{-1}$$

性质（4）证明：

$$\boldsymbol{A}^{\mathrm{T}}(\boldsymbol{A}^{-1})^{\mathrm{T}}=(\boldsymbol{A}^{-1}\boldsymbol{A})^{\mathrm{T}}=\boldsymbol{I}^{\mathrm{T}}=\boldsymbol{I}$$

所以

$$(\boldsymbol{A}^{\mathrm{T}})^{-1}=(\boldsymbol{A}^{-1})^{\mathrm{T}}$$

8.2.4　利用初等变换求逆矩阵

在定理 8.2 中，不仅给出了矩阵 $\boldsymbol{A}$ 可逆的充分必要条件，而且还给出了利用伴随矩阵求逆矩阵 $\boldsymbol{A}^{-1}$ 的一种方法，但对于较高阶的矩阵，用伴随矩阵求逆矩阵计算量较大，引入了矩阵的初等变换后，可以利用矩阵的初等变换求解逆矩阵，从而使计算量大大减少.

1. 矩阵的初等变换

定义 8.10　下面三种变换称为矩阵的初等行变换：

（1）对调两行（对调 i,j 两行，记作 $\alpha_i\leftrightarrow\alpha_j$）；

（2）以数 $k\neq0$ 乘某一行的所有元素（第 i 行乘以 k，记作 $k\alpha_i$）；

（3）以数 k 乘某一行所有元素加到另一行的对应元素上去（第 j 行的 k 倍加到第 i 行上，记作 $\alpha_i+k\alpha_j$）.

定义中的"行"换成"列"，同时记号" α "换成" β "，可得矩阵的初等列变换的定义. 矩阵的初等行变换和初等列变换统称矩阵的**初等变换**（elementary transformation）.

如果矩阵 $\boldsymbol{A}$ 经有限次初等变换变成矩阵 $\boldsymbol{B}$，就称矩阵 $\boldsymbol{A}$ 与矩阵 $\boldsymbol{B}$ 等价，记作 $\boldsymbol{A}\sim\boldsymbol{B}$.

2. 利用初等变换求逆矩阵

理论上已经证明：n 阶可逆矩阵 $\boldsymbol{A}$ 施以若干次初等变换可化为单位矩阵 $\boldsymbol{I}$，对单位矩阵 $\boldsymbol{I}$ 施以若干次同样的初等变换可以化为 $\boldsymbol{A}^{-1}$.

因此，求 n 阶可逆矩阵 $\boldsymbol{A}$ 的逆矩阵时，可构造 $n\times2n$ 矩阵 $(\boldsymbol{A}\mid\boldsymbol{I})_{n\times2n}$，对这个矩

阵施以若干次初等行变换,将它的左半部分 A 化成单位矩阵后,同时右半部分 I 就化成我们要求的 A^{-1},即

$$(A \mid I)_{n \times 2n} \rightarrow (I \mid A^{-1})_{n \times 2n}$$

若用初等列变换求解逆矩阵,则构成新矩阵 $\left(\dfrac{A}{I}\right)_{2n \times n}$,通过对该矩阵施以若干次初等列变换,将它的上半部分 A 化成单位矩阵后,下半部分就是我们要求的 A^{-1},即

$$\left(\frac{A}{I}\right)_{2n \times n} \rightarrow \left(\frac{I}{A^{-1}}\right)_{2n \times n}$$

注意　在运用初等变换求逆矩阵的运算中或者全部实施初等行变换,或者全部实施初等列变换,不可以既有行变换又有列变换.

例 8.14　用初等变换求矩阵 $A = \begin{pmatrix} 0 & -2 & 1 \\ 3 & 0 & -2 \\ -2 & 3 & 0 \end{pmatrix}$ 的逆矩阵.

解

$$(A \mid I) = \left(\begin{array}{ccc|ccc} 0 & -2 & 1 & 1 & 0 & 0 \\ 3 & 0 & -2 & 0 & 1 & 0 \\ -2 & 3 & 0 & 0 & 0 & 1 \end{array}\right) \underset{3 \times a_3}{\overset{a_1 \leftrightarrow a_2}{\sim}} \left(\begin{array}{ccc|ccc} 3 & 0 & -2 & 0 & 1 & 0 \\ 0 & -2 & 1 & 1 & 0 & 0 \\ -6 & 9 & 0 & 0 & 0 & 3 \end{array}\right)$$

$$\underset{2 \times a_3}{\overset{a_3 + 2a_1}{\sim}} \left(\begin{array}{ccc|ccc} 3 & 0 & -2 & 0 & 1 & 0 \\ 0 & -2 & 1 & 1 & 0 & 0 \\ 0 & 18 & -8 & 0 & 4 & 6 \end{array}\right) \underset{a_1 + 2a_3}{\overset{a_3 + 9a_2}{\sim}} \left(\begin{array}{ccc|ccc} 3 & 0 & 0 & 18 & 9 & 12 \\ 0 & -2 & 1 & 1 & 0 & 0 \\ 0 & 0 & 1 & 9 & 4 & 6 \end{array}\right)$$

$$\overset{a_2 - a_3}{\sim} \left(\begin{array}{ccc|ccc} 3 & 0 & 0 & 18 & 9 & 12 \\ 0 & -2 & 0 & -8 & -4 & -6 \\ 0 & 0 & 1 & 9 & 4 & 6 \end{array}\right) \underset{(-\frac{1}{2}) \times a_2}{\overset{\frac{1}{3} \times a_1}{\sim}} \left(\begin{array}{ccc|ccc} 1 & 0 & 0 & 6 & 3 & 4 \\ 0 & 1 & 0 & 4 & 2 & 3 \\ 0 & 0 & 1 & 9 & 4 & 6 \end{array}\right)$$

故

$$A^{-1} = \begin{pmatrix} 6 & 3 & 4 \\ 4 & 2 & 3 \\ 9 & 4 & 6 \end{pmatrix}$$

8.2.5　矩阵方程及其逆矩阵解法

学会了求逆矩阵,可以利用逆矩阵求解 n 个方程的 n 元线性方程组.

一般来说,对于一个 n 元线性方程组

$$\begin{cases} a_{11}x_1 + a_{12}x_2 + \cdots + a_{1n}x_n = b_1 \\ a_{21}x_1 + a_{22}x_2 + \cdots + a_{2n}x_n = b_2 \\ \qquad\qquad \cdots\cdots \\ a_{m1}x_1 + a_{m2}x_2 + \cdots + a_{mn}x_n = b_m \end{cases} \tag{8.6}$$

若记

$$A = \begin{bmatrix} a_{11} & a_{12} & \cdots & a_{1n} \\ a_{21} & a_{22} & \cdots & a_{2n} \\ \vdots & \vdots & & \vdots \\ a_{m1} & a_{m2} & \cdots & a_{mn} \end{bmatrix}, \quad X = \begin{bmatrix} x_1 \\ x_2 \\ \vdots \\ x_n \end{bmatrix}, \quad B = \begin{bmatrix} b_1 \\ b_2 \\ \vdots \\ b_m \end{bmatrix}$$

则利用矩阵的乘法,线性方程组式(8.6)可记作

$$AX = B$$

其中 A 称为线性方程组式(8.6)的系数矩阵,$AX=B$ 称为**矩阵方程**.

在矩阵方程 $AX=B$ 中,若 $m=n$,且 $|A|\neq0$,则 A^{-1} 存在,因此,可以利用逆矩阵的方法求解 $m=n$ 时的线性方程组:将 $AX=B$ 的两边左乘 A^{-1},得 $A^{-1}AX=A^{-1}B$,即得 $X=A^{-1}B$ 为所求线性方程组的解.

例 8.15　利用逆矩阵解线性方程组

$$\begin{cases} x_1 + 2x_2 + 3x_3 = 2 \\ 2x_1 + 2x_2 + x_3 = 1 \\ 3x_1 + 4x_2 + 3x_3 = 3 \end{cases}$$

解　上述线性方程组可写成矩阵方程形式:

$$\begin{bmatrix} 1 & 2 & 3 \\ 2 & 2 & 1 \\ 3 & 4 & 3 \end{bmatrix} \begin{bmatrix} x_1 \\ x_2 \\ x_3 \end{bmatrix} = \begin{bmatrix} 2 \\ 1 \\ 3 \end{bmatrix}$$

由例 8.13 可得 A 的逆矩阵,将 $AX=B$ 两边同时左乘 A^{-1},得

$$X = A^{-1}B = \begin{bmatrix} 1 & 3 & -2 \\ -\dfrac{3}{2} & -3 & \dfrac{5}{2} \\ 1 & 1 & -1 \end{bmatrix} \begin{bmatrix} 2 \\ 1 \\ 3 \end{bmatrix} = \begin{bmatrix} -1 \\ \dfrac{3}{2} \\ 0 \end{bmatrix}$$

即 $x_1=-1$,$x_2=\dfrac{3}{2}$,$x_3=0$ 是线性方程组的解.

8.2.6　矩阵的秩

在 8.1.3 小节中,介绍了利用行列式求解线性方程组的克拉默法则,在 8.2.5 小节中又给出了利用逆矩阵求解线性方程组的方法.但是,上述两种解法都具有很大局限性,仅适用于线性方程组所含的方程的个数等于未知量的个数,且方程组的系数行列式不等于零的情形.为了解决一般线性方程组的求解问题,本节给出矩阵的秩的概念及其求法,为下一节一般线性方程组的求解做准备.

定义 8.11　在 $m\times n$ 矩阵 A 中,任取 k 行与 k 列($k\leqslant m,k\leqslant n$),位于这些行列交叉处的 k^2 个元素,不改变它们在 A 中所处的位置次序而得的 k 阶行列式,称为

矩阵 A 的 k 阶子式.

例如 $A = \begin{pmatrix} 3 & 2 & 5 & 6 \\ 11 & 4 & 8 & -2 \\ 4 & 9 & -5 & 3 \end{pmatrix}$，则 $\begin{vmatrix} 3 & 2 & 6 \\ 11 & 4 & -2 \\ 4 & 9 & 3 \end{vmatrix}$ 是 A 的一个 3 阶子式，

$\begin{vmatrix} 2 & 5 \\ 4 & 8 \end{vmatrix}$ 是 A 的一个 2 阶子式，$|-5|$ 是 A 的一个 1 阶子式.

$m \times n$ 矩阵 A 的 k 阶子式共有 $C_m^k \cdot C_n^k$ 个.

定义 8.12 设在矩阵 A 中有一个不等于 0 的 r 阶子式 D，且所有大于 r 阶的子式（如果存在的话）全等于 0，那么 D 称为矩阵 A 的最高阶非零子式，数 r 称为矩阵 A 的秩(rank)，记作 $R(A)$. 并规定零矩阵的秩等于 0.

例 8.16 求矩阵 A 和矩阵 B 的秩，其中

$$A = \begin{pmatrix} 1 & 2 & 3 \\ 2 & 3 & -5 \\ 4 & 7 & 1 \end{pmatrix}, \quad B = \begin{pmatrix} 2 & -1 & 0 & 3 & -2 \\ 0 & 3 & 1 & -2 & 5 \\ 0 & 0 & 0 & 4 & -3 \\ 0 & 0 & 0 & 0 & 0 \end{pmatrix}$$

解 在 A 中，容易看出一个 2 阶子式 $\begin{vmatrix} 1 & 2 \\ 2 & 3 \end{vmatrix} \neq 0$，$A$ 的 3 阶子式只有一个 $|A|$，经计算可知 $|A| = 0$，因此 $R(A) = 2$.

B 的所有 4 阶子式全为零. 而以三个非零行的第一个非零元为对角元素的 3 阶行列式

$$\begin{vmatrix} 2 & -1 & 3 \\ 0 & 3 & -2 \\ 0 & 0 & 4 \end{vmatrix}$$

是一个上三角行列式，它显然不等于 0，因此 $R(B) = 3$.

一般来说，用定义计算矩阵 $A_{m \times n}$ 的秩需要计算它的 $C_m^k \cdot C_n^k$ 个 k 阶子式，这个计算量比较大，为了简化计算，可以利用矩阵的初等变换来求矩阵的秩.

任何矩阵经有限次初等变换后，矩阵的秩有如下关系.

定理 8.4 若 $A \sim B$，则 $R(A) = R(B)$.

例 8.17 求矩阵 $A = \begin{pmatrix} 1 & 6 & -4 & -1 & 4 \\ 3 & -2 & 3 & 6 & -1 \\ 2 & 0 & 1 & 5 & -3 \\ 3 & 2 & 0 & 5 & 0 \end{pmatrix}$ 的秩.

解

$$A = \begin{pmatrix} 1 & 6 & -4 & -1 & 4 \\ 3 & -2 & 3 & 6 & -1 \\ 2 & 0 & 1 & 5 & -3 \\ 3 & 2 & 0 & 5 & 0 \end{pmatrix} \overset{a_2 - a_4}{\underset{a_3 - 2a_1}{\sim}} \begin{pmatrix} 1 & 6 & -4 & -1 & 4 \\ 0 & -4 & 3 & 1 & -1 \\ 0 & -12 & 9 & 7 & -11 \\ 3 & 2 & 0 & 5 & 0 \end{pmatrix}$$

$$\underset{\sim}{\overset{\alpha_4-3\alpha_1}{}}\begin{pmatrix} 1 & 6 & -4 & -1 & 4 \\ 0 & -4 & 3 & 1 & -1 \\ 0 & -12 & 9 & 7 & -11 \\ 0 & -16 & 12 & 8 & -12 \end{pmatrix}\underset{\underset{\alpha_4-4\alpha_2}{\sim}}{\overset{\alpha_3-3\alpha_2}{}}\begin{pmatrix} 1 & 6 & -4 & -1 & 4 \\ 0 & -4 & 3 & 1 & -1 \\ 0 & 0 & 0 & 4 & -8 \\ 0 & 0 & 0 & 4 & -8 \end{pmatrix}$$

$$\underset{\sim}{\overset{\alpha_4-\alpha_3}{}}\begin{pmatrix} 1 & 6 & -4 & -1 & 4 \\ 0 & -4 & 3 & 1 & -1 \\ 0 & 0 & 0 & 4 & -8 \\ 0 & 0 & 0 & 0 & 0 \end{pmatrix}\underset{\sim}{\overset{\beta_3\leftrightarrow\beta_4}{}}\begin{pmatrix} 1 & 6 & -1 & -4 & 4 \\ 0 & -4 & 1 & 3 & -1 \\ 0 & 0 & 4 & 0 & -8 \\ 0 & 0 & 0 & 0 & 0 \end{pmatrix}=\boldsymbol{B}$$

容易看出矩阵 $\boldsymbol{B}$ 的 4 阶子式都为零,而 3 阶子式

$$\begin{vmatrix} 1 & 6 & -1 \\ 0 & -4 & 1 \\ 0 & 0 & 4 \end{vmatrix}=-16\neq 0$$

所以 $R(\boldsymbol{A})=R(\boldsymbol{B})=3$. 即矩阵 $\boldsymbol{A}$ 的秩为 3.

　　观察例 8.17 的矩阵 $\boldsymbol{B}$ 中零元素和非零元素排列的位置,如果从第一行开始,在每行第一个非零元素下方连续画折线,其形状呈阶梯形. 因此称 $\boldsymbol{B}$ 为阶梯形矩阵.

　　一般情况下,一个矩阵 $\boldsymbol{A}_{m\times n}$ 经有限次初等变换后,可化为阶梯形矩阵 $\boldsymbol{B}_{m\times n}$,即

$$\boldsymbol{B}_{m\times n}=\begin{pmatrix} b_{11} & b_{12} & \cdots & b_{1r} & \cdots & b_{1n} \\ 0 & b_{22} & \cdots & b_{2r} & \cdots & b_{2n} \\ \vdots & \vdots & & \vdots & & \vdots \\ 0 & 0 & & b_{rr} & \cdots & b_m \\ 0 & 0 & & 0 & \cdots & 0 \\ \vdots & \vdots & \cdots & \vdots & \cdots & \vdots \\ 0 & 0 & \cdots & 0 & \cdots & 0 \end{pmatrix}$$

其中 $b_{kk}\neq 0(k=1,2,\cdots,r)$. 此时易得出 $\boldsymbol{B}_{m\times n}$ 的秩等于 r,于是 $\boldsymbol{A}_{m\times n}$ 的秩也等于 r. 这是求解矩阵秩的常用方法.

8.3　线性方程组

　　利用克拉默法则和逆矩阵解法,可以求解 n 个未知量 n 个方程且方程组的系数行列式不等于零的线性方程组. 本节将在矩阵的初等变换和矩阵秩的基础上,介绍一般线性方程组的求解方法.

　　对于线性方程组

$$\begin{cases} a_{11}x_1 + a_{12}x_2 + \cdots a_{1n}x_n = b_1 \\ a_{21}x_1 + a_{22}x_2 + \cdots a_{2n}x_n = b_2 \\ \qquad \cdots\cdots \\ a_{m1}x_1 + a_{m2}x_2 + \cdots a_{mn}x_n = b_m \end{cases} \qquad (8.7)$$

当等号右边的常数项 $b_1, b_2, \cdots, b_m$ 都为零时,方程组式(8.7)称为**齐次线性方程组**(system of linear homogeneous equation);当 $b_1, b_2, \cdots, b_m$ 不都为零时,方程组式(8.7)称为**非齐次线性方程组**(system of linear nonhomogeneous equation).

方程组式(8.7)的系数矩阵为

$$A = \begin{bmatrix} a_{11} & a_{12} & \cdots & a_{1n} \\ a_{21} & a_{22} & \cdots & a_{2n} \\ \vdots & \vdots & & \vdots \\ a_{m1} & a_{m2} & \cdots & a_{mn} \end{bmatrix}$$

将方程组的常数项添加在系数矩阵的右边构成一个 $m \times (n+1)$ 阶矩阵

$$B = \begin{bmatrix} a_{11} & a_{12} & \cdots & a_{1n} & b_1 \\ a_{21} & a_{22} & \cdots & a_{2n} & b_2 \\ \vdots & \vdots & & \vdots & \vdots \\ a_{m1} & a_{m2} & \cdots & a_{mn} & b_m \end{bmatrix}$$

把矩阵 B 称为方程组式(8.7)的**增广矩阵**.

定理 8.5　对于 n 元线性方程组式(8.7)有解的充分必要条件是 $R(A) = R(B)$,当 $R(A) = R(B) = n$ 时方程组式(8.7)有唯一解,当 $R(A) = R(B) < n$ 时方程组式(8.7)有无穷多解,当 $R(A) < R(B)$ 时方程组式(8.7)无解.

对方程组的增广矩阵实施初等行变换解线性方程组,实质上是对方程组进行了方程与方程之间的消元法运算,每进行一次初等行变换相当于得到一个同解方程组.要特别注意:不能进行初等列变换!因为系数矩阵中每一列数据代表不同自变量的系数,如果对系数矩阵实施初等列变换,相当于对不同类的自变量进行了合并,显然是行不通的.下面举例说明定理 8.5 的应用.

例 8.18　求解线性方程组

$$\begin{cases} x_1 - x_2 + 2x_3 = 1 \\ x_1 - 2x_2 - x_3 = 2 \\ 3x_1 - x_2 + 5x_3 = 3 \\ -2x_1 + 2x_2 + 3x_3 = -4 \end{cases}$$

解　对增广矩阵实施初等行变换,得

$$B = \begin{bmatrix} 1 & -1 & 2 & 1 \\ 1 & -2 & -1 & 2 \\ 3 & -1 & 5 & 3 \\ -2 & 2 & 3 & -4 \end{bmatrix} \sim \begin{bmatrix} 1 & -1 & 2 & 1 \\ 0 & -1 & -3 & 1 \\ 0 & 2 & -1 & 0 \\ 0 & 0 & 7 & -2 \end{bmatrix}$$

$$\sim \begin{pmatrix} 1 & -1 & 2 & 1 \\ 0 & -1 & -3 & 1 \\ 0 & 0 & -7 & 2 \\ 0 & 0 & 7 & -2 \end{pmatrix} \sim \begin{pmatrix} 1 & -1 & 2 & 1 \\ 0 & -1 & -3 & 1 \\ 0 & 0 & -7 & 2 \\ 0 & 0 & 0 & 0 \end{pmatrix} \tag{8.8}$$

由式(8.8)可知：$R(B)=R(A)=3$，故方程组有唯一解. 且由式(8.8)知原方程组的同解方程组为

$$\begin{cases} x_1 - x_2 + 2x_3 = 1 \\ \quad -x_2 - 3x_3 = 1 \\ \quad\quad\quad -7x_3 = 2 \end{cases}$$

由此得原方程组的唯一解为

$$x_3 = -\frac{2}{7}, \quad x_2 = -1 - 3 \times \left(-\frac{2}{7}\right) = -\frac{1}{7}$$

$$x_1 = 1 + \left(-\frac{1}{7}\right) - 2 \times \left(-\frac{2}{7}\right) = \frac{10}{7}$$

例 8.19 求解下列线性方程组.

(1) $\begin{cases} x_1 + x_2 - 3x_3 - x_4 = 1 \\ 3x_1 - x_2 - 3x_3 + 4x_4 = 4 \\ x_1 + 5x_2 - 9x_3 - 8x_4 = 0 \end{cases}$; (2) $\begin{cases} x_1 - x_2 + x_3 + 2x_4 = 1 \\ 3x_1 + x_2 + 2x_3 - x_4 = -1 \\ x_1 + 2x_2 - x_3 - x_4 = 2 \\ 2x_1 + 2x_2 + x_3 - 3x_4 = 1 \end{cases}$.

解 (1)

$$B = \begin{pmatrix} 1 & 1 & -3 & -1 & 1 \\ 3 & -1 & -3 & 4 & 4 \\ 1 & 5 & -9 & -8 & 0 \end{pmatrix} \sim \begin{pmatrix} 1 & 1 & -3 & -1 & 1 \\ 0 & -4 & 6 & 7 & 1 \\ 0 & 4 & -6 & -7 & -1 \end{pmatrix}$$

$$\sim \begin{pmatrix} 1 & 1 & -3 & -1 & 1 \\ 0 & 1 & -\frac{3}{2} & -\frac{7}{4} & -\frac{1}{4} \\ 0 & 0 & 0 & 0 & 0 \end{pmatrix} \sim \begin{pmatrix} 1 & 0 & -\frac{3}{2} & \frac{3}{4} & \frac{5}{4} \\ 0 & 1 & -\frac{3}{2} & -\frac{7}{4} & -\frac{1}{4} \\ 0 & 0 & 0 & 0 & 0 \end{pmatrix}$$

由上式可得 $R(B) = R(A) = 2 < 4$，故方程组有无穷多解. 原方程组的同解方程组为

$$\begin{cases} x_1 - \frac{3}{2}x_3 + \frac{3}{4}x_4 = \frac{5}{4} \\ x_2 - \frac{3}{2}x_3 - \frac{7}{4}x_4 = -\frac{1}{4} \end{cases}$$

在上式的 x_1, x_2, x_3, x_4 四个变量中，可由其中任何两个变量决定其他两个变量，不妨选 x_3, x_4 为任意变量，并称之为自由变量. 且令 $x_3 = c_1, x_4 = c_2$（其中 c_1, c_2 为任意实数），则得到原线性方程组的无穷多解为

$$\begin{cases} x_1 = \dfrac{3}{2}c_1 - \dfrac{3}{4}c_2 + \dfrac{5}{4} \\[2mm] x_2 = \dfrac{3}{2}c_1 + \dfrac{7}{4}c_2 - \dfrac{1}{4} \\[2mm] x_3 = c_1 \\[2mm] x_4 = c_2 \end{cases}$$

特别地,当 $c_1 = c_2 = 0$ 时,得到方程组的一个特解,即

$$x_1 = \frac{5}{4}, \quad x_2 = -\frac{1}{4}, \quad x_3 = x_4 = 0$$

(2)

$$B = \begin{pmatrix} 1 & -1 & 1 & 2 & 1 \\ 3 & 1 & 2 & -1 & -1 \\ 1 & 2 & -1 & -1 & 2 \\ 2 & 2 & 1 & -3 & 1 \end{pmatrix} \sim \begin{pmatrix} 1 & -1 & 1 & 2 & 1 \\ 0 & 4 & -1 & -7 & -4 \\ 0 & 3 & -2 & -3 & 1 \\ 0 & 4 & -1 & -7 & -1 \end{pmatrix}$$

$$\sim \begin{pmatrix} 1 & -1 & 1 & 2 & 1 \\ 0 & 1 & -\dfrac{1}{4} & -\dfrac{7}{4} & -1 \\ 0 & 3 & -2 & -3 & 1 \\ 0 & 0 & 0 & 0 & 3 \end{pmatrix} \sim \begin{pmatrix} 1 & -1 & 1 & 2 & 1 \\ 0 & 1 & -\dfrac{1}{4} & -\dfrac{7}{4} & -1 \\ 0 & 0 & -\dfrac{5}{4} & \dfrac{9}{4} & 4 \\ 0 & 0 & 0 & 0 & 3 \end{pmatrix}$$

由上式可得 $R(A) < R(B)$,故方程组无解.

对于 n 元齐次线性方程组来说,它的系数矩阵和增广矩阵的秩总是相等的,即 $R(A) = R(B)$,所以齐次方程组一定有解. 且有:

(1) 当 $R(A) = R(B) = n$ 时,方程组有唯一解 $x_1 = x_2 = \cdots = x_n = 0$;

(2) 当 $R(A) = R(B) < n$ 时,方程组有无穷多解.

由此可知,齐次线性方程组有非零解的充要条件是 $R(A) < n$.

例 8.20 求解齐次线性方程组:

$$\begin{cases} x_1 + 2x_2 + 2x_3 + x_4 = 0 \\ 2x_1 + x_2 - 2x_3 - 2x_4 = 0 \\ x_1 - x_2 - 4x_3 - 3x_4 = 0 \end{cases}$$

解 对系数矩阵 A 施行初等行变换,得

$$A = \begin{pmatrix} 1 & 2 & 2 & 1 \\ 2 & 1 & -2 & -2 \\ 1 & -1 & -4 & -3 \end{pmatrix} \sim \begin{pmatrix} 1 & 2 & 2 & 1 \\ 0 & -3 & -6 & -4 \\ 0 & -3 & -6 & -4 \end{pmatrix}$$

$$\sim \begin{pmatrix} 1 & 2 & 2 & 1 \\ 0 & 1 & 2 & \dfrac{4}{3} \\ 0 & 0 & 0 & 0 \end{pmatrix} \sim \begin{pmatrix} 1 & 0 & -2 & -\dfrac{5}{3} \\ 0 & 1 & 2 & \dfrac{4}{3} \\ 0 & 0 & 0 & 0 \end{pmatrix}$$

因为 R(A)＝2＜4,所以方程组有非零解,由上式可得与原方程组同解的方程组,即

$$\begin{cases} x_1 - 2x_3 - \dfrac{5}{3}x_4 = 0 \\ x_2 + 2x_3 + \dfrac{4}{3}x_4 = 0 \end{cases}$$

令 $x_3 = c_1, x_4 = c_2$(其中 c_1, c_2 为任意实数),可得原齐次线性方程组的全部解,即

$$\begin{cases} x_1 = 2c_1 + \dfrac{5}{3}c_2 \\ x_2 = -2c_1 - \dfrac{4}{3}c_2 \\ x_3 = c_1 \\ x_4 = c_2 \end{cases}$$

特别地,当 $c_1 = c_2 = 0$ 时,就是方程组的零解. 当 c_1, c_2 不全为零时,就是方程组的全部非零解.

8.4　矩阵的特征值与特征向量

　　矩阵的特征值和特征向量不仅在数学上的特征向量空间及方阵的相似对角化等理论研究上十分重要,而且在医学、工程技术等许多学科中都有非常重要的作用. 本节仅讨论矩阵的特征值和特征向量的概念及其求解方法.

　　定义 8.13　设 A 是 n 阶方阵,如果数 λ 和 n 维非零列向量 X 使关系式

$$AX = \lambda X \tag{8.9}$$

成立,那么,这样的数 λ 称为方阵 A 的**特征值**(eigen value),非零向量 X 称为矩阵 A 的对应于特征值 λ 的**特征向量**(eigen vector).

　　式(8.9)也可写成

$$(\lambda I - A)X = 0 \tag{8.10}$$

其中

$$\lambda I - A = \begin{pmatrix} \lambda - a_{11} & -a_{12} & \cdots & -a_{1n} \\ -a_{21} & \lambda - a_{22} & \cdots & -a_{2n} \\ \vdots & \vdots & & \vdots \\ -a_{n1} & -a_{n2} & \cdots & \lambda - a_{nn} \end{pmatrix}$$

叫作矩阵 A 的**特征矩阵**(eigen matrix).

将式(8.10)展开成 n 元齐次线性方程组,即

$$\begin{cases} (\lambda - a_{11})x_1 - a_{12}x_2 - \cdots - a_{1n}x_n = 0 \\ -a_{21}x_1 + (\lambda - a_{22})x_2 - \cdots - a_{2n}x_n = 0 \\ \qquad\qquad \cdots\cdots \\ -a_{n1}x_1 - a_{n2}x_2 - \cdots + (\lambda - a_{nn}x_n) = 0 \end{cases}$$

式(8.10)有非零解的充分必要条件是系数行列式 $|\lambda \mathbf{I} - \mathbf{A}| = 0$,而 $|\lambda \mathbf{I} - \mathbf{A}|$ 是关于 λ 的 n 次多项式,称 $|\lambda \mathbf{I} - \mathbf{A}|$ 是矩阵 $\mathbf{A}$ 的特征多项式, $|\lambda \mathbf{I} - \mathbf{A}| = 0$ 称为矩阵 $\mathbf{A}$ 的特征方程. $\mathbf{A}$ 的特征值就是特征方程的解.特征方程在复数范围内恒有解,其个数为方程的次数(重根按重数计算),因此, n 阶矩阵 $\mathbf{A}$ 在复数范围内有 n 个特征值.

设 $\lambda = \lambda_i$ 为方阵 $\mathbf{A}$ 的一个特征值,则由方程 $(\lambda_i \mathbf{I} - \mathbf{A})\mathbf{X} = 0$ 可求得非零解 $\mathbf{X} = \mathbf{P}_i$,那么 $\mathbf{P}_i$ 便是 $\mathbf{A}$ 的对应于特征值 λ_i 的特征向量.(若 λ_i 为实数,则 $\mathbf{P}_i$ 可取实向量;若 λ_i 为复数,则 $\mathbf{P}_i$ 可取复向量.)本书只讨论实数特征值.

下面给出求解矩阵特征值和特征向量的求解步骤:

(1) 写出矩阵 $\mathbf{A}$ 的特征多项式 $|\lambda \mathbf{I} - \mathbf{A}|$;

(2) 解特征方程 $|\lambda \mathbf{I} - \mathbf{A}| = 0$,求出所有特征值 λ;

(3) 把每一个特征值 $\lambda = \lambda_i$ 代入 $(\lambda_i \mathbf{I} - \mathbf{A})\mathbf{X} = 0$,求出该方程的非零解 $\mathbf{X} = \mathbf{P}_i$,那么 $\mathbf{P}_i$ 便是 $\mathbf{A}$ 的对应于特征值 λ_i 的特征向量.

例 8.21 求矩阵 $\mathbf{A} = \begin{bmatrix} 3 & -1 \\ -1 & 3 \end{bmatrix}$ 的特征值和特征向量.

解 $\mathbf{A}$ 的特征多项式为

$$|\lambda \mathbf{I} - \mathbf{A}| = \begin{vmatrix} \lambda - 3 & 1 \\ 1 & \lambda - 3 \end{vmatrix} = (\lambda - 3)^2 - 1 = (\lambda - 4)(\lambda - 2)$$

所以 $\mathbf{A}$ 的特征值为 $\lambda_1 = 2, \lambda_2 = 4$.

当 $\lambda_1 = 2$ 时,对应的特征向量应满足:

$$\begin{bmatrix} 2 - 3 & 1 \\ 1 & 2 - 3 \end{bmatrix}\begin{bmatrix} x_1 \\ x_2 \end{bmatrix} = \begin{bmatrix} 0 \\ 0 \end{bmatrix}$$

即

$$\begin{cases} -x_1 + x_2 = 0 \\ x_1 - x_2 = 0 \end{cases}$$

解得 $x_1 = x_2$.这里选 x_2 为自由变量,将非零向量表示为自由变量 x_2 对应的列矩阵形式:

$$\begin{cases} x_1 = x_2, \\ x_2 = x_2 \end{cases} \quad 即 \quad \begin{bmatrix} x_1 \\ x_2 \end{bmatrix} = x_2 \begin{bmatrix} 1 \\ 1 \end{bmatrix} \tag{8.11}$$

这里 x_2 取任何非零实数.例如当 $x_2 = 1$ 时,即得对应 $\lambda_1 = 2$ 的一个特征向量为 $\begin{bmatrix} 1 \\ 1 \end{bmatrix}$.

在式(8.11)中,若令 $x_2 = k$(k 为任意非零实数),则得到对应于 $\lambda_1 = 2$ 的全部特征

向量 $\boldsymbol{P}_1 = k \begin{bmatrix} 1 \\ 1 \end{bmatrix}$.

当 $\lambda_2 = 4$ 时,由

$$\begin{bmatrix} 4-3 & 1 \\ 1 & 4-3 \end{bmatrix} \begin{bmatrix} x_1 \\ x_2 \end{bmatrix} = \begin{bmatrix} 0 \\ 0 \end{bmatrix}$$

得 $x_1 = -x_2$,这里选 x_2 为自由变量,将非零向量表示为自由变量 x_2 对应的列矩阵形式:

$$\begin{cases} x_1 = -x_2 \\ x_2 = x_2 \end{cases}, \quad 即 \quad \begin{bmatrix} x_1 \\ x_2 \end{bmatrix} = x_2 \begin{bmatrix} -1 \\ 1 \end{bmatrix}$$

令 $x_2 = k$(k 为任意非零实数),则得到对应于 $\lambda_2 = 4$ 的全部特征向量 $\boldsymbol{P}_2 = k \begin{bmatrix} -1 \\ 1 \end{bmatrix}$.

通过上面的讨论可知,矩阵的特征向量总是相对于矩阵的特征值而言的,一个特征值具有的特征向量并不是唯一的;不同的特征值对应的特征向量也不会相等,也就是说,一个特征向量只能属于一个特征值.

例 8.22　求矩阵 $\boldsymbol{A} = \begin{bmatrix} 2 & 2 & -2 \\ 2 & 5 & -4 \\ -2 & -4 & 5 \end{bmatrix}$ 的特征值和特征向量.

解　先解特征方程,即

$$|\lambda \boldsymbol{I} - \boldsymbol{A}| = \begin{vmatrix} \lambda-2 & -2 & 2 \\ -2 & \lambda-5 & 4 \\ 2 & 4 & \lambda-5 \end{vmatrix} = (\lambda-1)^2(\lambda-10)$$

所以 $\boldsymbol{A}$ 的特征值为 $\lambda_1 = \lambda_2 = 1, \lambda_3 = 10$.

当 $\lambda = 1$ 时,解方程 $(\boldsymbol{I} - \boldsymbol{A})\boldsymbol{X} = 0$. 对特征矩阵 $(\boldsymbol{I} - \boldsymbol{A})$ 作初等行变换,有

$$(\boldsymbol{I} - \boldsymbol{A}) = \begin{bmatrix} -1 & -2 & 2 \\ -2 & -4 & 4 \\ 2 & 4 & -4 \end{bmatrix} \rightarrow \begin{bmatrix} 1 & 2 & -2 \\ 0 & 0 & 0 \\ 0 & 0 & 0 \end{bmatrix}$$

得同解方程

$$x_1 = -2x_2 + 2x_3$$

这里选 x_2, x_3 为自由变量,将非零向量表示为自由变量 x_2, x_3 对应的列矩阵形式:

$$\begin{cases} x_1 = -2x_2 + 2x_3 \\ x_2 = x_2 \\ x_3 = x_3 \end{cases}, \quad 即 \quad \begin{bmatrix} x_1 \\ x_2 \\ x_3 \end{bmatrix} = x_2 \begin{bmatrix} -2 \\ 1 \\ 0 \end{bmatrix} + x_3 \begin{bmatrix} 2 \\ 0 \\ 1 \end{bmatrix}$$

令 $x_2 = k_1, x_3 = k_2$(k_1, k_2 为任意不同时等于零的实数),则得到对应于 $\lambda = 1$ 的全部特征向量为 $k_1 \boldsymbol{P}_1 + k_2 \boldsymbol{P}_2$,其中

$$\boldsymbol{P}_1 = \begin{bmatrix} -2 \\ 1 \\ 0 \end{bmatrix}, \quad \boldsymbol{P}_2 = \begin{bmatrix} 2 \\ 0 \\ 1 \end{bmatrix}$$

当 $\lambda=10$ 时,解方程组$(10I-A)X=0$. 对特征矩阵$(10I-A)$作初等行变换,有

$$(10I-A)=\begin{bmatrix} 8 & -2 & 2 \\ -2 & 5 & 4 \\ 2 & 4 & 5 \end{bmatrix}\rightarrow\begin{bmatrix} 4 & -1 & 1 \\ -18 & 9 & 0 \\ -18 & 9 & 0 \end{bmatrix}\rightarrow\begin{bmatrix} -2 & 1 & 0 \\ 2 & 0 & 1 \\ 0 & 0 & 0 \end{bmatrix}$$

得同解方程

$$\begin{cases} x_2=2x_1 \\ x_3=-2x_1 \end{cases}$$

这里选 x_1 为自由变量,将非零向量表示为自由变量 x_1 对应的列矩阵形式:

$$\begin{cases} x_1=x_1 \\ x_2=2x_1 \\ x_3=-2x_1 \end{cases}, \quad 即 \quad \begin{bmatrix} x_1 \\ x_2 \\ x_3 \end{bmatrix}=x_1\begin{bmatrix} 1 \\ 2 \\ -2 \end{bmatrix}$$

令 $x_1=k_3$(k 为任意非零实数),则得到对应于 $\lambda=10$ 的全部特征向量为 k_3P_3,其中

$$P_3=\begin{bmatrix} 1 \\ 2 \\ -2 \end{bmatrix}$$

应该指出的是,对应于同一特征值的特征向量的线性组合,还是 A 的特征向量;但不是同一特征值的特征向量的线性组合,不再是矩阵 A 的特征向量. 比如本例中当 k_1,k_2,k_3 都不等于零时,线性组合

$$P=k_1\begin{bmatrix} -2 \\ 1 \\ 0 \end{bmatrix}+k_2\begin{bmatrix} 2 \\ 0 \\ 1 \end{bmatrix}+k_3\begin{bmatrix} 1 \\ 2 \\ -2 \end{bmatrix}$$

不再是矩阵 A 的特征向量.

习　题　8

1. 计算下列行列式的值.

(1) $\begin{vmatrix} \cos x & -\sin x \\ \sin x & \cos x \end{vmatrix}$;

(2) $\begin{vmatrix} 2 & 1 & 3 \\ 3 & -2 & -1 \\ 1 & 4 & 3 \end{vmatrix}$;

(3) $\begin{vmatrix} 4 & 3 & 2 & 1 \\ 3 & 2 & 1 & 4 \\ 2 & 1 & 4 & 3 \\ 1 & 4 & 3 & 2 \end{vmatrix}$;

(4) $\begin{vmatrix} 1 & 0 & -2 & 4 \\ -3 & 7 & 2 & 1 \\ 2 & 1 & -5 & -3 \\ 0 & -4 & 11 & 12 \end{vmatrix}$;

(5) $\begin{vmatrix} a^2 & ab & b^2 \\ 2a & a+b & 2b \\ 1 & 1 & 1 \end{vmatrix}$;

(6) $\begin{vmatrix} -ab & ac & ae \\ bd & -cd & de \\ bf & cf & -ef \end{vmatrix}$.

2. 计算下列 n 阶行列式.

(1) $\begin{vmatrix} a & b & 0 & \cdots & 0 & 0 \\ 0 & a & b & \cdots & 0 & 0 \\ \vdots & \vdots & \vdots & & \vdots & \vdots \\ 0 & 0 & 0 & \cdots & a & b \\ b & 0 & 0 & \cdots & 0 & a \end{vmatrix}$;

(2) $D = \begin{vmatrix} a_1 & 1 & \cdots & 1 \\ 1 & a_2 & \cdots & 0 \\ \vdots & \vdots & \ddots & \vdots \\ 1 & 0 & \cdots & a_n \end{vmatrix}$,其中 $a_1 a_2 \cdots a_n \neq 0$.

3. 设

$$A = \begin{pmatrix} 2 & 4 & 1 \\ 0 & 3 & 5 \end{pmatrix}, \quad B = \begin{pmatrix} -1 & 3 & 1 \\ 2 & 0 & 5 \end{pmatrix}, \quad C = \begin{pmatrix} 0 & 1 & 2 \\ -3 & -1 & 3 \end{pmatrix}$$

求 $3A - 2B + C$.

4. 已知

$$2 \begin{pmatrix} 2 & 1 & -3 \\ 0 & -2 & 1 \end{pmatrix} + 3X - \begin{pmatrix} 1 & -2 & 2 \\ 3 & 0 & -1 \end{pmatrix} = O$$

求矩阵 X.

5. 设

$$A = \begin{pmatrix} 1 & 1 & 1 \\ -1 & 1 & 1 \\ 1 & -1 & 1 \end{pmatrix}, \quad B = \begin{pmatrix} 1 & 2 & 1 \\ 1 & 3 & -1 \\ 2 & 1 & 2 \end{pmatrix}$$

求(1) $AB - 3B$;(2) $AB - BA$;(3) $(A - B)(A + B)$;(4) $A^2 - B^2$.

6. 计算下列矩阵乘积.

(1) $\begin{pmatrix} 2 \\ 1 \\ 3 \end{pmatrix} \begin{bmatrix} 1 & 3 & 2 \end{bmatrix}$;

(2) $\begin{bmatrix} 2 & 1 & 3 \end{bmatrix} \begin{pmatrix} 1 \\ 3 \\ 2 \end{pmatrix}$;

(3) $\begin{pmatrix} 1 & 0 & 0 \\ 0 & 0 & 1 \\ 0 & 1 & 0 \end{pmatrix} \begin{pmatrix} 2 & 1 \\ 4 & 3 \\ 7 & 9 \end{pmatrix}$;

(4) $\begin{pmatrix} 2 & 1 & 4 & 3 \\ 1 & -1 & 3 & 4 \end{pmatrix} \begin{pmatrix} 1 & 3 & 1 \\ 0 & -1 & 2 \\ 1 & -3 & 1 \\ 0 & 2 & -2 \end{pmatrix}$;

(5) $\begin{pmatrix} 2 \\ -1 \\ 3 \end{pmatrix} \begin{bmatrix} 2 & -1 \end{bmatrix} \begin{pmatrix} 1 & -1 \\ 3 & -2 \end{pmatrix}$;

(6) $\begin{pmatrix} 1 & 0 \\ 1 & 1 \end{pmatrix}^5$.

7. 设矩阵 $A = \begin{pmatrix} 2 & 4 \\ 1 & -1 \\ 3 & 1 \end{pmatrix}$, $B = \begin{pmatrix} 2 & 3 & 1 \\ 2 & 1 & 0 \end{pmatrix}$,验证 $(AB)^T = B^T A^T$.

8. 用伴随矩阵求逆矩阵.

(1) $\boldsymbol{A}=\begin{bmatrix} a & b \\ c & d \end{bmatrix}$,其中 $ad-bc\neq 0$;   (2) $\boldsymbol{A}=\begin{bmatrix} 0 & 0 & 1 \\ 0 & -2 & 0 \\ \dfrac{1}{3} & 0 & 0 \end{bmatrix}$;

(3) $\boldsymbol{A}=\begin{bmatrix} 1 & 1 & 1 \\ 0 & 1 & 1 \\ 0 & 0 & 1 \end{bmatrix}$.

9. 用矩阵的初等变换求逆矩阵.

(1) $\boldsymbol{A}=\begin{bmatrix} 2 & 0 & 7 \\ -1 & 4 & 5 \\ 3 & 1 & 2 \end{bmatrix}$;   (2) $\boldsymbol{A}=\begin{bmatrix} 0 & 1 & 3 \\ 2 & 3 & 5 \\ 3 & 5 & 7 \end{bmatrix}$.

10. 解下列矩阵方程.

(1) $\begin{bmatrix} 2 & 5 \\ 1 & 3 \end{bmatrix}\begin{bmatrix} x_{11} & x_{12} \\ x_{21} & x_{22} \end{bmatrix}=\begin{bmatrix} 4 & -6 \\ 2 & 1 \end{bmatrix}$;

(2) $\begin{bmatrix} 1 & 4 \\ -1 & 2 \end{bmatrix}\begin{bmatrix} x_{11} & x_{12} \\ x_{21} & x_{22} \end{bmatrix}\begin{bmatrix} 2 & 0 \\ -1 & 1 \end{bmatrix}=\begin{bmatrix} 3 & 1 \\ 0 & -1 \end{bmatrix}$.

11. 求下列矩阵的秩.

(1) $\begin{bmatrix} 3 & 1 & 0 & 2 \\ 1 & -1 & 2 & -1 \\ 1 & 3 & -4 & 4 \end{bmatrix}$;   (2) $\begin{bmatrix} 1 & 1 & 2 & 2 & 1 \\ 0 & 2 & 1 & 5 & -1 \\ 2 & 0 & 3 & -1 & 3 \\ 1 & 1 & 0 & 4 & -1 \end{bmatrix}$.

12. 解线性方程组.

(1) $\begin{cases} 2x_1+x_2-x_3+x_4=1 \\ 4x_1+2x_2-2x_3+x_4=2; \\ 2x_1+x_2-x_3-x_4=1 \end{cases}$ (2) $\begin{cases} 2x_1+3x_2+x_3=4 \\ x_1-2x_2+4x_3=-5; \\ 3x_1+8x_2-2x_3=13 \\ 4x_1-x_2+9x_3=-6 \end{cases}$

(3) $\begin{cases} x_1-x_2=3 \\ 2x_1-3x_3=-8 \\ x_1+x_2-3x_3=-10 \end{cases}$;   (4) $\begin{cases} x_1+2x_2+x_3=5 \\ 2x_1-x_2+3x_3=7. \\ 3x_1+x_2+x_3=6 \end{cases}$

13. 线性方程组:

$$\begin{cases} \lambda x_1+x_2+x_3=1 \\ x_1+\lambda x_2+x_3=\lambda \\ x_1+x_2+\lambda x_3=\lambda^2 \end{cases}$$

问 λ 取何值时,线性方程组无解? 有唯一解? 有无穷多个解?

14. 求下列矩阵的特征值及特征向量.

(1) $\boldsymbol{A}=\begin{bmatrix} 1 & 2 & 3 \\ 2 & 1 & 3 \\ 3 & 3 & 6 \end{bmatrix}$;   (2) $\boldsymbol{A}=\begin{bmatrix} 2 & -1 & 2 \\ 5 & -3 & 3 \\ -1 & 0 & -2 \end{bmatrix}$;

(3) $\boldsymbol{A}=\begin{bmatrix} -2 & 1 & 1 \\ 0 & 2 & 0 \\ -4 & 1 & 3 \end{bmatrix}$.

第9章 MATLAB 数学实验

MATLAB(MATrix LABoratory,矩阵实验室)是一款由美国 Math Works 公司开发的商业教学软件,是一种用于算法开发、数据可视化、数据分析以及数值计算的高级计算语言和交互式环境. 在此环境中,对所要求解的问题,用户只需简单地列出数学表达式,其结果便以数值或图形方式显示出来. MATLAB 也是当前在科技计算领域应用最广泛的软件计算环境之一.

本章将介绍 MATLAB 软件的强大功能,特别是其在高等数学计算和可视化展示方面的作用,使读者能够通过数学工具软件的功能,辅助对高等数学相关问题的理解与计算.

9.1 MATLAB 的基本功能及用法

MATLAB 功能可以通过视窗环境呈现,利用这些窗口可以方便地获取当前工作环境下的各项信息. 本节将介绍 MATLAB 的功能及基本操作,包括 MATLAB 的工作窗口、基本功能及用法.

9.1.1 工作窗口

MATLAB 软件通过工作窗口实现人机对话. 图 9.1 为 MATLAB 的默认界面布局窗口,MATLAB 使用界面主要包括菜单、工具条以及四个主要的工作窗口. 中间最大的窗口是命令窗口(command window),右上方为工作空间(workspace),右下方为命令历史窗口(command history),左下方为当前目录窗口(current directory).

命令窗口是 MATLAB 软件最重要的工作窗口,是进行 MATLAB 人机交互和数据输入输出的基本窗口. 窗口中的"≫"为系统提示符,当"≫"与闪烁的光标一起出现时表明系统就绪,等待输入. 在其后输入各种命令,每个命令输入完成后,按回车键"Enter"提交命令并执行,通过上下箭头可以调出以前输入的命令,用滚动条可以查看以前的命令及其输出信息.

比如在"≫"后面直接输入运算公式:

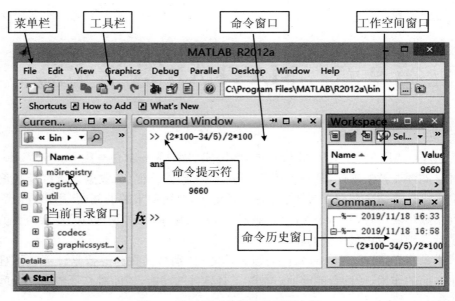

图 9.1   MATLAB 的默认界面布局

$\gg (2*100-34/5)/2*100$

按回车键即可得到结果：

ans＝

9660

说明："$\gg$"表示本行字符为命令窗口输入的命令,它本身不是输入字符."%"后面书写的是用于解释的文字,不参与运算,所以也不必输入.

9.1.2   基本功能及用法

1. 常用命令

MATLAB 软件中的基本操作都以命令的形式在命令窗口中执行. 表 9.1 给出了部分常用命令及其功能说明.

表 9.1   部分常用命令及其功能说明

命令名称	功能说明
clear	清除内存中所有的或指定的变量和函数
clc	清除命令窗口中的所有内容
quit	退出 MATLAB
exit	退出 MATLAB
help	帮助命令

help 命令的使用说明：help 是 MATLAB 最常用的帮助命令，通过它可以得到纯文本形式的帮助信息，可以查询所有 MATLAB 函数的用法. 在学习过程中如对某个命令用法不太清楚，可以随时使用 MATLAB 的 help 命令来获得帮助. help 命令有如下用法：

直接输入 help，MATLAB 将列出所有的帮助主题，每个帮助主题对应于 MATLAB 搜索路径中的一个目录.

例如，要获得正弦函数 sin 的帮助信息，可在命令窗口输入

≫help sin　　　　　　　%输入内容 help sin

MATLAB 输出：

sin　Sine of argument in radians.

　　sin(X) is the sine of the elements of X.

　　See also asin，sind.

　　Overloaded methods：

　　　codistributed/sin

　　Reference page in Help browser

　　doc sin

退出 MATLAB 除上述表中的两个命令外，还可通过"File"菜单下"exit MATLAB"选项或单击对话框的右上角的关闭按钮.

2. 常量

一般来讲，常量的值在运算中保持不变，MATLAB 中常用的常量如表 9.2 所示.

表 9.2　常用常量

常量名	说明
i 或 j	基本虚数单位
inf	无穷大
nan 或 NaN	表示不定数，即结果不确定
Pi	圆周率

3. 变量

在进行数学实验时，经常需要定义各种各样的参变量. MATLAB 对变量的命名有特定的规则，需要注意以下 4 点：

（1）变量名必须是不含空格和标点符号的字符组合，像 x，y，x23，density3 都是合理的变量名，而 x+3，y：x 都不符合命名规则.

（2）必须以字母打头，之后可以是字母、数字或下划线，像 d123，data_234 都是

合理的变量名,变量名最多不超过 19 个字符.

(3) 变量名区分字母的大小写,即 x 与 X,Cat12 与 cat12 被视为不同的变量.

(4) 变量名不能与系统的预定义变量名(如 i,j,pi,eps 等)、函数名(如 who, sin 等)、保留字(如 for,while,end 等)相同.

给变量赋值用"＝".

例如,输入命令:

≫a＝1

将会得到如下结果:

a＝

　　1

4. 运算符

与其他程序设计语言类似,MATLAB 中能够使用通用的运算符来进行算术计算、关系比较和逻辑运算,如常用的数学计算符"＋""－""＊""/",分别表示加、减、乘、除四则运算. 常用的运算符见表 9.3～9.6.

表 9.3　常见算术运算符

符号	意义	符号	意义
＋	加	＊	乘
－	减	/	除
\	左除法	^	幂运算
.＊	数组乘法	./	数组除法
.\	数组左除法	.^	数组幂运算

表 9.4　常见关系运算符

符号	意义	符号	意义
＝＝	等于	～＝	不等于
＜	小于	＞	大于
＜＝	小于等于	＞＝	大于等于

表 9.5　常见逻辑运算符

符号	意义	符号	意义
&	逻辑与	|	逻辑或
～	逻辑非	xor	逻辑与或
any	有真	All	全真

表 9.6　其他特殊符号

符号	意义	符号	意义
=	赋值符	:	冒号*
( )	小括号*	[ ]	中括号*
{}	大括号**	'	共轭转置*
;	分号*	,	逗号*

说明：（1）在 MATLAB 中一行可以输入几个命令（表达式），命令之间通常用分号";"或逗号","隔开，如果用";"则该命令（表达式）的执行结果不显示（图形函数除外），如用逗号","则该命令（表达式）的执行结果将被显示.

（2）MATLAB 中的所有命令（表达式）包括括号、标点等符号必须在英文输入法状态下进行输入，而不能在中文输入状态下进行输入.

（3）"*"其意义和用法将在矩阵及其运算中详细介绍."**"用于单元数组定义和操作.

5. 函数

MATLAB 的众多函数是 MATLAB 强大计算能力的重要体现之一，其中包括数学运算函数，如平方根（sqrt）运算、指数（exp）运算、对数（log）运算、各种三角函数和反三角函数运算等，常用运算函数见表 9.7.

表 9.7　常用运算函数

名称	返回结果	名称	返回结果
sin	正弦函数	asin	反正弦函数
cos	余弦函数	acos	反余弦函数
tan	正切函数	atan	反正切函数
cot	余切函数	acot	反余切函数
sec	正割函数	csc	余割函数
exp	以 e 为底的指数	log	以 e 为底的对数
log10	以 10 为底的对数	log2	以 2 为底的对数
sqrt	平方根	abs	绝对值
real	复数的实部	imag	复数的虚部
mod	取余数	sign	符号函数

说明：（1）表 9.7 中部分函数表示与手写不同，需特别注意，如 $|x|$ 在 MATLAB 中表示为 abs(x)；e^x 在 MATLAB 中表示为 exp(x)，这里 e 是无理数，近似等于 271828；$\arcsin x$ 在 MATLAB 中表示为 asin(x).

（2）MATLAB 表达式中，函数名后面的括号不能省略，而且都是圆括号.

（3）表达式中乘号不能省略.

（4）由对数的换底公式可知：一般对数 $\log_a x = \dfrac{\ln x}{\ln a}$（其中 $a \neq e$），所以 $\log_a x$ 用 MATLAB 表示为 log(x)/log(a).

9.2　MATLAB 数组和矩阵

在 MATLAB 中变量都是以数组（array）的形式存在的，甚至于输入的一个常数也被认为是一个 1 行 1 列的数组. 从形式上看，数组与矩阵是一致的，但在 MATLAB 计算中，两者有着显著的不同.

9.2.1　数组及其运算

MATLAB 中数组（向量）和矩阵的定义非常简便，比如在命令窗口中输入：
$$x = [1\ 2\ 3\ 4\ 5\ 6] \quad 或 \quad x = [1,2,3,4,5,6]$$
即可定义一个 6 维行向量或 1×6 的矩阵. 输入命令：
$$x = [1\ 2\ 3;4\ 5\ 6;7\ 8\ 9]$$
得到的是一个 3×3 的矩阵，括号内的";"表示分行.

MATLAB 中可以定义多种形式的数组（向量）. 设 $m < n$，命令如表 9.8 所示.

表 9.8　数组（向量）的定义

命令	将 x 定义为数组
x＝m:n	$(m,m+1,m+2,\cdots,n)$
x＝m:k:n	$(m,m+k,m+2k,\cdots,n)$
x＝linspace(m,n,k)	$(m,m+(n-m)/k,m+2(n-m)/k,\cdots,m+(k-1)(n-m)/k,n)$

说明：其中，linspace(m,n,k)是将 $[m,n]$ 进行 k 等分，取其端点.

上面介绍的是如何定义行向量，要定义列向量可以用命令：
$$x = [1;2;\ 3;\ 4;\ 5]$$
如果已有行向量 x，则可以对其转置获得列向量，转置命令为
$$y = x'$$
在 MATLAB 中，数组与数字之间可以定义加减乘除. 比如设 $x = [a,b,c,d,e]$，q 为标量，则有如下计算规则：

$$x+q=[a+q,b+q,c+q,d+q,e+q]$$

$$x*q=[a*q,b*q,c*q,d*q,e*q]$$

$$x/q=[a/q,b/q,c/q,d/q,e/q]$$

$$x.\backslash q=[q/a,q/b,q/c,q/d,q/e]$$

务必要特别注意上述代码的差异,很多编程错误都缘于这些基本运算符号在输入时有误.

设 $x=[a,b,c,d,e]$, q 为标量,数组的幂运算代码及其计算规则为

$$x.\hat{}q=[a\hat{}q,b\hat{}q,c\hat{}q,d\hat{}q,e\hat{}q]$$

$$q.\hat{}x=[q\hat{}a,q\hat{}b,q\hat{}c,q\hat{}d,q\hat{}e]$$

设 $x=[a,b,c,d]$, $y=[e,f,g,h]$,则 MATLAB 定义的数组之间的运算规则如下:

$$x+y=[a+e,b+f,c+g,d+h]$$

$$x.*y=[a*e,b*f,c*g,d*h]$$

$$x./y=[a/e,b/f,c/g,d/h]$$

$$x.\backslash y=[e/a,f/b,g/c,h/d]$$

$$x.\hat{}y=[a\hat{}e,b\hat{}f,c\hat{}g,d\hat{}h]$$

显然,MATLAB 中定义的数组(向量)运算种类比线性代数课程中的要多,尤其要注意其中向量点乘 x.*y、向量点除 x./y 和 x.\y 以及向量指数运算 x.^y 的正确代码和意义.

9.2.2　矩阵及其运算

MATLAB 中的很多运算都会涉及矩阵,因此需要对 MATLAB 中关于矩阵的定义方式、特殊矩阵的生成、运算代码等有详细的了解.

首先,在输入矩阵时,注意用逗号或空格来区分同一行的不同数字,用分号来区分不同的行.也可以在一行输入完毕后按回车键开始输入新的一行.但需要注意的是,输入矩阵时,所有的行都必须有相同数量的元素.

```
≫a=[1 2 3 4;5,6,7,8]
a=
    1   2   3   4
    5   6   7   8
≫b=[1 2 3 4
5 6 7 8
1,2,3,4]
b=
    1   2   3   4
    5   6   7   8
    1   2   3   4
```

在线性代数中,经常会遇到一些特殊矩阵,如零矩阵、单位矩阵等,MATLAB提供了相应的函数命令直接生成对应的特殊矩阵,如表 9.9 所示.

表 9.9 常见特殊矩阵的生成函数命令

命令	运算规则
zeros(m,n)	生成 m 行 n 列的零矩阵
ones(m,n)	生成 m 行 n 列元素全为 1 的矩阵
eye(n)	生成 n 阶的单位矩阵
rand(m,n)	生成 m 行 n 列 $[0,1]$ 上均匀分布随机数矩阵
randn(m,n)	生成 m 行 n 列正态分布随机数矩阵
magic(n)	生成 n 阶魔方矩阵(矩阵的行、列、对角线上元素的和相等)

例如,输入命令:

≫A＝eye(2,4)   %生成 2×4 单位矩阵.

A＝

    1 0 0 0

    0 1 0 0

≫B＝zeros(2,4)   %生成 2×4 零矩阵.

B＝

    0 0 0 0

    0 0 0 0

我们知道矩阵就是数据表格,有时可能需要提取其中的部分数据,或者对数据表格进行切割、合并等操作,这些都可以借助 MATLAB 命令迅速生成相应的结果. 如需要提取矩阵中第 i 行到第 j 行、第 m 列到第 n 列的元素组成新的矩阵,可以用命令 A(i:j,m:n). 设有如下矩阵 **A**:

A＝

    1 0 0 0 0

    0 1 0 0 0

    0 0 1 0 0

≫A(1:2,2:3)

ans＝

    0 0

    1 0

删去矩阵中的部分行,剩余元素构成新的矩阵可以用命令 A(i:j,:). 删去部分列,剩余元素构成新的矩阵可以用命令 A(:,m:n).

A＝

```
    1  0  0  0  0
    0  1  0  0  0
    0  0  1  0  0
≫A(1:2,:)
ans＝
    1  0  0  0  0
    0  1  0  0  0
≫A(:,2:3)
ans＝
    0  0
    1  0
    0  1
```

将 **A** 和 **B** 两个矩阵合并为一个矩阵,可以用[A B]和[A;B]命令,前者表示 **A**
在左 **B** 在右,后者表示 **A** 在上 **B** 在下.

```
≫A＝[1,2;3,4];B＝[1,0;0,1];
≫[A B]
ans＝
    1  2  1  0
    3  4  0  1
≫[A;B]
ans＝
    1  2
    3  4
    1  0
    0  1
```

此外,线性代数课程中讲过的矩阵运算也可以很方便地实现. 比如两个同型矩
阵 **A** 和 **B** 相加,可以用 A＋B 命令,两个矩阵相乘可以用 A ∗ B 命令. 常见的矩阵
运算命令如表 9.10 所示.

表 9.10　常见的矩阵运算命令

命令	运算规则
A＋B	两个同型矩阵 **A** 和 **B** 相加
A ∗ B	矩阵 **A**,**B** 相乘
A′	矩阵 **A** 的转置
inv(A)	求矩阵 **A** 的逆矩阵
rank(A)	求矩阵的秩

命令	运算规则
det(A)	求矩阵 A 的行列式
[v,d]＝eig(A)	计算矩阵特征向量 v 和特征值 $d(Av＝dv)$
diag(A)	生成矩阵 A 的对角阵
A/B	已知矩阵 A,B,求 $X*B＝A$ 的解 X
A\B	已知矩阵 A,B,求 $A*X＝B$ 的解 X

例如,输入命令:

≫A＝[2 0 −1;1 3 2];

≫B＝[1 7 −1;4 2 3;2 0 1];

≫(A∗B)′

ans＝

   0 17

  14 13

  −3 10

≫B′∗A′

ans＝

   0 17

  14 13

  −3 10

由此可见 $(AB)^{\mathrm{T}}＝B^{\mathrm{T}}A^{\mathrm{T}}$.

矩阵运算在科学与工程计算中很常见,在本书后续的线性代数部分会再介绍矩阵的运算.

9.3　MATLAB 微积分计算

MATLAB 符号数学工具箱是本节中大部分运算的基础.本节先介绍一些基本的符号运算,再介绍微积分运算.

9.3.1　符号变量和表达式

符号对象(symbolic object)是符号数学工具箱所定义的一种 MATLAB 数据类型.定义符号对象的最基本命令是 sym,sym 函数用来建立单个符号变量,一般调用格式为:

符号变量名＝sym('符号字符串')

该函数可以建立一个符号变量,符号字符串可以是常量、变量、函数或表达式.
例如,用户可以通过命令:

　　≫a＝sym('object');　　　　%构建一个新的变量 a,关于这个变量的计算都将以
　　　　　　　　　　　　　　　　'object'的形式显示出来.

　　≫y＝a^2

将会有结果:

　　y＝

　　　　object^2

特别地,如果要生成多个符号变量,可以使用命令 syms,syms 函数的一般调
用格式为:

syms 符号变量名 1 符号变量名 2 ⋯ 符号变量名 n

例如,命令:

　　≫syms x a b c　　　%将生成 4 个不同的符号变量 x,a,b 和 c,它们所代表的
　　　　　　　　　　　　　　符号形式分别为"x""a""b""c".

　　≫f＝a * x^2＋b * x＋c

将会得到一个符号表达式 f,在这里 f 就代表了一个关于符号变量 a,b,c 和 x 的
方程. 在没有特别说明的情况下,这个表达式将被 MATLAB 认为是关于自变量 x
的多项式.

9.3.2　初等数学中的符号运算

1. 符号表达式数值代换

如果用户需要求得某个自变量值对应的函数表达式的数值,可以使用 subs 函
数代入数值,例如,针对前文所示表达式 f 执行命令:

　　≫subs(f,5)

可以将原表达式中的默认变量 x 替换为 5,从而得到结果:

　　ans＝

　　　　25 * a＋5 * b＋c

如果用户要同时代入多个变量的值,也可以使用 subs 命令,代入变量数组或
数值数组. 例如,对上述表达式 f 执行命令:

　　≫y＝subs(f,{a,b,c},{1,2,－4})

能够得到新的表达式

　　y＝

　　　　x^2＋2 * x－4

　　而当符号表达式中全部的符号变量都被替换为数值,则可以得到表达式的数值结果.例如,针对表达式 y 执行命令:

≫subs(y,4)

能够得到数值结果:

ans=

　　　　20

　　有时,工作空间中原本定义的符号变量被赋予新的值,这时调用 subs 命令可以将符号表达式中所有的符号变量替换为新值.例如,在上述工作空间中执行:

≫x=2;

≫subs(y)

可以得到结果:

ans=

　　　　4

　　subs 命令不仅可以代换数值,也可以用于符号类型变量的代换,例如,在上述工作空间针对表达式 y 执行命令:

≫z=sym('z');

≫subs(y,z)

表达式 y 中的默认变量 x 便被替换为 z,得到结果:

ans=

　　　　z^2+2*z-4

2. simplify 命令

　　在代数运算中,常常需要化简表达式,simplify 命令能够通过常用的代数运算对表达式进行化简,包括求和运算、幂运算、平方根以及其他分数幂运算等. 同时 simplify 命令还能够运用三角恒等式,指数和对数运算法则以及一些特殊函数运算法则对表达式进行化简. 例如,输入命令:

≫x=sym('x');

≫f1=(x^2-1)/(x+1);

≫simplify(f1)

ans=

　　　　x-1

≫syms x y positive　　　%用于声明 x,y 为正变量.

≫f2=exp(log((x+y)^(1/2)));

≫simplify(f2)

ans=

　　　　(x + y)^(1/2)

≫f3=(cos(x)^2-sin(x)^2) * sin(2 * x) * (exp(2 * x)-2 * exp(x)+1)/
(exp(2 * x)-1);

≫simplify(f3)

ans=

　　(sin(4 * x) * tanh(x/2))/2

3. expand 命令

expand 命令按照乘法分配律将表达式分解为多项之和,也可以用来分解一些
关于和式的函数. 表 9.11 中列出了 expand 命令的运算结果.

表 9.11　expand 函数应用举例

f	expand(f)
a * (x+y)	a * x+a * y
x * (x^2+4)+1	x^3+4 * x+1
(x^2-1)/(x+1)	1/(x+1) * x^2-1/(x+1)
exp(x+y)	exp(x) * exp(y)
cos(x+y)	cos(x) * cos(y)-sin(x) * sin(y)
cos(2 * x)	2 * cos(x)^2-1

4. collect 命令

collect 命令能够按自变量幂次整理系数,从而以标准形式输出多项式. 例如,
输入命令:

≫syms x

≫collect(x * (x^2+4)+1)

能够得到结果:

ans=

　　x^3+4 * x+1

如果表达式中有多个变量,collect 命令将按表达式默认变量整理系数. 例如,
输入命令:

≫syms x y

≫collect(x^2+x * y-y * x^2 -2 * x+y^2)

能够得到结果:

(1-y) * x^2+(y-2) * x+y^2

特别地,collect 命令也可以指定一个子表达式来整理系数. 例如,输入命令:

≫syms x

≫f=x^2 * sin(x)+cos(x) * sin(x)+x * sin(x)^2+cos(x)^2;

≫collect(f,sin(x))

命令会按照 sin(x)来整理系数,显示结果为

ans＝

$$x*\sin(x)^2+(x^2+\cos(x))*\sin(x)+\cos(x)^2$$

5. factor 命令

factor 命令则能够将多项式转化为因式乘积的形式. 例如,输入命令:

≫syms x

≫factor(x^6－1)

可以得到结果:

ans＝

$$(x-1)*(x+1)*(x^2+x+1)*(x^2-x+1)$$

如果输入参数为一个符号类型的整数时,factor 命令将会返回这个整数的因数乘积. 例如,命令:

≫factor(sym(123450))

能够得到结果为

ans＝

$$2*3*5^2*823$$

9.3.3 方程求解

1. 一元方程求解

在 MATLAB 中可以使用 solve 命令来求解代数方程. 其一般调用格式为:

solve(f)   %求解符号表达式 $f=0$ 的代数方程,未知量为默认变量.

solve(f,x)   %求解符号表达式 $f=0$ 的代数方程,未知量为 x.

例 9.1 求解方程 a*x^2+b*x+c=0.

解 执行命令:

≫syms x a b c

≫f＝a*x^2+b*x+c;

≫solve(f)

即可以按一元二次方程求解公式计算它的两个解.

ans＝

$$1/2/a*(-b+(b^2-4*a*c)^{(1/2)})$$

$$1/2/a*(-b-(b^2-4*a*c)^{(1/2)})$$

用户也可以通过参数指定 solve 命令求解的变量,例如,对上例 f 执行命令:

≫solve(f,a)

ans＝

$$-(c + b * x)/x^2$$

即给出了 a 为变量的方程的解.

在实际的操作中,也可以列出方程等号的两侧的表达式,如上述一元二次方程的求解输入为

≫solve('a * x^2+b * x+c＝0') ％此处字符串符号把整个方程式定义成符号方程式.

例 9.2 解方程 $sin(2 * x)^2＝1/4$ 和 $x^2/(2+x)＝x-1$.

解 分别输入命令：

≫solve('sin(2 * x)^2＝1/4')

≫solve('x^2/(2+x)＝x-1',x)

可以得到两个方程的解分别为

ans＝

pi/12

(5 * pi)/12

和

ans＝

2

2. 多元方程组求解

solve 命令也可以应用于多元方程组求解. 方程表达式可以整理成函数形式,也可以直接输入. 当方程组含有多个变量时,将解出与方程数目相同的未知数. 如果没有指定参数列表,则将按照默认变量顺序选出变量.

例 9.3 求解方程组 $\begin{cases} x+6y＝a \\ 3x-4y＝b \end{cases}$.

解 输入命令：

≫syms a b x y

≫[x1,y1]＝solve(x+6 * y-a,3 * x-4 * y-b)

得到结果：

x1＝

(2 * a)/11+(3 * b)/11

y1＝

(3 * a)/22-b/22

例 9.4 求解关于 a 和 x 为的方程组 $\begin{cases} x+6y＝a \\ 3x-4y＝b \end{cases}$.

解 输入命令：

≫res＝solve('x＋6＊y＝a','3＊x－4＊y＝b','a','x')

得到结果：

res＝

a：[1x1 sym]

x：[1x1 sym]

其中 res 是以结构体保存方程的根. 可以通过"."符号读取

≫res. a

ans＝

b/3＋(22＊y)/3

≫res. x

ans＝

b/3＋(4＊y)/3

需要注意，例 9.4 中不需要使用 syms 命令声明变量名称，solve 命令自动在输入的字符串中识别变量.

9.3.4 函数微积分学计算

1. 极限

求极限是高等数学的基本运算之一，在 MATLAB 中可以通过 limit 命令求解极限问题，其调用格式为：

limit(F, x, a)   ％求 $x \rightarrow a$ 时函数 F 的极限，即求 $\lim\limits_{x \rightarrow a} F$.

limit(F)   ％求 $x \rightarrow 0$ 时函数 F 的极限，即求 $\lim\limits_{x \rightarrow 0} F$.

limit(F, x, a, 'left')   ％求 $x \rightarrow a$ 时函数 F 的左极限，即求 $\lim\limits_{x \rightarrow a^-} F$.

limit(F, x, a, 'right')   ％求 $x \rightarrow a$ 时函数 F 的右极限，即求 $\lim\limits_{x \rightarrow a^+} F$.

注意：求极限之前要把函数 F 表示成符号表达式.

例 9.5 求当 $x \rightarrow 0$ 时，函数 $x\cos(x)$ 的极限.

解 输入命令：

≫x＝sym('x')； ％首先声明 x 为符号变量.

≫limit(x＊cos(x),x,0)或≫limit(x＊cos(x))   ％基于 limit 命令输入格式.

结果均为

ans＝

0

例 9.6 求 $\dfrac{\sin(x-1)}{\sqrt{(x-1)^2}}$ 当 $x \rightarrow 1$ 时的极限.

解 ≫x＝sym('x')；   ％声明 x 为符号变量.

≫limit(sin(x−1)/sqrt((x−1)^2),x,1)   ％基于 limit 命令输入格式.

有结果：

ans＝

NaN   ％NaN 表示 Not a number,即极限不存在.

再输入命令：

≫limit(sin(x−1)/sqrt((x−1)^2),x,1,'left')   ％求左侧极限.

得到结果：

ans＝

−1

≫limit(sin(x−1)/sqrt((x−1)^2),x,1,'right')   ％求右侧极限.

得到结果：

ans＝

1

说明该函数在 1 这一点的两侧极限都存在,其中左侧极限为−1,右侧极限为 1,但两侧极限不相等,因此函数在 1 点的极限不存在.

例 9.7 计算 $\lim\limits_{x \to +\infty} \arctan x$.

解 输入命令：

≫syms x

≫limit(atan(x),x,+inf)

得到结果：

ans＝

pi/2

例 9.8 计算 $\lim\limits_{\substack{x \to 1 \\ y \to 2}} \ln(x+y^2)$.

解 输入命令：

≫syms xy

≫limit(limit(log(x+y^2), x,1),y,2)   ％多元函数极限求解.

得到结果：

ans＝

log(5)   ％即 $\lim\limits_{\substack{x \to 1 \\ y \to 2}} \ln(x+y^2)=\ln 5$.

由以上求极限的例子可以看出,几乎各种类型的极限 MATLAB 都可以求出.

2. 微分

MATLAB 中使用 diff 命令来计算函数的导数. 在使用 diff 命令时,未指定微分变量的以表达式中的默认变量作为微分变量,计算函数的导函数. 也可以指定

表达式中的微分变量. 其格式为

> diff(y)　　　　%求函数 y 的一阶导数,默认自变量为 x.
> diff(y,n)　　　%求函数 y 的 n 阶导数,默认自变量为 x.
> diff(y, 't')　 %求函数 y 对 t 的导数.
> diff(y, 't',n) %求函数 y 对 t 的 n 阶导数.

例 9.9 已知 $y=\sin ax$,求 $\dfrac{\mathrm{d}y}{\mathrm{d}x},\dfrac{\mathrm{d}y}{\mathrm{d}a},\dfrac{\mathrm{d}^3 y}{\mathrm{d}x^3}$.

解 输入命令:

> ≫syms a x　　　　%定义符号变量 a,x.

> ≫y=sin(a * x);　%函数 $y=\sin ax$.

> ≫diff(y,'x')　　　%求 $\dfrac{\mathrm{d}y}{\mathrm{d}x}$.

ans＝

　　　　a * cos(a * x)

> ≫diff(y)　　　　　%求 $\dfrac{\mathrm{d}y}{\mathrm{d}x}$,若是对 x 求导,可省略 'x'.

ans＝

　　　　a * cos(a * x)

> ≫diff(y,'a')　　　%求 $\dfrac{\mathrm{d}y}{\mathrm{d}a}$,注意这里的 'a' 不可省略.

ans＝

　　　　x * cos(a * x)

> ≫diff(y,3)　　　　%求 $\dfrac{\mathrm{d}^3 y}{\mathrm{d}x^3}$.

ans＝

　　　　-a^3 * cos(a * x).

在使用 diff 命令对变量求导数时,其他变量被默认为常量,因此,可以用 diff 函数计算得到多元函数的偏导数.

例 9.10 计算函数 $z=\text{lncos}\,2xy$ 的 4 个二阶偏导数.

解 输入命令:

> ≫syms x y z zx zy zxx zxy zyy

> ≫zx=diff(log(cos(2 * x * y)),x);zy=diff(log(cos(2 * x * y)),y);

> ≫zx=simplify(zx)

zx＝

　　　　-2 * y * tan(2 * x * y)　　　%z 对 x 的一阶偏导数.

> ≫zy=simplify(zy)

zy＝

　　　　　$-2*x*\tan(2*x*y)$　　　%z 对 y 的一阶偏导数.

≫zxx＝diff(zx,x)

zxx＝

　　　　　$-4*y\hat{\ }2*(1+\tan(2*x*y)\hat{\ }2)$　　　%z 对 x 的二阶偏导数.

≫zxy＝diff(zx,y)

zxy＝

　　　　　$-2*\tan(2*x*y)-4*y*(1+\tan(2*x*y)\hat{\ }2)*x$

　　%z 对 x 和 y 的二阶混合偏导数.

≫zyy＝diff(zy,y)

zyy＝

　　　　　$-4*x\hat{\ }2*(1+\tan(2*x*y)\hat{\ }2)$　　　%z 对 y 的二阶偏导数.

这样得到函数的 4 个二阶偏导数.

3. 积分

MATLAB 中使用 int 命令来计算函数的不定积分和定积分,其调用格式为

int(F)　　　%求函数 F 在默认符号变量下的不定积分,即求 $\int F(x)\mathrm{d}x$.

int(F,v)　　%求函数 F 关于变量 v 的不定积分,即 $\int F(v)\mathrm{d}v$.

int(F,a,b)　　% 求函数 F 在默认符号变量下从 a 到 b 的定积分,即求

$$\int_a^b F(x)\mathrm{d}x.$$

int(F,v,a,b)　　%求函数 F 关于变量 v 从 a 到 b 的定积分,即求 $\int_a^b F(v)\mathrm{d}v$.

　　其中上述命令中的被积函数 F 为符号表达式,上式中的 a,b 如果是 $\pm\infty$,那就是求广义积分.

　　例 9.11　计算函数 $\int \mathrm{e}^{\sin x}\cos x\mathrm{d}x$.

　　解　输入命令:

≫syms x;int(exp(sin(x))*cos(x),x)

结果为

ans＝

　　　　　exp(sin(x))

　　例 9.12　计算函数 $\int x\sqrt{x+1}\mathrm{d}x$.

　　解　输入命令:

≫syms x;int(x*sqrt(1+x))

结果为

ans＝

　　　　$(2 * (3 * x - 2) * (x + 1)^\wedge(3/2))/15$

例 9.13　求函数 $\int_1^{\sqrt{3}} \dfrac{1+2x^2}{x^2(1+x^2)}\mathrm{d}x$.

解　输入命令:

≫syms x; int((1＋2*x^2)/(x^2*(1+x^2)),1,sqrt(3))

ans＝

　　　　$pi/12 - 3^\wedge(1/2)/3 + 1$

例 9.14　求广义积分 $\int_{-\infty}^{+\infty} \dfrac{1}{1+x^2}\mathrm{d}x$.

解　输入命令:

≫syms x; int(1/(1＋x^2),−inf,＋inf)

ans＝

　　　　pi

9.4　MATLAB 绘图

　　MATLAB 不仅具有强大的计算功能,同时也具有极强的绘图功能. 本节将介绍如何应用 MATALB 的绘图功能,绘制二维图形、三维图形和简易函数图形.

9.4.1　二维绘图

1. 基本绘图命令

　　plot 命令是最常用的绘图命令,可以用于绘制二维平面上的散点和曲线. 在使用 plot 绘制函数图像之前,需要先定义自变量的采样点向量,再计算其相应的函数值向量,其基本使用格式为

plot(y)　　　　　%绘制以 y 为纵坐标的二维曲线(横坐标为 y 元素的序号).

plot(x,y)　　　　%绘制以 x 为横坐标,y 为纵坐标的二维曲线.

plot(x1,y1,x2,y2,…)　%绘制多条曲线,其中(x_i,y_i)为矩阵对.

例 9.15　作向量 $\boldsymbol{x}=[1,5,8,3,0,-1]$ 的图像.

解　输入命令:

≫x＝[1,5,8,3,0,−1];

≫plot(x)

≫grid on　　　%给图形加网格线.

结果如图 9.2 所示.

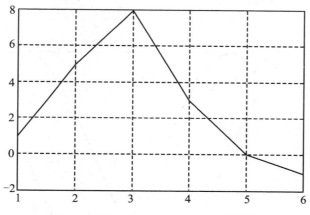

图 9.2　向量 $x=[1,5,8,3,0,-1]$ 的图像

例 9.16　绘制函数 $y=\sin x$ 在$[0,2*\mathrm{pi}]$之间的函数图形.

解　可以按照以下步骤操作:

≫x=0:0.1:2*pi;

≫y=sin(x);

≫plot(x,y)

即可以得到正弦曲线,如图 9.3 所示.

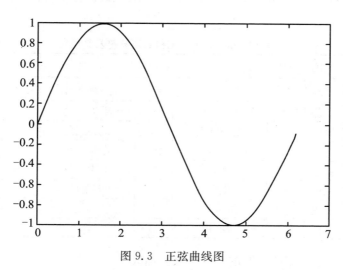

图 9.3　正弦曲线图

例 9.17　在同一个坐标系中绘制正弦和余弦曲线.

解　输入命令:

≫x=0:0.1:2*pi;

≫y1=sin(x);

≫y2=cos(x);

≫plot(x，y1,x,y2);
结果如图9.4所示.

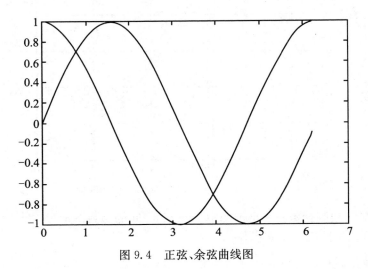

图 9.4　正弦、余弦曲线图

　　plot 命令中还可以为每条曲线设定输出格式，包括线的类型和颜色．其语法为 plot(X，Y，'linetype')，其中 linetype 表示所绘制线的颜色和符号形式．表9.12中列出一些常用的绘图格式设置字符，其他绘图格式设置字符可以通过 help plot 获得．

表 9.12　plot 命令绘图格式设置符及其意义

颜色			点形状				连线形状	
字符	意义	字符	意义	字符	意义	字符	意义	
字符	意义	字符	意义	字符	意义	字符	意义
b	蓝色	.	实心圆点	v	下尖三角	—	实线
g	绿色	o	空心圆点	^	上尖三角	:	虚线
r	红色	x	X 形	<	左尖三角	—.	点线
c	青色	+	加号	>	下尖三角	— —	短线
m	红色	*	星号	p	五角星		
y	黄色	s	方块号	h	六角星		
k	黑色	d	宝石形				

例 9.18　绘制格式不同的正弦和余弦曲线．
解　输入命令：
≫x＝0:0.1:2 * pi;
≫y1＝sin(x);
≫y2＝cos(x);
≫ plot(x,y1,'r * ',x,y2,'k—.');

即可以得到分别用红色星号符和黑色点线符绘制的正弦余弦函数散点图(图9.5).

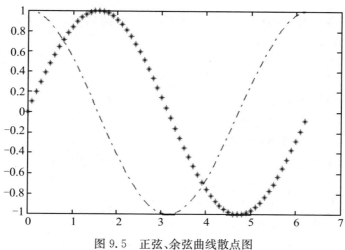

图9.5 正弦、余弦曲线散点图

还可以使用line命令在当前坐标中绘制折线,其基本格式为line(X,Y),其中X与Y是长度相等的两个向量,分别代表一组点的横坐标和纵坐标,line命令将依次用线段将这些点连接起来.

例9.19 绘制折线连接五个点:$(0,0)$,$(1,1)$,$(2,-1)$,$(3,2)$,$(4,-2)$.

解 输入命令:

≫X=0:4;

≫Y=[0,1,-1,2,-2];

≫line(X,Y);

得到图形如图9.6所示.

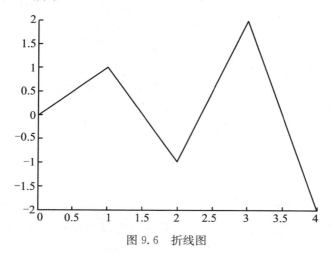

图9.6 折线图

2. 图形标注

图形标注是指在图形中添加标识性注解,包括图名(title)、坐标轴名(lable)、文字注释(text)和图例(legend).

(1) 添加图名

title(s) 　　　　%s 为字符串,英文中文皆可.

(2) 添加坐标轴名

xlable(s) 　　　%横坐标轴名.

ylable(s) 　　　%纵坐标轴名.

(3) 添加图例

legend(s,pos) 　　%在指定位置建立图例.

legend off 　　　　%擦除当前图中的图例.

pos 取值以及含义如表 9.13.

表 9.13 pos 取值及其含义

pos 取值	0	1	2	3	4	-1
图例位置	自动取最佳位置	右上角	左上角	左下角	右下角	图右侧

(4) 添加文字注释

text(xt,yt,s) 　　　　%在图形的(x_t, y_t)坐标处添加文字注释"s".

例如,输入命令:

≫x=0:0.1:2 * pi; 　　%取横坐标.

≫plot(x,sin(x)) 　　　%绘制 $y=\sin x$ 的图像.

≫hold on 　　　　%保持图形窗口.

≫plot(x,cos(x),'ro') 　　%用红色圆圈绘制 $y=\cos x$ 的图像.

≫title('y1=sin(x),y2=cos(x)') 　%添加标题.

≫xlabel('x 轴 ') 　　%添加横坐标轴名.

≫legend('sin(x)','cos(x)',4) 　　%在右下角添加图例.

≫text(pi,sin(pi),'x=\pi') 　　　%在$(\pi, \sin\pi)$处添加文字注释 $x=\pi$.

得到结果如图 9.7 所示.

9.4.2　三维绘图

1. 绘制三维曲线的 plot3 命令

plot3 是绘制三维曲线的基本命令,其使用类似于 plot 命令,但增加了一个变量维度. 其基本语法为 plot3(X, Y, Z) 或者是 plot(X, Y, Z, 'linetype'),其中

linetype的使用与二维绘图 plot 命令相同.

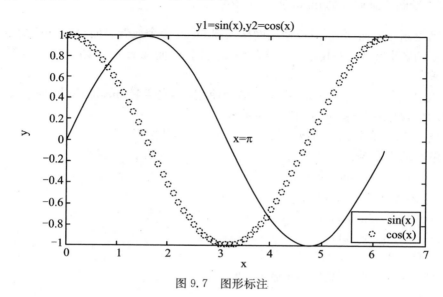

图 9.7 图形标注

例如,命令:

≫t=−2 * pi:0.01:2 * pi;

≫plot3(sin(t),cos(t),t);

即可以得到如图 9.8(a)所示显示的图形.

与 plot 命令一样,用户也可以同时绘制多条曲线,并为曲线设置格式,如修改上例中命令:

≫t=−2 * pi:0.01:2 * pi;

≫tt=−2 * pi:pi:2 * pi;

≫plot3(sin(t),cos(t),t,'b−',sin(tt),cos(tt),tt,'r * ');

就可以在螺旋线图基础上标记一组由 tt 所定义的点,见图 9.8(b).

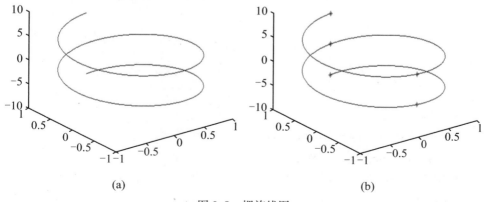

(a)   (b)

图 9.8 螺旋线图

2. 绘制三维曲面的 mesh 和 surf 命令

当绘制三维曲面时,可以使用网格绘图 mesh 命令或者表面绘图 surf 命令. 两个命令的区别在于 mesh 命令只绘制曲面的网格,而 surf 命令则会将网格部分填充起来.

这两个命令常与 meshgrid 命令结合使用,即先通过 meshgrid 命令定义二维绘图网格,再使用绘图命令绘制三维曲面.

例 9.20 绘制二元函数 $z=x\sin y+4x\cos y$ 的图形.

解 输入命令:

≫x=−3:0.1:3;y=0:0.1:2*pi;

≫[x, y]=meshgrid(x,y);

≫z=x. * sin(y)+4 * x. * cos(y);

≫mesh(x, y, z);

所绘图形如 9.9(a)所示.

如果同样的数据改用 surf 命令,即

≫surf(x, y ,z)

则所绘图形如 9.9(b)所示.

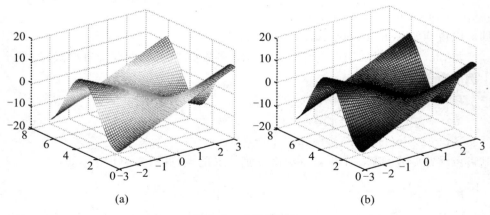

(a)   (b)

图 9.9　三维曲面图

例 9.21 绘制椭圆抛物面 $z=1-\dfrac{x^2}{2^2}-\dfrac{y^2}{3^2}$ 的图形.

解 输入命令:

≫x=−2:0.1:2;y=−3:0.1:3;

≫[x, y]=meshgrid(x,y);

≫z=1−x.^2/4−y.^2/9;

≫mesh(x, y, z)

所绘图形如图 9.10(a)所示. 也可以尝试将上述椭圆抛物面方程写成参数方程,如
$x=2r\cos t, y=3r\sin t, z=1-r^2$, 因此可以输入命令:

　　$\gg$t=0:0.1:2*pi;r=0:0.05:1;

　　$\gg$[t,r]=meshgrid(t,r);

　　$\gg$x=2*r.*cos(t);y=3*r.*sin(t);z=1-r.^2;

　　$\gg$surf(x,y,z)

结果如图 9.10(b)所示.

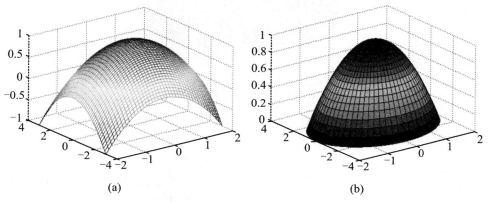

　　　　　　　(a)　　　　　　　　　　　　　　　　　(b)

图 9.10　椭圆抛物面

　　例 9.22　绘制曲面 $x^2+y^2+z^2=1$ 的上半球面与圆柱面 $x^2-x+y^2=0$ 相贯
的图形.

　　解　将球面方程和柱面方程分别写成参数形式,由此根据 MATLAB 作图,输
入命令:

　　$\gg$theta=linspace(0,2*pi); phi=linspace(0,pi/2);

　　$\gg$[THETA,PHI]=meshgrid(theta,phi);

　　$\gg$X=cos(PHI).*cos(THETA);Y=cos(PHI).*sin(THETA);Z=sin
(PHI);

　　$\gg$t=linspace(0,2*pi);h=linspace(0,1);

　　$\gg$[T,H]=meshgrid(t,h);X1=1/2+1/2*cos(T);Y1=1/2*sin(T);Z1
=H;

　　$\gg$surf(X,Y,Z);hold on;surf(X1,Y1,Z1);

结果如图 9.11 所示.

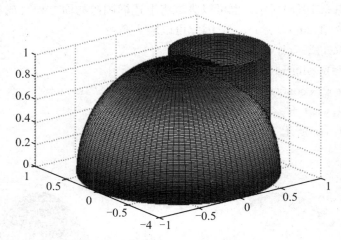

图 9.11　圆柱面与上半球面相贯的图形

9.4.3　简易函数绘图

MATLAB 提供了一系列用于简易绘制函数图形的命令,其中最常用的是 ezplot命令. 与 plot 命令不同,ezplot 命令不需要提前定义变量定义域,其基本格式为

ezplot('f(x)',[a,b])　　　%绘制 $y=f(x)$ 在 $[a,b]$ 上的图像,如果没有 $[a,b]$ 将自动在$[-2\pi,2\pi]$上绘制函数图形.

ezplot('f(x,y)',[a,b,c,d])　　%绘制隐函数 $f(x,y)=0$ 在 $x\in[a,b]$ 且 $y\in[c,d]$ 上的图像.

ezplot('x(t)', 'y(t)',[a,b])　　%绘制参数方程 $(x(t),y(t))$ 在 $t\in[a,b]$ 上的图像.

如果需要在同一图形窗口中布置几幅独立的子图,可以在 plot 命令前加上 subplot 命令将一个图形窗口划分为多个区域,每个区域一幅子图,其命令格式为

subplot(m,n,k)　　%将窗口划分为 $m\times n$ 幅子图,k 是当前子图的编号.

例 9.23　(1) 绘制 $y=\sin x$ 在$[-2\pi,2\pi]$的函数图像;

(2) 绘制 $y=\sin\dfrac{1}{x}$ 在$\left[\dfrac{1}{\pi},2\right]$的函数图像;

(3) 绘制 $x^2+y^3=1$ 在$[-10,10]\times[-10,10]$的图像;

(4) 绘制参数方程 $x=3\sin t-t,y=4\cos t+t$ 在 $t\in[-3,3]$的函数图像.

解　输入命令:

≫subplot(2,2,1);

≫ezplot('sin(x)');

≫subplot(2,2,2);
≫ezplot('sin(1/x)',[1/pi,2]);
≫subplot(2,2,3);
≫ezplot('x.^2+y.^3−1',[−10,10,−10,10]);
≫subplot(2,2,4);
≫ezplot('3∗sin(t)−t','4∗cos(t)+t',[−3,3]);

即可得到结果如图9.12所示.

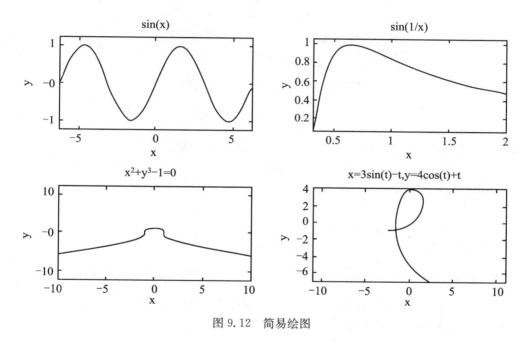

图9.12 简易绘图

9.5 重积分与微分方程求解

9.5.1 二重积分的计算

MATLAB可以通过累次积分的方式来计算重积分.即先分析重积分的几何意义,然后根据几何意义将重积分转化为累次积分进行计算.

例9.24 计算重积分问题,被积函数为$z=\sin x^2$,积分区域为$y=x^3$与$y=x$在第一象限所围的区域.

解 先绘制积分区域图形,再进行计算,输入画图命令:

≫syms x y z;f1=x^3;f2=x;ezplot(f1);hold on;ezplot(f2,[0,1])

得到图 9.13.

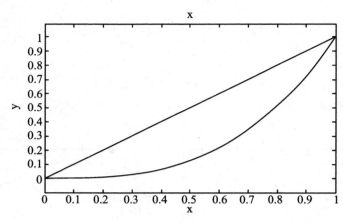

图 9.13　被积区域边界图

由此知积分区域是一个 x 形区域. 则重积分可以通过命令：

≫syms x y；z＝sin(x^2)；inty＝int(z,y,x^3,x)；int_＝int(inty,x,0,1)

得到结果：

int_ ＝

　　　$-1/2 * \sin(1)+1/2$

则积分运算的结果为 $-1/2 * \sin(1)+1/2$.

例 9.25　求椭圆抛物面 $z＝1-\dfrac{x^2}{2^2}-\dfrac{y^2}{3^2}$ 与 xOy 平面围成立体的体积.

解　先绘制积分区域图形,见例 9.21 及图 9.10(b),再进行计算. 该题积分区域是一个椭圆. 则积分值可以通过如下命令得到.

≫syms x y z；z＝1-x^2/4-y^2/9；

≫int1＝int(z,y,-3 * sqrt(1-x^2/4), 3 * sqrt(1-x^2/4))；int2＝int(int1,x,-2,2)

int2 ＝

　　　3 * pi.

对于二重积分的问题,重要的是掌握一元积分的嵌套方法.

9.5.2　微分方程求解

求解常微分方程(ordinary differential equation)时使用 dsolve 命令. 在求解过程中,MATLAB 使用大写字母 D 标志求导项. D 与求导变量之间如果夹着一个正整数,这个正整数代表变量求导的阶数. 其调用格式如下：

dsolve('eq','con', 'v')　％求解微分方程,eq 为微分方程,con 是微分方程的初始条件,v 为指定自由变量.

dsolve('eq1', 'eq2', '…','con1' , 'con2','…', 'v1','v2', '…')

　　%求解由 eq1,eq2,…组成的微分方程组,con1,con2,…是微分方程的初始
　　　条件,v_1,v_2,…为指定自由变量.

　　需要注意的是:整个常微分方程的表示在 MATLAB 中是用字符串的形式表示的,即整个常微分方程必须放在单引号中.常微分方程的初始条件也是用字符串的形式表示;解微分方程时,MATLAB 的默认自变量为 t,如果微分方程的自变量不是 t,一定要指明自由变量,否则求解会出错;如果 dsolve 命令后没有初始条件,求解结果为通解,结果中将含有积分常数 C_1,C_2.如果有初始条件,那么求出的就是满足初始条件的特解.

　　例 9.26　求解微分方程 $\dfrac{\mathrm{d}^2 y}{\mathrm{d}x^2}=1+y$.

　　解　输入命令:

≫dsolve('D2y＝1＋y','x')

得到结果:

　　ans＝

　　　　　　C3 * exp(x)＋C2 * exp(－x)－1

二阶微分方程的通解中包含有两个任意常数.dsolve 中默认的自变量是 t,例如本题输入

≫dsolve('D2y＝1＋y')

得到结果:

　　ans＝

　　　　　　C6 * exp(t)＋C5 * exp(－t)－1

　　例 9.27　求解微分方程的初值问题 $\dfrac{\mathrm{d}^2 y}{\mathrm{d}x^2}=x+\dfrac{\mathrm{d}y}{\mathrm{d}x}$,$y(0)=1$,$y'(0)=1$.

　　解　输入命令:

≫dsolve('D2y＝x＋Dy','y(0)＝1','Dy(0)＝1','x')

得到结果:

　　ans＝

　　　　　　2 * exp(x)－x－x^2/2－1

　　例 9.28　求解微分方程组的初值问题 $f'=f+g$,$g'=-f+g$,$f(0)=1$,$g(0)=2$.

　　解　输入命令:

≫[f,g]＝dsolve('Df＝f＋g','Dg＝－f＋g','f(0)＝1','g(0)＝2')

　　%把解的结果赋值给 f,g,注意此处用方括号把 f,g 括起来,默认自变量
　　　为 t.

得到结果:

f=

    $\exp(t) * \cos(t) + 2 * \exp(t) * \sin(t)$

g=

    $2 * \exp(t) * \cos(t) - \exp(t) * \sin(t)$

9.6　MATLAB 线性代数计算

MATLAB 最擅长进行向量运算,因此其在线性代数中的运算功能非常强大,且简单易行. 在本章 9.2.2 节中我们已经介绍了矩阵的输入、矩阵的加法和乘法等基本运算,本节将介绍线性代数中的行列式和逆矩阵的运算、线性方程组的求解以及矩阵特征值与特征向量的求解.

9.6.1　行列式与逆矩阵的计算

1. 行列式的计算

对于行数与列数相等的二维数组,MATLAB 可以将其作为行列式(determinant)进行计算. 在这个过程中使用的命令是 det.

例 9.29　已知矩阵 $A = \begin{bmatrix} 1 & 2 & 3 \\ 3 & 2 & 1 \\ 4 & 1 & 2 \end{bmatrix}$,求其行列式.

解　在命令行窗口输入命令:

≫A=[1 2 3;3 2 1; 4 1 2];

≫det(A)

ans=

    −16

即矩阵 A 的行列式为−16.

2. 逆矩阵的计算

对于一个非奇异矩阵,MATLAB 使用 inv 命令求其逆矩阵(inverse matrix).

例 9.30　求矩阵 $A = \begin{bmatrix} 4 & 3 & 2 \\ 3 & 2 & 1 \\ 1 & 3 & 2 \end{bmatrix}$ 的逆矩阵.

解　输入矩阵:

≫A=[4,3,2;3,2,1;1,3,2];

　　≫det(A)　　　　　%检验其奇异性.

　　ans＝

　　　　　3.0000　　　%行列式不等于 0,则矩阵可逆.

　　≫B＝inv(A)　　　　%使用 inv 命令求其逆矩阵.

得到结果:

　　B＝

　　　　0.3333　　　　　　　0　　−0.3333

　　　−1.6667　　2.0000　　　0.6667

　　　　2.3333　　−3.0000　　−0.3333

则得到了矩阵 **A** 的逆矩阵.

　　≫B＝A^(−1)　　　%用矩阵的幂运算求逆矩阵.

　　B＝

　　　　0.3333　　　　　　　0　　−0.3333

　　　−1.6667　　2.0000　　　0.6667

　　　　2.3333　　−3.0000　　−0.3333

　　≫B＝inv(sym(A))　　　%先把 **A** 定义为符号矩阵,再求逆(符号运算).

　　B＝

　　　　[　1/3,　0,　−1/3]

　　　　[−5/3,　2,　2/3]

　　　　[　7/3,　−3,　−1/3]

　　≫B＝sym(A)^(−1)　　　%也可用符号矩阵的幂运算求逆矩阵.

　　B＝

　　　　[　1/3,　0,　−1/3]

　　　　[−5/3,　2,　2/3]

　　　　[　7/3,　−3,　−1/3]

9.6.2　利用逆矩阵求解线性方程组

　　学会了求逆矩阵,我们可以利用逆矩阵求解系数矩阵为方阵且非奇异的线性方程组.

　　设线性方程组 **Ax**＝**b**,其系数矩阵 **A** 为方阵且非奇异,则可以利用逆矩阵法求解方程组. 首先求系数矩阵 **A** 的逆矩阵 **A**$^{-1}$,然后在方程组 **Ax**＝**b** 两边同时左乘 **A**$^{-1}$,即 **x**＝**A**$^{-1}$**Ax**＝**A**$^{-1}$**b**,从而得到线性方程组的解.

　　例 9.31　求解线性方程组 $\begin{cases} 2x+y=6 \\ x+2y+z=8. \\ y+2z=10 \end{cases}$

解   方程组系数矩阵 $A = \begin{pmatrix} 2 & 1 & 0 \\ 1 & 2 & 1 \\ 0 & 1 & 2 \end{pmatrix}$，常数向量 $b = \begin{pmatrix} 6 \\ 8 \\ 10 \end{pmatrix}$，在 MATLAB 命令

行中输入：

≫A＝[2,1,0;1,2,1;0,1,2];

≫b＝[6;8;10];

检验系数矩阵的奇异性，对 A 求行列式

≫det(A)

ans＝

4

A 行列式不为零，则 A 矩阵非奇异，可逆，求其逆矩阵，并从左侧与常数向量 b
相乘，在 MATLAB 命令行窗口输入：

≫x＝inv(A) * b

得到结果：

x＝

3.0000

0.0000

5.0000

则方程组的解为 $\begin{pmatrix} x \\ y \\ z \end{pmatrix} = \begin{pmatrix} 3 \\ 0 \\ 5 \end{pmatrix}$.

9.6.3   矩阵的特征值和特征向量

求矩阵的特征值（eigenvalues）和特征向量（eigenvectors）时使用 eig 命令. 根据输出变量个数的不同，eig 命令返回的结果有所不同：

E＝eig(A)   ％仅计算 A 的特征值（以向量形式 E 存放）.

[V,D]＝eig(A)   ％D 为由特征值构成的对角阵，V 为由特征向量作为列向
量构成的矩阵，且使得 $AV = VD$ 成立.

例 9.32   求四阶矩阵 $A = \begin{pmatrix} 16 & 2 & 3 & 13 \\ 5 & 11 & 10 & 8 \\ 9 & 7 & 6 & 12 \\ 4 & 14 & 15 & 1 \end{pmatrix}$ 的特征值和特征向量.

解   在命令行中输入矩阵：

≫A＝[16 2 3 13; 5 11 10 8; 9 7 6 12;4 14 15 1]

只有一个输出参数情况下使用 eig 命令求特征值

≫E＝eig(A)

得到结果:

E＝

    34.0000

    8.9443

    －8.9443

    0.0000

即得到矩阵 A 的四个特征值. 如果想同时求得特征值对应的特征向量, 可以使用两个输出参数

≫[V,D]＝eig(A)

得到结果:

V＝

－0.5000	－0.8236	0.3764	－0.2236
－0.5000	0.4236	0.0236	－0.6708
－0.5000	0.0236	0.4236	0.6708
－0.5000	0.3764	－0.8236	0.2236

D ＝

34.0000	0	0	0
0	8.9443	0	0
0	0	－8.9443	0
0	0	0	0.0000

其中 D 为对角矩阵, 其对角线上元素为特征值, 而 V 中每一列均为对应特征值的特征向量.

9.7　MATLAB概率计算

MATLAB 也能够求解概率论中的数据图示化及相关计算问题. 本节先介绍利用 MATLAB 进行数据图示化(如直方图、饼图), 然后介绍利用 MATLAB 进行累积分布函数的计算及其数字特征的计算.

9.7.1　数据的图示化

1. 直方图

除了可以使用 EXCEL 绘制直方图外, 还可以使用 MATLAB 绘制直方图, 同

时 MATLAB 绘制的直方图更为美观. 在 MATLAB 中,使用 bar 命令来绘制直方图. bar 命令最简的格式为 bar(Y),这里 Y 可以是一个向量,也可以是一个矩阵.

例 9.33　将表 9.14 中四位同学的数学成绩用直方图表示.

表 9.14　仿真成绩表

	数学课	物理课	生物课
甲	98	95	92
乙	87	80	83
丙	88	82	80
丁	92	80	87

解　使用下述命令:

≫bar([98, 87, 88, 92]);

即得到图 9.14(a). 此时也可以加入一个宽度参数,用来调整图像中的柱宽,使之更为美观,如使用命令:

≫bar([98, 87, 88, 92], 0.3);

即将前一命令中所绘制的直方图修改为图 9.14(b).

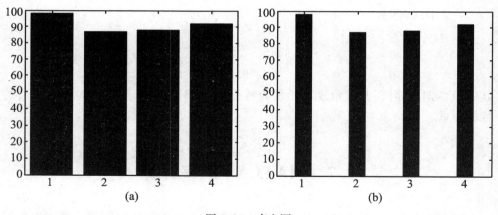

图 9.14　直方图

bar 命令的参数 Y 也可以是一个 M 行 N 列的矩阵,此时,bar 命令将会绘制 M 组柱图,每组包含 N 个直方柱. 从而同时对多种不同性质进行比较. 例如,用直方图表示上表中四位同学在三门不同课程的成绩,使用命令:

≫bar([98, 95, 92; 87, 80, 83; 88, 82, 80; 92, 80, 87]);

即可以绘制直方图 9.15.

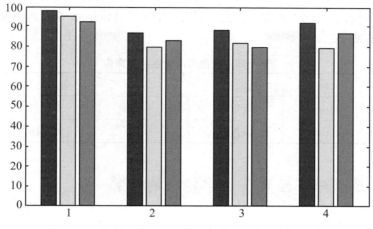

图 9.15　分组直方图

2. 饼图

MATLAB 中绘制饼图的命令为 pie,其基本格式为 pie(X). 其中 X 为一个向量,该命令将以总体 sum(X) 为圆饼,为每个元素分别在图中绘制占有 X/sum(X) 的扇形部分. 例如,命令:

≫pie([1, 3, 5]);

能够绘制图 9.16(a). 特别地,当 X 中所有元素之和 sum(X)<1 时,pie 命令将以 1 为全部饼图面积,X 中全部元素只占有饼图的一部分,其他位置空缺.

例如,输入命令:

≫pie([0.1, 0.3, 0.5]);

将得到图 9.16(b).

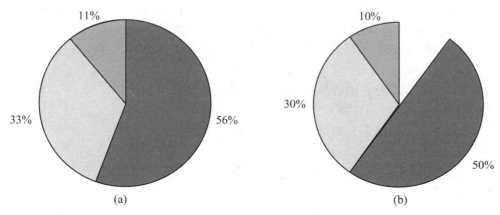

图 9.16　饼图

除上述两个命令以外，MATLAB 还提供了很多常用的绘制专业图形的命令，表 9.15 中列出了其他 4 种常用的命令，读者可以使用 help 命令或其他参考书了解这些命令的使用.

表 9.15　其他常用专业绘图命令

名称	返回结果	名称	返回结果
hist	频数图	stairs	阶梯图
errorbar	误差图	stem	针状图

9.7.2　累积分布函数及数字特征的计算

针对概率统计中给出的常用分布（例如，二项分布、正态分布和泊松分布），MATLAB 也给出了这些分布的相关计算。

1. 累积分布函数的计算

常用分布的累积分布函数在 MATLAB 中分别由下列命令给出：

binopdf(k,n,p)　　　%二项分布中，随机变量 X 等于 k 的概率，即二项分布的概率分布函数.

binocdf(k,n,p)　　　%二项分布中，随机变量 X 不大于 k 的概率，即二项分布的累积分布函数.

poisscdf(c,lambda)　　%泊松分布 $P(\lambda)$ 中，随机变量 X 不大于 c 的概率，即泊松分布的累积分布函数.

normcdf(c,mu,sigma)　　%正态分布 $N[\mu,\sigma^2]$ 中，随机变量 X 不大于 c 的概率，即正态分布的累积分布函数.

而对应的逆累积分布函数分别为 binoinv(y,n,p)，poissinv(y,lambda) 和 norminv(y,mu,sigma)，这些函数可以方便地用于计算.

例 9.34　设 $X \sim N(1,9)$，求 $P(X \leqslant 4)$，$P(1 < X \leqslant 5)$，$P(X > 6)$，$P(|X| < 4)$. 若 $P(X < c) = 0.5$，求 c.

解　根据累积分布函数与概率的关系，输入命令：

≫p1＝normcdf(4,1,3)

≫p2＝normcdf(5,1,3)－normcdf(1,1,3)

≫p3＝1－normcdf(6,1,3)

≫p4＝normcdf(4,1,3)－normcdf(－4,1,3)

计算结果为

p1＝

　　0.8413

　　　　p2＝

　　　　　　0.4088

　　　　p3＝

　　　　　　0.0478

　　　　p4＝

　　　　　　0.7936

利用逆累积分布函数,可以求出 c 值.

　　≫c＝norminv(0.5,1,3)

得到结果:

　　　　c＝

　　　　　　1

例 9.35　作正态分布 $N(0,4)$ 的密度函数图像与概率分布函数图像.

解　输入命令:

　　≫x＝−4:0.01:4;

　　≫y＝normpdf(x,0,2);

　　≫subplot(1,2,1);plot(x,y,'k')

　　≫x＝−4:0.01:4;

　　≫y＝normcdf(x,0,2);

　　≫subplot(1,2,2);plot(x,y,'b∗')

得到图 9.17.

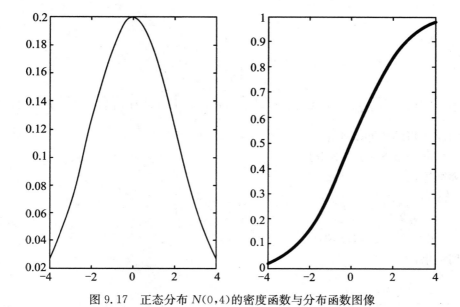

图 9.17　正态分布 $N(0,4)$ 的密度函数与分布函数图像

2. 数学期望与方差的计算

常用的二项分布、泊松分布和正态分布的期望和方差在 MATLAB 分别由 binostat(N,P), poisstat(lambda)和 normstat(X,mu,sigma)给出. 例如,求参数为 5 的泊松分布的期望和方差,输入命令:

$\gg$[M,V]＝poisstat(5)

得到结果:

M＝

   5

V＝

   5

例 9.36 随机变量 X 的累积分布函数为

$$F(x) = \begin{cases} 1 - \dfrac{27}{x^3}, & x > 3 \\ 0, & x \leqslant 3 \end{cases}$$

求 $E(X)$, $D(X)$.

解 先求概率密度函数,即对累积分布函数求导数:

$\gg$f＝diff(1－27/x^3,x)

得到结果:

f＝

   81/x^4

即

$$f(x) = \begin{cases} \dfrac{81}{x^4}, & x > 3 \\ 0, & x \leqslant 3 \end{cases}$$

由于 $E(x) = \int_{-\infty}^{+\infty} x f(x)\mathrm{d}x = \int_{3}^{+\infty} x \dfrac{81}{x^4}\mathrm{d}x, D(x) = \int_{-\infty}^{+\infty} x^2 f(x)\mathrm{d}x = \int_{3}^{+\infty} x^2 \dfrac{81}{x^4}\mathrm{d}x.$ 因此用 MATLAB 可以计算:

$\gg$m＝int(x*f,x,3,inf)

得到结果:

m＝

   9/2

$\gg$d＝int(x^2*f,x,3,inf)

得到结果:

d＝

   27

即所求期望为 9/2,方差为 27.

习　题　9

1. 已知矩阵 $A=\begin{bmatrix} 4 & -4 & 0 & 0 \\ 1 & 2 & 1 & -1 \\ -7 & 5 & 2 & 0 \\ 0 & 2 & 1 & -1 \end{bmatrix}$，并分别对其进行下列计算：

（1）求其行列式；

（2）求其转置矩阵；

（3）求其逆矩阵；

（4）获取矩阵 A 主对角线元素向量；

（5）将 A 矩阵第 2 行第 4 列元素修改为 10；

（6）删除 A 矩阵第 2 行.

2. 定义表达式 $y=x^2(2x+9)+x(x^2-12)$ 并进行如下计算：

（1）整理简化；　　（2）因式分解；　　（3）求当 $x=2$ 时 y 的值.

3. 对于 $(2+x+2x^2y+y^2)^3$ 进行如下计算：

（1）展开该式；

（2）按照 y 整理多项式；

（3）将 y 换为 $x-1$；

（4）化简所得结果；

4. 使用 MATLAB 计算下列积分和极限：

（1）$\displaystyle\int \frac{\cos x}{\cos x+\sin x}\mathrm{d}x$；　　　　（2）$\displaystyle\int_0^{\frac{1}{4}} \frac{\sqrt{1-x}}{1-\sqrt{x}}\mathrm{d}x$ ；

（3）$\displaystyle\lim_{x\to 0^-} \frac{|x|}{x}$；　　　　（4）$\displaystyle\lim_{x\to 0}(1-x)^{\frac{1}{\tan x}}$ ；

5. 使用 MATLAB 计算以下函数的导数：

（1）$y=x^{10}+10^x+\ln x$；　　　　（2）$y=\mathrm{e}^x(\sin x+\cos x)$；

（3）$y=x\sin x\ln x$ ；　　　　（4）$y=\sin nx+\sin^n x+\sin x^n$.

6. 求解以 x 为自变量的微分方程：

（1）$y'=x^{10}+10^x+\ln X$；　　　　（2）$y''-6y'+9y=\mathrm{e}^{3x}$ ；

（3）$x\dfrac{\mathrm{d}y}{\mathrm{d}x}+y-\mathrm{e}^x=0, y|_{x=a}=b$；　　（4）$y''+3y'+2y=3x\mathrm{e}^{-x}, y|_{x=0}=0, y'|_{x=0}=0$.

7. 使用 MATLAB 命令求矩阵 $A=\begin{bmatrix} 1 & \frac{1}{4} & \frac{1}{18} \\ 0 & \frac{1}{2} & \frac{4}{9} \\ 0 & \frac{1}{4} & \frac{1}{2} \end{bmatrix}$ 特征值与特征向量.

8. 已知随机变量 X 服从参数 $n=100$，$p=0.1$ 的二项分布，求：

（1）X 的期望和方差；

（2）$P(5 \leqslant X \leqslant 15)$；

（3）x 至少为多少时，累计分布函数 $F(x)=P(X \leqslant X)$ 不小于 0.95.

9. 利用子窗口绘制函数 $y=\sin 2x$，$y=\sin x^2$，$y=\sin^2 x$ 在 $[-2\pi, 2\pi]$ 上的函数图形.

附录 1　简明积分表

一、含有 $a+bx$ 的积分

1. $\displaystyle\int \frac{\mathrm{d}x}{a+bx} = \frac{1}{b}\ln|a+bx|+C$

2. $\displaystyle\int (a+bx)^{\mu}\mathrm{d}x = \frac{(a+bx)^{\mu+1}}{b(\mu+1)}+C \quad (\mu\neq-1)$

3. $\displaystyle\int \frac{x\,\mathrm{d}x}{a+bx} = \frac{1}{b^2}[a+bx-a\ln|a+bx|]+C$

4. $\displaystyle\int \frac{x^2\,\mathrm{d}x}{a+bx} = \frac{1}{b^3}\left[\frac{1}{2}(a+bx)^2-2a(a+bx)+a^2\ln|a+bx|\right]+C$

5. $\displaystyle\int \frac{\mathrm{d}x}{x(a+bx)} = \frac{1}{a}\ln\left|\frac{x}{a+bx}\right|+C$

6. $\displaystyle\int \frac{\mathrm{d}x}{x^2(a+bx)} = -\frac{1}{ax}+\frac{b}{a^2}\ln\left|\frac{a+bx}{x}\right|+C$

7. $\displaystyle\int \frac{x\,\mathrm{d}x}{(a+bx)^2} = \frac{1}{b^2}\left[\ln|a+bx|+\frac{a}{a+bx}\right]+C$

8. $\displaystyle\int \frac{x^2\,\mathrm{d}x}{(a+bx)^2} = \frac{1}{b^3}\left[a+bx-2a\ln|a+bx|-\frac{a^2}{a+bx}\right]+C$

9. $\displaystyle\int \frac{\mathrm{d}x}{x(a+bx)^2} = \frac{1}{a(a+bx)}-\frac{1}{a^2}\ln\left|\frac{a+bx}{x}\right|+C$

二、含有 $\sqrt{a+bx}$ 的积分

10. $\displaystyle\int \sqrt{a+bx}\,\mathrm{d}x = \frac{2}{3b}\sqrt{(a+bx)^3}+C$

11. $\displaystyle\int x\sqrt{a+bx}\,\mathrm{d}x = \frac{2(2a-3bx)}{15b^2}\sqrt{(a+bx)^3}+C$

12. $\displaystyle\int x^2\sqrt{a+bx}\,\mathrm{d}x = \frac{2(8a^2-12abx+15b^2x^2)}{105b^3}\sqrt{(a+bx)^3}+C$

13. $\displaystyle\int \frac{x\,\mathrm{d}x}{\sqrt{a+bx}} = -\frac{2(2a-bx)}{3b^2}\sqrt{a+bx}+C$

14. $\int \dfrac{x^2\,\mathrm{d}x}{\sqrt{a+bx}} = \dfrac{2(8a^2 - 4abx + 3b^2 x^2)}{15b^3}\sqrt{a+bx} + C$

15. $\int \dfrac{\mathrm{d}x}{x\sqrt{a+bx}} = \begin{cases} \dfrac{1}{\sqrt{a}}\ln\dfrac{\sqrt{a+bx}-\sqrt{a}}{\sqrt{a+bx}+\sqrt{a}} + C \quad (a>0) \\[4mm] \dfrac{2}{\sqrt{-a}}\arctan\sqrt{\dfrac{a+bx}{-a}} + C \quad (a<0) \end{cases}$

16. $\int \dfrac{\mathrm{d}x}{x^2\sqrt{a+bx}} = -\dfrac{\sqrt{a+bx}}{ax} - \dfrac{b}{2a}\int \dfrac{\mathrm{d}x}{x\sqrt{a+bx}}$

17. $\int \dfrac{\sqrt{a+bx}\,\mathrm{d}x}{x} = 2\sqrt{a+bx} + a\int \dfrac{\mathrm{d}x}{x\sqrt{a+bx}}$

三、含有 $a^2 \pm x^2$ 的积分

18. $\int \dfrac{\mathrm{d}x}{a^2 + x^2} = \dfrac{1}{a}\arctan\dfrac{x}{a} + C$

19. $\int \dfrac{\mathrm{d}x}{(x^2 + a^2)^n} = \dfrac{x}{2(n-1)a^2(a^2+x^2)^{n-1}} + \dfrac{2n-3}{2(n-1)a^2}\int \dfrac{\mathrm{d}x}{(x^2+a^2)^{n-1}}$

20. $\int \dfrac{\mathrm{d}x}{a^2 - x^2} = \dfrac{1}{2a}\ln\left|\dfrac{a+x}{a-x}\right| + C \quad (|x|<a)$

21. $\int \dfrac{\mathrm{d}x}{x^2 - a^2} = \dfrac{1}{2a}\ln\left|\dfrac{x-a}{x+a}\right| + C \quad (|x|>a)$

四、含有 $a \pm bx^2$ 的积分

22. $\int \dfrac{\mathrm{d}x}{a + bx^2} = \dfrac{1}{\sqrt{ab}}\arctan\sqrt{\dfrac{b}{a}}x + C \quad (a>0,\ b>0)$

23. $\int \dfrac{\mathrm{d}x}{a - bx^2} = \dfrac{1}{2\sqrt{ab}}\ln\left|\dfrac{\sqrt{a}+\sqrt{b}x}{\sqrt{a}-\sqrt{b}x}\right| + C$

24. $\int \dfrac{x\,\mathrm{d}x}{a + bx^2} = \dfrac{1}{2b}\ln|a+bx^2| + C$

25. $\int \dfrac{x^2\,\mathrm{d}x}{a + bx^2} = \dfrac{x}{b} - \dfrac{a}{b}\int \dfrac{\mathrm{d}x}{a+bx^2}$

26. $\int \dfrac{\mathrm{d}x}{x(a + bx^2)} = \dfrac{1}{2a}\ln\left|\dfrac{x^2}{a+bx^2}\right| + C$

27. $\int \dfrac{\mathrm{d}x}{x^2(a + bx^2)} = -\dfrac{1}{ax} - \dfrac{b}{a}\int \dfrac{\mathrm{d}x}{a+bx^2}$

28. $\int \dfrac{\mathrm{d}x}{(a + bx^2)^2} = \dfrac{x}{2a(a+bx^2)} + \dfrac{1}{2a}\int \dfrac{\mathrm{d}x}{a+bx^2}$

五、含有 $\sqrt{x^2+a^2}$ 的积分

29. $\displaystyle\int \sqrt{x^2+a^2}\,\mathrm{d}x = \frac{x}{2}\sqrt{x^2+a^2}+\frac{a^2}{2}\ln|x+\sqrt{x^2+a^2}|+C$

30. $\displaystyle\int \sqrt{(x^2+a^2)^3}\,\mathrm{d}x = \frac{x}{8}(2x^2+5a^2)\sqrt{x^2+a^2}+\frac{3a^2}{8}\ln|x+\sqrt{x^2+a^2}|+C$

31. $\displaystyle\int x\sqrt{x^2+a^2}\,\mathrm{d}x = \frac{\sqrt{(x^2+a^2)^3}}{3}+C$

32. $\displaystyle\int x^2\sqrt{x^2+a^2}\,\mathrm{d}x = \frac{x}{8}(2x^2+a^2)\sqrt{x^2+a^2}-\frac{a^4}{8}\ln|x+\sqrt{x^2+a^2}|+C$

33. $\displaystyle\int \frac{\mathrm{d}x}{\sqrt{x^2+a^2}} = \ln|x+\sqrt{x^2+a^2}|+C$

34. $\displaystyle\int \frac{\mathrm{d}x}{\sqrt{(x^2+a^2)^3}} = \frac{x}{a^2\sqrt{x^2+a^2}}+C$

35. $\displaystyle\int \frac{x\,\mathrm{d}x}{\sqrt{x^2+a^2}} = \sqrt{x^2+a^2}+C$

36. $\displaystyle\int \frac{x^2\,\mathrm{d}x}{\sqrt{x^2+a^2}} = \frac{x}{2}\sqrt{x^2+a^2}-\frac{a^2}{2}\ln|x+\sqrt{x^2+a^2}|+C$

37. $\displaystyle\int \frac{x^2\,\mathrm{d}x}{\sqrt{(x^2+a^2)^3}} = -\frac{x}{\sqrt{x^2+a^2}}+\ln|x+\sqrt{x^2+a^2}|+C$

38. $\displaystyle\int \frac{\mathrm{d}x}{x\sqrt{x^2+a^2}} = \frac{1}{a}\ln\left|\frac{x}{a+\sqrt{x^2+a^2}}\right|+C$

39. $\displaystyle\int \frac{\mathrm{d}x}{x^2\sqrt{x^2+a^2}} = -\frac{\sqrt{x^2+a^2}}{a^2x}+C$

40. $\displaystyle\int \frac{\sqrt{x^2+a^2}\,\mathrm{d}x}{x} = \sqrt{x^2+a^2}-a\ln\left|\frac{a+\sqrt{x^2+a^2}}{x}\right|+C$

41. $\displaystyle\int \frac{\sqrt{x^2+a^2}\,\mathrm{d}x}{x^2} = -\frac{\sqrt{x^2+a^2}}{x}+\ln|x+\sqrt{x^2+a^2}|+C$

六、含有 $\sqrt{x^2-a^2}$ 的积分

42. $\displaystyle\int \frac{\mathrm{d}x}{\sqrt{x^2-a^2}} = \ln|x+\sqrt{x^2-a^2}|+C$

43. $\displaystyle\int \frac{\mathrm{d}x}{\sqrt{(x^2-a^2)^3}} = -\frac{x}{a^2\sqrt{x^2-a^2}}+C$

44. $\displaystyle\int \frac{x\,\mathrm{d}x}{\sqrt{x^2-a^2}} = \sqrt{x^2-a^2}+C$

45. $\displaystyle\int \sqrt{x^2-a^2}\,\mathrm{d}x = \frac{x}{2}\sqrt{x^2-a^2}-\frac{a^2}{2}\ln|x+\sqrt{x^2-a^2}|+C$

46. $\int \sqrt{(x^2-a^2)}\,\mathrm{d}x = \dfrac{x}{8}(2x^2-5a^2)\ \sqrt{x^2-a^2}+\dfrac{3a^4}{8}\ln|x+\sqrt{x^2-a^2}|+C$

47. $\int x\ \sqrt{x^2-a^2}\,\mathrm{d}x = \dfrac{\sqrt{(x^2-a^2)^3}}{3}+C$

48. $\int x\ \sqrt{(x^2-a^2)^3}\,\mathrm{d}x = \dfrac{\sqrt{(x^2-a^2)^5}}{5}+C$

49. $\int x^2\ \sqrt{x^2-a^2}\,\mathrm{d}x = \dfrac{x}{8}(2x^2-a^2)\ \sqrt{x^2-a^2}-\dfrac{a^4}{8}\ln|x+\sqrt{x^2-a^2}|+C$

50. $\int \dfrac{x^2\,\mathrm{d}x}{\sqrt{(x^2-a^2)}} = \dfrac{x}{2}\ \sqrt{x^2-a^2}+\dfrac{a^2}{2}\ln|x+\sqrt{x^2-a^2}|+C$

51. $\int \dfrac{x^2\,\mathrm{d}x}{\sqrt{(x^2-a^2)^3}} = -\dfrac{x}{\sqrt{x^2-a^2}}+\ln|x+\sqrt{x^2-a^2}|+C$

52. $\int \dfrac{\mathrm{d}x}{x\ \sqrt{x^2-a^2}} = \dfrac{1}{a}\arccos\left|\dfrac{a}{x}\right|+C$

53. $\int \dfrac{\mathrm{d}x}{x^2\ \sqrt{x^2-a^2}} = \dfrac{\sqrt{x^2-a^2}}{a^2x}+C$

54. $\int \dfrac{\sqrt{x^2-a^2}}{x}\,\mathrm{d}x = \sqrt{x^2-a^2}-a\arccos\left|\dfrac{a}{x}\right|+C$

55. $\int \dfrac{\sqrt{x^2-a^2}}{x^2}\,\mathrm{d}x = -\dfrac{\sqrt{x^2-a^2}}{x}+\ln|x+\sqrt{x^2-a^2}|+C$

七、含有 $\sqrt{a^2-x^2}$ 的积分

56. $\int \dfrac{\mathrm{d}x}{\sqrt{a^2-x^2}} = \arcsin\dfrac{x}{a}+C$

57. $\int \dfrac{\mathrm{d}x}{\sqrt{(a^2-x^2)^3}} = \dfrac{x}{a^2\ \sqrt{a^2-x^2}}+C$

58. $\int \dfrac{x\,\mathrm{d}x}{\sqrt{a^2-x^2}} = -\sqrt{a^2-x^2}+C$

59. $\int \dfrac{x\,\mathrm{d}x}{\sqrt{(a^2-x^2)^3}} = \dfrac{1}{\sqrt{a^2-x^2}}+C$

60. $\int \dfrac{x^2\,\mathrm{d}x}{\sqrt{a^2-x^2}} = -\dfrac{x}{2}\ \sqrt{a^2-x^2}+\dfrac{a^2}{2}\arcsin\dfrac{x}{a}+C$

61. $\int \sqrt{a^2-x^2}\,\mathrm{d}x = \dfrac{x}{2}\ \sqrt{a^2-x^2}+\dfrac{a^2}{2}\arcsin\dfrac{x}{a}+C$

62. $\int \sqrt{(a^2-x^2)^3}\,\mathrm{d}x = \dfrac{x}{8}(5a^2-2x^2)\ \sqrt{a^2-x^2}+\dfrac{3a^4}{8}\arcsin\dfrac{x}{a}+C$

63. $\int x\ \sqrt{a^2-x^2}\,\mathrm{d}x = -\dfrac{\sqrt{(a^2-x^2)^3}}{3}+C$

64. $\int x\ \sqrt{(a^2-x^2)^3}\,\mathrm{d}x = -\dfrac{\sqrt{(a^2-x^2)^5}}{5}+C$

65. $\displaystyle\int x^2\ \sqrt{(a^2-x^2)^3}\,\mathrm{d}x=\frac{x}{8}(2x^2-a^2)\ \sqrt{a^2-x^2}+\frac{a^4}{8}\arcsin\frac{x}{a}+C$

66. $\displaystyle\int\frac{x^2\,\mathrm{d}x}{\sqrt{(a^2-x^2)^3}}=\frac{x}{\sqrt{a^2-x^2}}-\arcsin\frac{x}{a}+C$

67. $\displaystyle\int\frac{\mathrm{d}x}{x\ \sqrt{a^2-x^2}}=\frac{1}{a}\ln\left|\frac{x}{a+\sqrt{a^2-x^2}}\right|+C$

68. $\displaystyle\int\frac{\mathrm{d}x}{x^2\ \sqrt{a^2-x^2}}=-\frac{\sqrt{a^2-x^2}}{a^2x}+C$

69. $\displaystyle\int\frac{\sqrt{a^2-x^2}}{x}\,\mathrm{d}x=\sqrt{a^2-x^2}-a\ln\left|\frac{a+\sqrt{a^2-x^2}}{x}\right|+C$

70. $\displaystyle\int\frac{\sqrt{a^2-x^2}}{x^2}\,\mathrm{d}x=-\frac{\sqrt{a^2-x^2}}{x}-\arcsin\frac{x}{a}+C$

八、含有 $a+bx\pm cx^2(c>0)$ 的积分

71. $\displaystyle\int\frac{\mathrm{d}x}{a+bx-cx^2}=\frac{1}{\sqrt{b^2+4ac}}\ln\left|\frac{\sqrt{b^2+4ac}+2cx-b}{\sqrt{b^2+4ac}-2cx+b}\right|+C$

72. $\displaystyle\int\frac{\mathrm{d}x}{a+bx+cx^2}=\begin{cases}\dfrac{2}{\sqrt{4ac-b^2}}\arctan\dfrac{2cx+b}{\sqrt{4ac-b^2}}+C\quad(b^2<4ac)\\[4mm]\dfrac{1}{\sqrt{b^2-4ac}}\ln\left|\dfrac{2cx+b-\sqrt{b^2-4ac}}{2cx+b+\sqrt{b^2-4ac}}\right|+C\quad(b^2>4ac)\end{cases}$

九、含有 $\sqrt{a+bx\pm cx^2}(c>0)$ 的积分

73. $\displaystyle\int\frac{\mathrm{d}x}{\sqrt{a+bx+cx^2}}=\frac{1}{\sqrt{c}}\ln\left|2cx+b+2\ \sqrt{c(a+bx+cx^2)}\right|+C$

74. $\displaystyle\int\ \sqrt{a+bx+cx^2}\,\mathrm{d}x=\frac{2cx+b}{4c}\ \sqrt{a+bx+cx^2}-\frac{b^2-4ac}{8c}\int\frac{\mathrm{d}x}{\sqrt{a+bx+cx^2}}$

75. $\displaystyle\int\frac{x\,\mathrm{d}x}{\sqrt{a+bx+cx^2}}=\frac{1}{c}\ \sqrt{a+bx+cx^2}-\frac{b}{2c}\int\frac{\mathrm{d}x}{\sqrt{a+bx+cx^2}}$

76. $\displaystyle\int\frac{\mathrm{d}x}{\sqrt{a+bx-cx^2}}=\frac{1}{\sqrt{c}}\arcsin\frac{2cx-b}{\sqrt{b^2+4ac}}+C$

77. $\displaystyle\int\ \sqrt{a+bx-cx^2}\,\mathrm{d}x=\frac{2cx-b}{4c}\ \sqrt{a+bx-cx^2}+\frac{b^2+4ac}{8c}\int\frac{\mathrm{d}x}{\sqrt{a+bx-cx^2}}$

78. $\displaystyle\int\frac{x\,\mathrm{d}x}{\sqrt{a+bx-cx^2}}=-\frac{1}{c}\ \sqrt{a+bx-cx^2}+\frac{b}{2c}\int\frac{\mathrm{d}x}{\sqrt{a+bx-cx^2}}$

十、含有 $\sqrt{\dfrac{a\pm x}{b\pm x}}$ 及 $\sqrt{(x-a)(b-x)}$ 的积分

79. $\displaystyle\int\ \sqrt{\frac{a+x}{b+x}}\,\mathrm{d}x=\sqrt{(a+x)(b+x)}+(a-b)\ln\left|\sqrt{a+x}+\sqrt{b+x}\right|+C$

80. $\int \sqrt{\dfrac{a-x}{b+x}}\,\mathrm{d}x = \sqrt{(a-x)(b+x)} + (a+b)\arcsin\sqrt{\dfrac{x+b}{a+b}} + C$

81. $\int \sqrt{\dfrac{a+x}{b-x}}\,\mathrm{d}x = -\sqrt{(a+x)(b-x)} - (a+b)\arcsin\sqrt{\dfrac{b-x}{a+b}} + C$

82. $\int \dfrac{\mathrm{d}x}{\sqrt{(x-a)(b-x)}} = 2\arcsin\sqrt{\dfrac{x-a}{b-a}} + C$

十一、含有三角函数的积分

83. $\int \sin x\,\mathrm{d}x = -\cos x + C$

84. $\int \cos x\,\mathrm{d}x = \sin x + C$

85. $\int \tan x\,\mathrm{d}x = -\ln|\cos x| + C$

86. $\int \cot x\,\mathrm{d}x = \ln|\sin x| + C$

87. $\int \sec x\,\mathrm{d}x = \ln|\sec x + \tan x| + C = \ln\left|\tan\left(\dfrac{\pi}{4}+\dfrac{x}{2}\right)\right| + C$

88. $\int \csc x\,\mathrm{d}x = \ln|\csc x - \cot x| + C = \ln\left|\tan\dfrac{x}{2}\right| + C$

89. $\int \sec^2 x\,\mathrm{d}x = \tan x + C$

90. $\int \csc^2 x\,\mathrm{d}x = -\cot x + C$

91. $\int \sec x \tan x\,\mathrm{d}x = \sec x + C$

92. $\int \csc x \cot x\,\mathrm{d}x = -\csc x + C$

93. $\int \sin^2 x\,\mathrm{d}x = \dfrac{x}{2} - \dfrac{1}{4}\sin 2x + C$

94. $\int \cos^2 x\,\mathrm{d}x = \dfrac{x}{2} + \dfrac{1}{4}\sin 2x + C$

95. $\int \sin^n x\,\mathrm{d}x = -\dfrac{\sin^{n-1} x \cos x}{n} + \dfrac{n-1}{n}\int \sin^{n-2} x\,\mathrm{d}x$

96. $\int \cos^n x\,\mathrm{d}x = \dfrac{\cos^{n-1} x \sin x}{n} + \dfrac{n-1}{n}\int \cos^{n-2} x\,\mathrm{d}x$

97. $\int \dfrac{\mathrm{d}x}{\sin^n x} = -\dfrac{1}{n-1}\dfrac{\cos x}{\sin^{n-1} x} + \dfrac{n-2}{n-1}\int \dfrac{\mathrm{d}x}{\sin^{n-2} x}$

98. $\int \dfrac{\mathrm{d}x}{\cos^n x} = \dfrac{1}{n-1}\dfrac{\sin x}{\cos^{n-1} x} + \dfrac{n-2}{n-1}\int \dfrac{\mathrm{d}x}{\cos^{n-2} x}$

99. $\int \cos^m x \sin^n x\,\mathrm{d}x = \dfrac{\cos^{m-1} x \sin^{m+1} x}{m+n} + \dfrac{m-1}{m+n}\int \cos^{m-2} x \sin^n x\,\mathrm{d}x$

$\qquad\qquad = -\dfrac{\sin^{n-1} x \cos^{m+1} x}{m+n} + \dfrac{n-1}{m+n}\int \cos^m x \sin^{n-2} x\,\mathrm{d}x$

100. $\int \sin mx \cos nx \, dx = -\dfrac{\cos(m+n)x}{2(m+n)} - \dfrac{\cos(m-n)x}{2(m-n)} + C \quad (m \neq n)$

101. $\int \sin mx \sin nx \, dx = -\dfrac{\sin(m+n)x}{2(m+n)} + \dfrac{\sin(m-n)x}{2(m-n)} + C \quad (m \neq n)$

102. $\int \cos mx \cos nx \, dx = \dfrac{\sin(m+n)x}{2(m+n)} + \dfrac{\sin(m-n)x}{2(m-n)} + C \quad (m \neq n)$

103. $\int \dfrac{dx}{a+b\sin x} = \dfrac{2}{a}\sqrt{\dfrac{a^2}{a^2-b^2}} \arctan\left[\sqrt{\dfrac{a^2}{a^2-b^2}}\left(\tan\dfrac{x}{2}+\dfrac{b}{a}\right)\right] + C \quad (a^2 > b^2)$

104. $\int \dfrac{dx}{a+b\sin x} = \dfrac{1}{a}\sqrt{\dfrac{a^2}{b^2-a^2}} \ln\left|\dfrac{\tan\dfrac{x}{2}+\dfrac{b}{a}-\sqrt{\dfrac{b^2-a^2}{a^2}}}{\tan\dfrac{x}{2}+\dfrac{b}{a}+\sqrt{\dfrac{b^2-a^2}{a^2}}}\right| + C \quad (a^2 < b^2)$

105. $\int \dfrac{dx}{a+b\cos x} = \dfrac{2}{a-b}\sqrt{\dfrac{a-b}{a+b}} \arctan\left(\sqrt{\dfrac{a-b}{a+b}}\tan\dfrac{x}{2}\right) + C \quad (a^2 > b^2)$

106. $\int \dfrac{dx}{a+b\cos x} = \dfrac{1}{b-a}\sqrt{\dfrac{b-a}{b+a}} \ln\left|\dfrac{\tan\dfrac{x}{2}+\sqrt{\dfrac{b+a}{b-a}}}{\tan\dfrac{x}{2}-\sqrt{\dfrac{b+a}{b-a}}}\right| + C \quad (a^2 < b^2)$

107. $\int \dfrac{dx}{a^2\cos^2 x + b^2\sin^2 x} = \dfrac{1}{ab}\arctan\left(\dfrac{b\tan x}{a}\right) + C$

108. $\int \dfrac{dx}{a^2\cos^2 x - b^2\sin^2 x} = \dfrac{1}{2ab}\ln\left|\dfrac{b\tan x+a}{b\tan x-a}\right| + C$

109. $\int x\sin ax \, dx = \dfrac{1}{a^2}\sin ax - \dfrac{1}{a}x\cos ax + C$

110. $\int x^2\sin ax \, dx = -\dfrac{1}{a}x^2\cos ax + \dfrac{2}{a^2}x\sin ax + \dfrac{2}{a^2}\cos ax + C$

111. $\int x\cos ax \, dx = \dfrac{1}{a^2}\cos ax + \dfrac{1}{a}x\sin ax + C$

112. $\int x^2\cos ax \, dx = \dfrac{1}{a}x^2\sin ax + \dfrac{2}{a^2}x\cos ax - \dfrac{2}{a^3}\sin ax + C$

十二、含有反三角函数的积分

113. $\int \arcsin\dfrac{x}{a}\, dx = x\arcsin\dfrac{x}{a} + \sqrt{a^2-x^2} + C$

114. $\int x\arcsin\dfrac{x}{a}\, dx = \left(\dfrac{x^2}{2}-\dfrac{a^2}{4}\right)\arcsin\dfrac{x}{a} + \dfrac{x}{4}\sqrt{a^2-x^2} + C$

115. $\int x^2\arcsin\dfrac{x}{a}\, dx = \dfrac{x^3}{3}\arcsin\dfrac{x}{a} + \dfrac{1}{9}(x^2+2a^2)\sqrt{a^2-x^2} + C$

116. $\int \arccos\dfrac{x}{a}\, dx = x\arccos\dfrac{x}{a} - \sqrt{a^2-x^2} + C$

117. $\int x\arccos\dfrac{x}{a}\, dx = \left(\dfrac{x^2}{2}-\dfrac{a^2}{4}\right)\arccos\dfrac{x}{a} - \dfrac{x}{4}\sqrt{a^2-x^2} + C$

118. $\int x^2 \arccos \dfrac{x}{a} \mathrm{d}x = \dfrac{x^3}{3} \arccos \dfrac{x}{a} - \dfrac{1}{9}(x^2 + 2a^2)\sqrt{a^2 - x^2} + C$

119. $\int \arctan \dfrac{x}{a} \mathrm{d}x = x \arctan \dfrac{x}{a} - \dfrac{a}{2} \ln(a^2 + x^2) + C$

120. $\int x \arctan \dfrac{x}{a} \mathrm{d}x = \dfrac{1}{2}(x^2 + a^2) \arctan \dfrac{x}{a} - \dfrac{ax}{2} + C$

121. $\int x^2 \arctan \dfrac{x}{a} \mathrm{d}x = \dfrac{x^3}{3} \arctan \dfrac{x}{a} - \dfrac{ax^2}{6} + \dfrac{a^3}{6} \ln(a^2 + x^2) + C$

十三、含有指数函数的积分

122. $\int a^x \mathrm{d}x = \dfrac{a^x}{\ln a} + C$

123. $\int \mathrm{e}^{ax} \mathrm{d}x = \dfrac{\mathrm{e}^{ax}}{a} + C$

124. $\int \mathrm{e}^{ax} \sin bx \, \mathrm{d}x = \dfrac{\mathrm{e}^{ax}(a \sin bx - b \cos bx)}{a^2 + b^2} + C$

125. $\int \mathrm{e}^{ax} \cos bx \, \mathrm{d}x = \dfrac{\mathrm{e}^{ax}(b \sin bx + a \cos bx)}{a^2 + b^2} + C$

126. $\int x \mathrm{e}^{ax} \mathrm{d}x = \dfrac{\mathrm{e}^{ax}}{a^2}(ax - 1) + C$

127. $\int x^n \mathrm{e}^{ax} \mathrm{d}x = \dfrac{x^n \mathrm{e}^{ax}}{a} - \dfrac{n}{a} \int x^{n-1} \mathrm{e}^{ax} \mathrm{d}x$

128. $\int x a^{mx} \mathrm{d}x = \dfrac{x a^{mx}}{m \ln a} - \dfrac{a^{mx}}{(m \ln a)^2} + C$

129. $\int x^n a^{mx} \mathrm{d}x = \dfrac{x^n a^{mx}}{m \ln a} - \dfrac{n}{m \ln a} \int x^{n-1} a^{mx} \mathrm{d}x$

十四、含有对数函数的积分

130. $\int \ln x \, \mathrm{d}x = x \ln x - x + C$

131. $\int \dfrac{\mathrm{d}x}{x \ln x} = \ln(\ln x) + C$

132. $\int x^n \ln x \, \mathrm{d}x = x^{n+1} \left[\dfrac{\ln x}{n+1} - \dfrac{1}{(n+1)^2} \right] + C$

133. $\int \ln^n x \, \mathrm{d}x = x \ln^n x - n \int \ln^{n-1} x \, \mathrm{d}x$

134. $\int x^m \ln^n x \, \mathrm{d}x = \dfrac{x^{m+1}}{m+1} \ln^n x - \dfrac{n}{m+1} \int x^m \ln^{n-1} x \, \mathrm{d}x$

附录 2　泊松概率分布表

$$P(\xi = m) = \frac{\lambda^m}{m!} e^{-\lambda}$$

m \ λ	0.1	0.2	0.3	0.4	0.5	0.6	0.7	0.8	0.9	1.0	1.5	2.0	2.5	3.0	3.5	4.0
0	0.904837	0.818731	0.740818	0.676320	0.606531	0.548812	0.496585	0.449329	0.406570	0.367879	0.223130	0.135335	0.082085	0.049787	0.030197	0.018316
1	0.090484	0.163746	0.222245	0.268128	0.303265	0.329287	0.347610	0.359463	0.365913	0.367879	0.334695	0.270671	0.205212	0.149361	0.105691	0.073263
2	0.004524	0.016375	0.033337	0.053626	0.075816	0.098786	0.121663	0.143785	0.164661	0.183940	0.251021	0.270671	0.256516	0.224042	0.184959	0.146525
3	0.000151	0.001092	0.003334	0.007150	0.012636	0.019757	0.028388	0.038343	0.049398	0.061313	0.125510	0.180447	0.213763	0.224042	0.215785	0.195367
4	0.000004	0.000055	0.000250	0.000715	0.001580	0.002964	0.004968	0.007669	0.011115	0.015328	0.047067	0.090224	0.133602	0.168031	0.188812	0.195367
5		0.000002	0.000015	0.000057	0.000158	0.000356	0.000696	0.001227	0.002001	0.003066	0.014120	0.036089	0.066801	0.100819	0.132169	0.156293
6			0.000001	0.000004	0.000013	0.000036	0.000081	0.000164	0.000300	0.000511	0.003530	0.012030	0.027834	0.050409	0.077098	0.104196
7					0.000001	0.000003	0.000008	0.000019	0.000039	0.000073	0.000756	0.003437	0.009941	0.021604	0.038549	0.059540
8							0.000001	0.000002	0.000004	0.000009	0.000142	0.000859	0.003106	0.008102	0.016865	0.029770
9										0.000001	0.000024	0.000191	0.000863	0.002701	0.006559	0.013231
10											0.000004	0.000038	0.000216	0.000810	0.002296	0.005292
11												0.000007	0.000049	0.000221	0.000730	0.001925
12												0.000001	0.000010	0.000055	0.000213	0.000642
13													0.000002	0.000013	0.000057	0.000197
14														0.000003	0.000014	0.000056
15														0.000001	0.000003	0.000015
16															0.000001	0.000004
17																0.000001

附录3　标准正态分布表

$$\Phi(u) = \frac{1}{\sqrt{2\pi}} \int_{-\infty}^{u} \mathrm{e}^{-\frac{x^2}{2}} \mathrm{d}x \quad (u \geqslant 0)$$

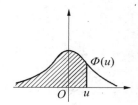

u	0.000 00	0.010 00	0.020 00	0.030 00	0.040 00	0.050 00	0.060 00	0.070 00	0.080 00	0.090 00
0.0	0.500 00	0.503 99	0.507 98	0.511 97	0.515 95	0.519 94	0.523 92	0.527 90	0.531 88	0.535 86
0.1	0.539 83	0.543 80	0.547 76	0.551 72	0.555 67	0.559 62	0.563 56	0.567 49	0.571 42	0.575 35
0.2	0.579 26	0.583 17	0.587 06	0.590 95	0.594 83	0.598 71	0.602 57	0.606 42	0.610 26	0.614 09
0.3	0.617 91	0.621 72	0.625 52	0.629 30	0.633 07	0.636 83	0.640 58	0.644 31	0.648 03	0.651 73
0.4	0.655 42	0.659 10	0.662 76	0.666 40	0.670 03	0.673 64	0.677 24	0.680 82	0.684 39	0.687 93
0.5	0.691 46	0.694 97	0.698 47	0.701 94	0.705 40	0.708 84	0.712 26	0.715 66	0.719 04	0.722 40
0.6	0.725 75	0.729 07	0.732 37	0.735 65	0.738 91	0.742 15	0.745 37	0.748 57	0.751 75	0.754 90
0.7	0.758 04	0.761 15	0.764 24	0.767 30	0.770 35	0.773 37	0.776 37	0.779 35	0.782 30	0.785 24
0.8	0.788 14	0.791 03	0.793 89	0.796 73	0.799 55	0.802 34	0.805 11	0.807 85	0.810 57	0.813 27
0.9	0.815 94	0.818 59	0.821 21	0.823 81	0.826 39	0.828 94	0.831 47	0.833 98	0.836 46	0.838 91
1.0	0.841 34	0.843 75	0.846 14	0.848 49	0.850 83	0.853 14	0.855 43	0.857 69	0.859 93	0.86214
1.1	0.864 33	0.866 50	0.868 64	0.870 76	0.872 86	0.874 93	0.876 98	0.879 00	0.881 00	0.882 98
1.2	0.884 93	0.886 86	0.888 77	0.890 65	0.892 51	0.894 35	0.896 17	0.897 96	0.899 73	0.901 47
1.3	0.903 20	0.904 90	0.906 58	0.908 24	0.909 88	0.911 49	0.913 08	0.914 66	0.916 21	0.917 74
1.4	0.919 24	0.920 73	0.922 20	0.923 64	0.925 07	0.926 47	0.927 85	0.929 22	0.930 56	0.931 89
1.5	0.933 19	0.934 48	0.935 74	0.936 99	0.938 22	0.939 43	0.940 62	0.941 79	0.942 95	0.944 08
1.6	0.945 20	0.946 30	0.947 38	0.948 45	0.949 50	0.950 53	0.951 54	0.952 54	0.953 52	0.954 49
1.7	0.955 43	0.956 37	0.957 28	0.958 18	0.959 07	0.959 94	0.960 80	0.961 64	0.962 46	0.963 27
1.8	0.964 07	0.964 85	0.965 62	0.966 38	0.967 12	0.967 84	0.968 56	0.969 26	0.969 95	0.970 62
1.9	0.971 28	0.971 93	0.972 57	0.973 20	0.973 81	0.974 41	0.975 00	0.975 58	0.976 15	0.976 70
2.0	0.977 25	0.977 78	0.978 31	0.978 82	0.979 32	0.979 82	0.980 30	0.980 77	0.981 24	0.981 69
2.1	0.982 14	0.982 57	0.983 00	0.983 41	0.983 82	0.984 22	0.984 61	0.985 00	0.985 37	0.985 74

u	0.000 00	0.010 00	0.020 00	0.030 00	0.040 00	0.050 00	0.060 00	0.070 00	0.080 00	0.090 00
2.2	0.986 10	0.986 45	0.986 79	0.987 13	0.987 45	0.987 78	0.988 09	0.988 40	0.988 70	0.988 99
2.3	0.989 28	0.989 56	0.989 83	0.990 10	0.990 36	0.990 61	0.990 86	0.991 11	0.991 34	0.991 58
2.4	0.991 80	0.992 02	0.992 24	0.992 45	0.992 66	0.992 86	0.993 05	0.993 24	0.993 43	0.993 61
2.5	0.993 79	0.993 96	0.994 13	0.994 30	0.994 46	0.994 61	0.994 77	0.994 92	0.995 06	0.995 20
2.6	0.995 34	0.995 47	0.995 60	0.995 73	0.995 85	0.995 98	0.996 09	0.996 21	0.996 32	0.996 43
2.7	0.996 53	0.996 64	0.996 74	0.996 83	0.996 93	0.997 02	0.997 11	0.997 20	0.997 28	0.997 36
2.8	0.997 44	0.997 52	0.997 60	0.997 67	0.997 74	0.997 81	0.997 88	0.997 95	0.998 01	0.998 07
2.9	0.998 13	0.998 19	0.998 25	0.998 31	0.998 36	0.998 41	0.998 46	0.998 51	0.998 56	0.998 61
3.0	0.998 65	0.998 69	0.998 74	0.998 78	0.998 82	0.998 86	0.998 89	0.998 93	0.998 96	0.999 00
3.1	0.999 03	0.999 06	0.999 10	0.999 13	0.999 16	0.999 18	0.999 21	0.999 24	0.999 26	0.999 29
3.2	0.999 31	0.999 34	0.999 36	0.999 38	0.999 40	0.999 42	0.999 44	0.999 46	0.999 48	0.999 50
3.3	0.999 52	0.999 53	0.999 55	0.999 57	0.999 58	0.999 60	0.999 61	0.999 62	0.999 64	0.999 65
3.4	0.999 66	0.999 68	0.999 69	0.999 70	0.999 71	0.999 72	0.999 73	0.999 74	0.999 75	0.999 76
3.5	0.999 77	0.999 78	0.999 78	0.999 79	0.999 80	0.999 81	0.999 81	0.999 82	0.999 83	0.999 83
3.6	0.999 84	0.999 85	0.999 85	0.999 86	0.999 86	0.999 87	0.999 87	0.999 88	0.999 88	0.999 89
3.7	0.999 89	0.999 90	0.999 90	0.999 90	0.999 91	0.999 91	0.999 92	0.999 92	0.999 92	0.999 92
3.8	0.999 93	0.999 93	0.999 93	0.999 94	0.999 94	0.999 94	0.999 94	0.999 95	0.999 95	0.999 95
3.9	0.999 95	0.999 95	0.999 96	0.999 96	0.999 96	0.999 96	0.999 96	0.999 96	0.999 97	0.999 97
4.0	0.999 97	0.999 97	0.999 97	0.999 97	0.999 97	0.999 97	0.999 98	0.999 98	0.999 98	0.999 98
4.1	0.999 98	0.999 98	0.999 98	0.999 98	0.999 98	0.999 98	0.999 98	0.999 98	0.999 99	0.999 99
4.2	0.999 99	0.999 99	0.999 99	0.999 99	0.999 99	0.999 99	0.999 99	0.999 99	0.999 99	0.999 99
4.3	0.999 99	0.999 99	0.999 99	0.999 99	0.999 99	0.999 99	0.999 99	0.999 99	0.999 99	0.999 99
4.4	0.999 99	0.999 99	1.000 00	1.000 00	1.000 00	1.000 00	1.000 00	1.000 00	1.000 00	1.000 00
4.5	1.000 00	1.000 00	1.000 00	1.000 00	1.000 00	1.000 00	1.000 00	1.000 00	1.000 00	1.000 00
4.6	1.000 00	1.000 00	1.000 00	1.000 00	1.000 00	1.000 00	1.000 00	1.000 00	1.000 00	1.000 00
4.7	1.000 00	1.000 00	1.000 00	1.000 00	1.000 00	1.000 00	1.000 00	1.000 00	1.000 00	1.000 00
4.8	1.000 00	1.000 00	1.000 00	1.000 00	1.000 00	1.000 00	1.000 00	1.000 00	1.000 00	1.000 00
4.9	1.000 00	1.000 00	1.000 00	1.000 00	1.000 00	1.000 00	1.000 00	1.000 00	1.000 00	1.000 00